“十四五”时期国家重点出版物出版专项规划项目

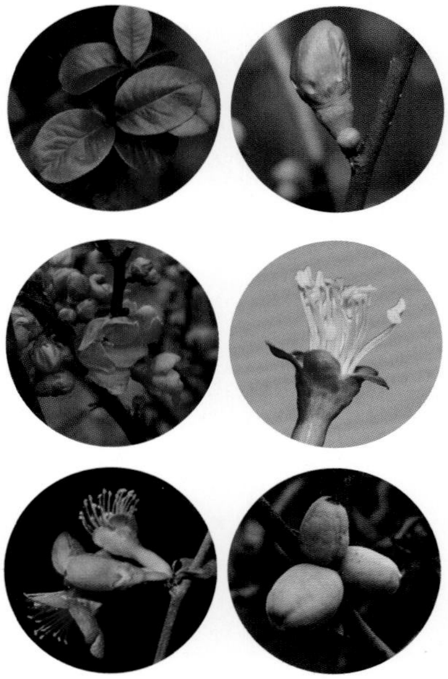

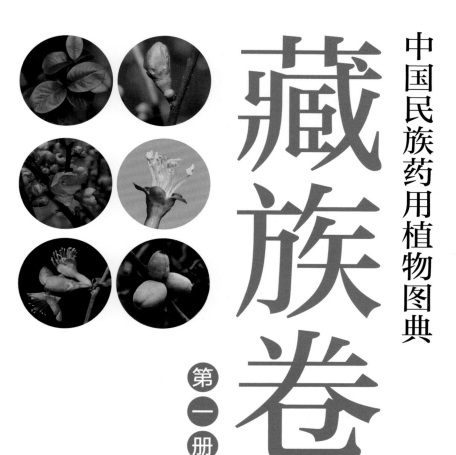

中国民族药用植物图典

藏族卷

第一册

总 主 编： 肖培根　诸国本

主　　编： 路　臻　谢　宇　周重建

副 主 编： 齐　菲　杨　芳　马　华　刘士勋　高楠楠　项　红　孙　玉　薛晓月

编　　委： 马　楠　王　俊　王忆萍　王丽梅　王郁松　王梅红　卢　军　卢立东　田大虎　冯　倩　吕凤涛　刘　芳　刘　艳　刘士勋　刘卫华　刘立文　孙　宇　孙瑗琨　严　洁　李　惠　李远清　李俊勇　杨　帆　杨冬华　余海文　邹智峰　宋　伟　张　坤　张印辉　陈艳蕊　陈朝霞　罗建锋　郑小玲　赵白宇　赵卓君　段艳梅　饶　佳　秦　臻　耿赫兵　莫　愚　贾政芳　翁广云　郭春芳　黄　红　蒋思琪　程宜康　翟文慧　戴　峰　鞠玲霞　魏献波

图片摄影： 周重建　谢　宇　裴　华　邬坤乾　袁井泉　孙骏威　谢　言　钟炯平　李　萍　夏云海

CNS K 湖南科学技术出版社 · 长沙

国家一级出版社　全国百佳图书出版单位

"十四五"时期国家重点出版物出版专项规划项目

《中国民族药用植物图典》丛书编委会

前言

中国是一个历史悠久、幅员辽阔、人口众多的多民族国家。民族医药主要是指中国少数民族的传统医药，少数民族传统医药是我国少数民族同胞在漫长的历史长河中创造和沿用的中医药的统称，它们在长期的生产生活实践活动中，为保护少数民族同胞的生命健康发挥了积极作用。民族医学和中医学有着相似的哲学思维、医疗特点、用药经验和历史命运，都属于中国的传统医药。民族医药是祖国医药学宝库的重要组成部分，发展民族医药事业，不但是各族人民健康的需要，更是对增进民族团结，促进民族地区经济、文化事业的发展，建设具有中国特色的社会主义医疗卫生事业有着十分重要的意义。

2002年10月19日，中共中央、国务院《关于进一步加强农村卫生工作的决定》指出："要认真发掘、整理和推广民族医药技术。"

2004年2月19日，时任国务院副总理吴仪在全国中医药工作会议上指出："民族医药在保障人民群众身体健康方面也发挥着重要作用，要认真做好挖掘、整理、总结、提高工作，大力促进其发展。"

中药资源家底不清、保护不力是我国目前中医药现代化发展面临的七大难题之一，民族医药更是如此。在这样的背景下，全面、系统地对各民族医药资源现状进行整理和归纳，组织出版《中国民族药用植物图典》丛书，既为切实保护、合理利用、深度开发我国民族医药资源提供了基础数据和科学依据，也是大力宣传党中央、国务院坚定不移地发展中医药包括民族医药事业、切实推进其继承与创新的一项重要举措。

本丛书第一辑包括《中国民族药用植物图典·苗族卷》《中国民族药用植物图典·壮族卷》《中国民族药用植物图典·藏族卷》《中国民族药用植物图典·蒙古族卷》《中国民族药用植物图典·水族卷》《中国民族药用植物图典·维吾尔族卷》。每卷收录该类民族药数百种，每种配以高清彩色药物照片6～10幅，并详细介绍了每种药物的民族药名、别名、来源、性味归经、识别特征、生境分布、采收加工、药材鉴别、功效主治、用法用量、民族药方、使用注意等内容。本丛书是我国第一套系统整理和深度总结各少数民族传统药物的大型专著，有效填补了民族药研究和应用领域的一项空白。各分册主编均长期从事相应领域的实践工作，均为各自领域的研究专家，有着丰富的实践经验和长期的资源积累（包括文字和图片）。本丛书的出版对更好地保护和开发民族药将发挥积极的作用，对民族药知识的传播和可持续发展都将产生深远的影响，对少数民族药物临床应用及各种研究也会起到积极的作用。

本丛书的问世，充分展现了我国科学技术和民族医药发展的成果，必将对提升我国民族医药产业的整体水平，促进我国民族医药卫生事业高质量发展发挥重要的作用。衷心希望本丛书在普及民族药知识、保护和开发民族药资源方面起到积极作用。同时，我们也希望在开发利用各民族药物时，能够注意生态平衡、保护野生资源及物种。对那些疗效佳、用量大的野生药物，应逐步引种栽培（或培育），建立种植生产基地、资源保护区，使我国有限的民族药物资源能永远延续下去，更好地为人类健康造福。

本丛书的出版不仅可以填补这一领域的学术空白，还可为我国民族药物资源的进一步保护和发展夯实基础、指明方向，为广大民族药医疗、教学和科研工作者提供重要参考和权威指导，对从事药物研究、保护、管理的专业技术人员以及中药企业、中药院校师生和中医药爱好者都具有极高的参考价值和指导意义。

由于时间仓促，书中难免有错漏之处，还望广大读者批评指正。

《中国民族药用植物图典》丛书编委会

2023年2月

凡例

一、本丛书第一辑分为《中国民族药用植物图典·苗族卷》《中国民族药用植物图典·壮族卷》《中国民族药用植物图典·藏族卷》《中国民族药用植物图典·蒙古族卷》《中国民族药用植物图典·水族卷》《中国民族药用植物图典·维吾尔族卷》共六卷，每卷又分若干册。

二、为更好地普及和传播少数民族常用中草药知识，让更多的读者认识和了解少数民族的中医药文化，本丛书以《中华人民共和国药典（2020年版）》（一部）及《中药学》（第7版）为指导，共收录药物品种4000余种（为达到更好的传播效果，本丛书所收录品种以各民族常用中药为主）。

三、为便于读者快速识别各民族药物，每种药物均配有6～10幅高清彩色照片，包含药物的生境图、入药部位图、局部识别特征放大图、药材图和饮片图。对于多来源的药物品种，原则上只为第一来源的品种配图。

四、正文部分收录的内容有民族药名、别名、来源、性味归经、识别特征、生境分布、采收加工、药材鉴别、功效主治、用法用量、民族药方、使用注意。

1.民族药名：为该种药物在该民族的唯一名称。

2.别名：为该种药物在临床用法中的常用名称，一般收录2～6种。

3. 来源：即药物基原，详细介绍药物的科、种名、拉丁文及药用部位。

4. 性味归经：该种药物的药性、药味和归经。

5. 识别特征：该种药物的形态识别特征，包含根、茎、叶、花、果的详细识别特征及花、果期。

6. 生境分布：该种药物的生长环境和主要分布区域。

7. 采收加工：该种药物的最佳采收季节、采收方法、加工技术和注意事项。

8. 药材鉴别：该种药物的药材形状、颜色、气味等。

9. 功效主治：该种药物的功效和主治疾病。

10. 用法用量：该种药物的单味药煎剂的成人一日干品内服量，外用无具体用量者均表示适量取服。

11. 民族药方：收录该民族区域内以该种药物为主，对功效主治有印证作用或对配伍应用有实际作用的古今效验方。

12. 使用注意：该种药物对某些症状的毒副作用或配伍禁忌等。

内容简介

本书为《中国民族药用植物图典》系列丛书之一，收录藏族习用药、常用药100多种，详细介绍了每种药物的藏药名、别名、来源、性味归经、识别特征、生境分布、采收加工、药材鉴别、功效主治、用法用量、民族药方、使用注意等知识，并配以近1300幅药物高清彩色照片。本书是国内第一部全面、系统介绍藏族药识别与应用知识的彩色图鉴，对更好地挖掘、保护和开发藏族传统药物将发挥积极作用，对藏族药知识的传播和可持续发展将产生深远影响，对弘扬和开发中国传统中医药文化，特别是少数民族传统特色药物文化具有重要意义。本书集识药、用药于一体，适合广大医药专业学生、药农、药材销售人员、医药爱好者及医务工作者收藏和阅读。

总目录

第一册

第二册

第三册

第四册

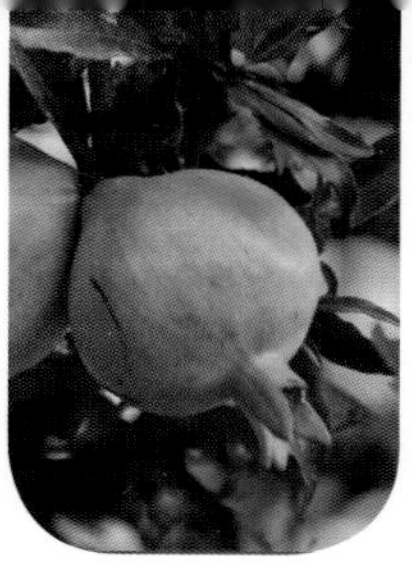

目录

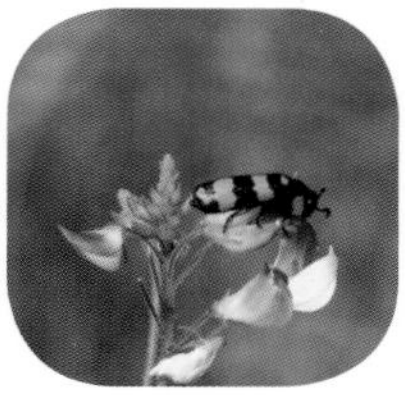
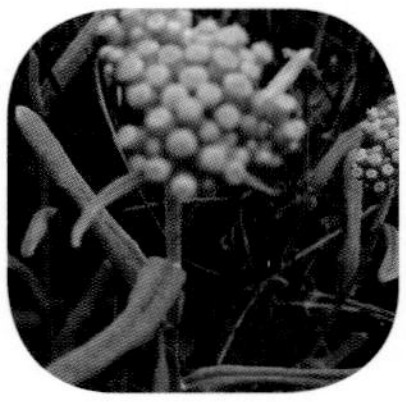
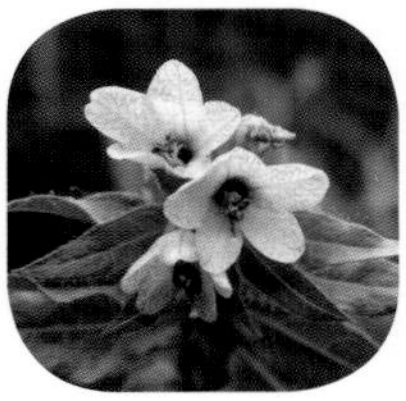
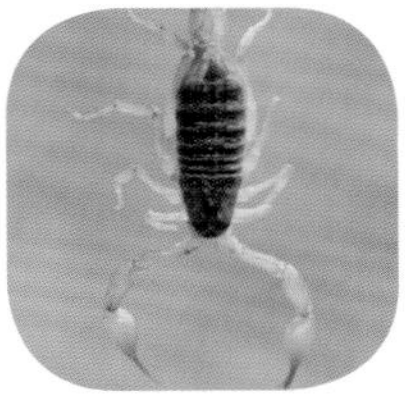

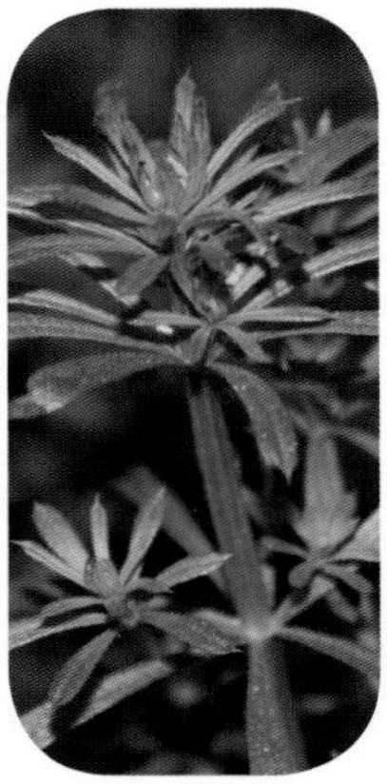

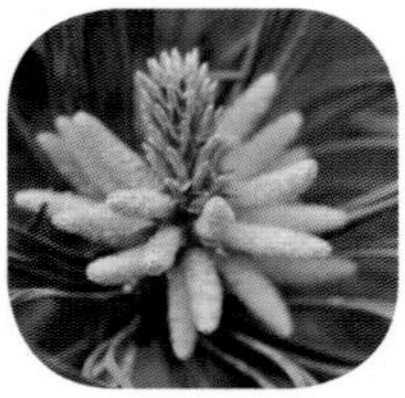

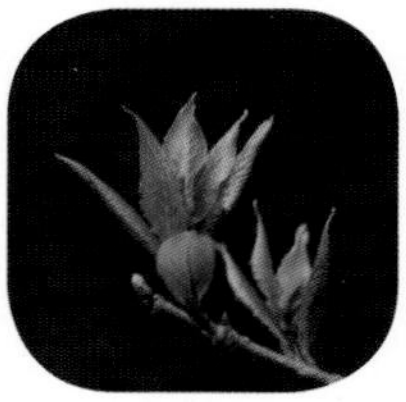

中国民族药用植物图典（第一辑）

藏族卷（第一册）

中国民族药用植物图典·苗族卷
中国民族药用植物图典·壮族卷
中国民族药用植物图典·藏族卷
中国民族药用植物图典·蒙古族卷
中国民族药用植物图典·水族卷
中国民族药用植物图典·维吾尔族卷

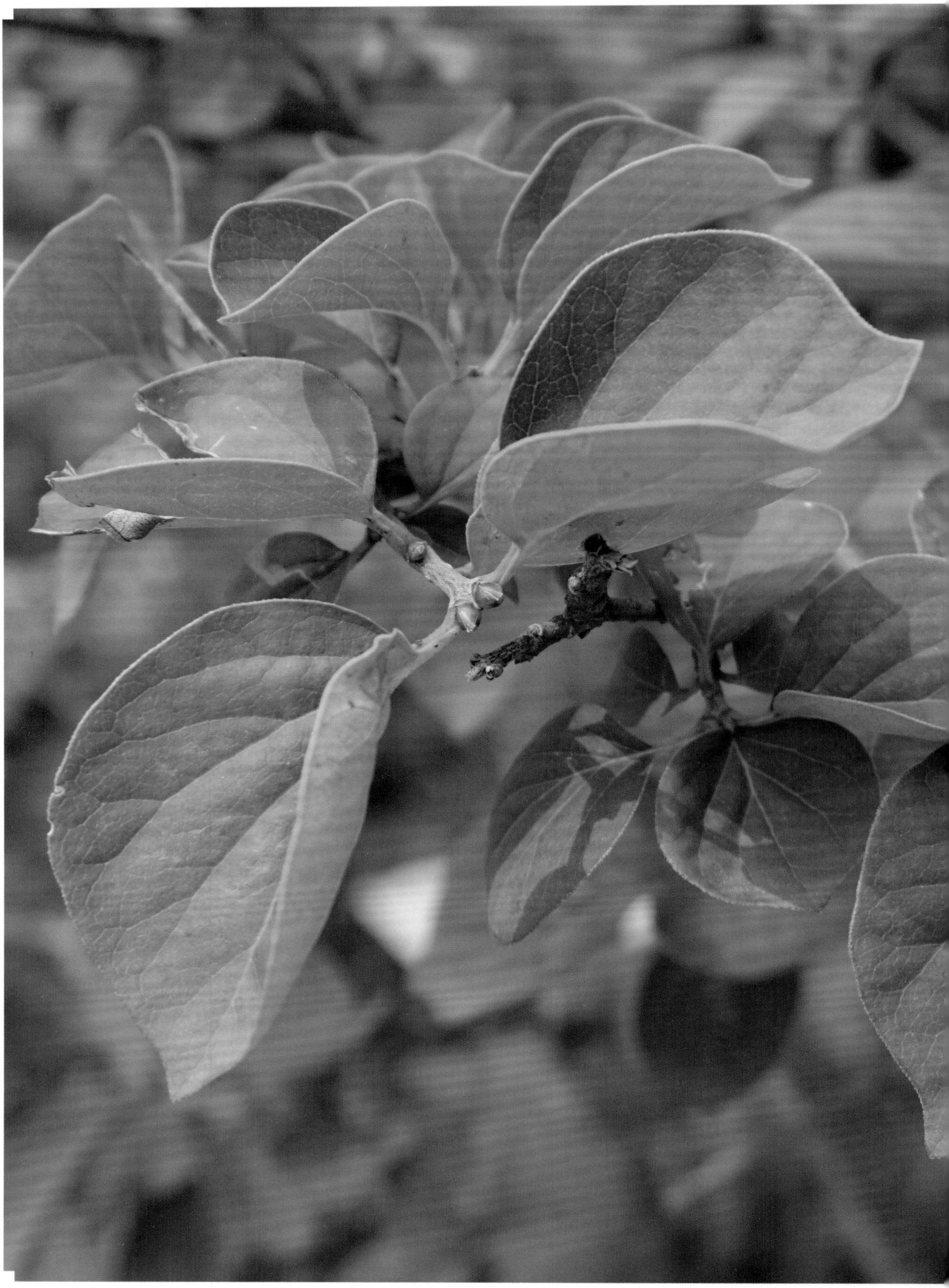

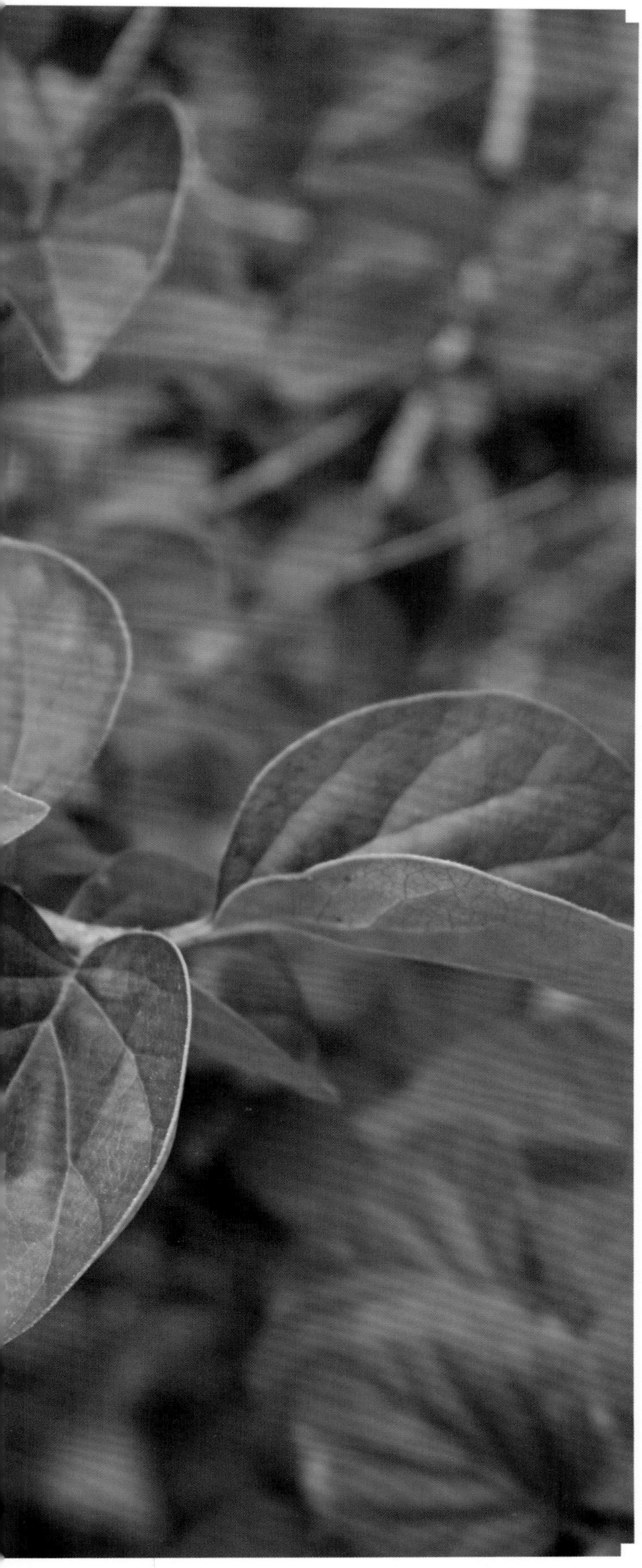

丁香

【藏药名】里香。

【别　名】瓦卡尔、公丁香、拉巴扎、丁子香、母丁香、巴肯名间。

【来　源】本品为桃金娘科植物丁香 *Eugenia caryophyllata* Thunb. 的干燥花蕾。

【性味归经】辛，温。归脾、胃、肾经。

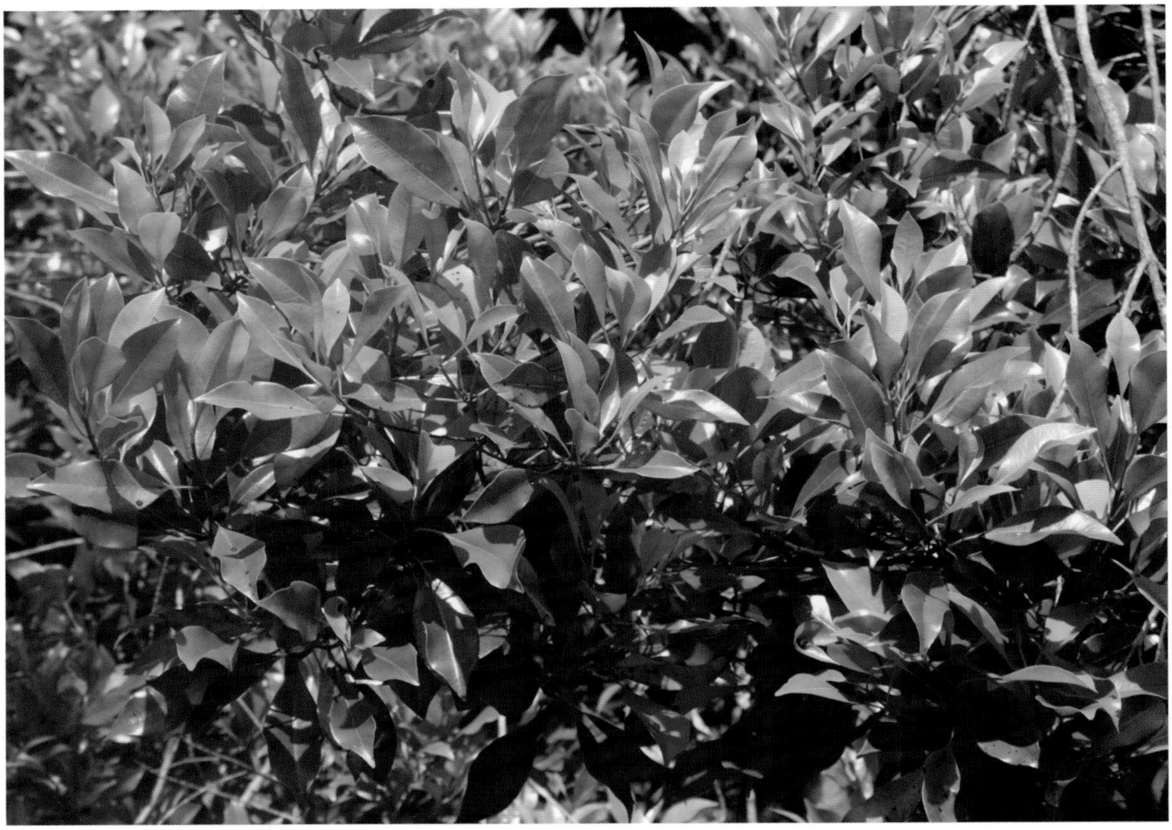

丁香

识别特征

常绿乔木，高达 12 m。单叶对生，革质，卵状长椭圆形至披针形，长 5 ~ 12 cm，宽 2.5 ~ 5.0 cm，先端尖，全缘，基部狭窄，侧脉平行状，具多数透明小油点。花顶生，复聚伞花序；萼筒先端 4 裂，齿状，肉质。花瓣紫红色，短管状，具 4 裂片，雄蕊多数，成 4 束与萼片互生，花丝丝状；雄蕊 1 枚，子房下位，2 室，具多数胚珠，花柱锥状，细长。浆果椭圆形，长 2.5 cm，红棕色。顶端有宿萼。稍似鼓槌状，长 1 ~ 2 cm，上端蕾近似球形，下端萼部类圆柱形而略扁，向下渐狭。表面呈红棕色或暗棕色，有颗粒状突起，用指甲刻划时有油渗出。萼片 4，三角形，肥厚，外入，花瓣 4，膜质，黄棕色，覆瓦状抱合成球形，花瓣内有多数向内弯曲的雄蕊。质坚而重，入水则萼管垂直下沉。香气浓郁，味辛辣，后有微麻舌感。花期 3—6 月，果期 6—9 月。

生境分布

生长于路边、草坪、向阳坡地或与其他花木搭配栽植在林缘。主要分布于坦桑尼亚、马来西亚、印度尼西亚，我国海南省也有栽培。

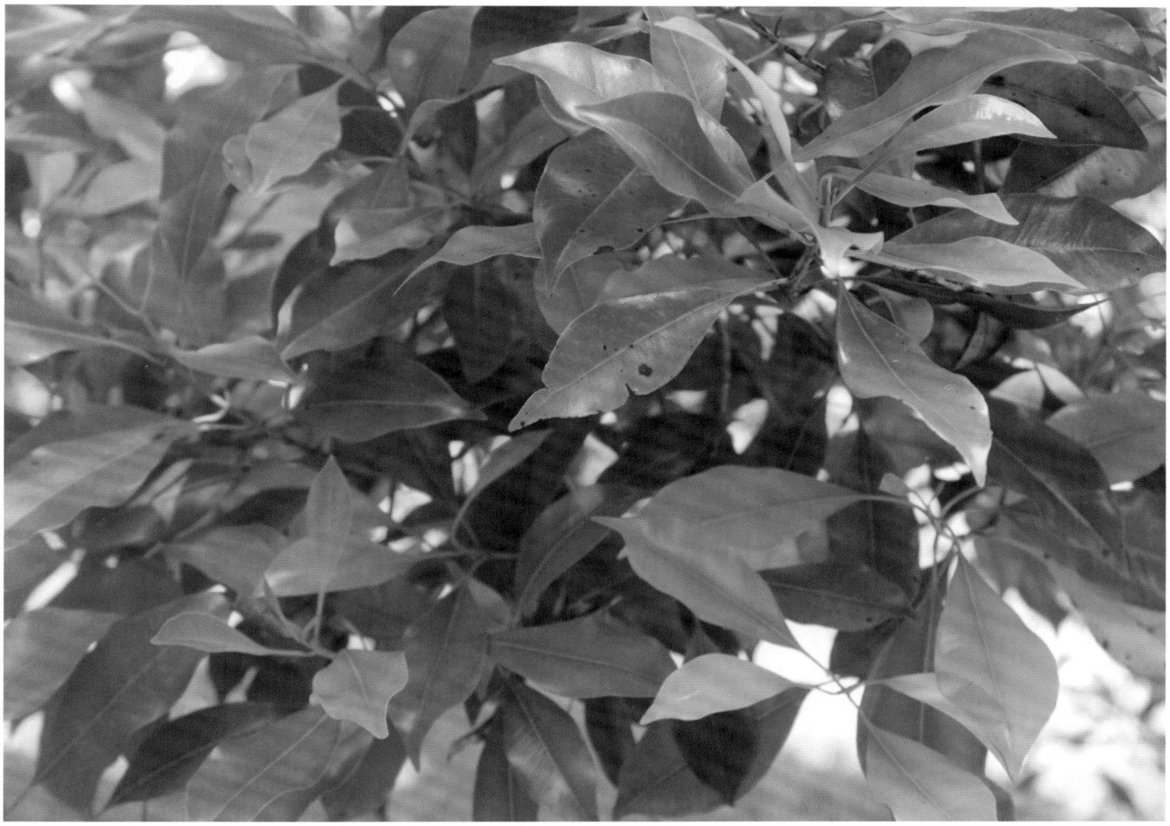

丁香

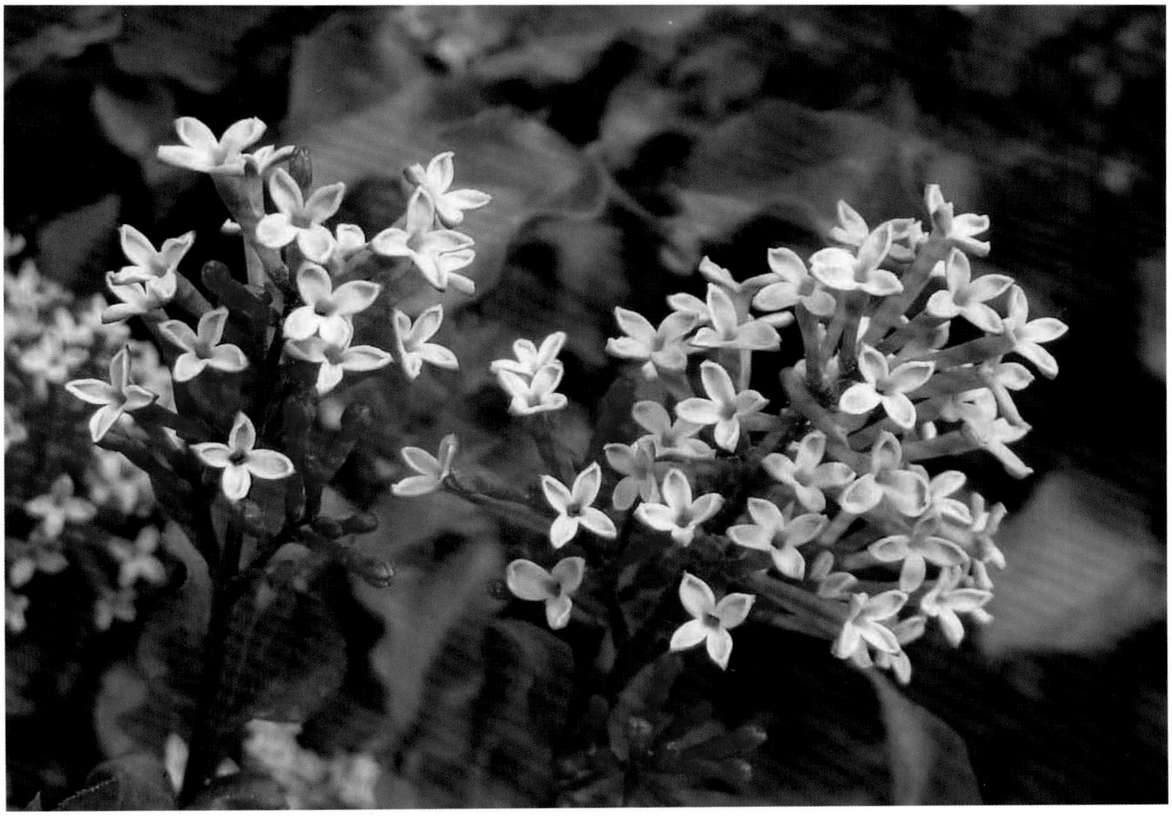

丁香

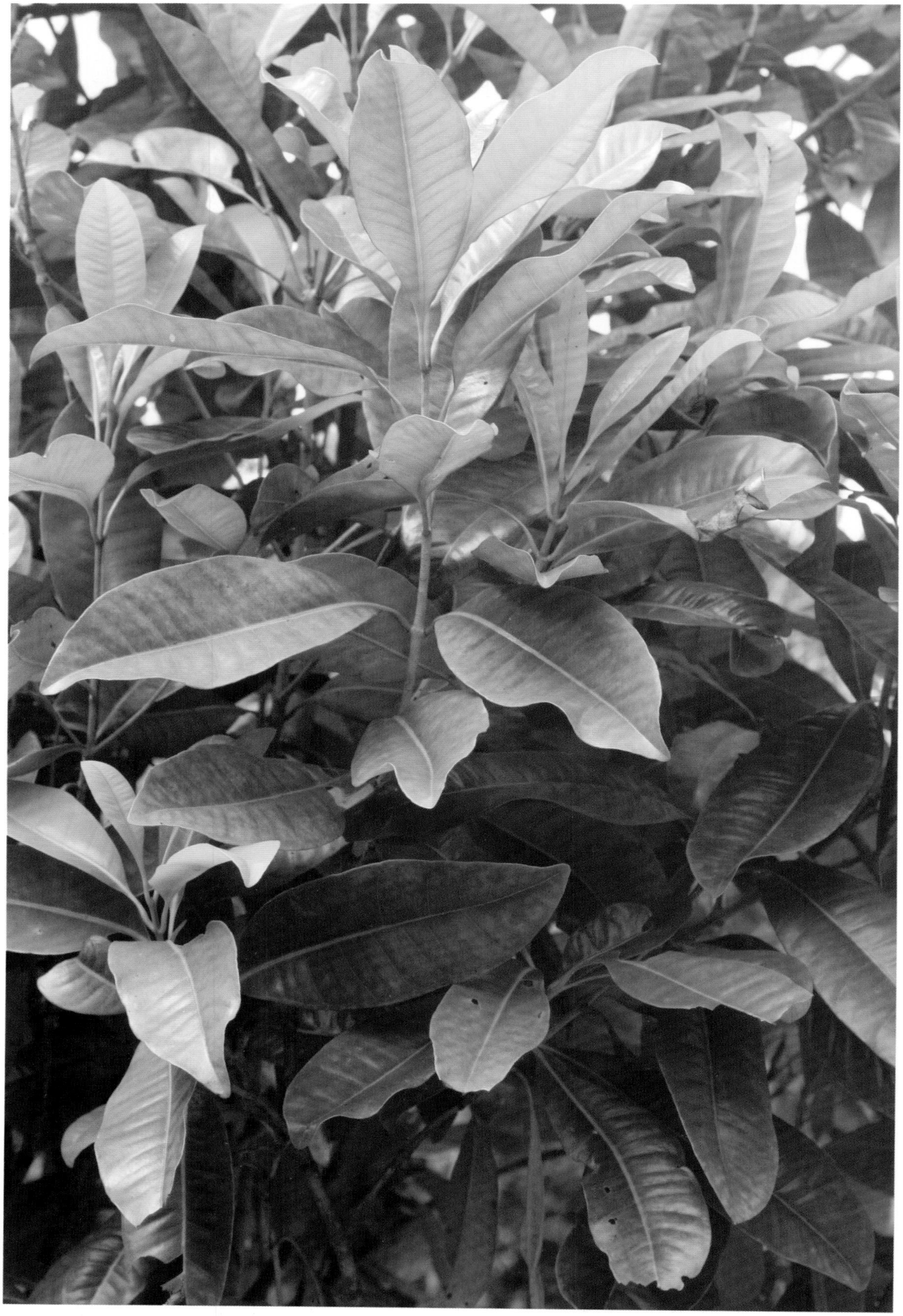

丁香

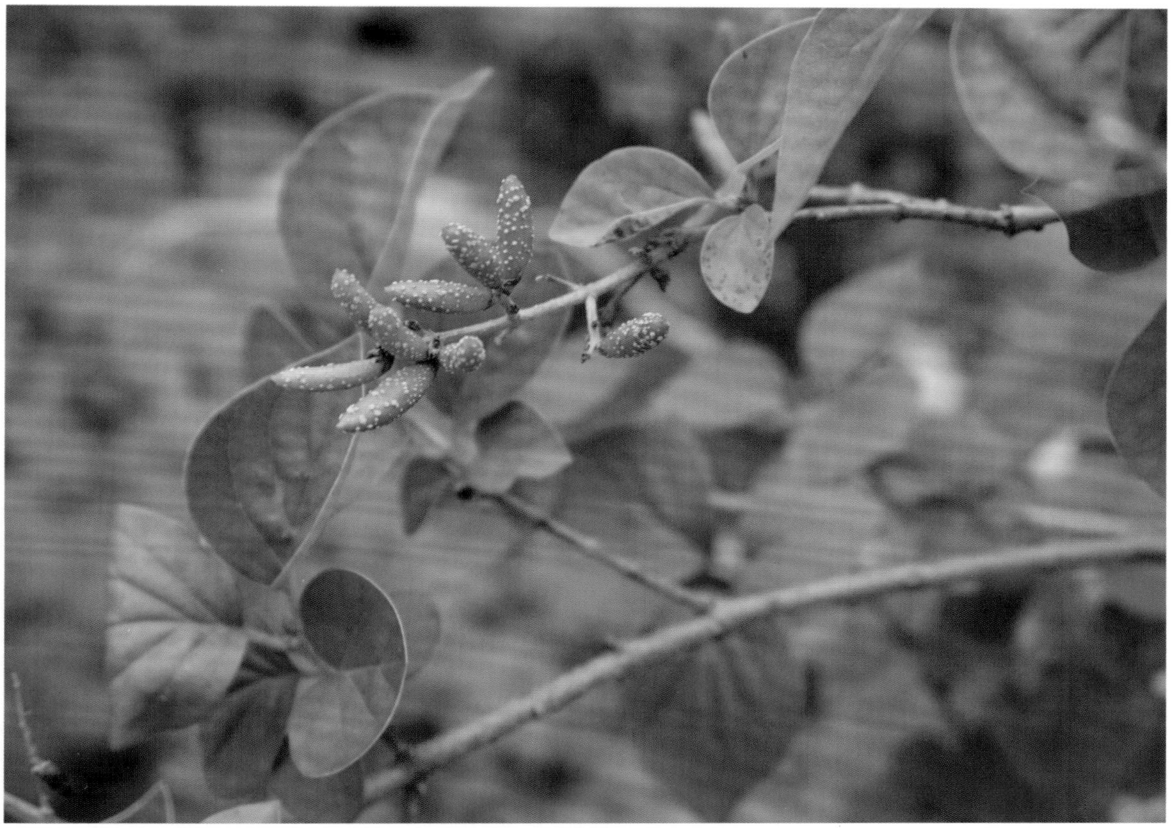

丁香

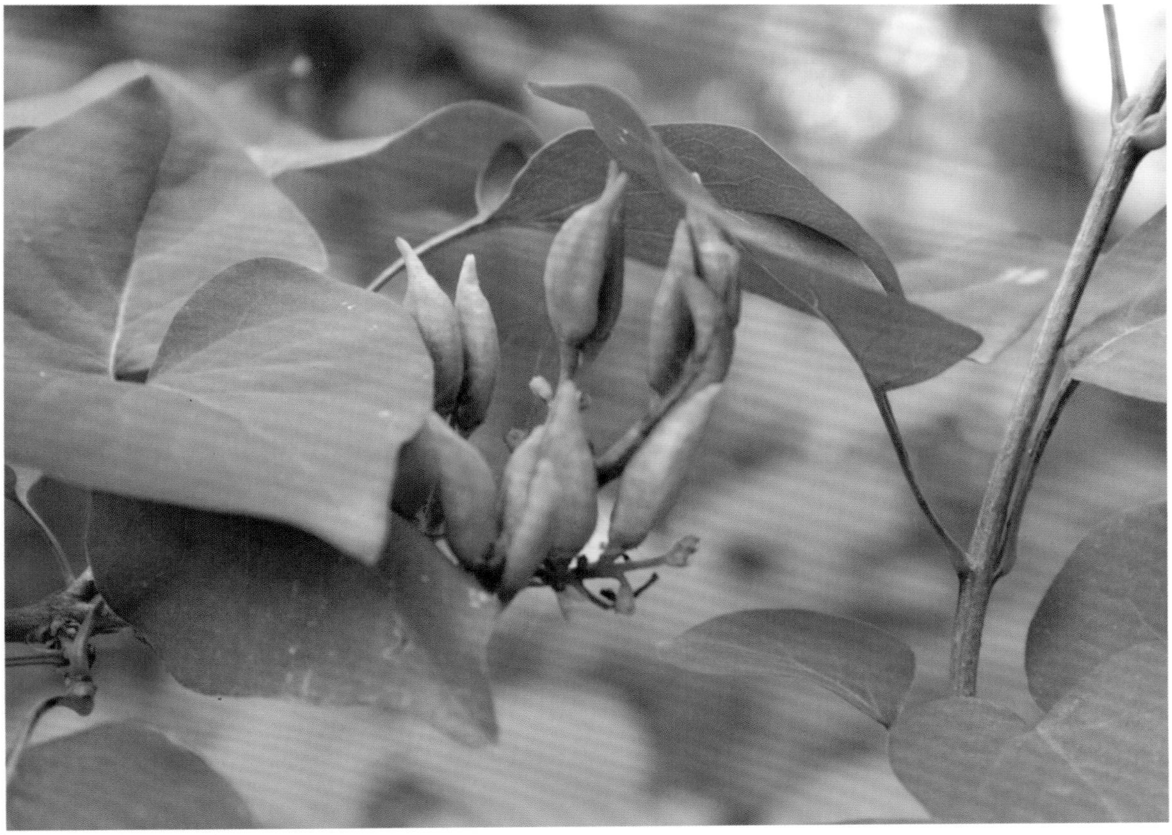

丁香

采收加工

9 月至翌年 3 月，花蕾由绿转红时采收，晒干。

药材鉴别

本品略呈研棒状。花冠近圆球形，花瓣棕褐色或褐黄色。萼筒类圆柱状而略扁，有的稍弯曲，向下渐狭，微具棱，红棕色或棕褐色，表面有颗粒状突起，用指甲刻划时有油渗出。质坚实，富油性。

功效主治

温中降逆，散寒止痛，温肾助阳。本品辛散温通，归脾、胃经，温中焦降胃气，寒凝散而疼痛止；归肾经，温下焦而助肾阳，故有此效。

用法用量

内服：1.5 ~ 6.0 g，煎服，或入丸、散。

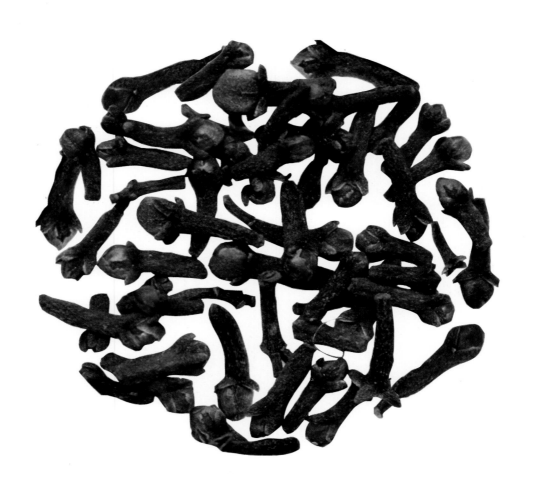

丁香药材

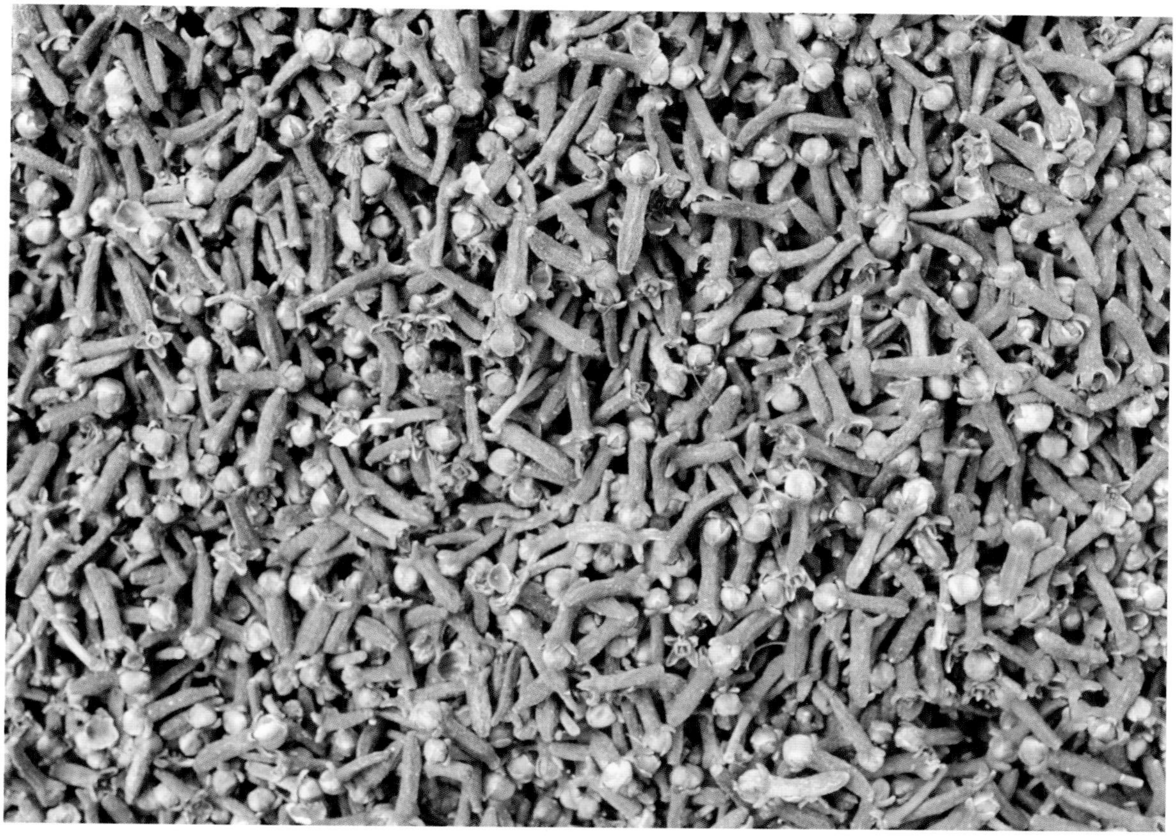

丁香药材

民族药方

1．慢性胃炎呕吐 丁香、柿蒂各 3 g，党参 12 g，生姜 6 g。水煎服。

2．头痛 公丁香 3 粒，细辛 0.9 g，瓜蒂 7 个，赤小豆 7 粒，冰片 0.2 g，麝香 0.1 g。共为细末，取黄豆大药末放入患侧鼻腔。

3．牙痛 丁香、厚朴各 4 g，薄荷 2 g。用开水浸泡 15 分钟，滤去药渣后含漱。

4．幼儿腹泻 丁香 30 g，荜茇 10 g，胡椒、肉桂、吴茱萸各 5 g，车前子（炒）20 g。诸药共研极细末，用时取药末 100 ~ 300 mg，置入脐窝内，脐突者以食指轻按使之陷下后再放药，并以胶布固定，1 ~ 2 日换药 1 次，患脐炎或皮肤过敏者忌用。

5．足癣 丁香 15 g，苦参、大黄、明矾、地肤子各 30 g，黄柏、地榆各 20 g。煎水外洗，每日 1 剂，每剂煎 2 次，每剂可洗 5 ~ 6 次，每次洗 15 分钟。

6．口腔溃疡 丁香 9 ~ 15 g。打碎，放入杯或小瓶中，用冷开水浸过药面，约经 4 小时后，便成棕色药液，将此药液涂于口腔溃疡表面，每日 6 ~ 8 次。

使用注意

畏郁金。

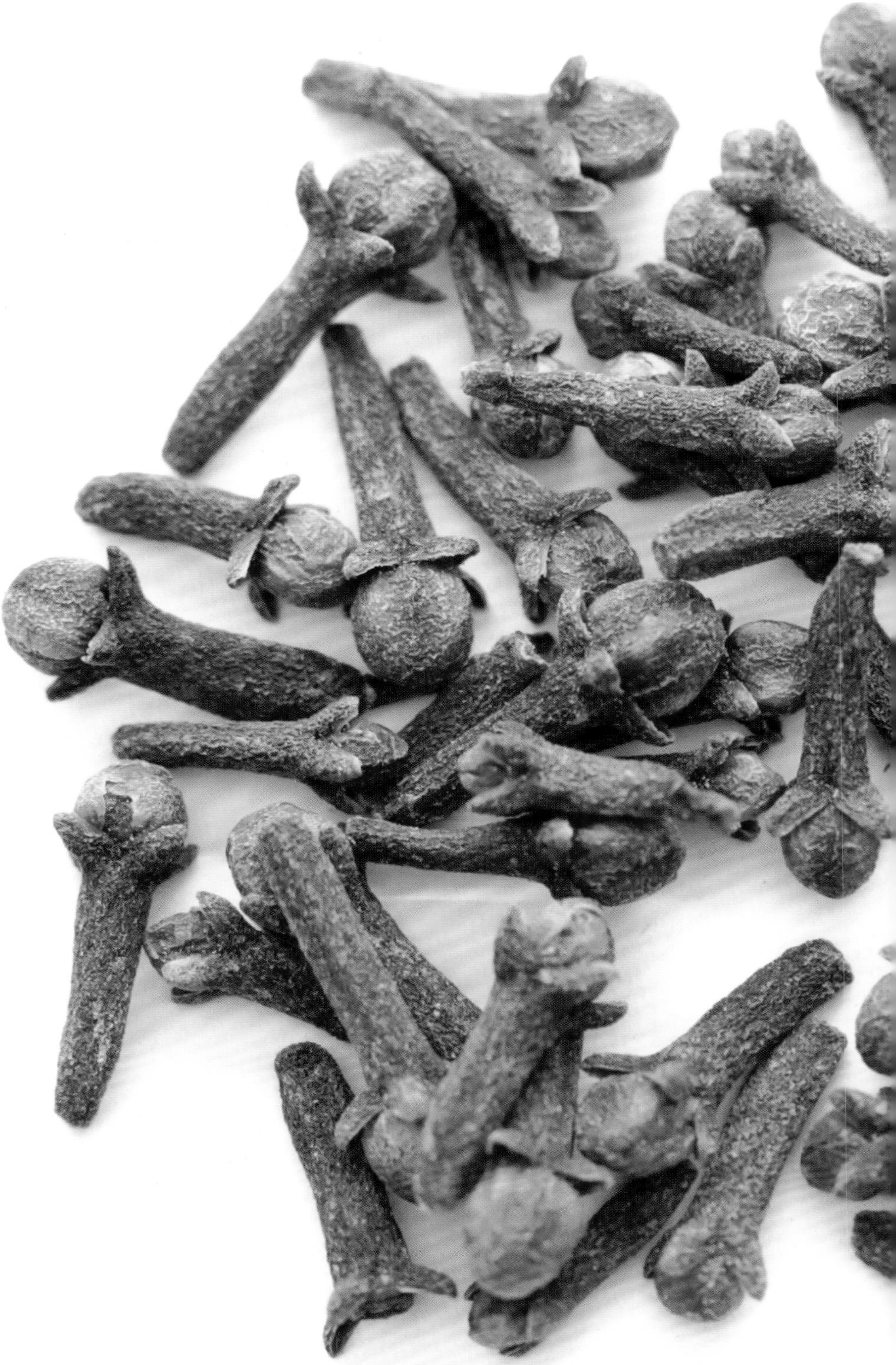

丁香

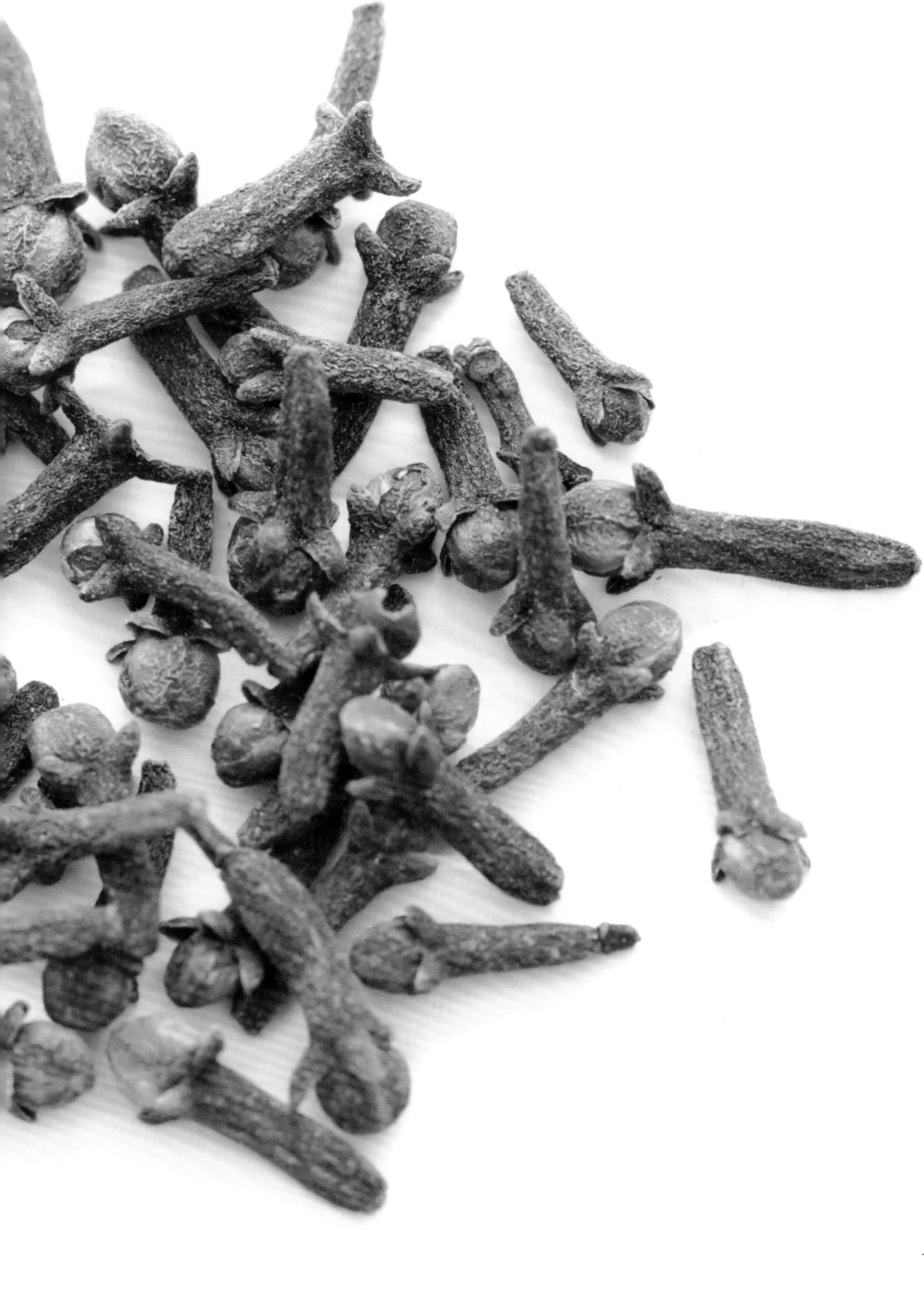

丁香饮片

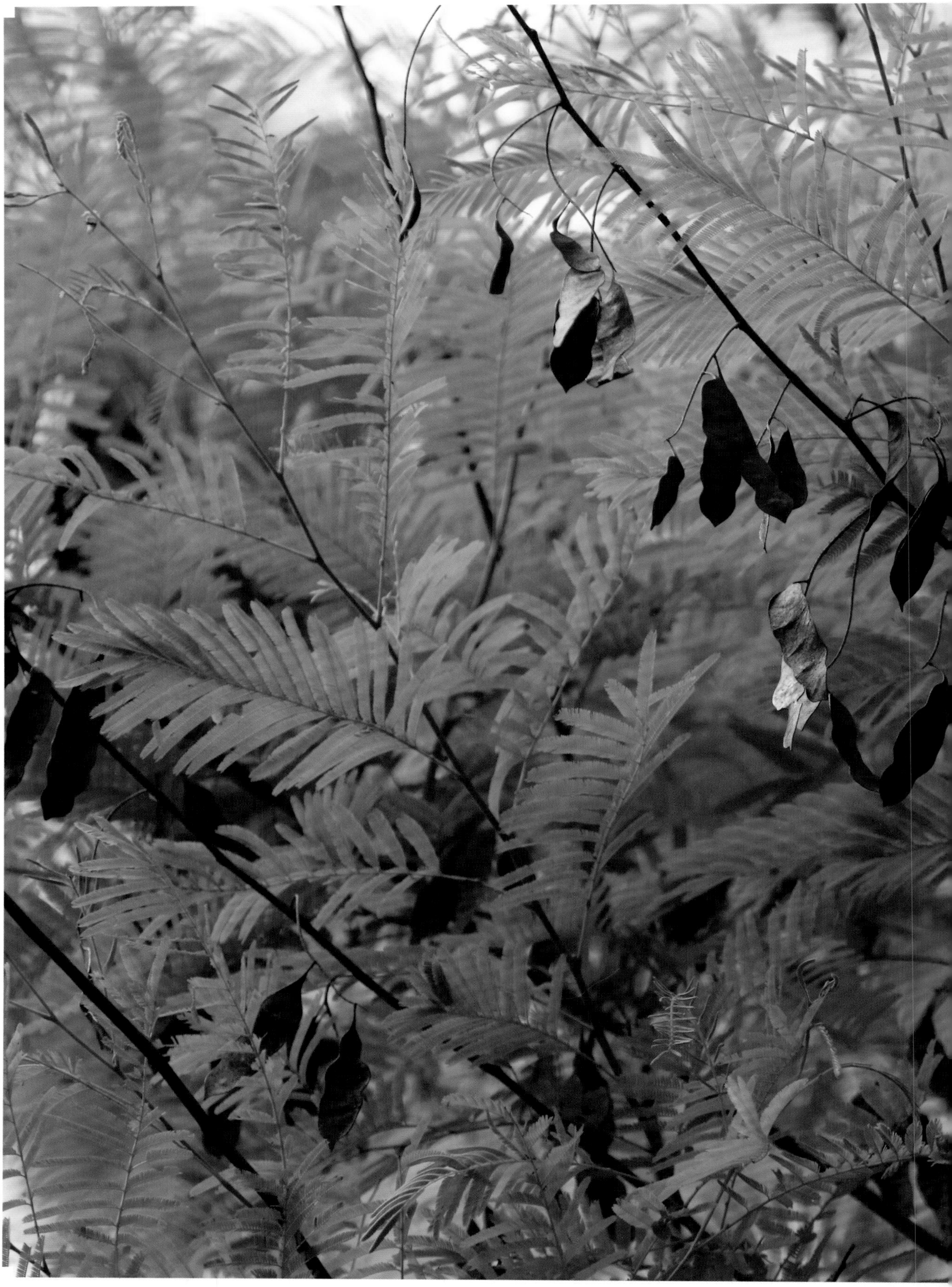

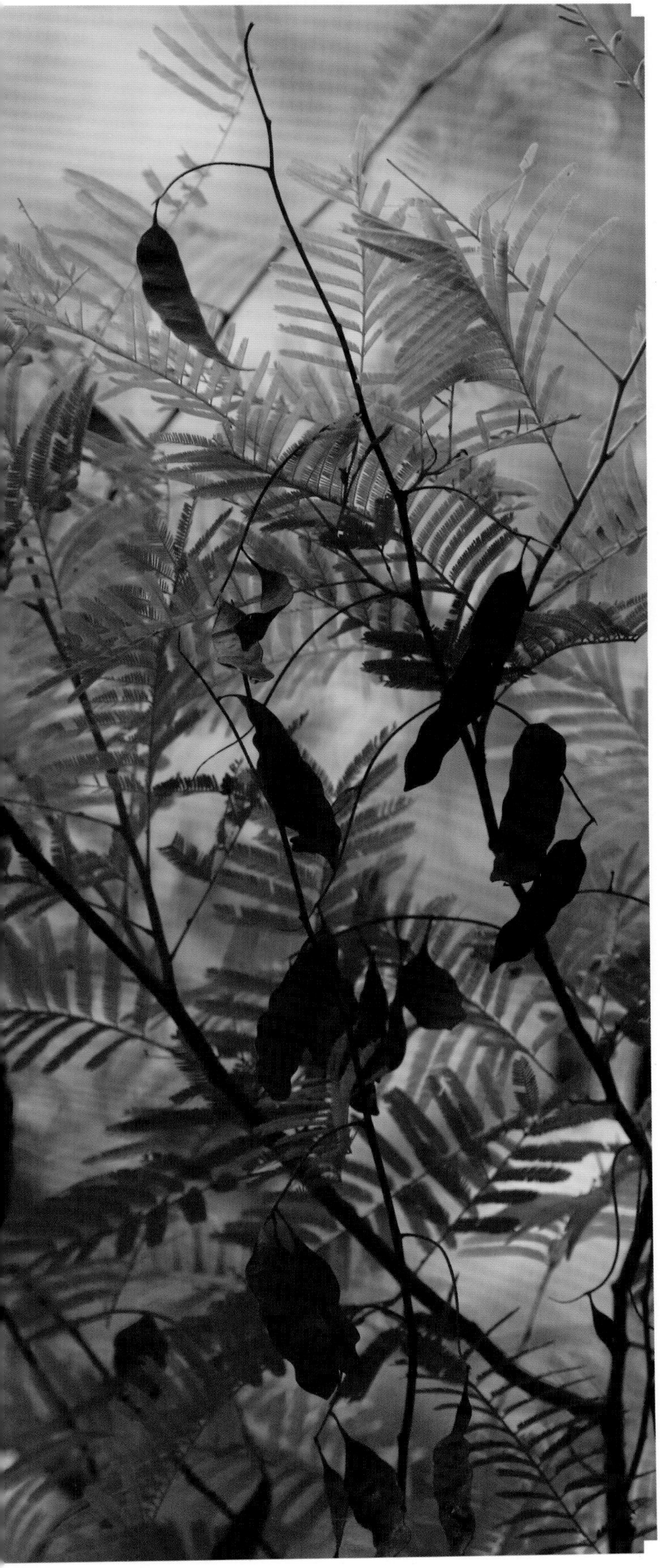

儿茶

【藏药名】堆甲。

【别　名】孩儿茶、乌爹泥、洁拉瓦日、生等勘扎。

【来　源】本品为豆科植物儿茶 *Acacia catechu* (L. f.) Willd. 的去皮枝的干燥煎膏。

【性味归经】苦、涩，微寒。归肺经。

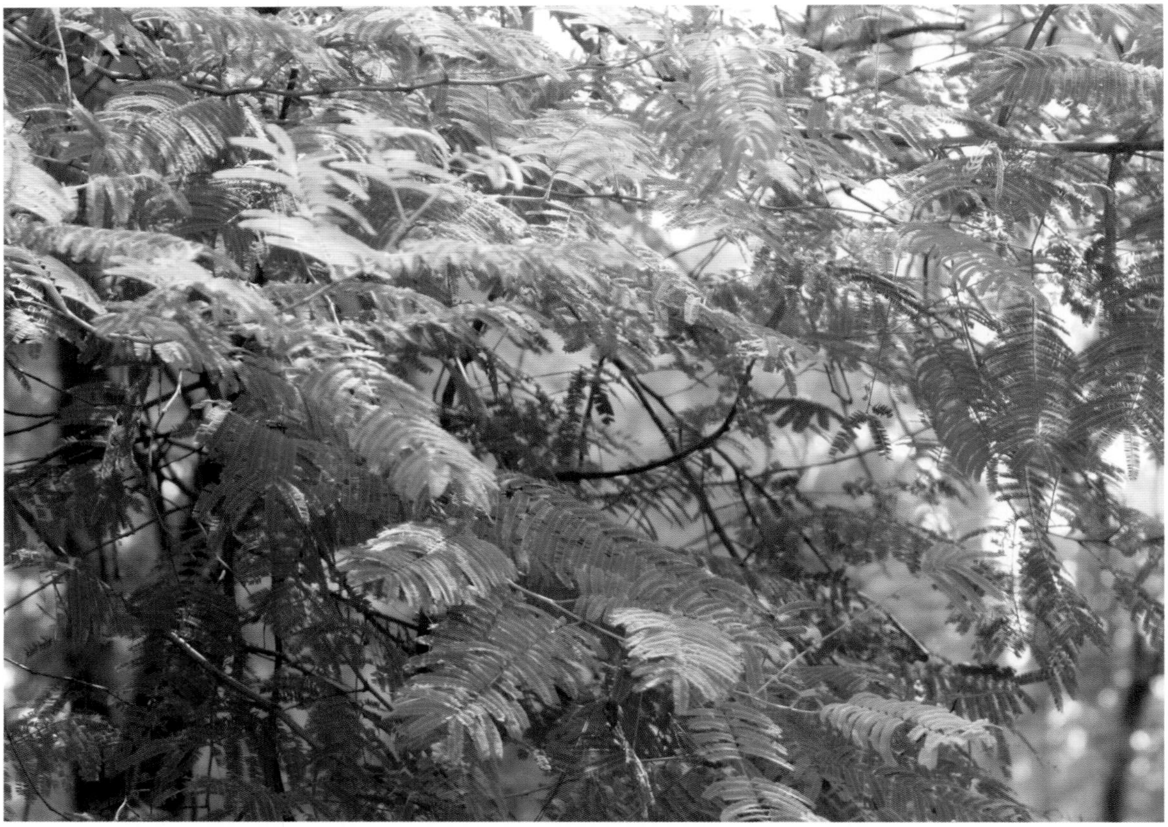

儿茶

识别特征

落叶乔木，皮棕色或灰棕色，常呈条状薄片开裂，不脱落，小枝细，有棘刺。叶为偶数 2 回羽状复叶，互生。总状花序腋生，花黄色或白色。荚果扁而薄，紫褐色，有光泽，有种子 7 ~ 8 枚。花期 8—9 月，果熟期翌年 2—3 月。

生境分布

生长于向阳坡地。分布于云南西双版纳傣族自治州，广西等省区也有栽培。

采收加工

儿茶膏：一般在 12 月至翌年 3 月，采收儿茶的枝干，剥去外皮，剁成碎片。加水煎熬后，过滤，浓缩成糖浆状，冷却，倾于特制的模型中，干后即成。

药材鉴别

本品为不规则的块状或颗粒状，表面黑褐色，有胶质亮光。有黏性。质地坚或较松。无臭，味苦、涩。

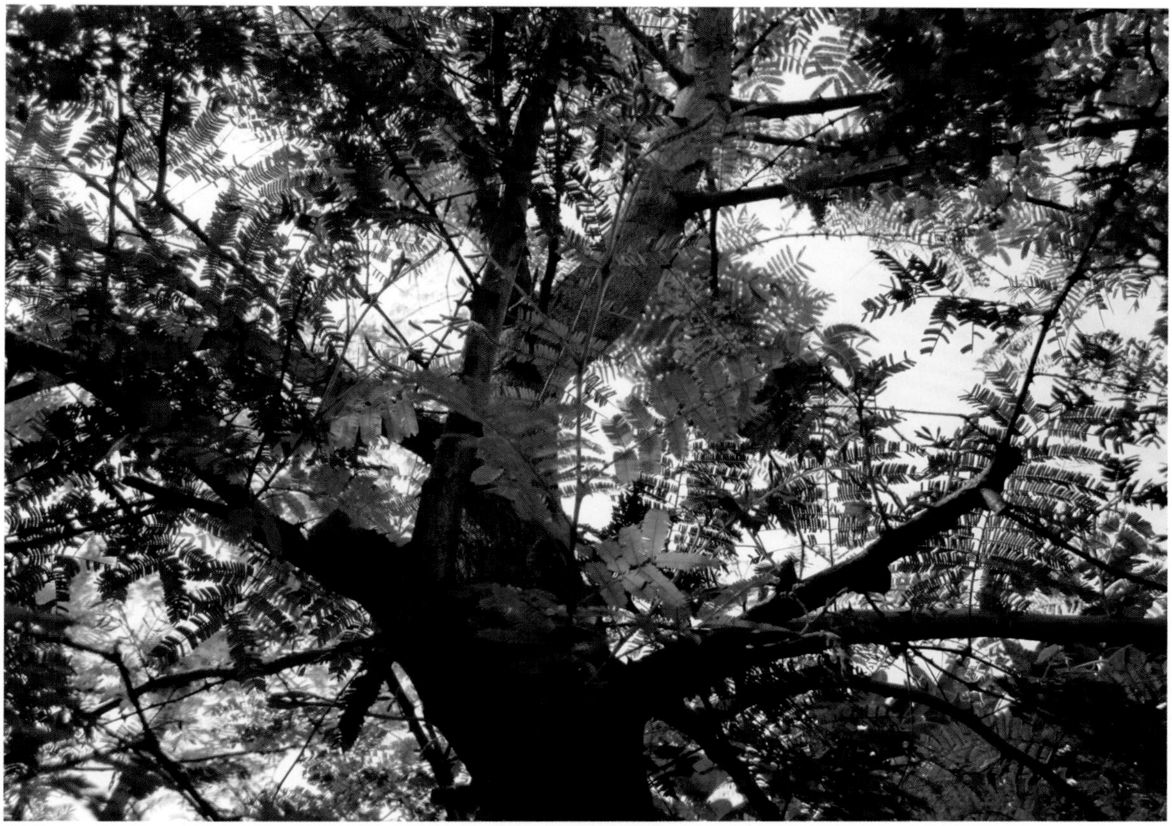

儿茶

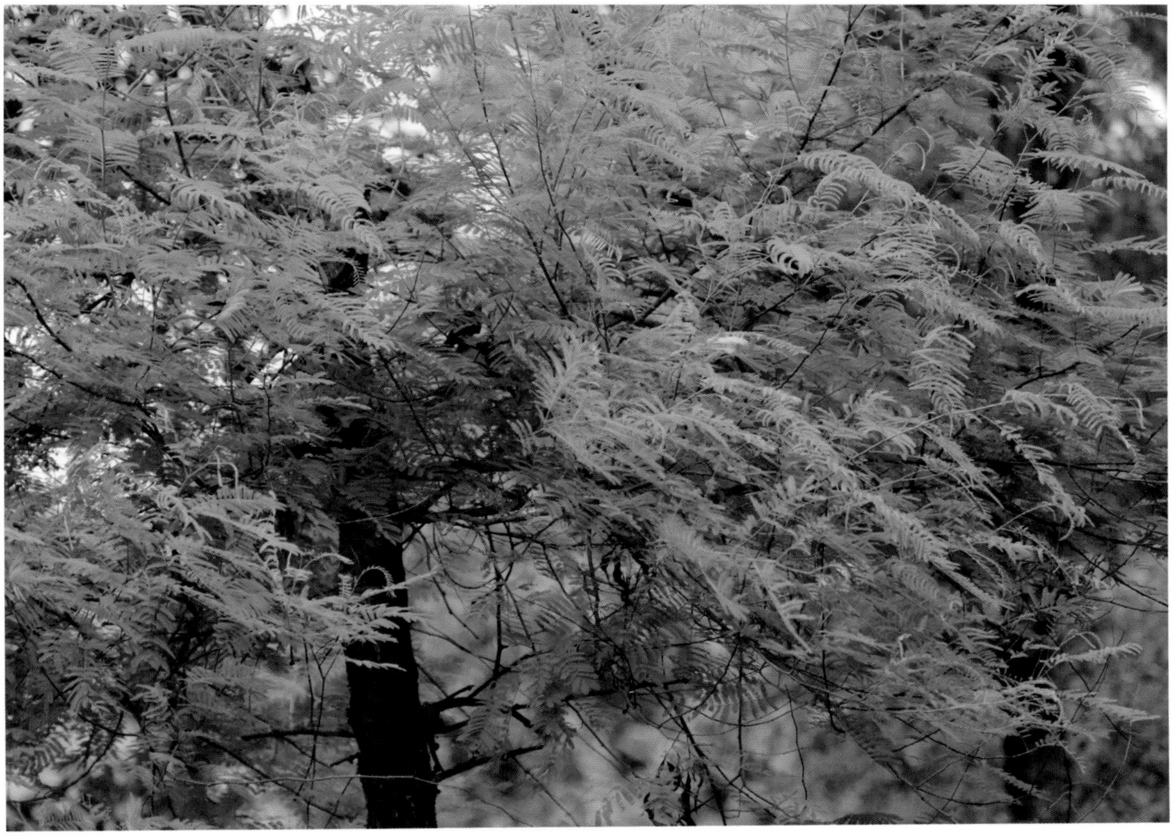

儿茶

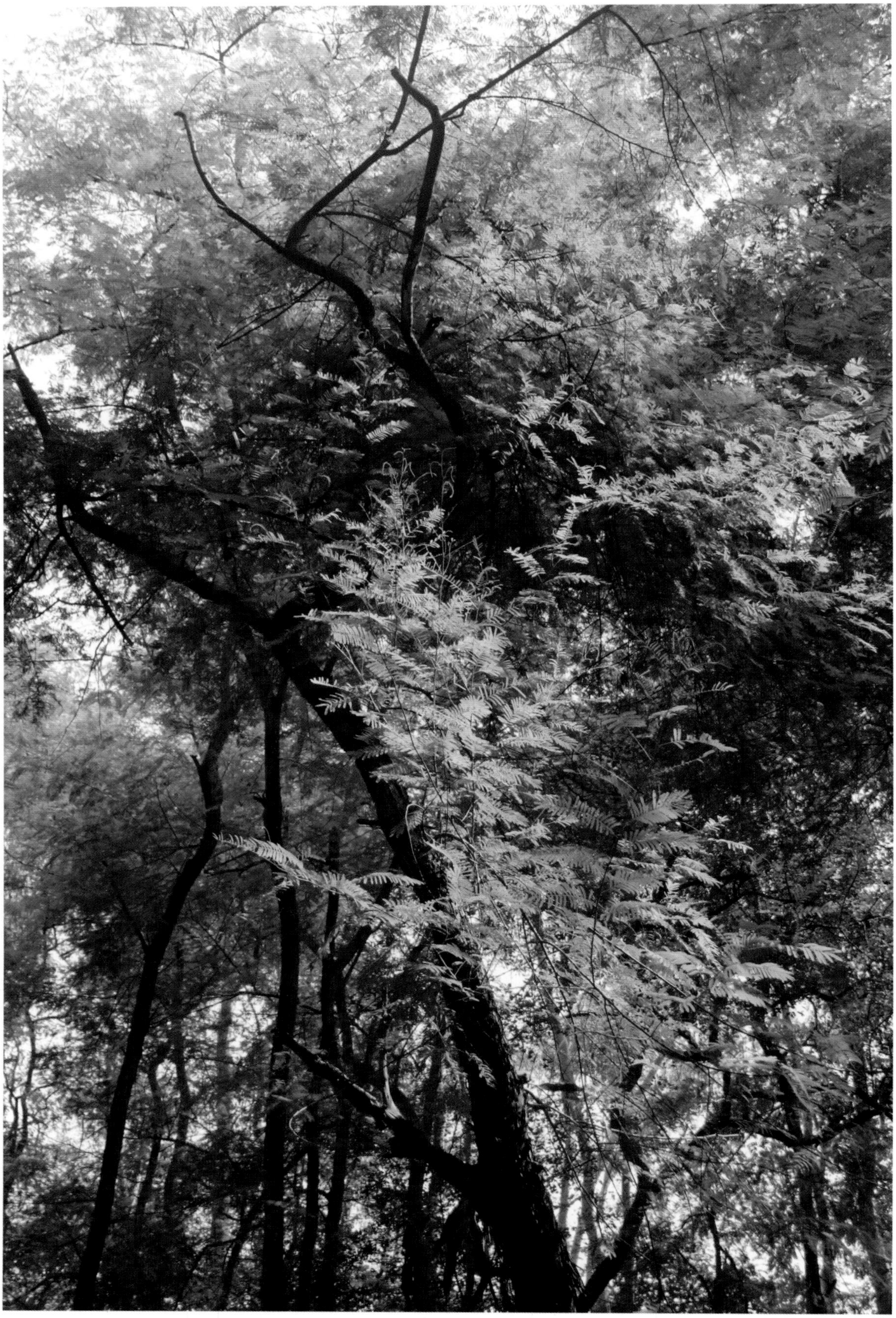

儿茶

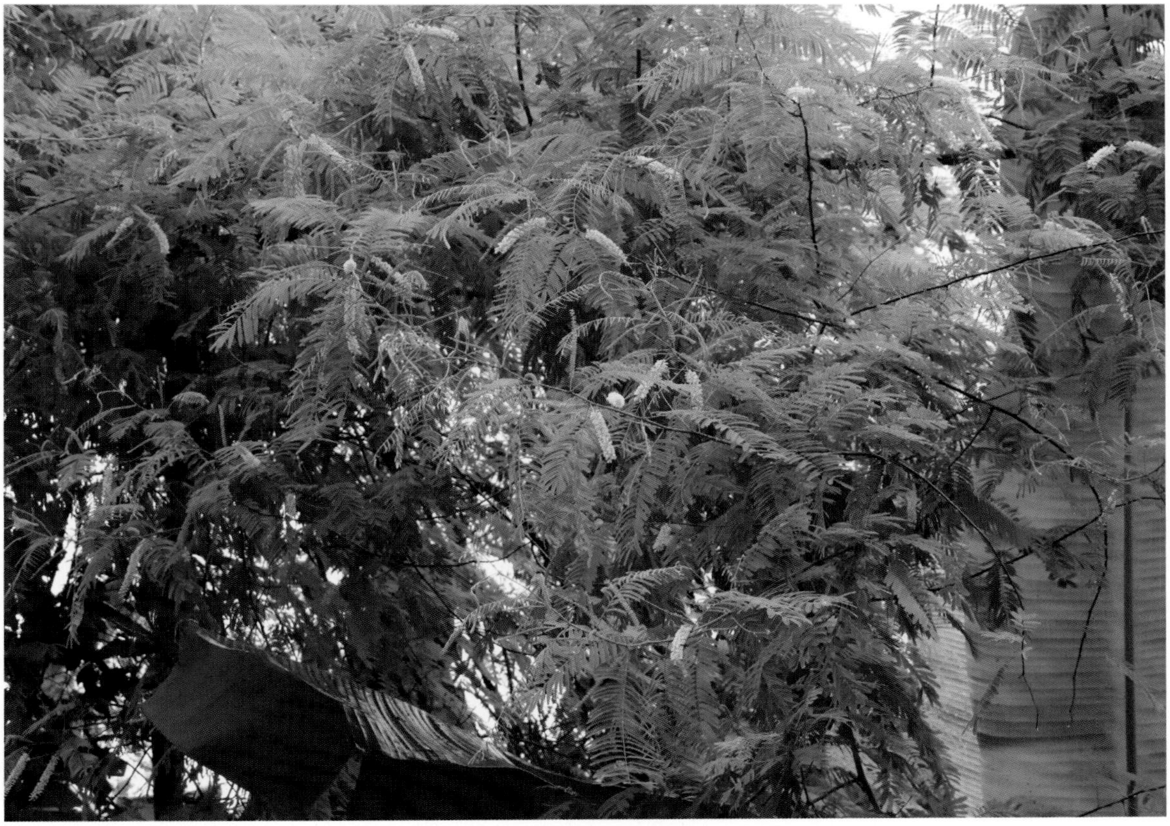

儿茶

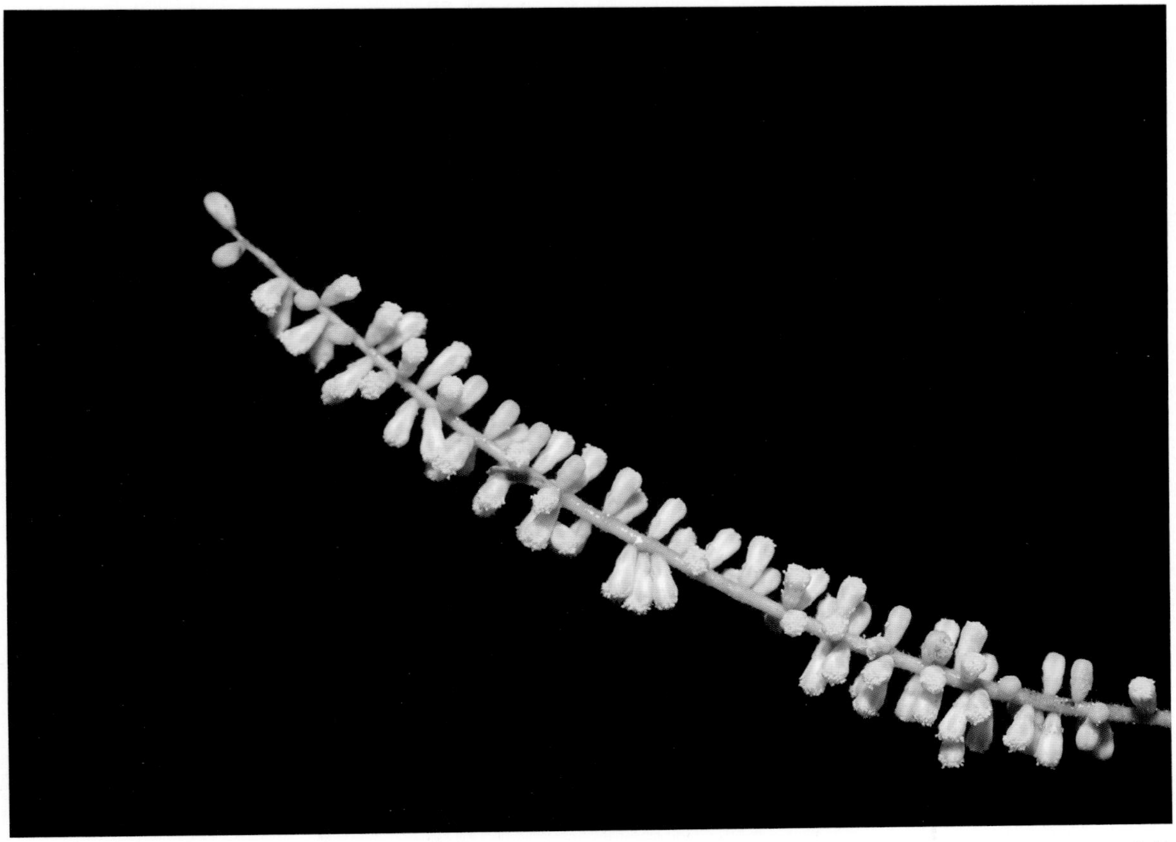

儿茶

功效主治

收湿敛疮，生肌止血，清热化痰。本品苦涩，既能燥湿敛疮而用于湿疮、溃疡等证，又能收敛止血而用于各种出血证。本品性寒，归肺经，故可清肺化痰，用于肺热咳喘。

用法用量

内服：1 ~ 3 g，多入丸、散，煎汤可适当加量。外用：适量，研末撒或调敷。

民族药方

1．扁桃体炎 儿茶、柿霜各 15 g，冰片 0.6 g，枯矾 10 g。共研细粉，用甘油调成糊状，擦患处。

2．口疮糜烂 儿茶 5 g，硼砂 2.5 g。共研细粉，敷患处。

3．疮疡久不收口，湿疹 儿茶、龙骨各 5 g，冰片 0.5 g。共研细粉，敷患处。

4．肺结核咯血 儿茶 50 g，明矾 40 g。共研细末，水煎服，每次 0.1 ~ 0.2 g，每日 3 次。

5．溃疡性结肠炎 儿茶（另包）、白头翁、黄柏、地榆各 16 g。加水 500 ml，煎取药汁 150 ml。每日 1 剂，药温保持在约 35 ℃，灌肠。病重者早、晚各灌 1 次，病轻者每晚 1 次，15 日为 1 个疗程。

6．宫颈癌（结节型） 儿茶、血竭、铜绿、穿山甲、炉甘石、黄柏各 9 g，蜈蚣、冰片各 3 g，麝香适量。研细末和匀备用，每日 1 剂，分 2 次服。

使用注意

寒湿证者忌用。

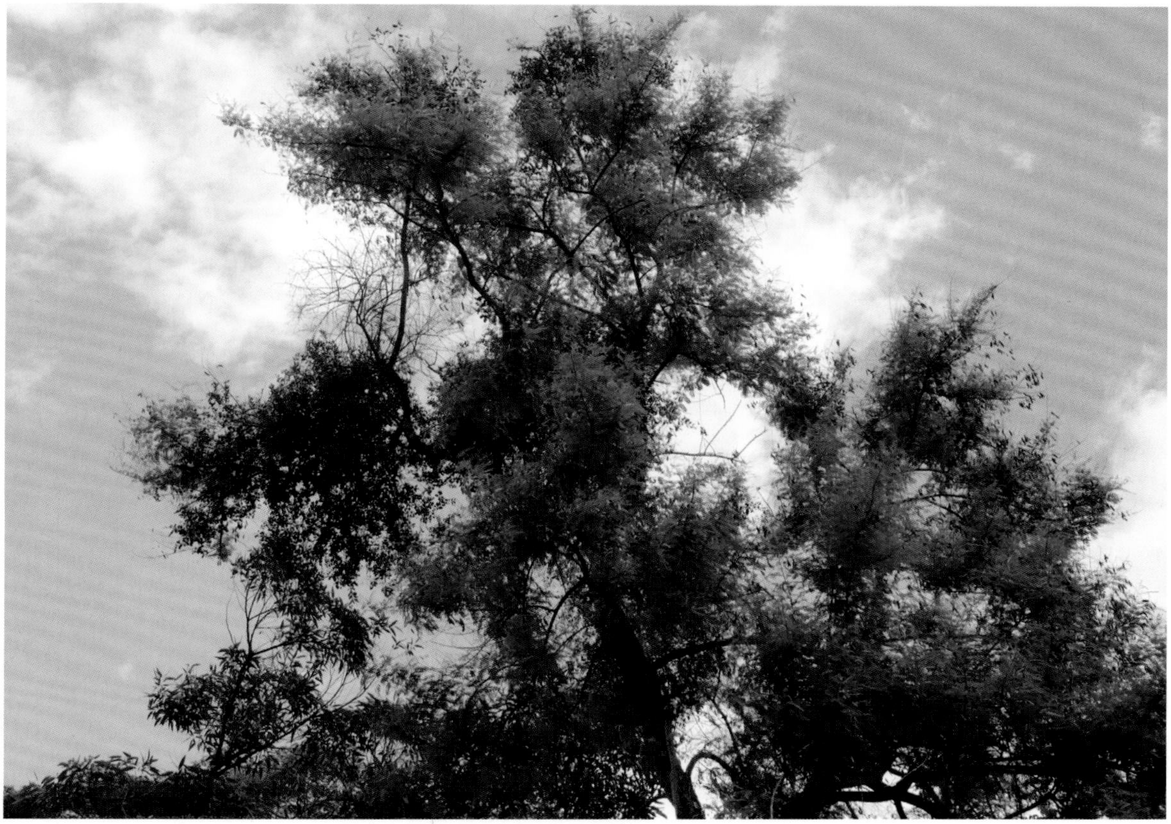

儿茶

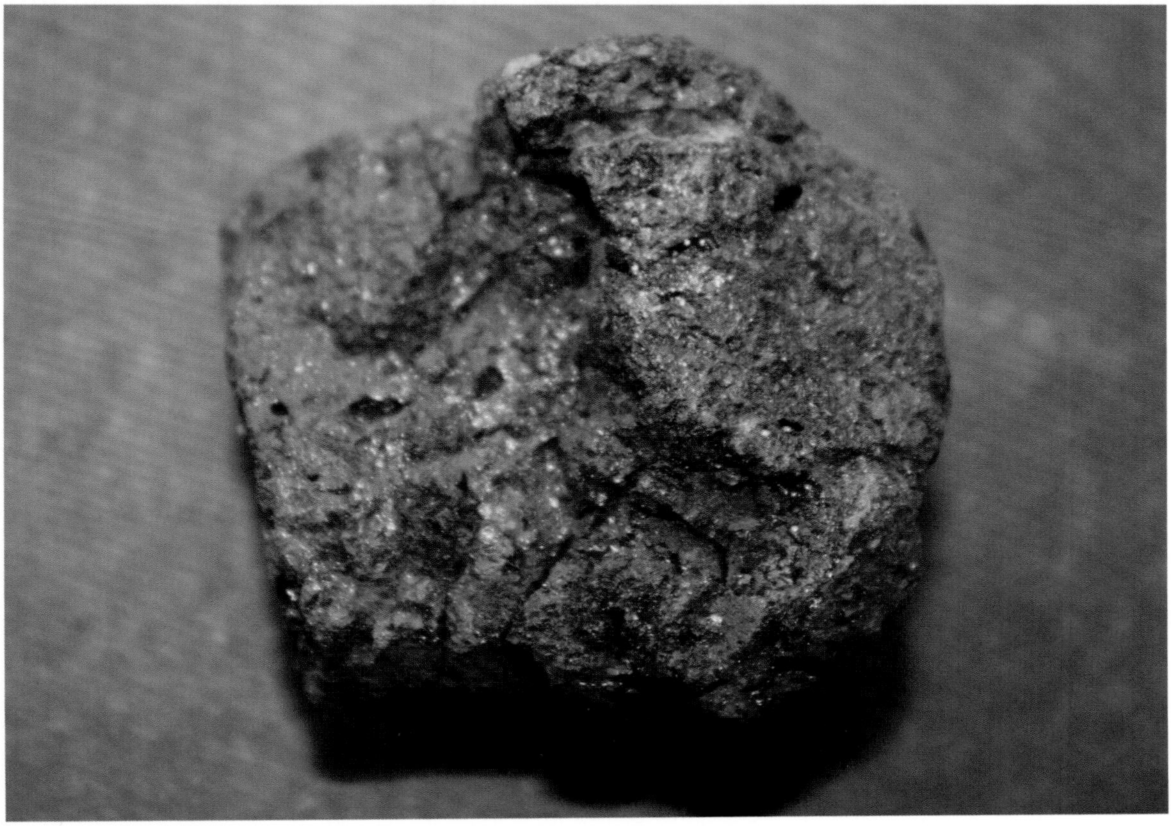

儿茶药材

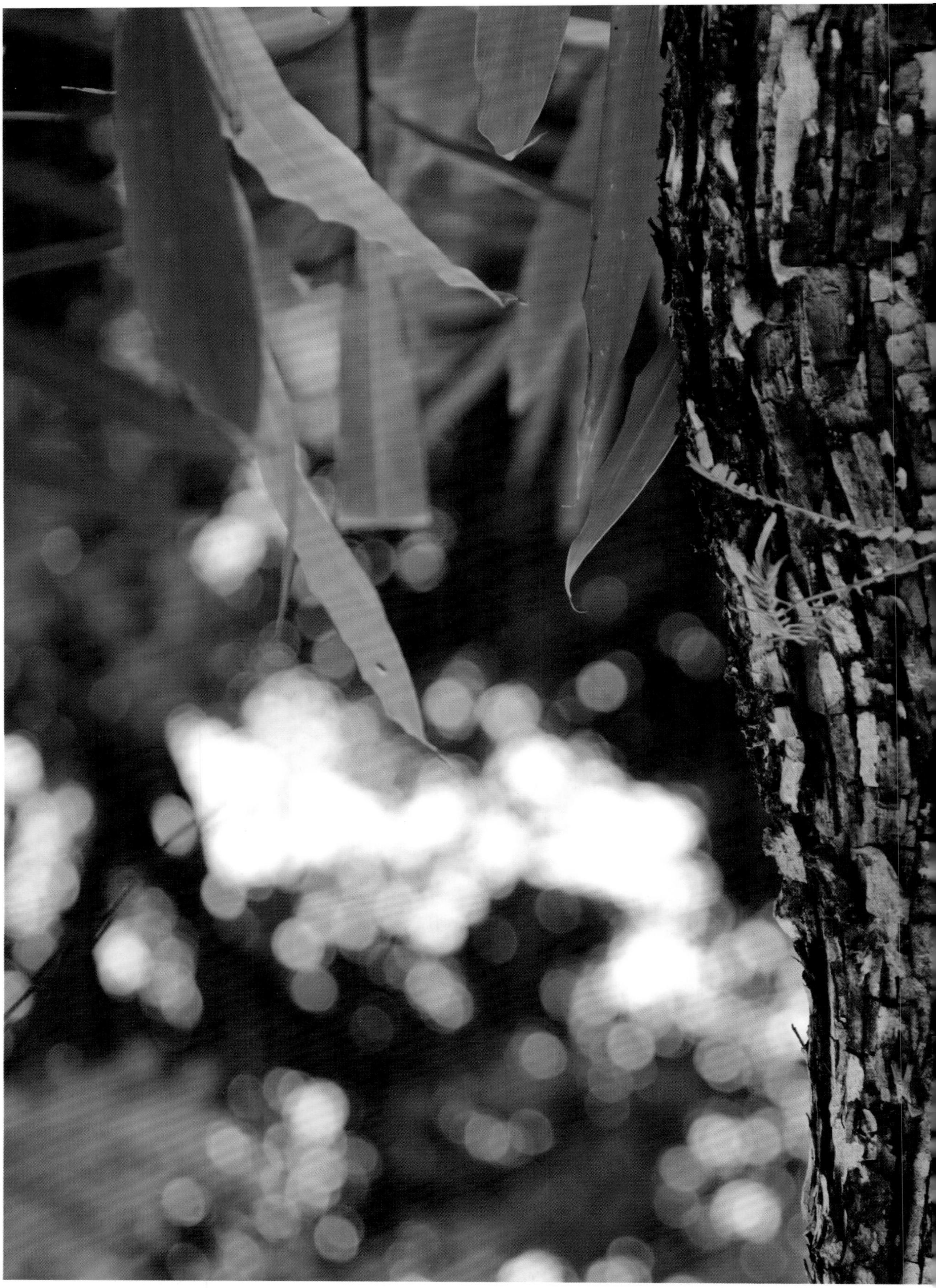

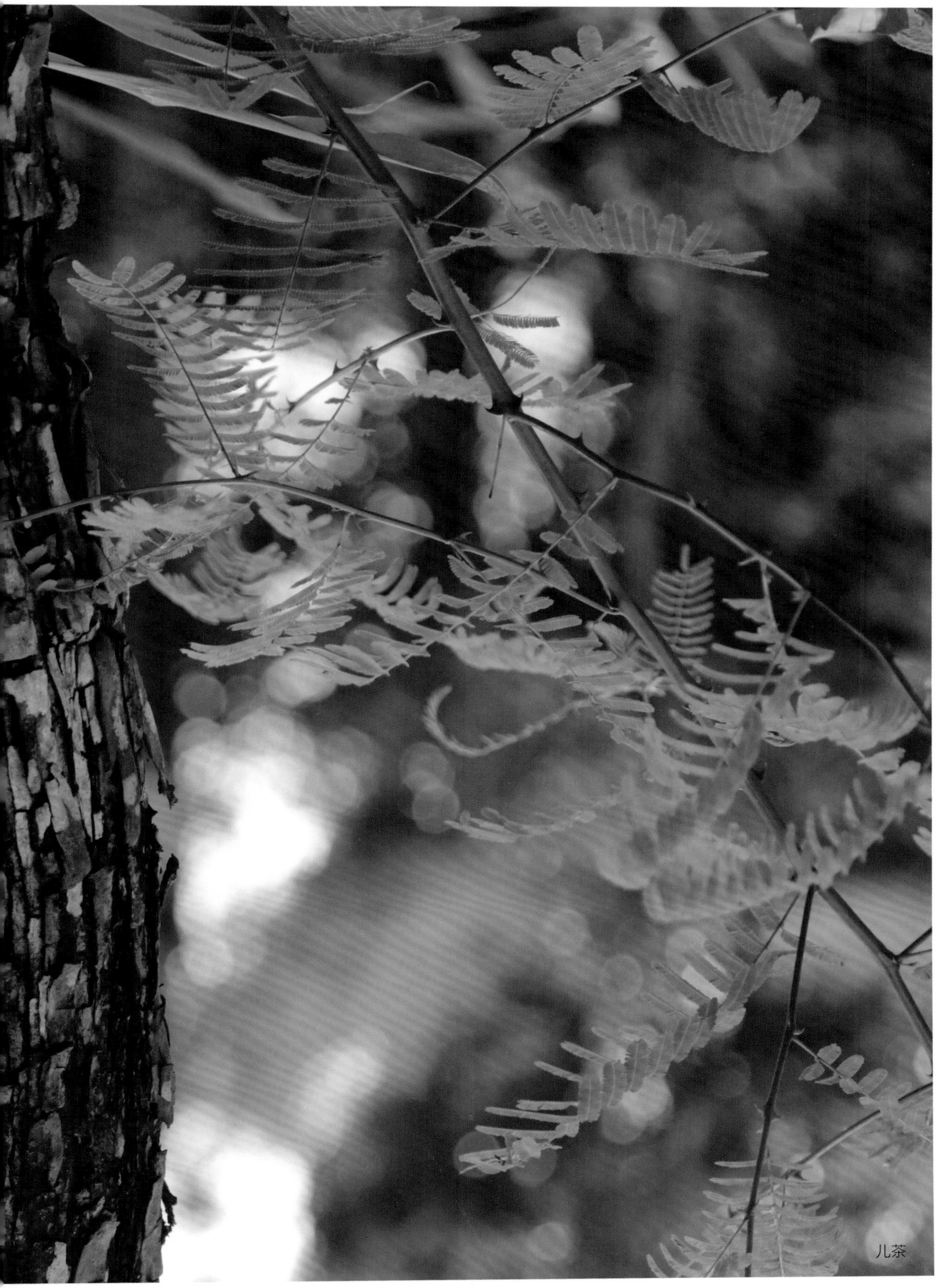

儿茶

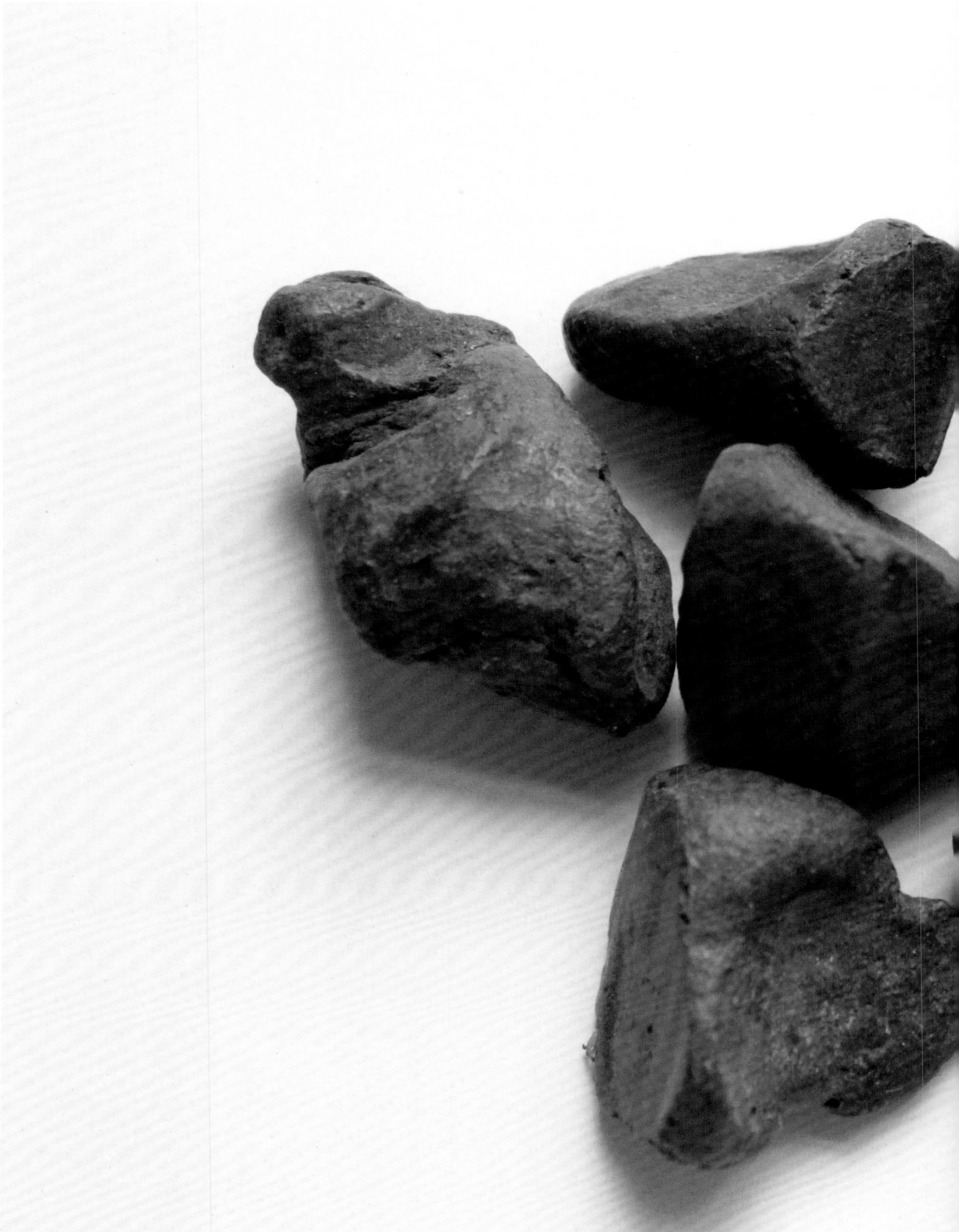

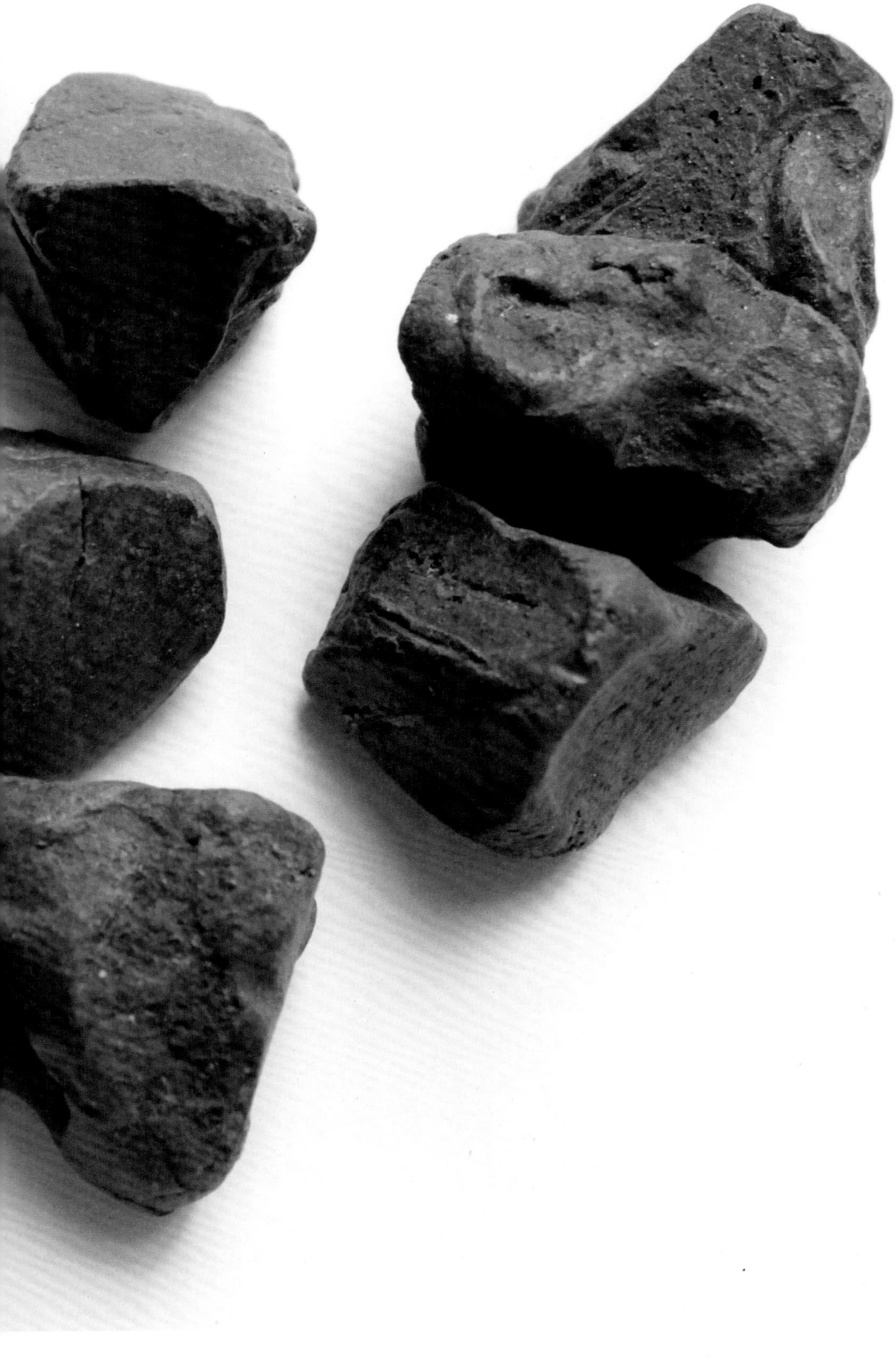

儿茶饮片

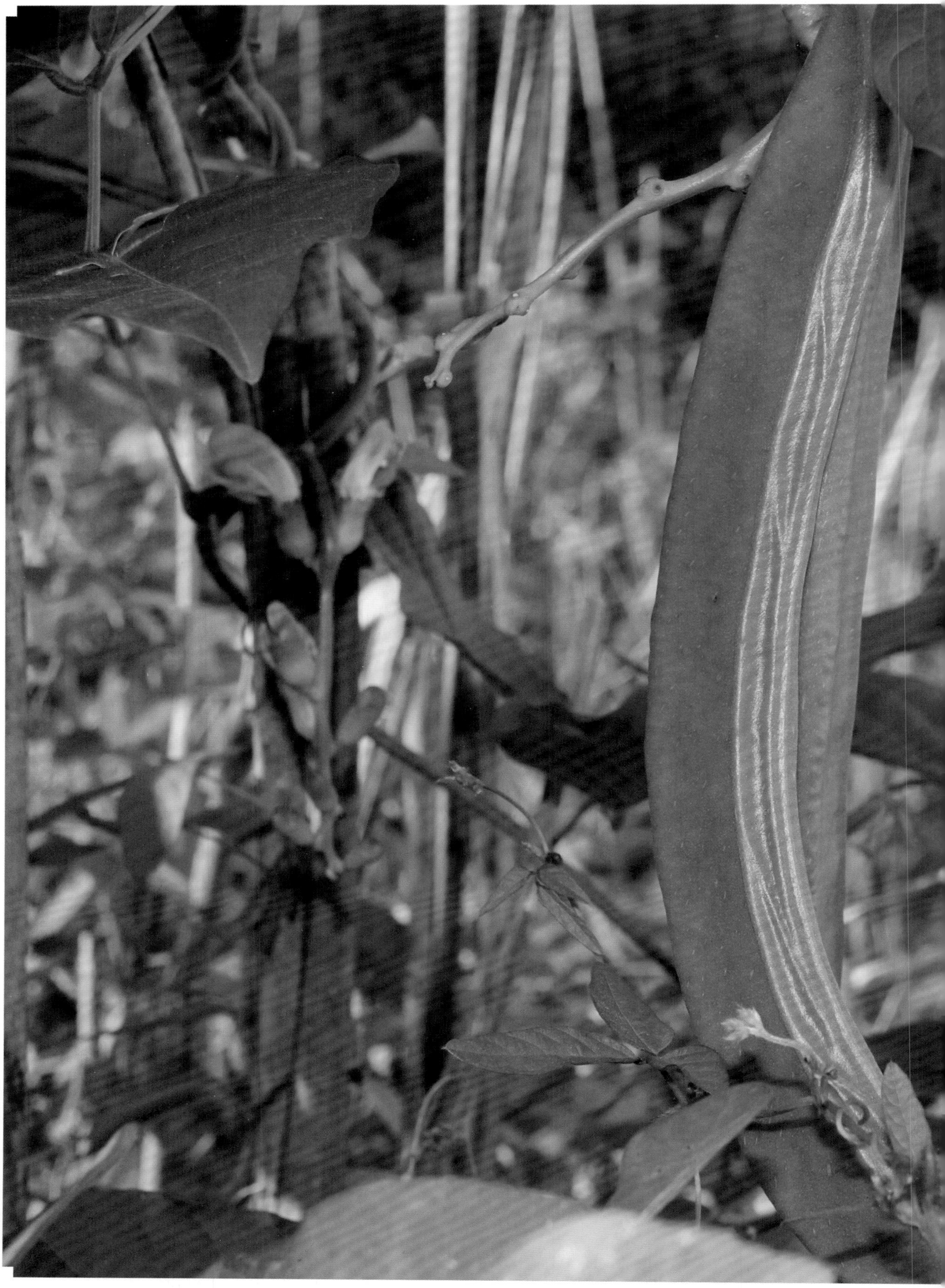

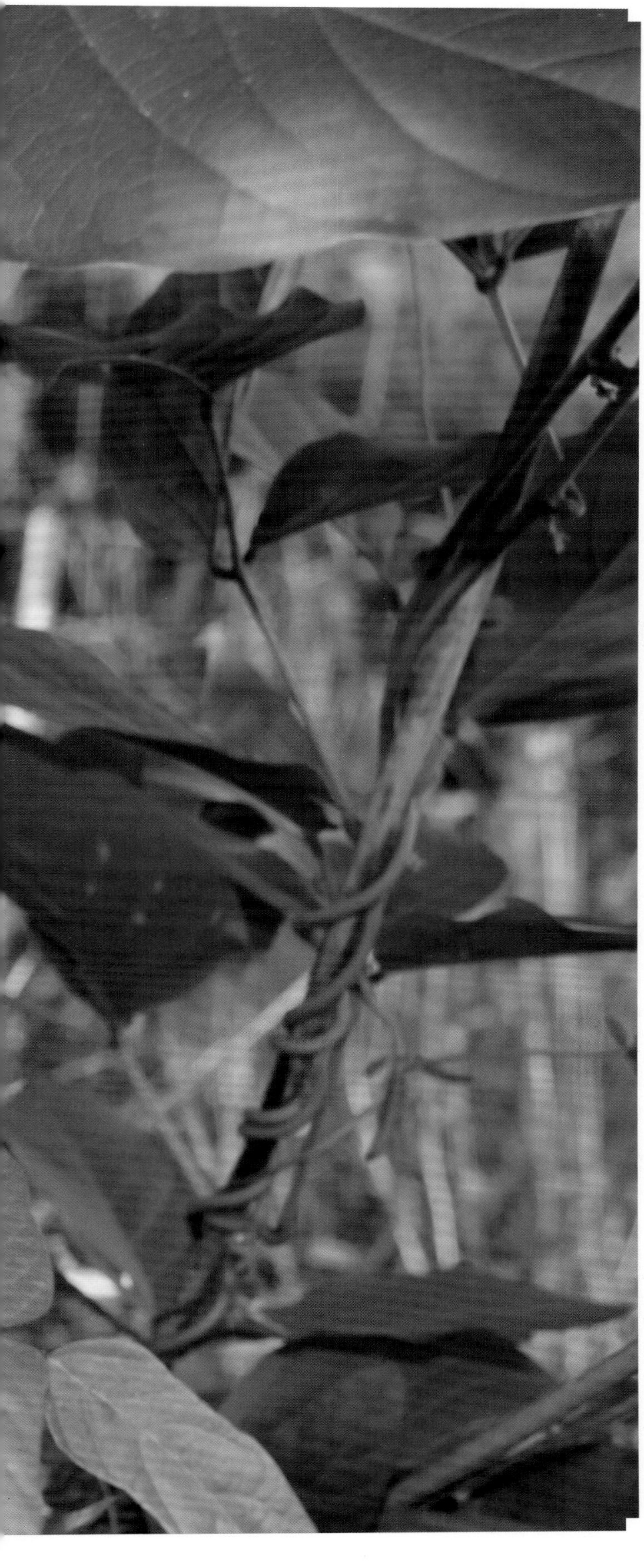

刀豆

【藏药名】卡玛肖夏。
【别　名】色勒莫、夏龙朵、刀豆子、哈拉玛芍沙。
【来　源】本品为豆科植物刀豆 *Canavalia gladiata*（Jacq.）DC. 的干燥成熟种子。
【性味归经】味甘，性温。归胃、肾经。

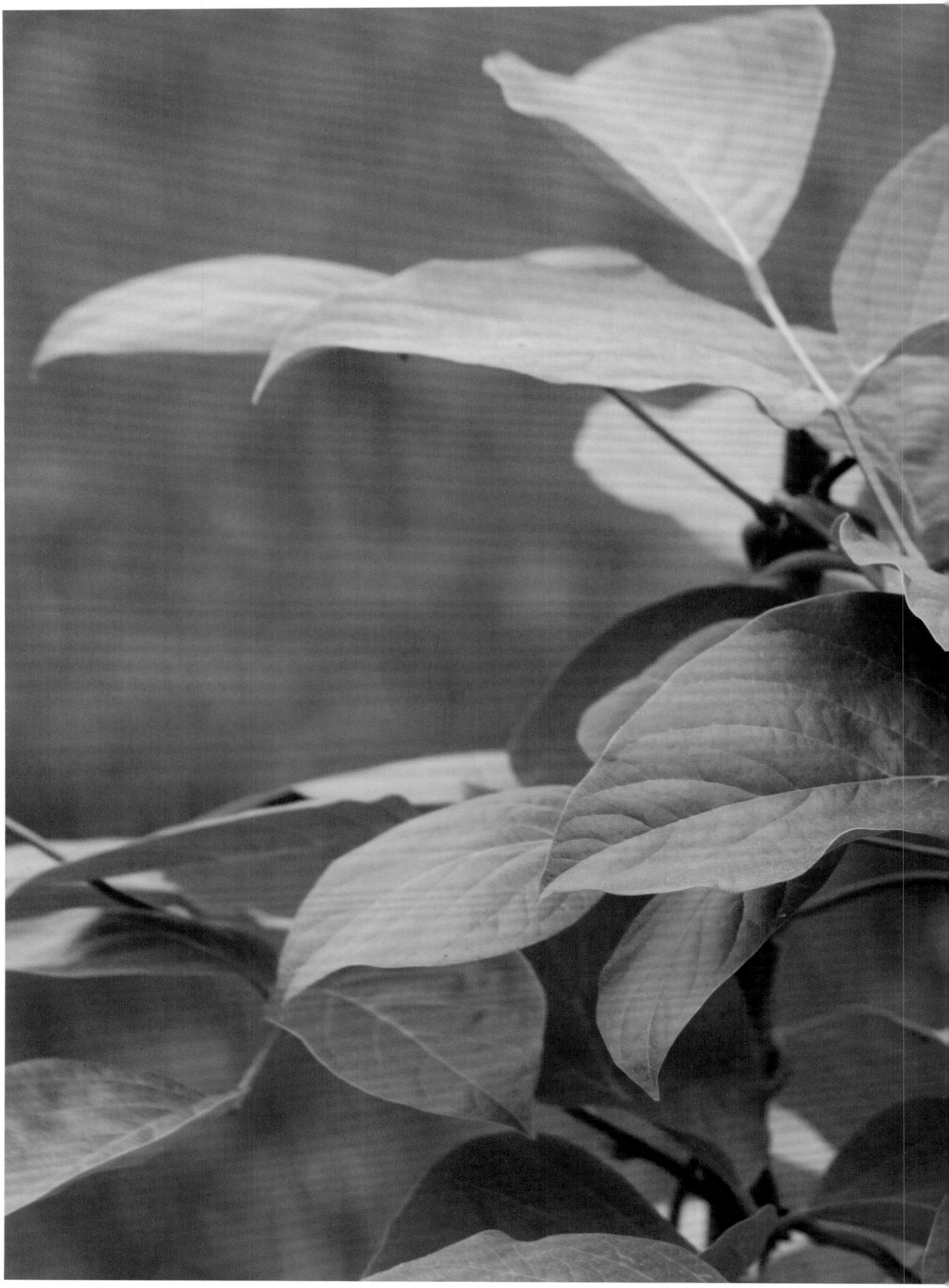

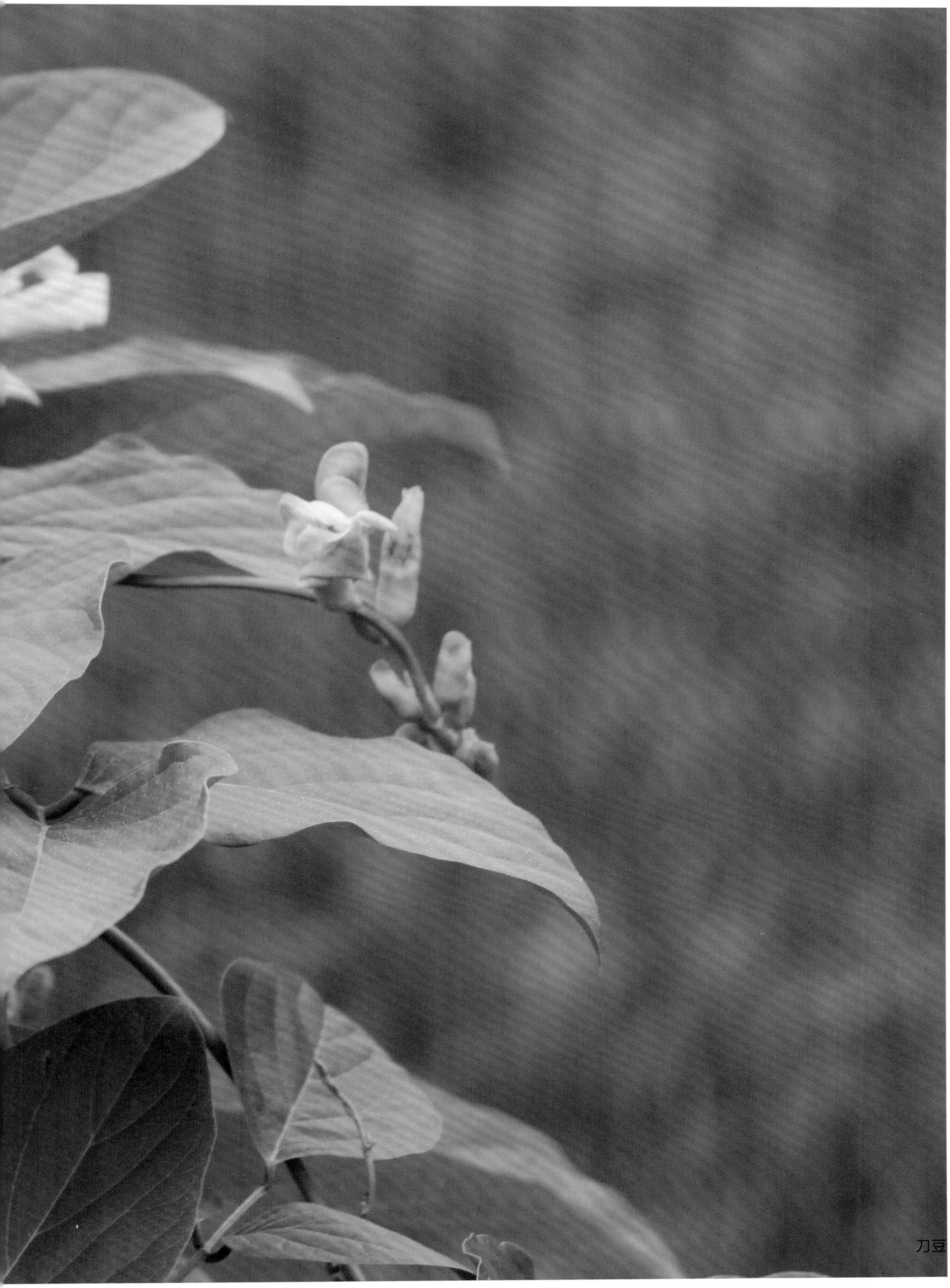

刀豆

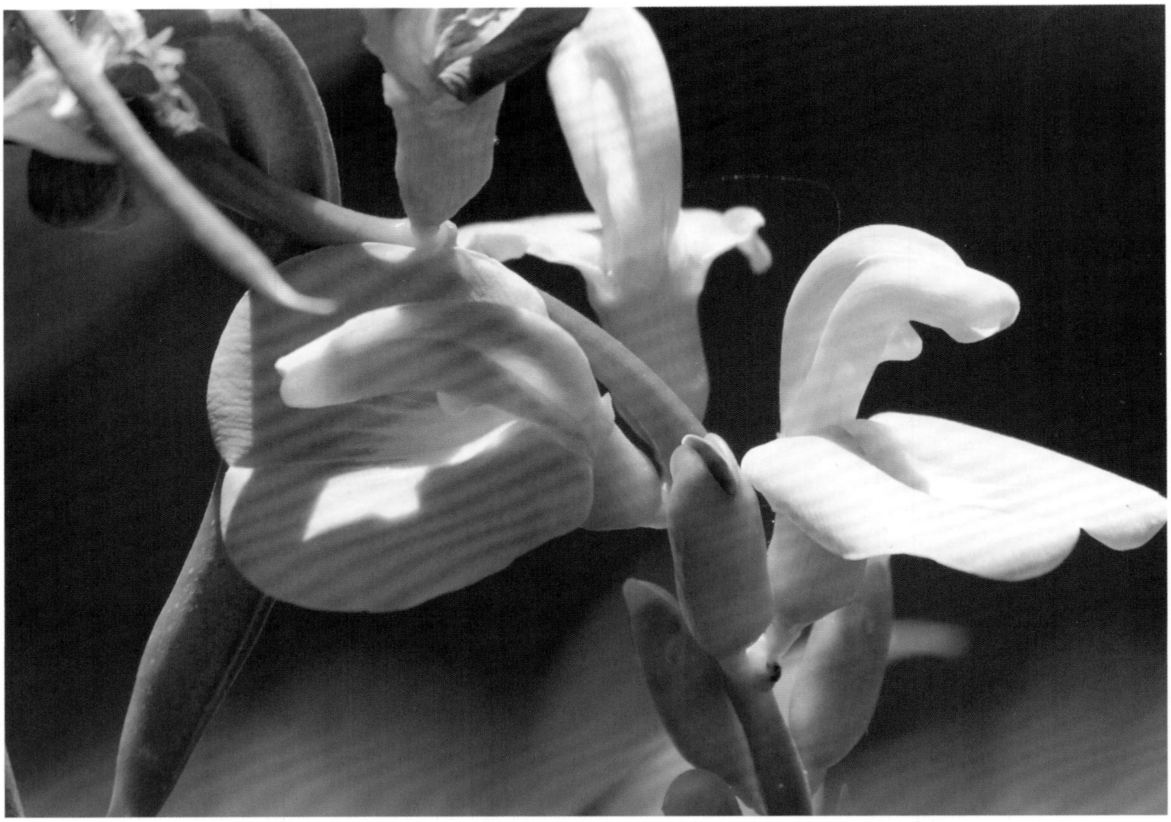

刀豆

识别特征

一年生半直立缠绕草本，高 60 ~ 100 cm。三出复叶互生，小叶阔卵形或卵状长椭圆形。总状花序腋生，花萼唇形，花冠蝶形，淡红紫色，旗瓣圆形，翼瓣狭窄而分离，龙骨瓣弯曲。荚果带形而扁，略弯曲，长可达 30 cm，边缘有隆脊。种子椭圆形，红色或褐色。花期 6 月，果期 8 月。

生境分布

生长于排水良好、肥沃疏松的土壤中。分布于江苏、安徽、湖北、四川等省区。

采收加工

秋季种子成熟时采收果实，剥取种子，晒干。

药材鉴别

本品为不规则形的碎块，表面淡红色至红紫色，碎断面呈黄白色，油润。气微，味淡，嚼之有豆腥味。

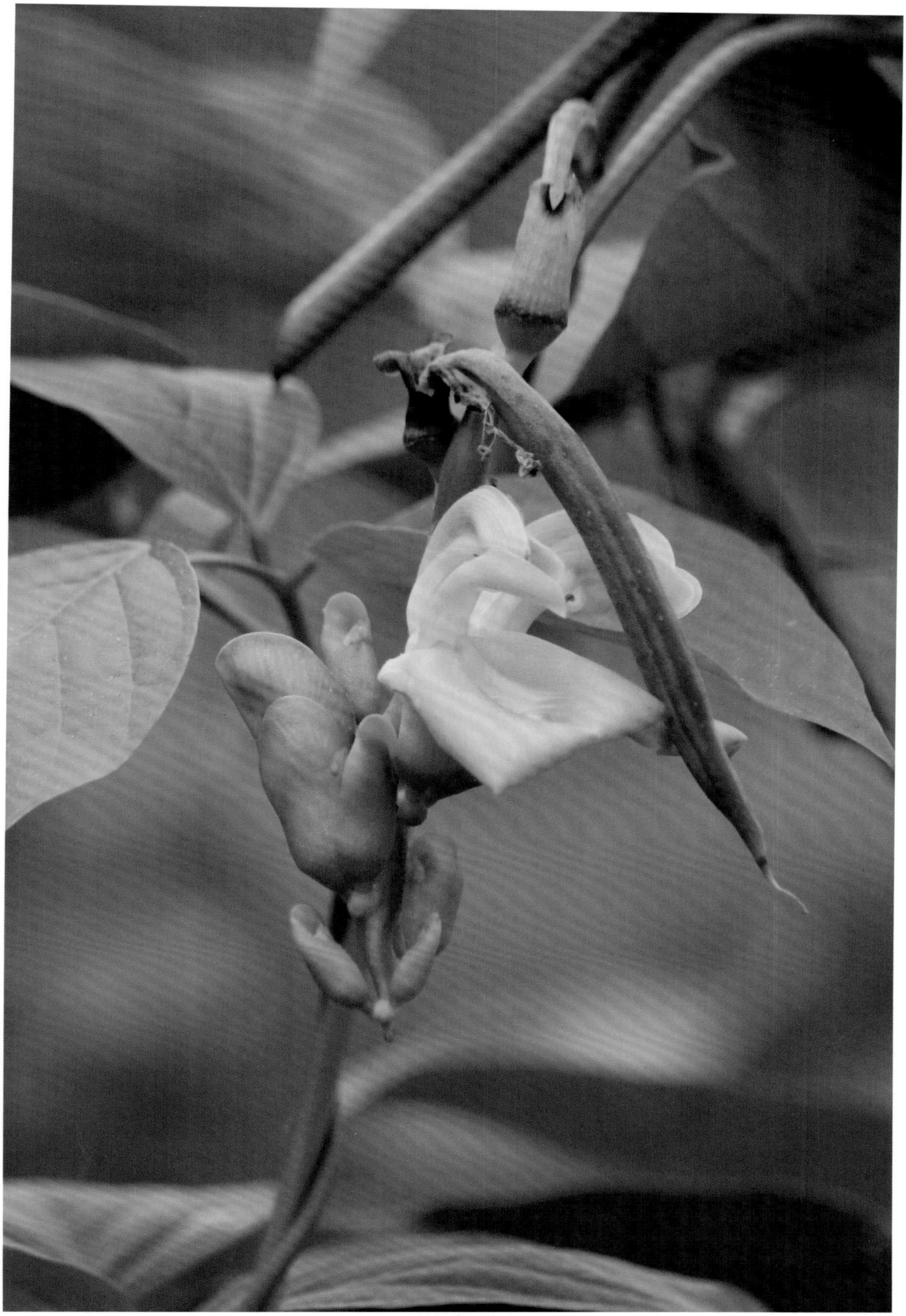

刀豆

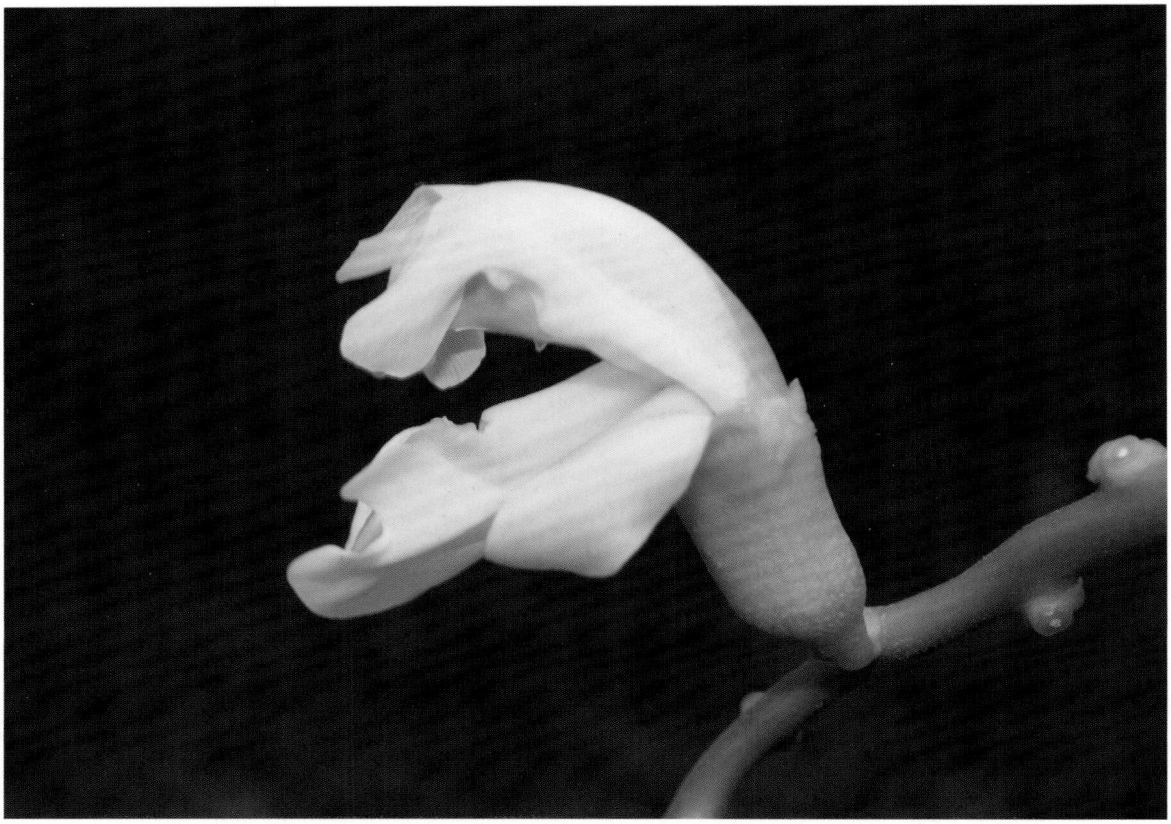

刀豆

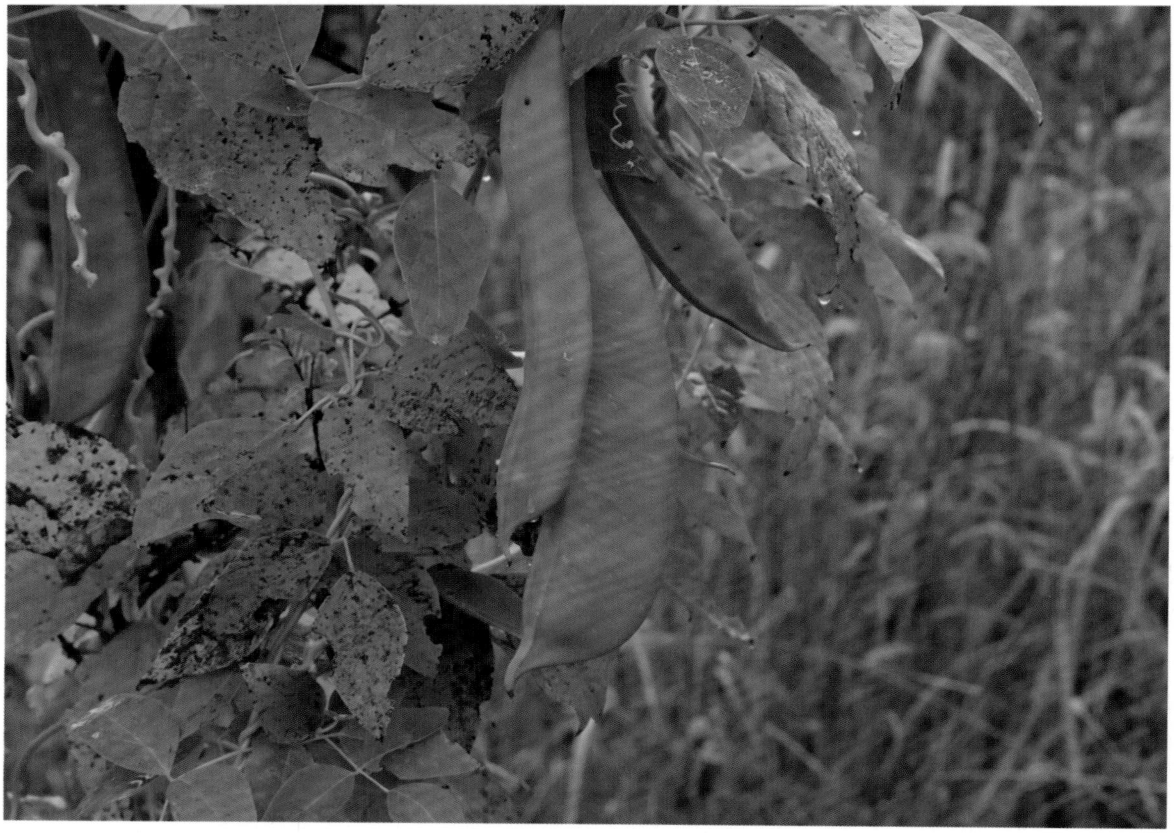

刀豆

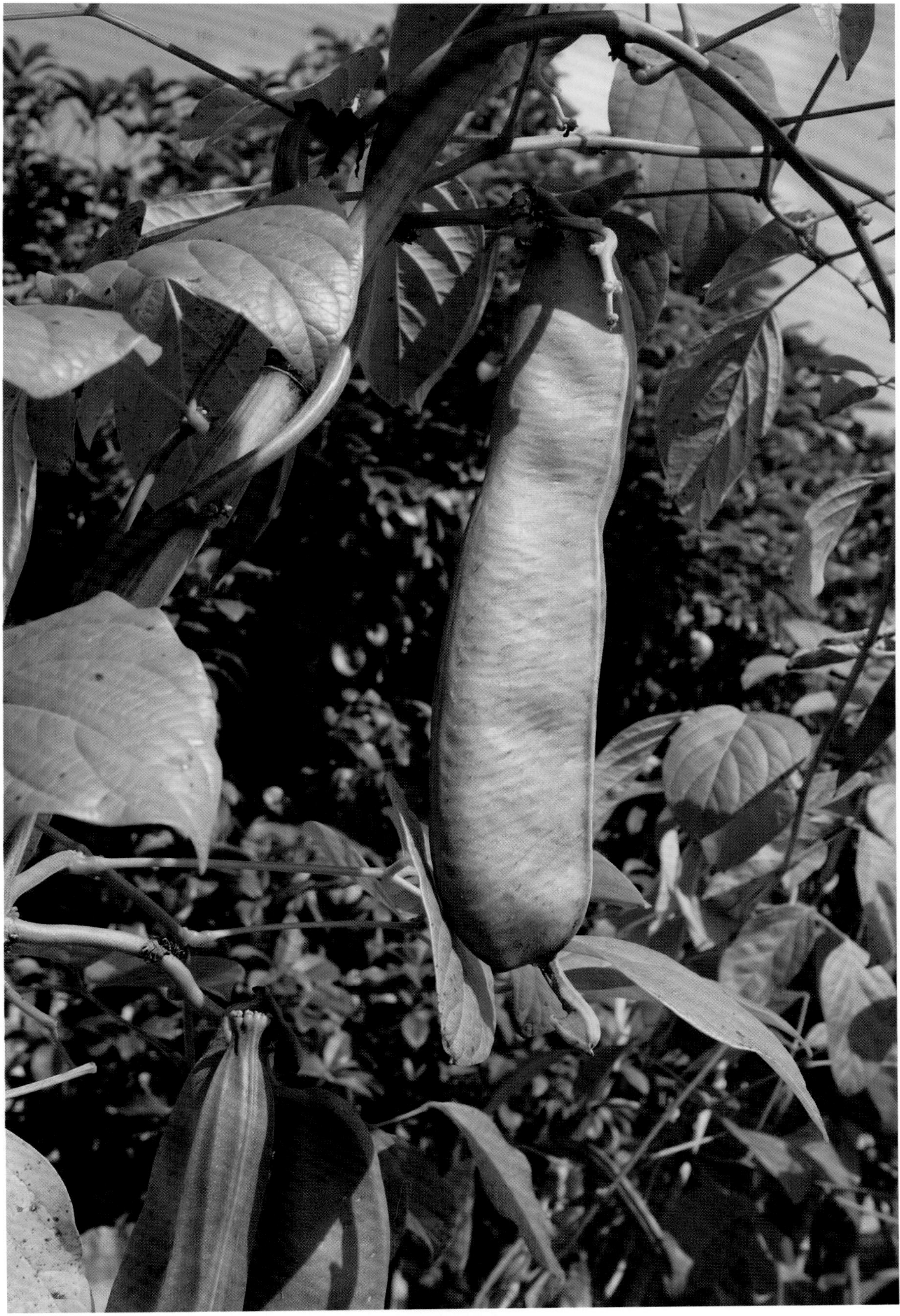

刀豆

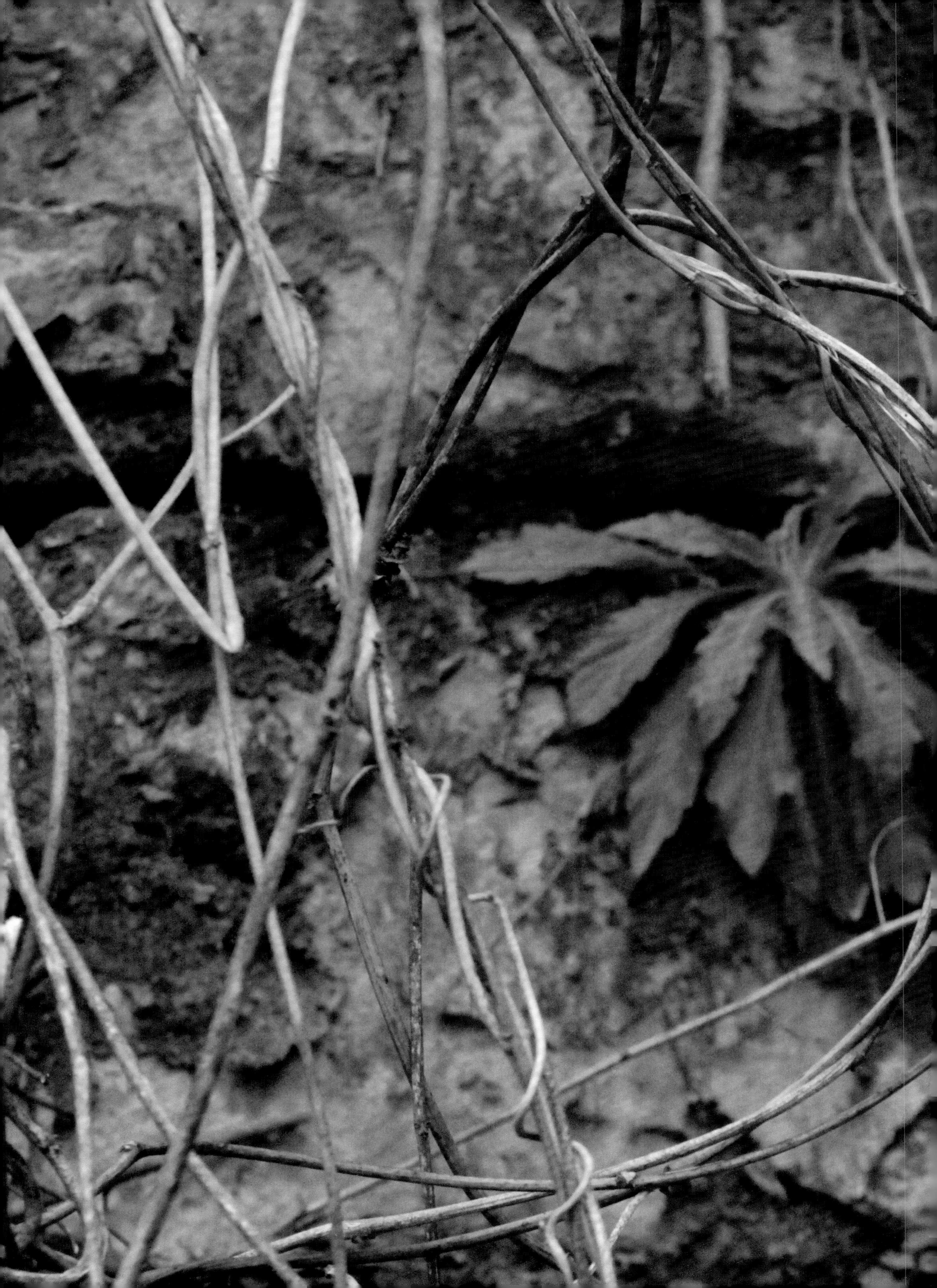

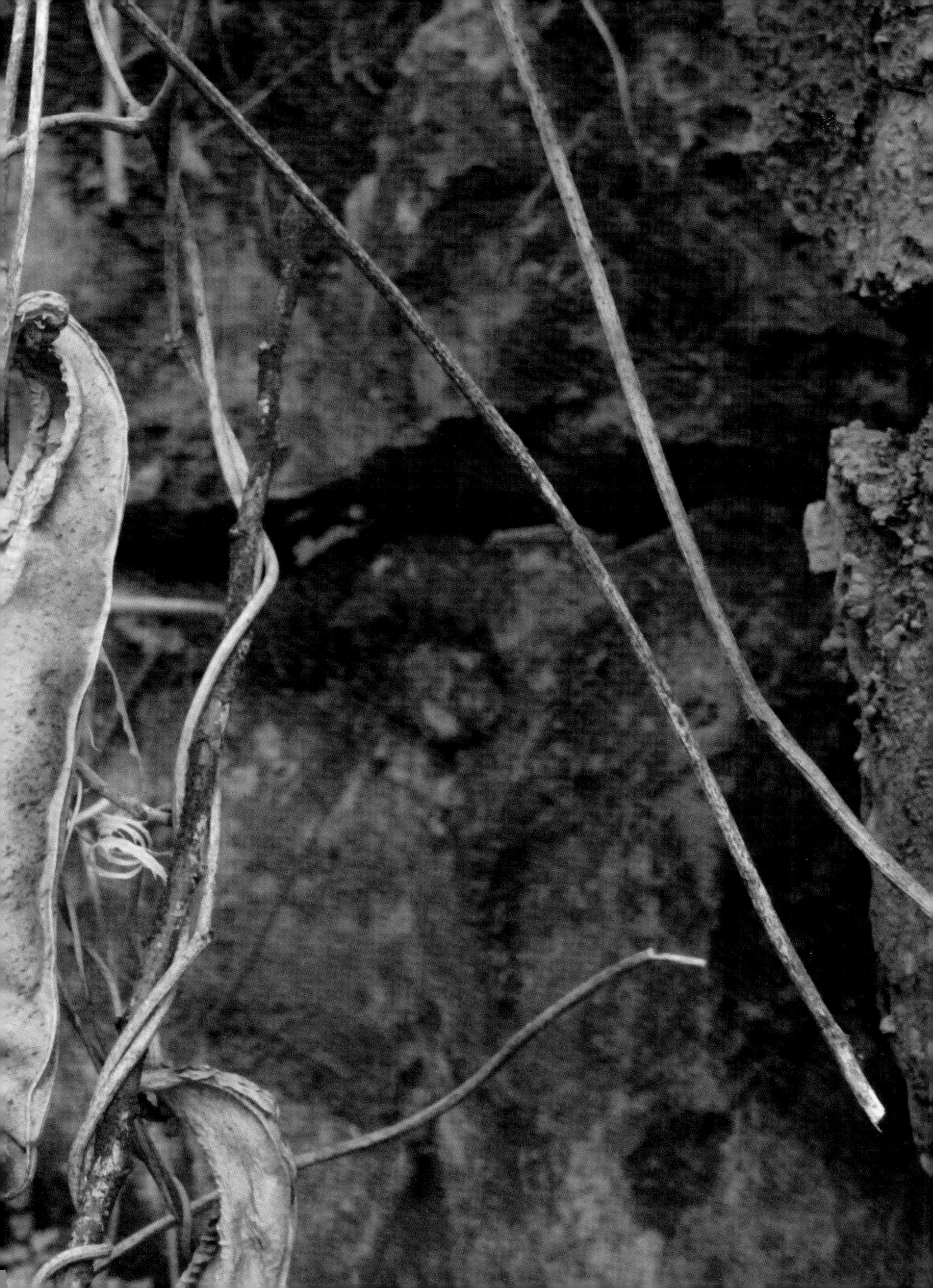

功效主治

降气止呃，温肾助阳。本品甘温助阳，入胃则温中和胃，除虚寒以降气止呃，入肾则温肾助阳，故有降气止呃、温肾助阳之效。

用法用量

内服：10 ~ 15 g，煎服；或烧存性研末服。

民族药方

1. 遗尿，尿频　新鲜猪肾 1 对，洗净去膜，每肾塞入 1 颗刀豆，微火炖熟，放盐少许，早晚空腹连汤各服 1 只。轻者服 2 ~ 4 日，重者 4 ~ 8 日。

2. 落枕　刀豆壳 15 g，羌活、防风各 9 g。水煎服，每日 1 剂。

3. 气滞呃逆，膈闷不舒　刀豆（取老而绽者）适量。每次 6 ~ 9 g。开水服。

4. 百日咳　刀豆子（打碎）10 粒，甘草 5 g。加冰糖适量，水一杯半，煎至一杯，去渣，频服。

5. 肾虚腰痛　刀豆子 2 粒。包于猪腰子内，外裹叶，烧熟食。

6. 鼻渊　老刀豆适量。文火焙干为末，酒服 15 g。

7. 小儿疝气　刀豆子适量。研细粉，每次 7.5 g，开水冲服。

使用注意

胃热盛者慎服。

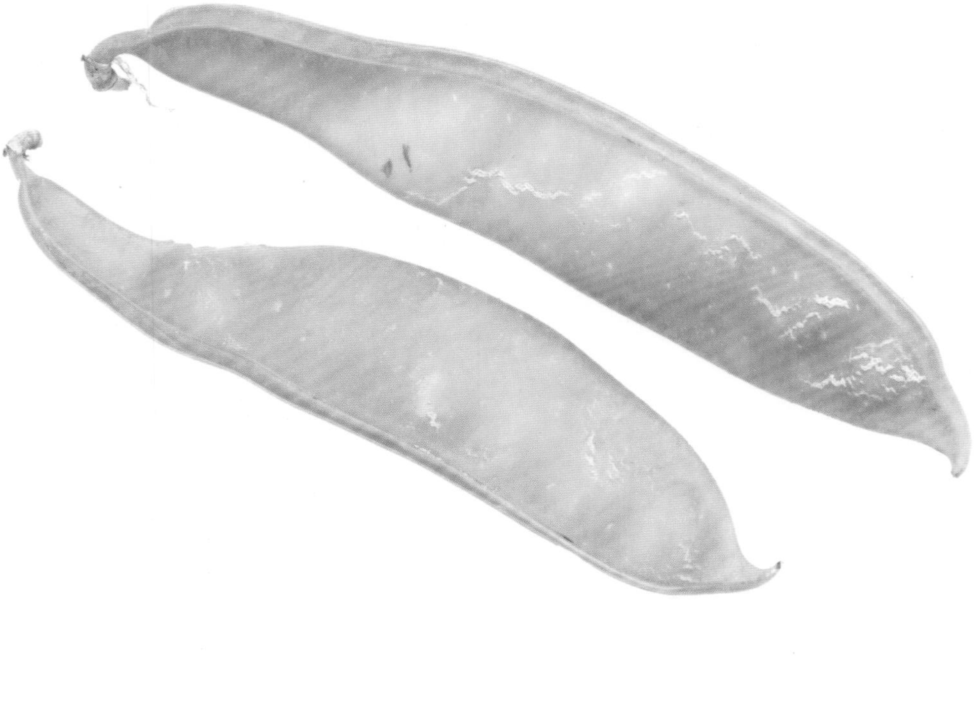

刀豆

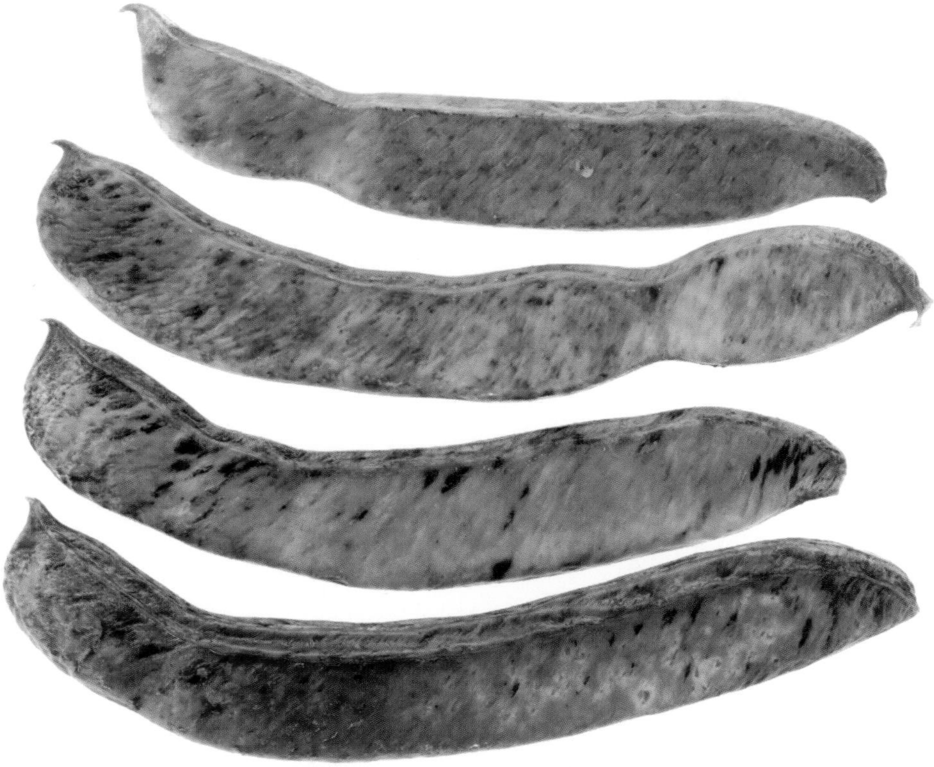

刀豆药材

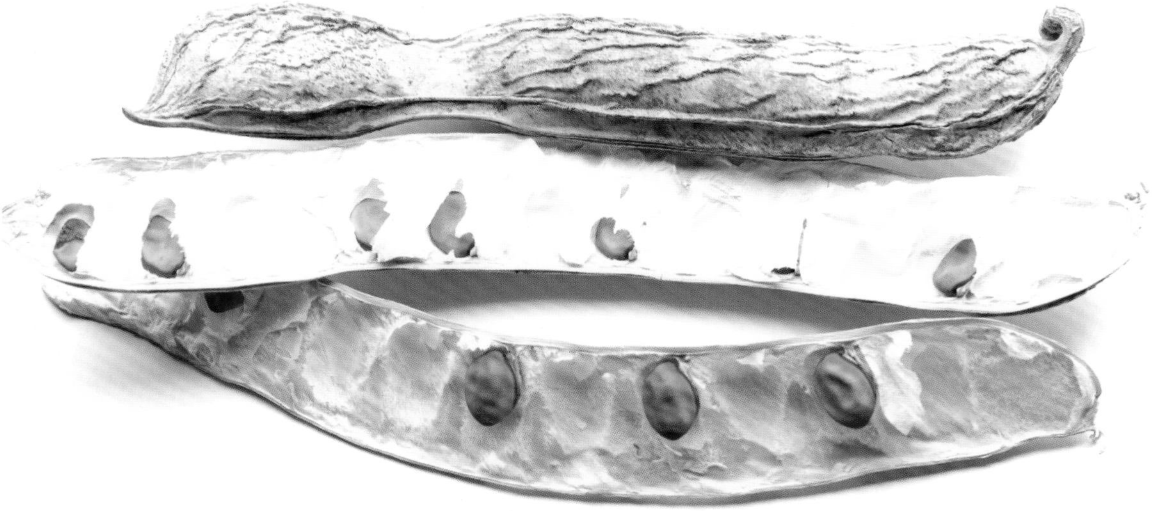

刀豆药材

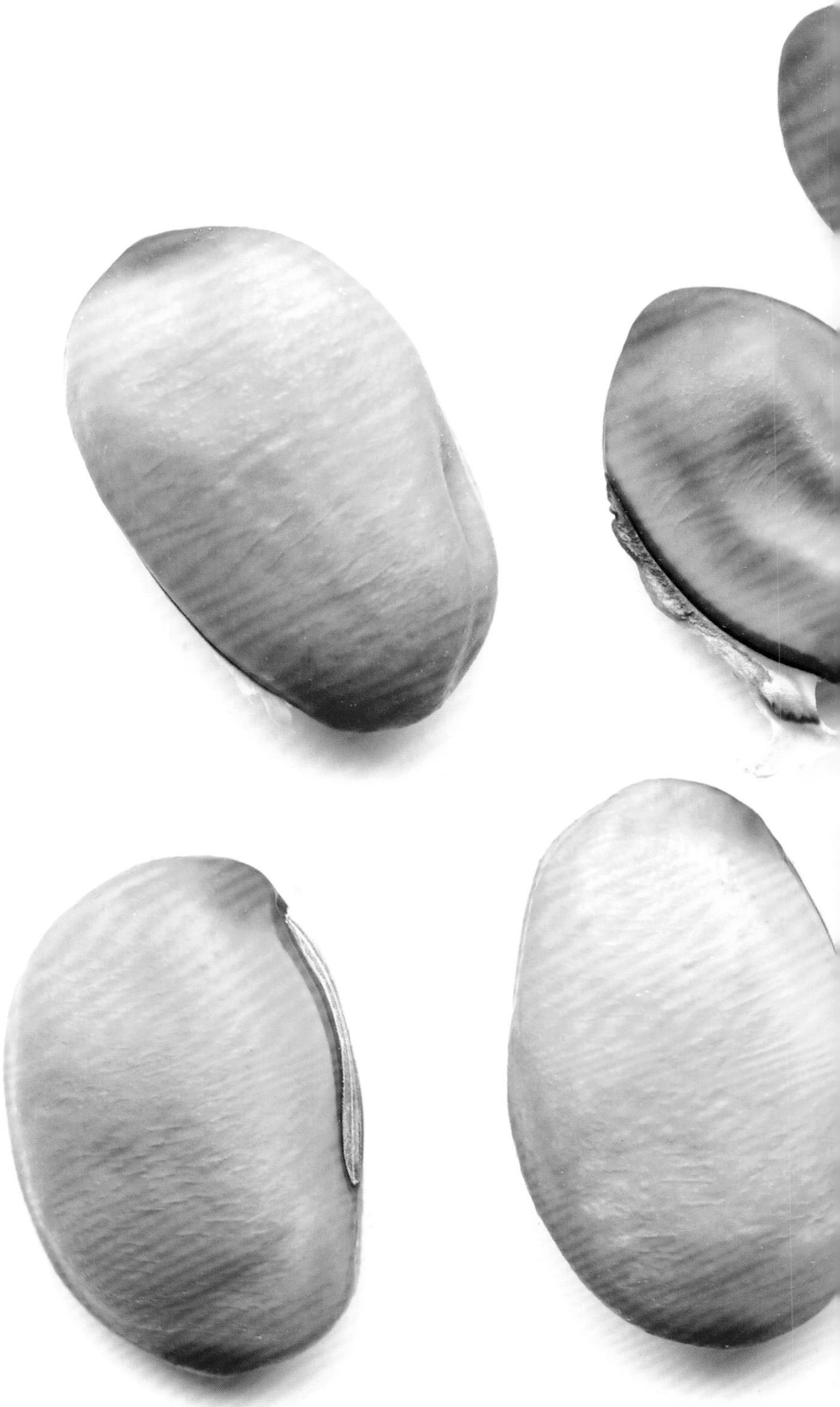

刀豆

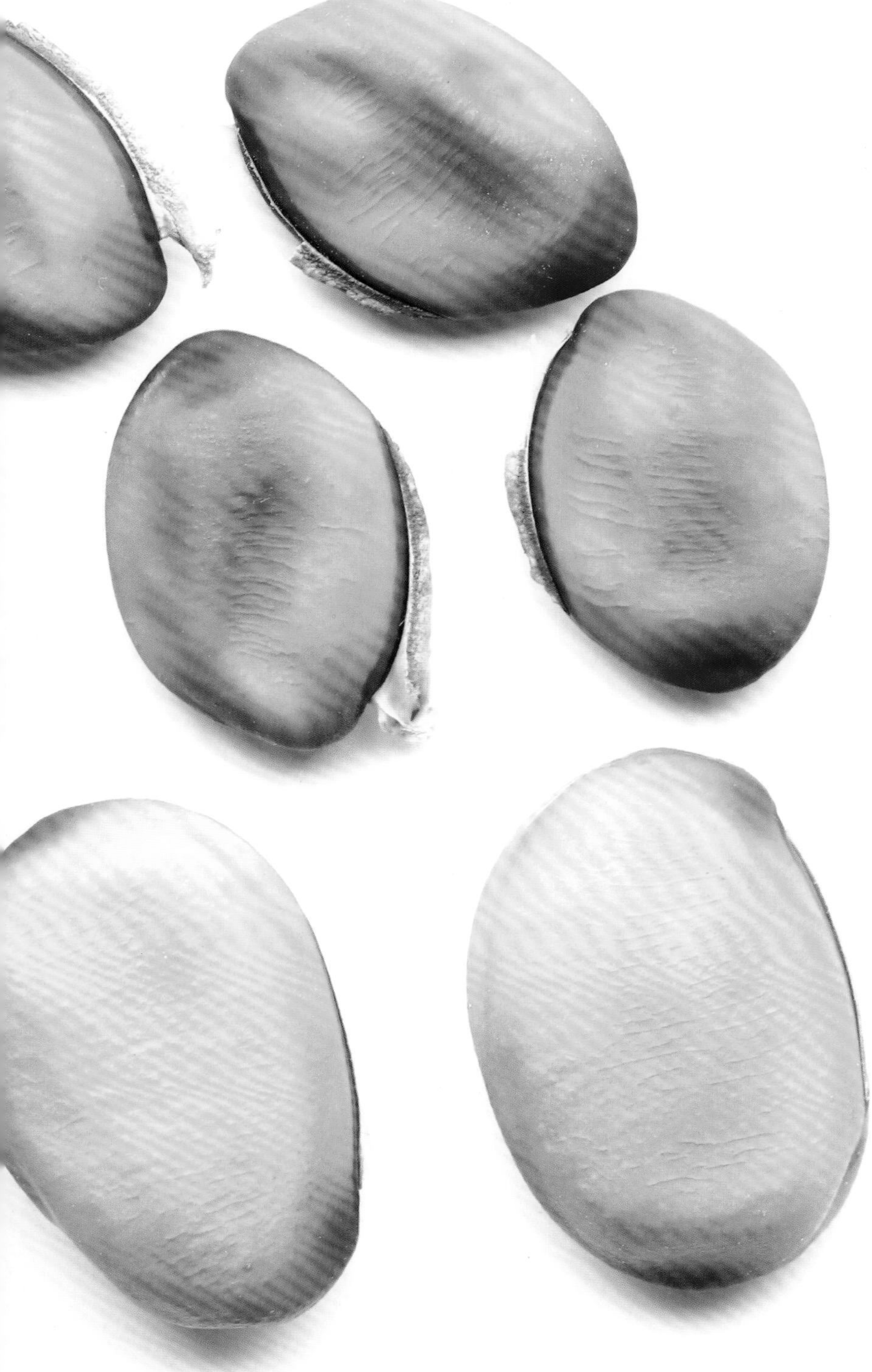

刀豆饮片

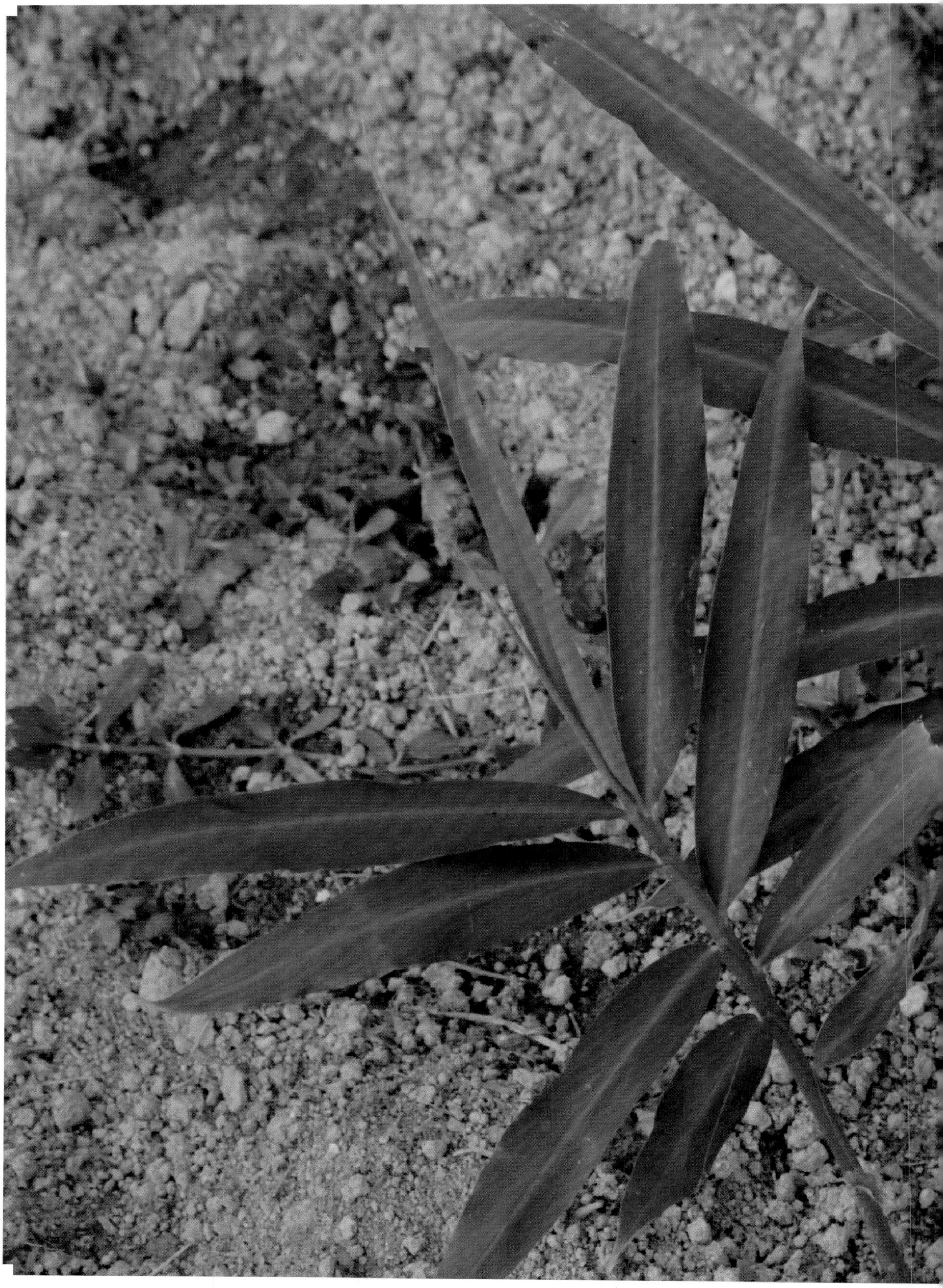

干姜

【藏药名】嘎加。

【别　名】嘎木、淡干姜、白干姜、俗萨下俗。

【来　源】本品为姜科植物姜 *Zingiber officinale* Rosc. 的干燥根茎。

【性味归经】辛，热。归脾、胃、心、肺经。

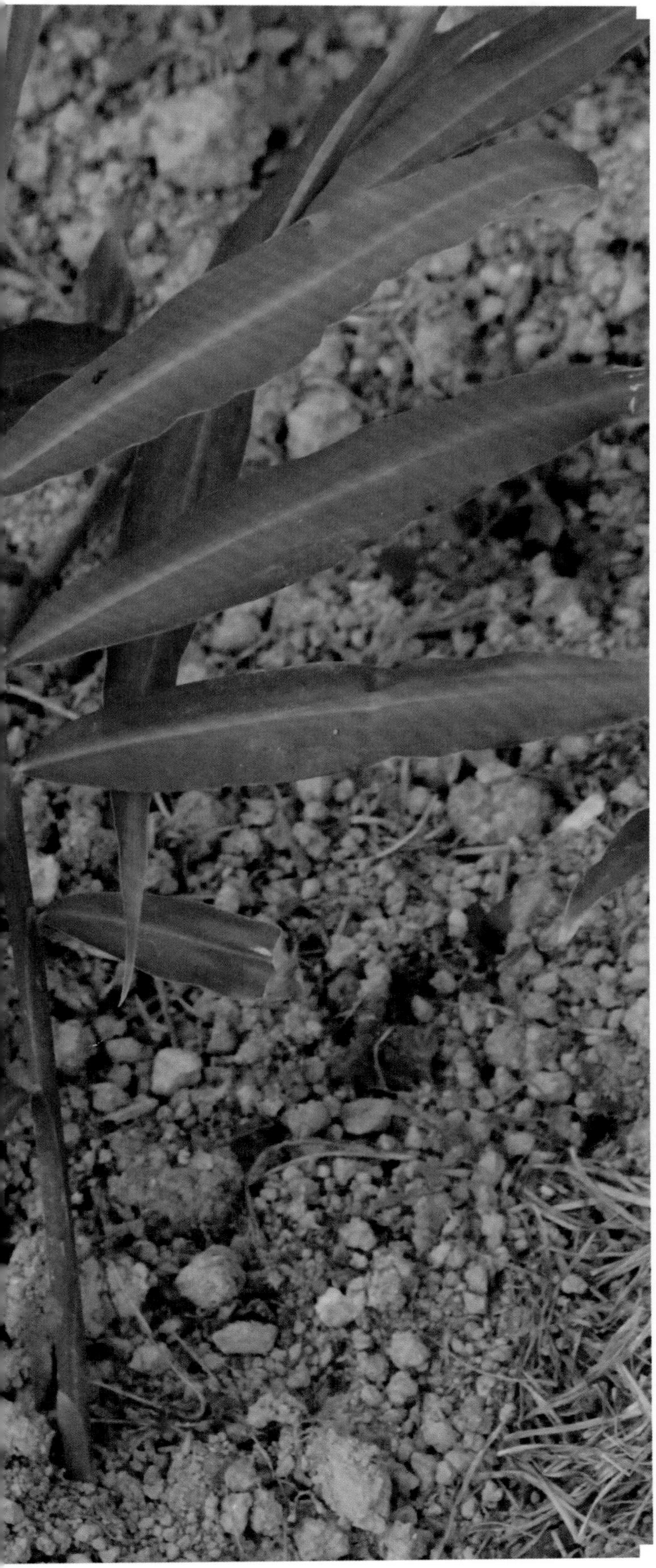

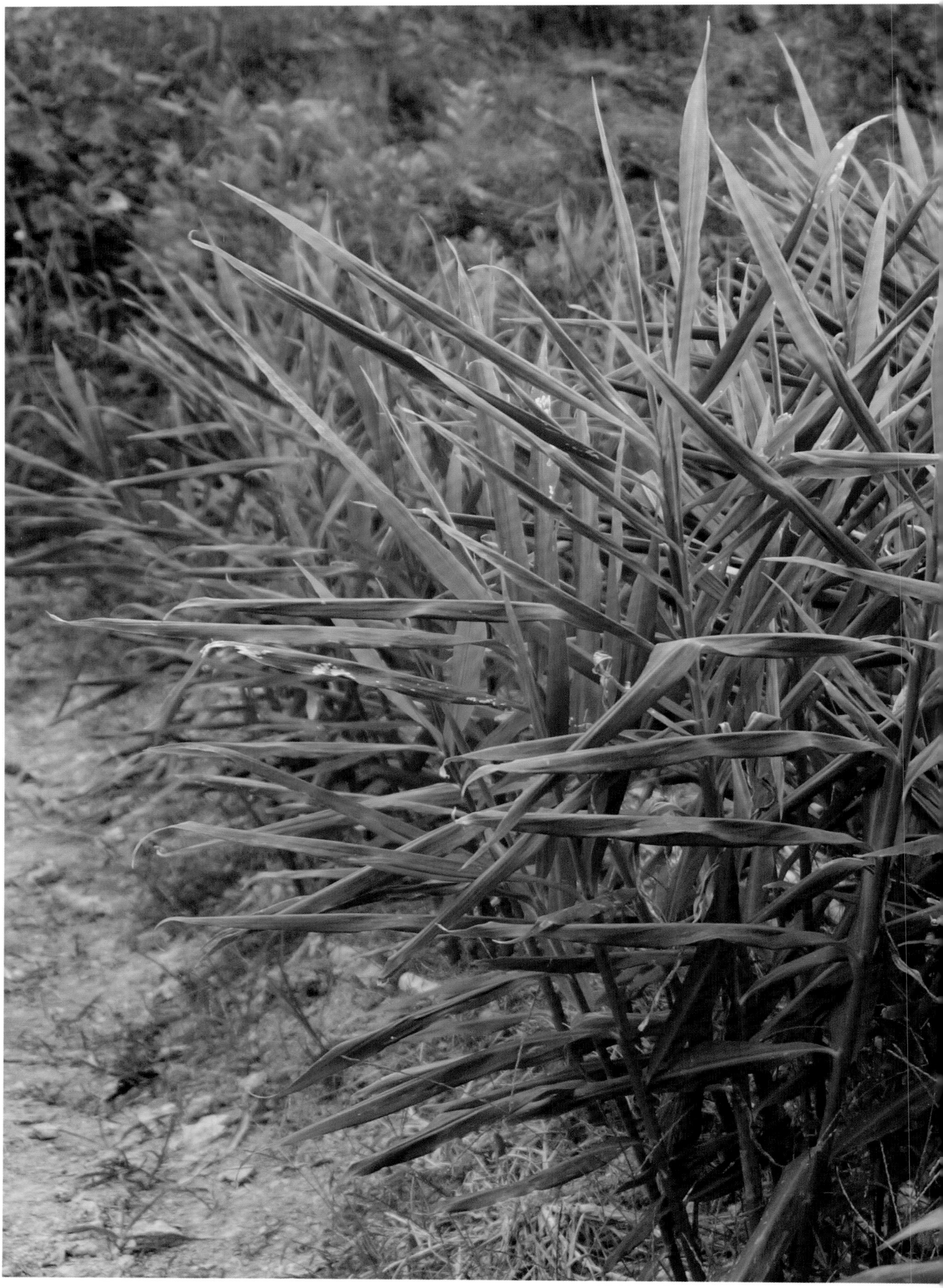

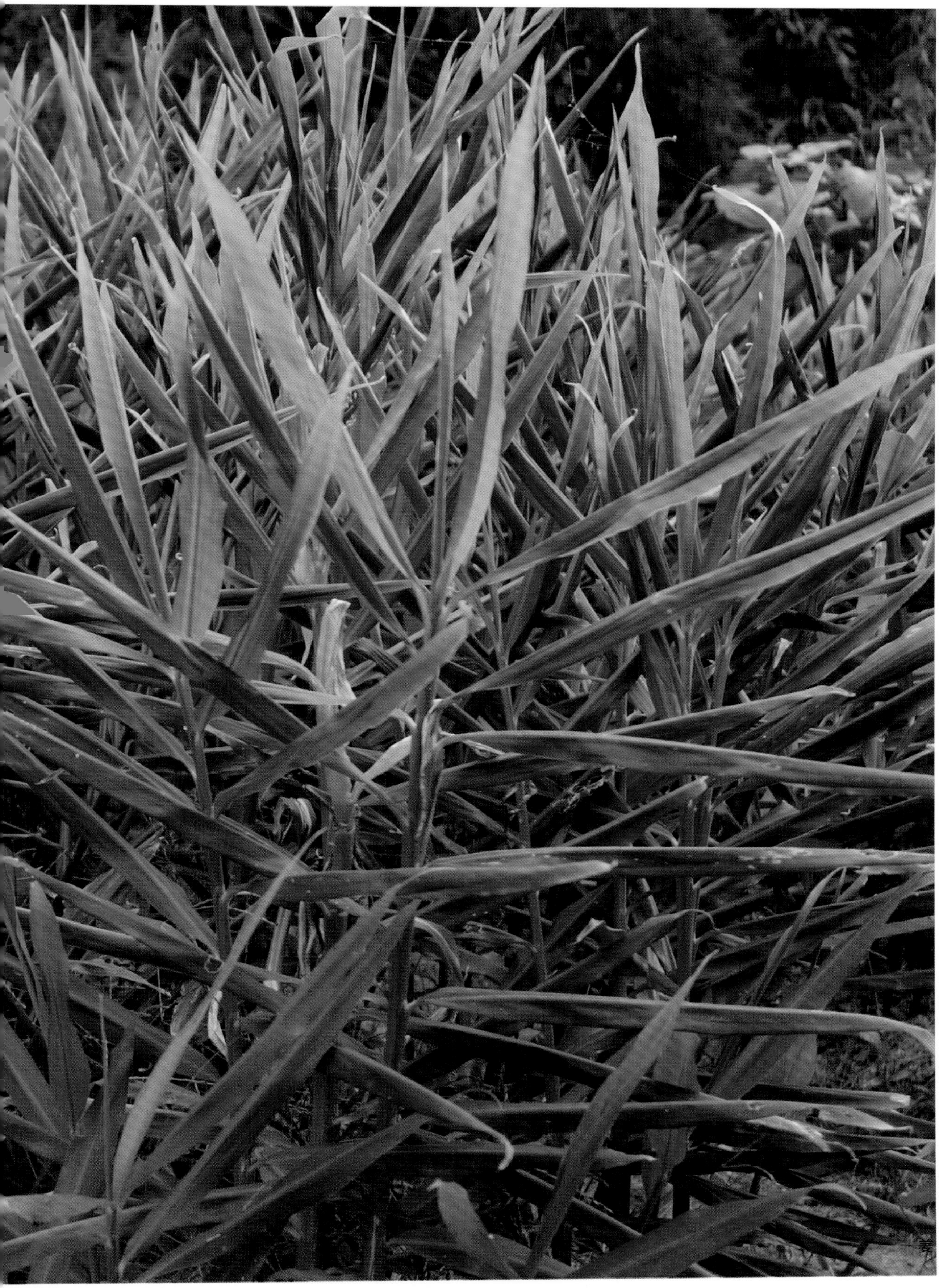
姜

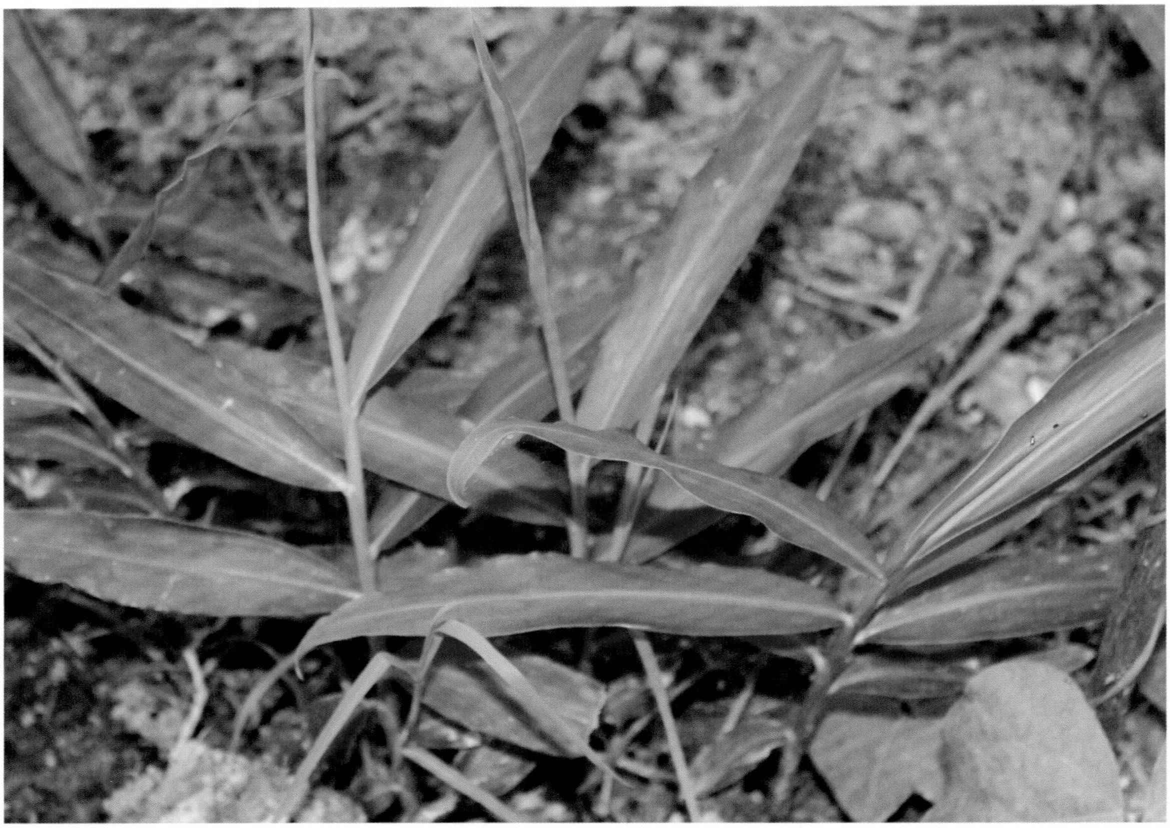

姜

识别特征

扁平块状，长 3 ~ 6 cm。表皮皱缩，灰黄色或灰棕色。质硬，断面粉性或颗粒性，白色或淡黄色，有黄色油点散在。气香，味辣。去皮干姜表面平坦，淡黄白色。花期 6—8 月，果期 12 月至翌年 1 月。

生境分布

生长于阳光充足、排水良好的沙质地。分布于四川、广东、广西、湖北、贵州、福建等省区。

采收加工

冬季采挖，除去须根及泥沙，晒干或低温干燥。

药材鉴别

本品为不规则的厚片或段片。表面灰棕色或浅黄棕色，粗糙；切面黄白色或灰白色，内皮层环明显，具筋脉点。质坚脆。香气特异，味辛辣。

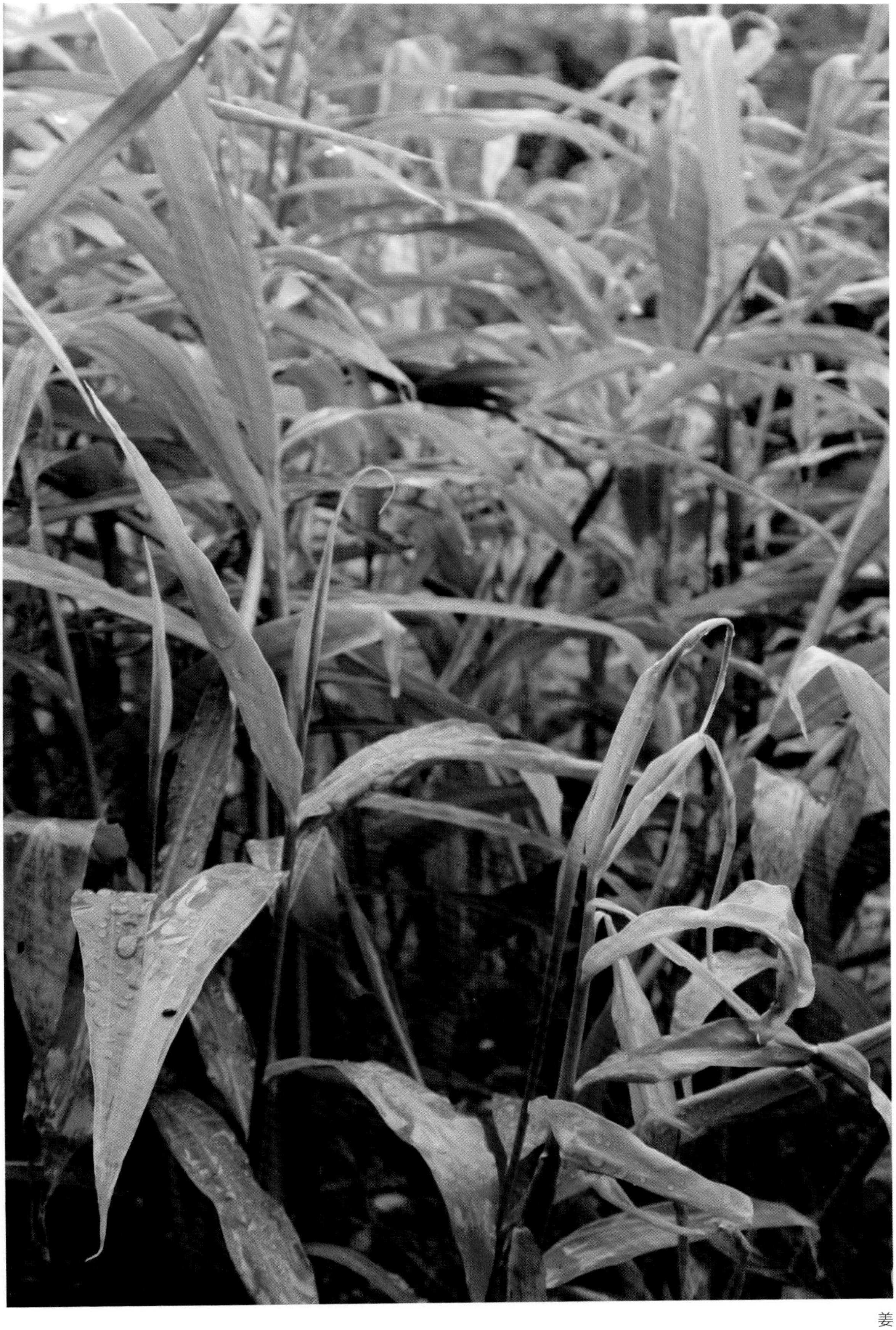

姜

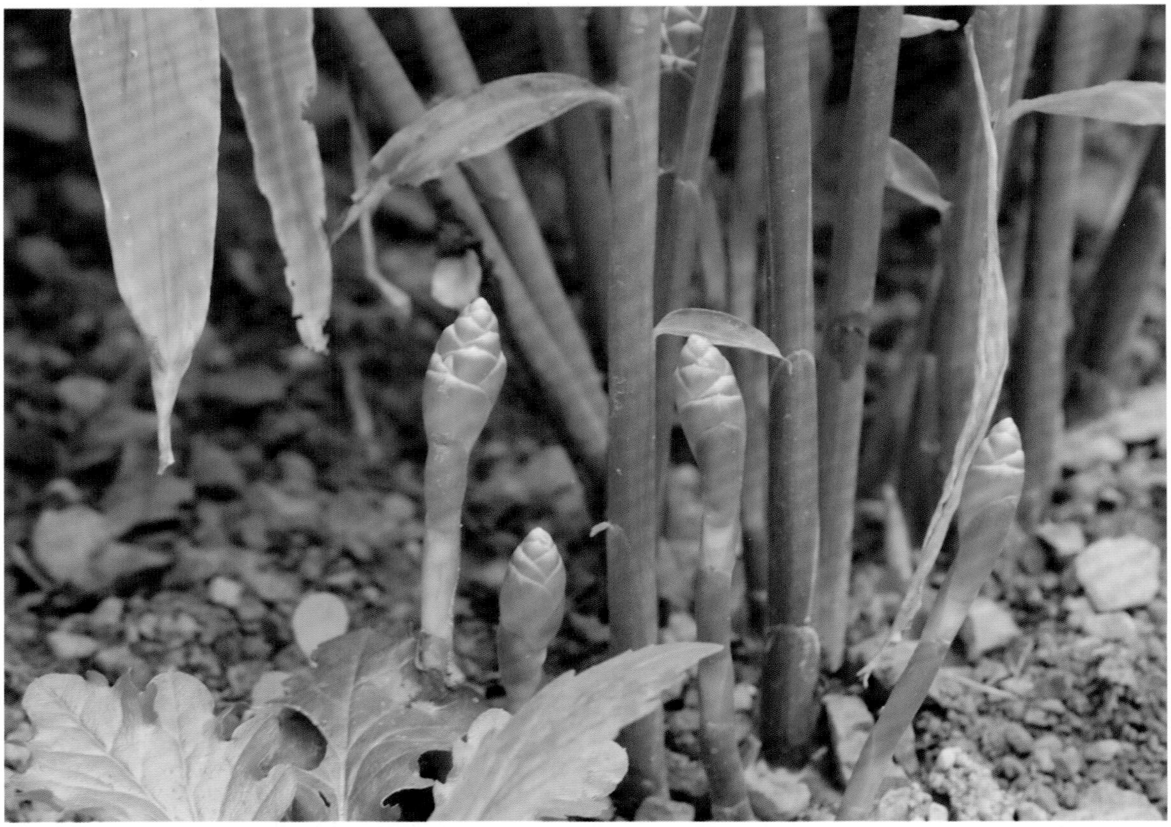

姜

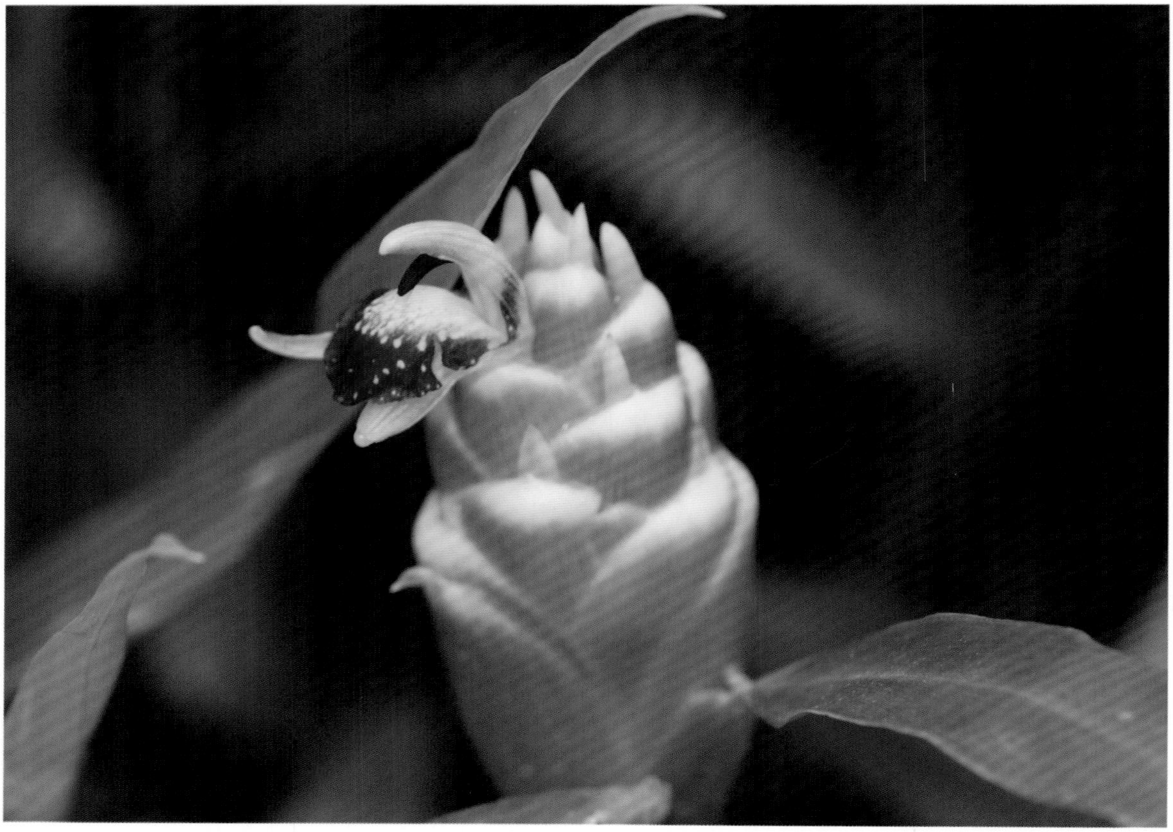

姜

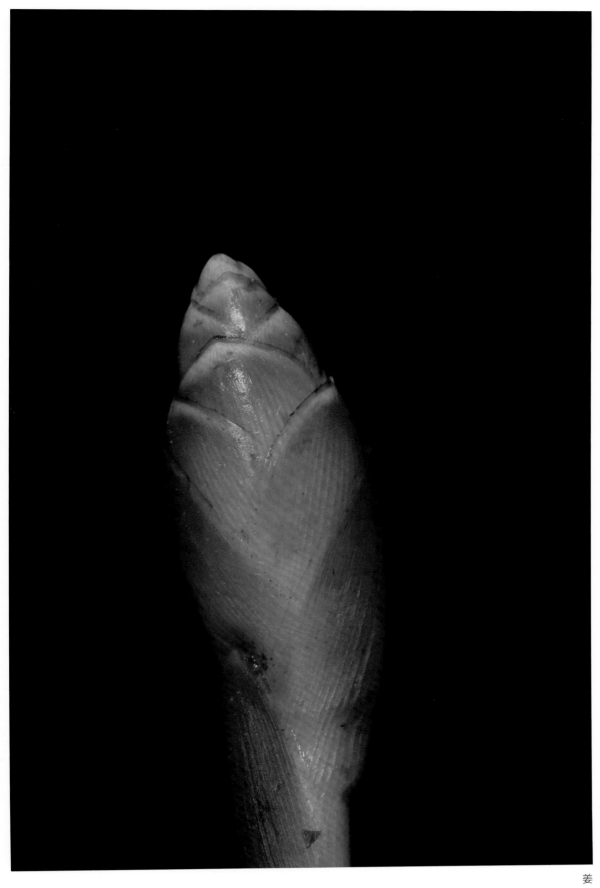

姜

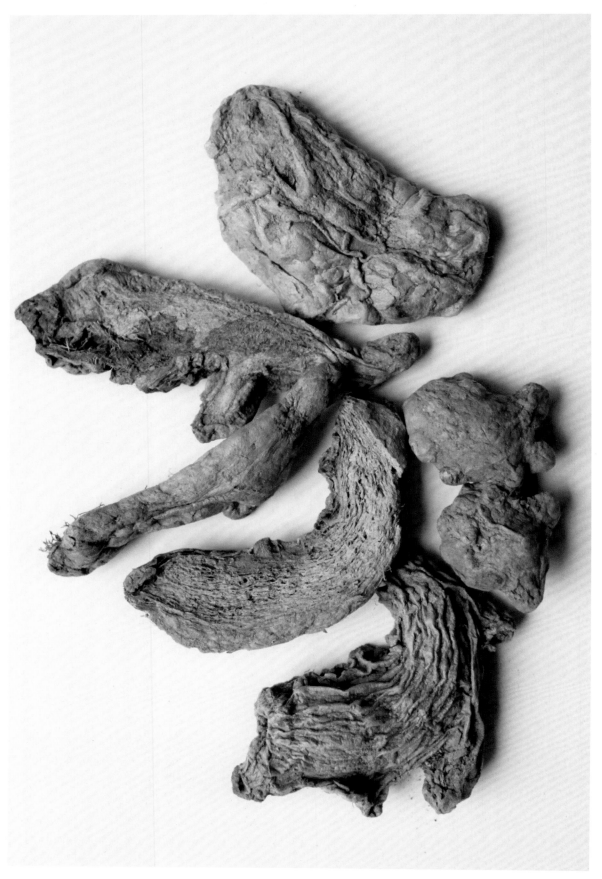

干姜

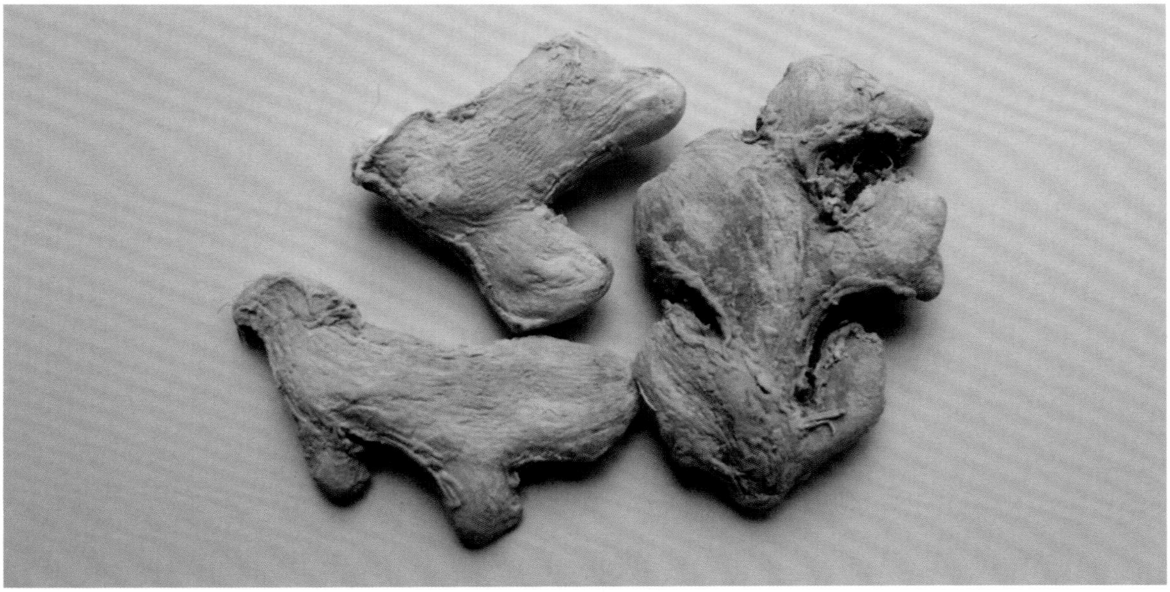

干姜药材

功效主治

温中散寒，回阳通脉，温肺化饮。本品辛热燥烈，为温中散寒之主药。

用法用量

内服：3 ~ 10 g，煎服。

民族药方

1．中寒水泻　干姜（炮）适量。研细末，饮服 10 g。

2．崩漏，月经过多　干姜（炮）10 g，艾叶 15 g，红糖适量。水煎服。

3．脾寒疟疾　干姜、高良姜各等份。研细末，每次 6 g，水冲服。

4．赤痢　干姜适量。烧黑存性，候冷为末，每次 3 g，用米汤送饮。

5．痛经　干姜、红糖、大枣各 30 g。将大枣去核洗净，干姜洗净切片，加红糖同煎汤服，每日 2 次，温热服。

6．小儿腹泻　干姜、艾叶、小茴香各 20 g，川椒 15 g。共为细末，然后以鲜姜 30 g 捣烂拌匀，敷于脐部并以热水袋保持温度，昼夜持续，5 日为 1 个疗程。

7．妊娠呕吐　干姜、人参各 50 g，半夏 100 g。研细末，以生姜糊为丸，如梧桐子大，每次 10 丸，每日 3 次。

8．胃寒痛　小茴香、干姜、木香各 15 g，甘草 10 g。水煎服。

使用注意

阴虚内热、血热妄行者忌用。孕妇慎用。

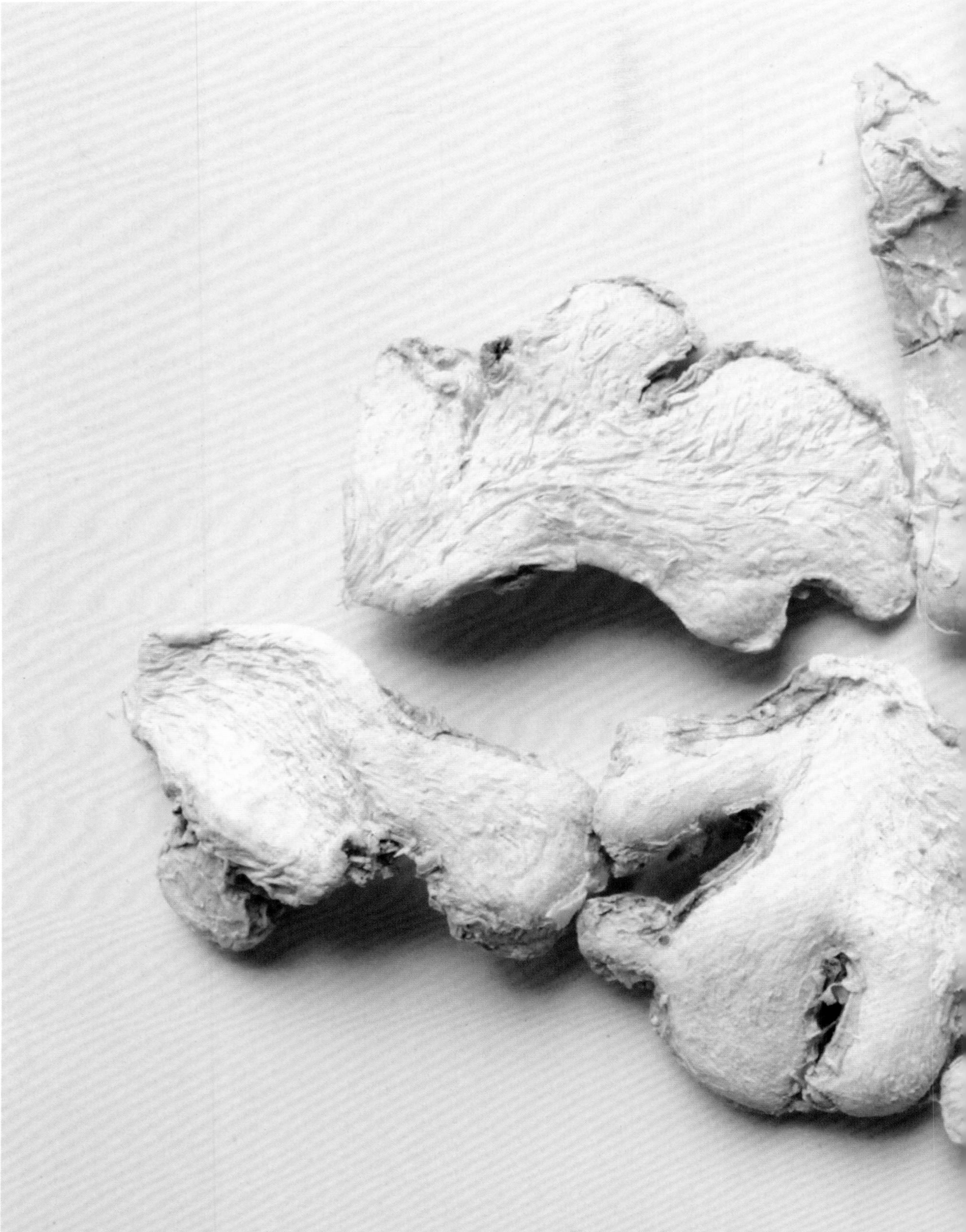

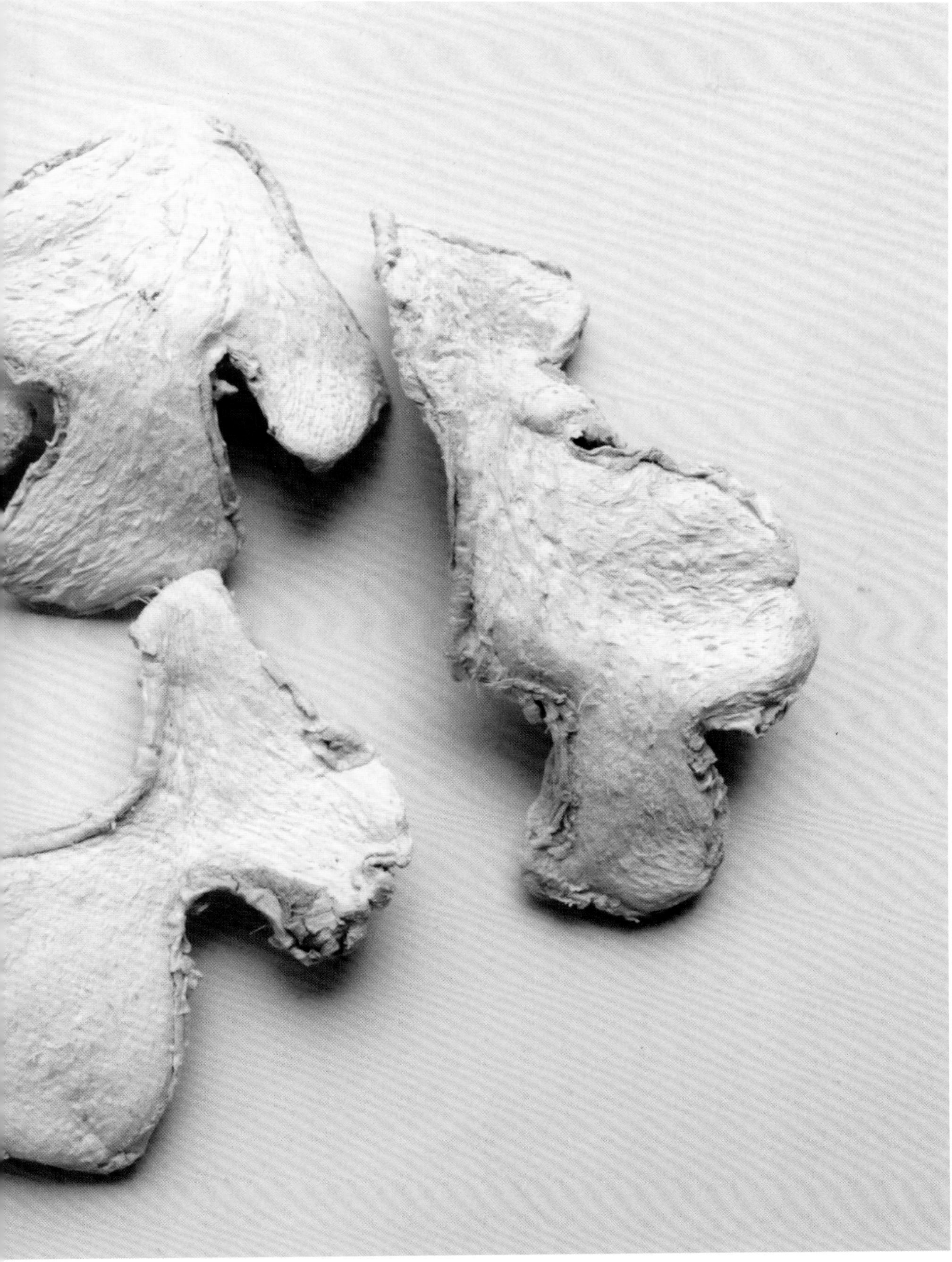

干姜饮片

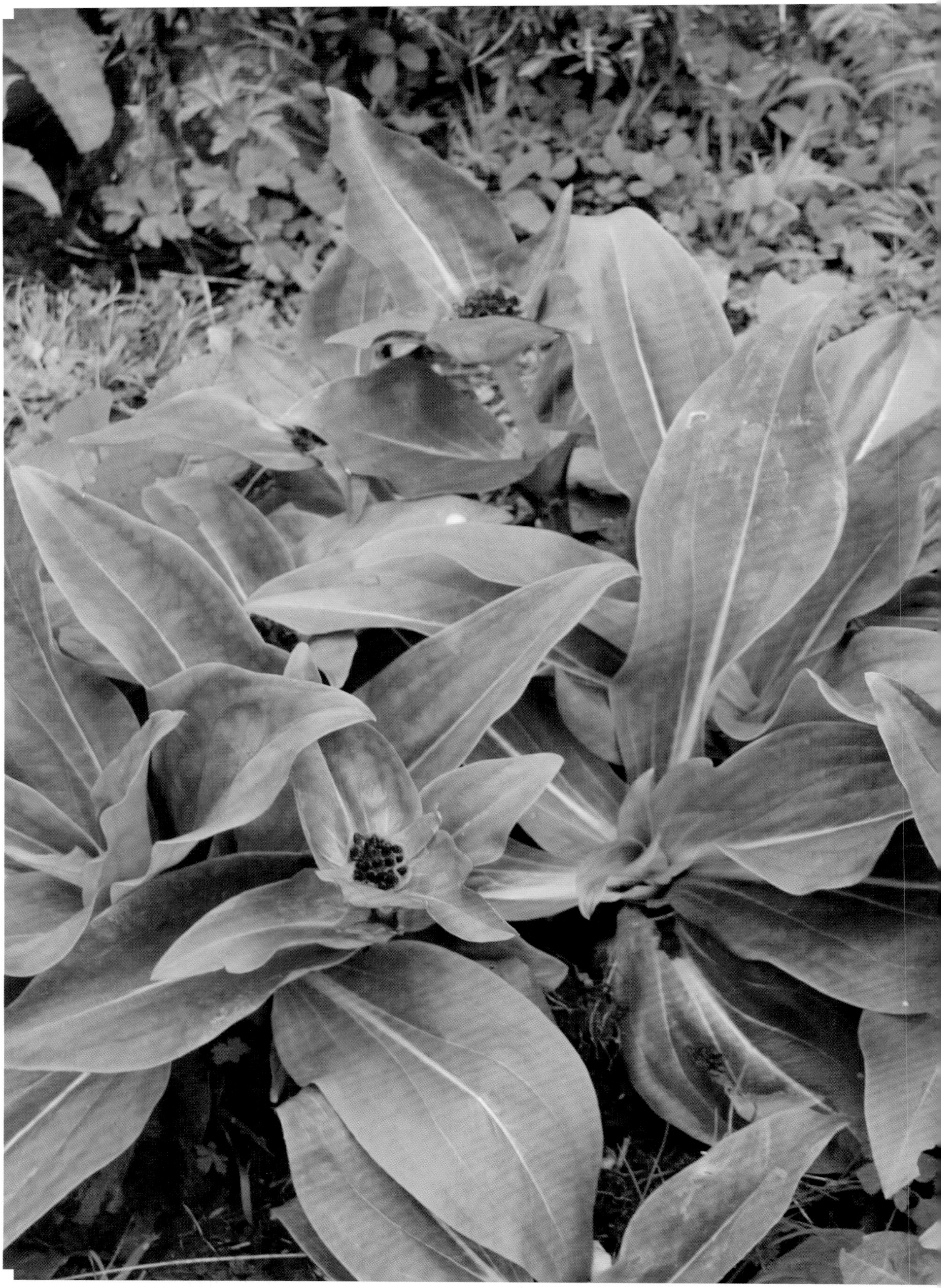

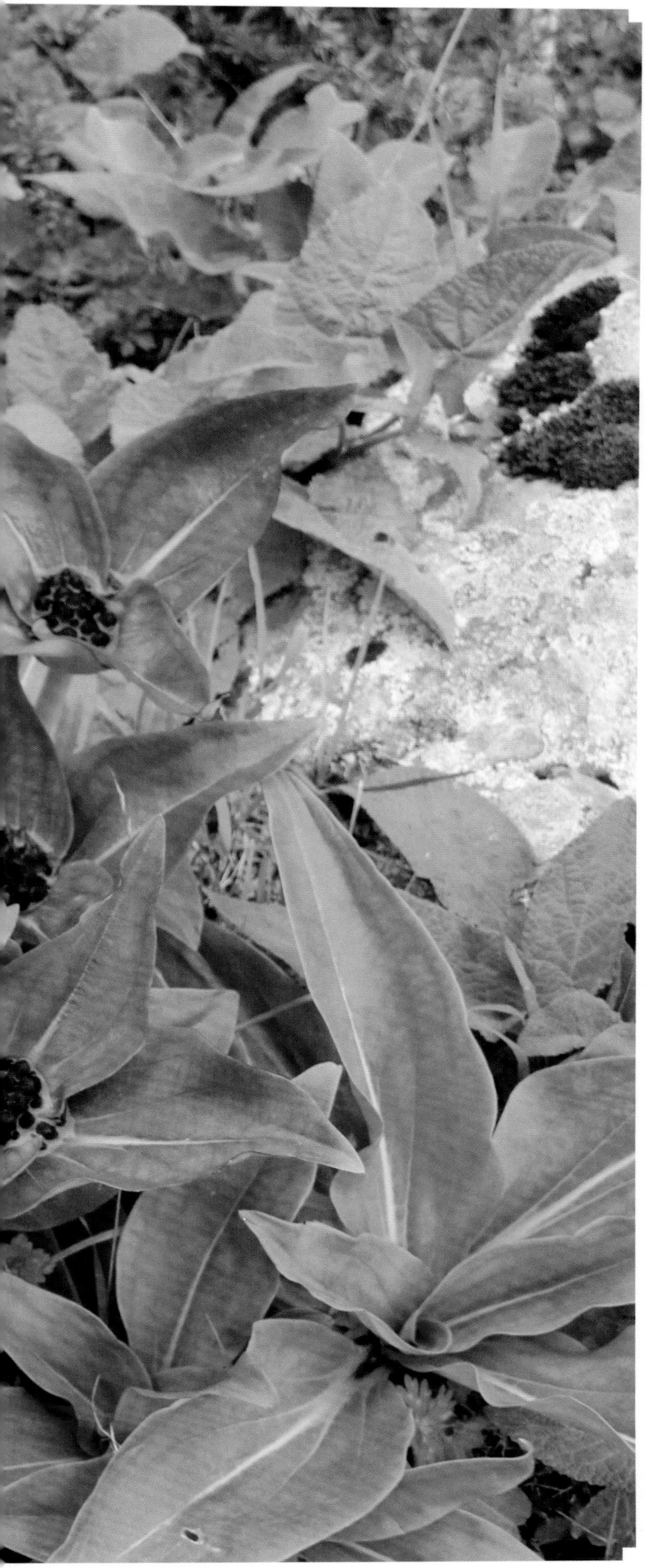

大叶秦艽

【藏药名】吉解那保。

【别　名】钩西、西当那保、江毒纳保。

【来　源】本品为龙胆科植物秦艽 *Gentiana macrophylla* Pall. 的花、全草或根。

【性味归经】味苦，性凉。归胃、肝、胆经。

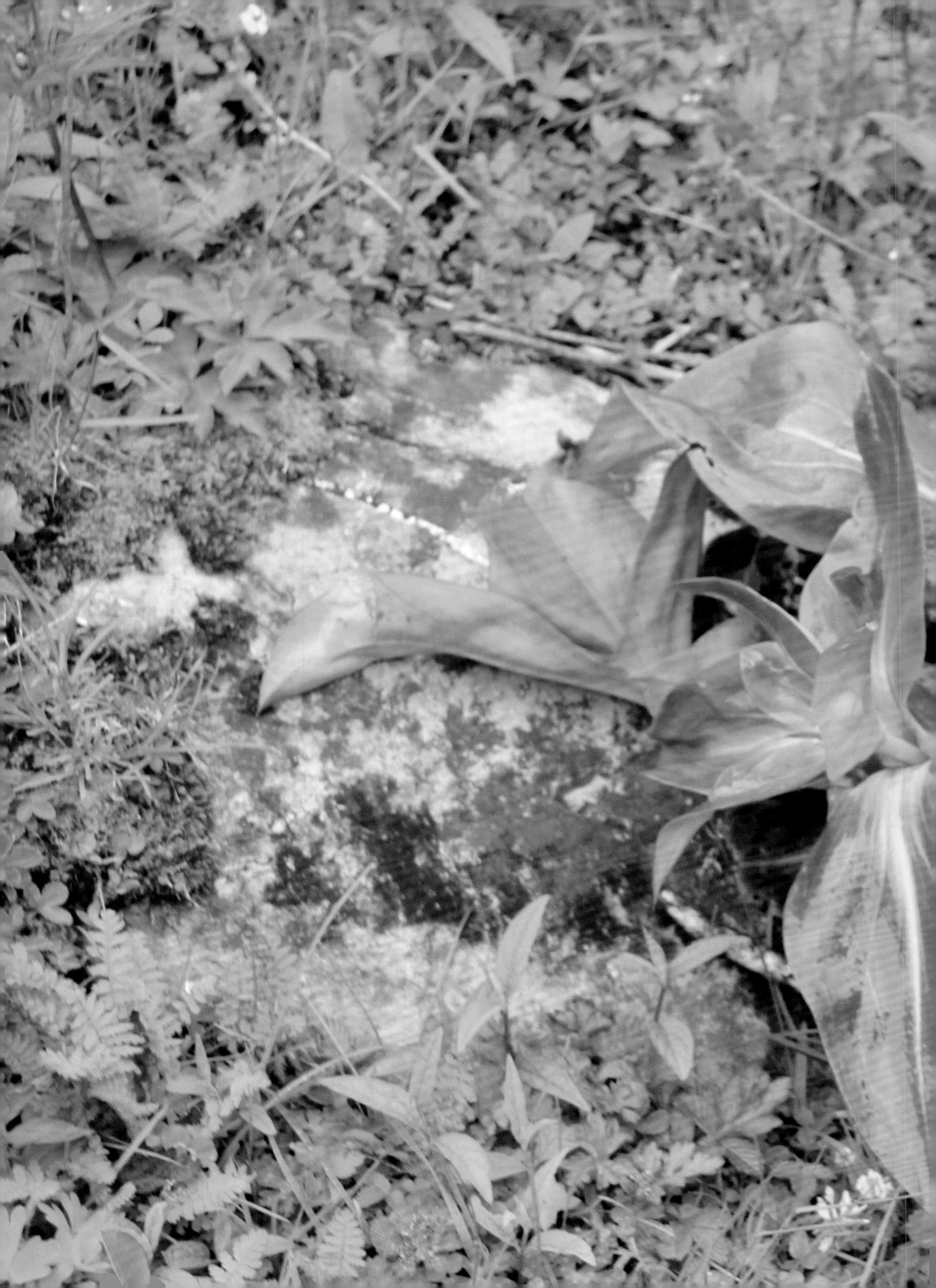

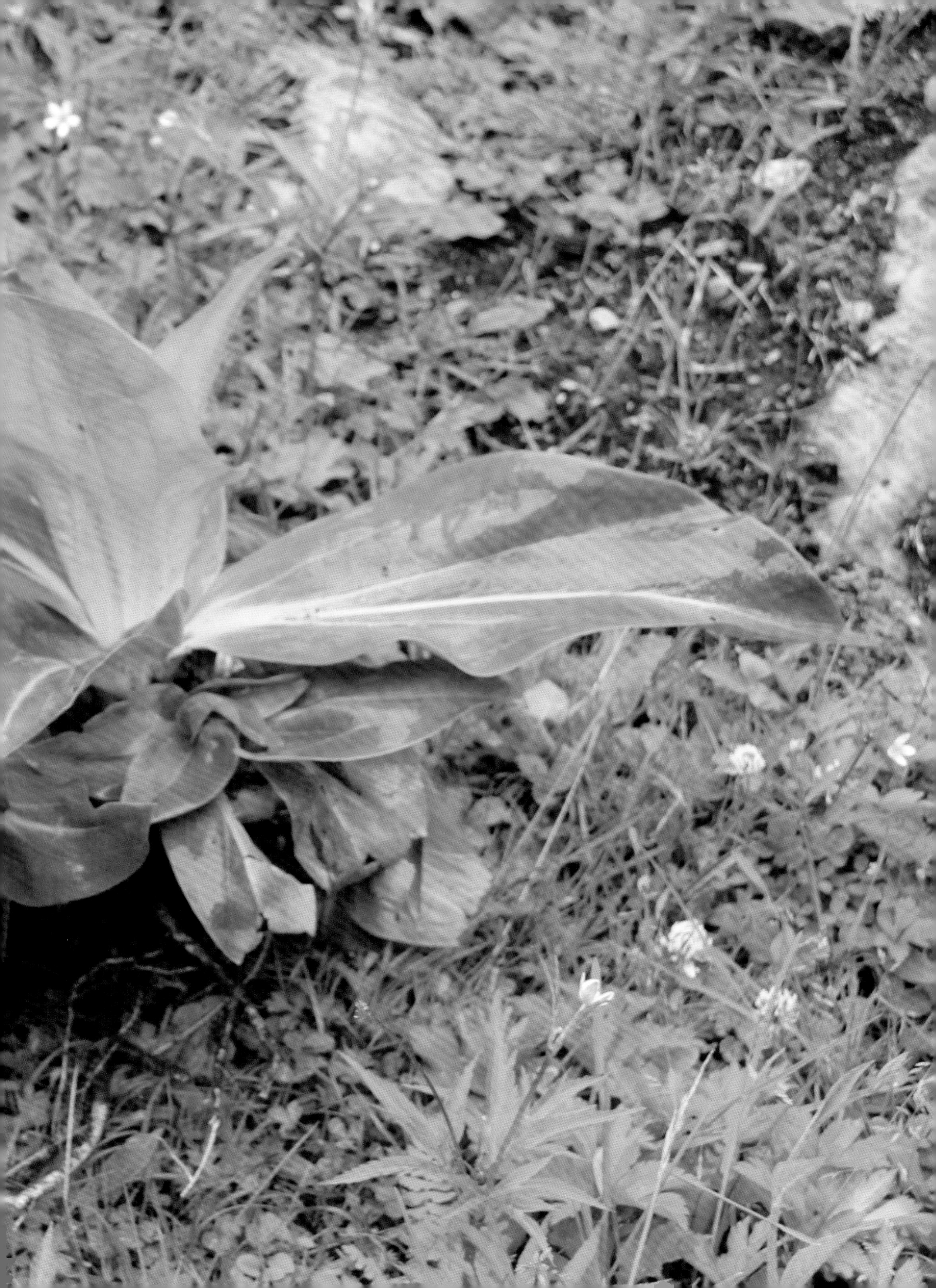

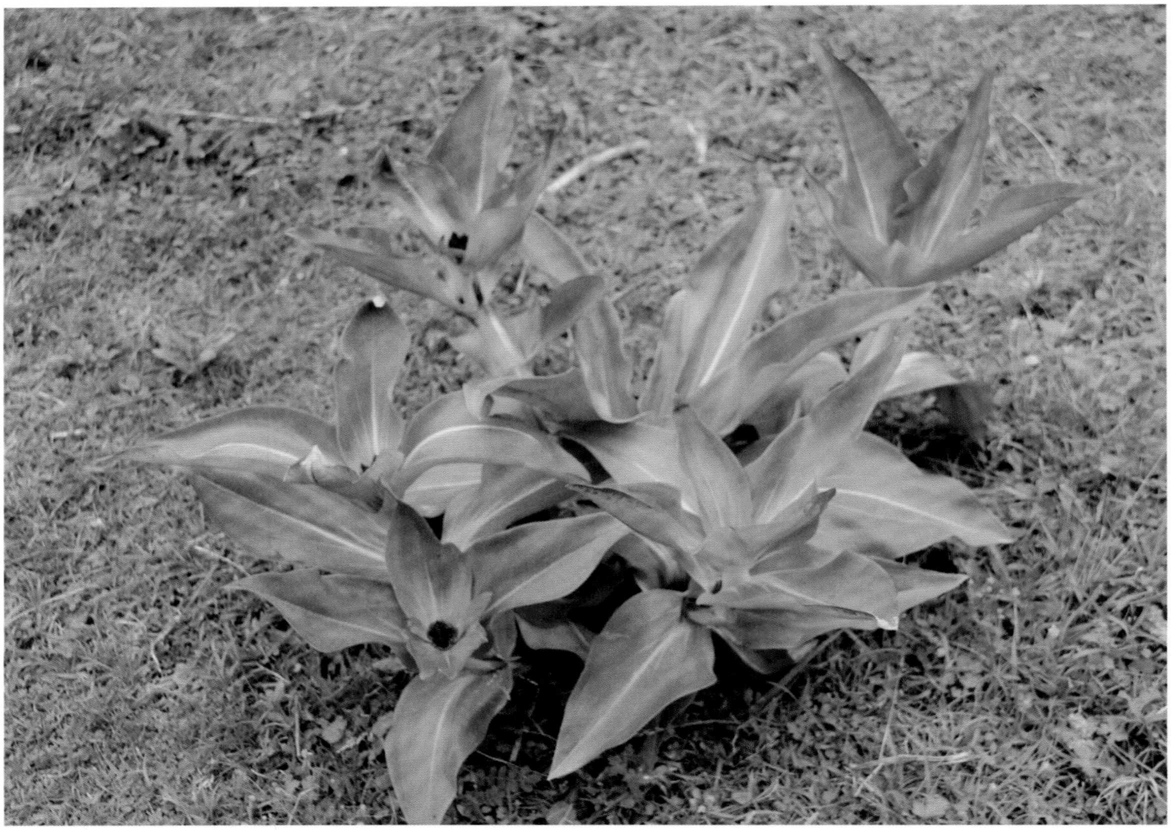

秦艽

识别特征

多年生草本，高 30 ~ 60 cm。全株光滑无毛，基部被枯存的纤维状叶鞘包裹。须根多条，扭结或黏结成一个圆柱形的根。枝少数丛生，直立或斜生，黄绿色或有时上部带紫红色，近圆形。莲座丛叶卵状椭圆形或狭椭圆形，长 6 ~ 28 cm，宽 2.5 ~ 6.0 cm，先端钝或急尖，基部渐狭，边缘平滑，叶脉 5 ~ 7 条，在两面明显，并在下面凸起，叶柄宽，长 3 ~ 5 cm，包被于枯存的纤维状叶鞘中；茎生叶椭圆状披针形或狭椭圆形，长 4.5 ~ 15 cm，宽 1.2 ~ 3.5 cm，先端钝或急尖，基部钝，边缘平滑，叶脉 3 ~ 5 条，在两面均明显，并在下面凸起，无叶柄至叶柄长达 4 cm。花多数，无花梗，簇生枝顶呈头状或腋生作轮状；花萼筒膜质，黄绿色或有时带紫色，长（3）7 ~ 9 mm，一侧开裂呈佛焰苞状，先端截形或圆形，萼齿 4 ~ 5 个，稀 1 ~ 3 个，甚小，锥形，长 0.5 ~ 1.0 mm；花冠筒部黄绿色，冠檐蓝色或蓝紫色，壶形，长 1.8 ~ 2.0 cm，裂片卵形或卵圆形，长 3 ~ 4 mm，先端钝或钝圆，全缘，褶整齐，三角形，1.0 ~ 1.5 mm，或截形，全缘；雄蕊着生于冠筒中下部，整齐，花丝线状钻形，长 5 ~ 6 mm，花药长圆形，长 2.0 ~ 2.5 mm；子房无柄，椭圆状披针形或狭椭圆形，长 9 ~ 11 mm，先端渐狭，花柱线形，连柱头长 1.2 ~ 2.0 mm，柱头 2 裂，裂片长圆形，蒴果内藏或先端外露，卵状椭圆形，长 15 ~ 17 mm。种子红褐色，有光泽，长圆形，长 1.2 ~ 1.4 mm，表面具细网纹。花、果期 7—10 月。

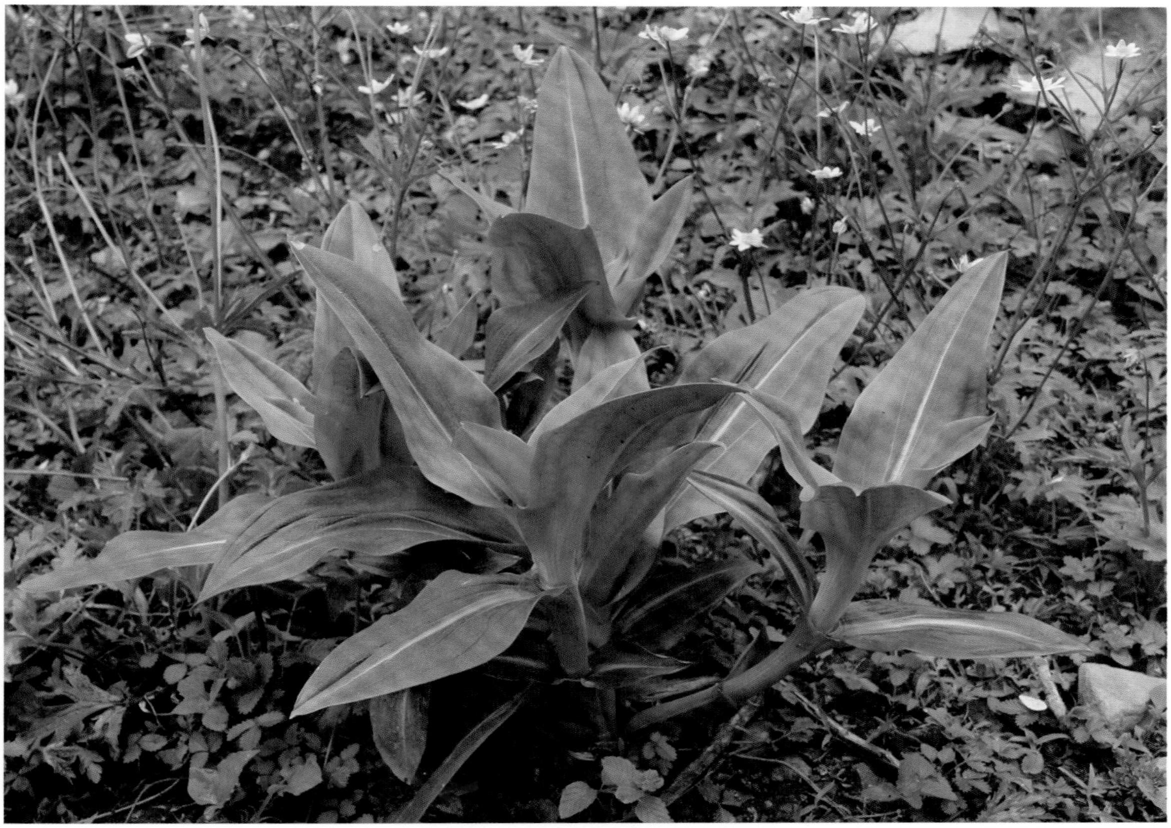

秦艽

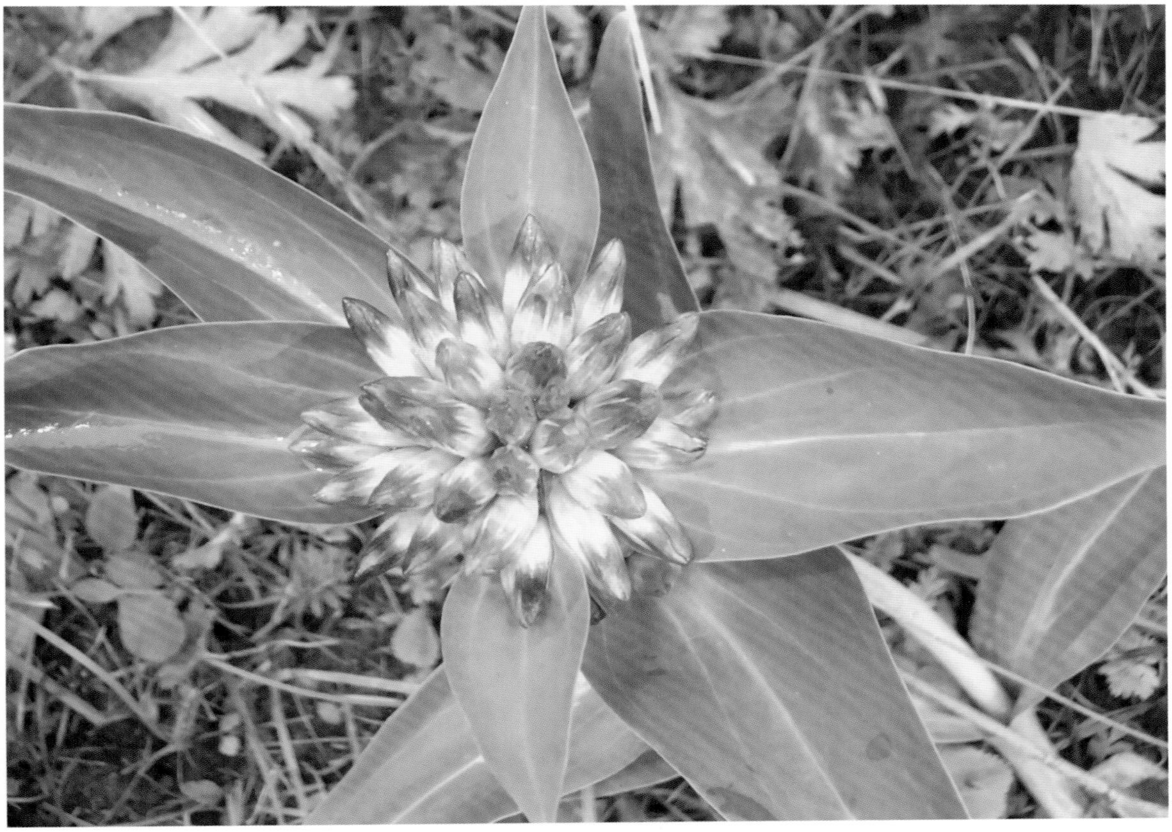

秦艽

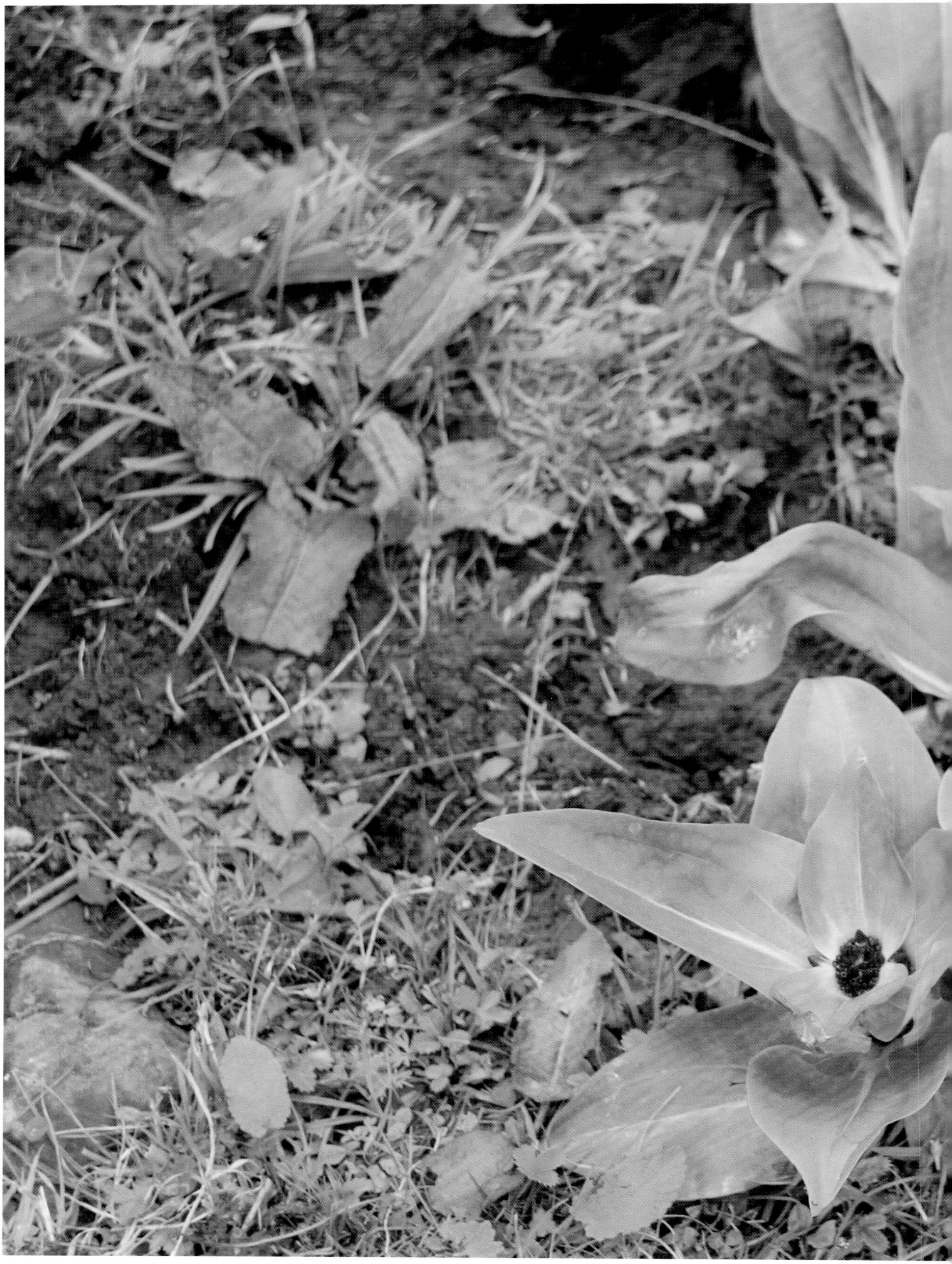

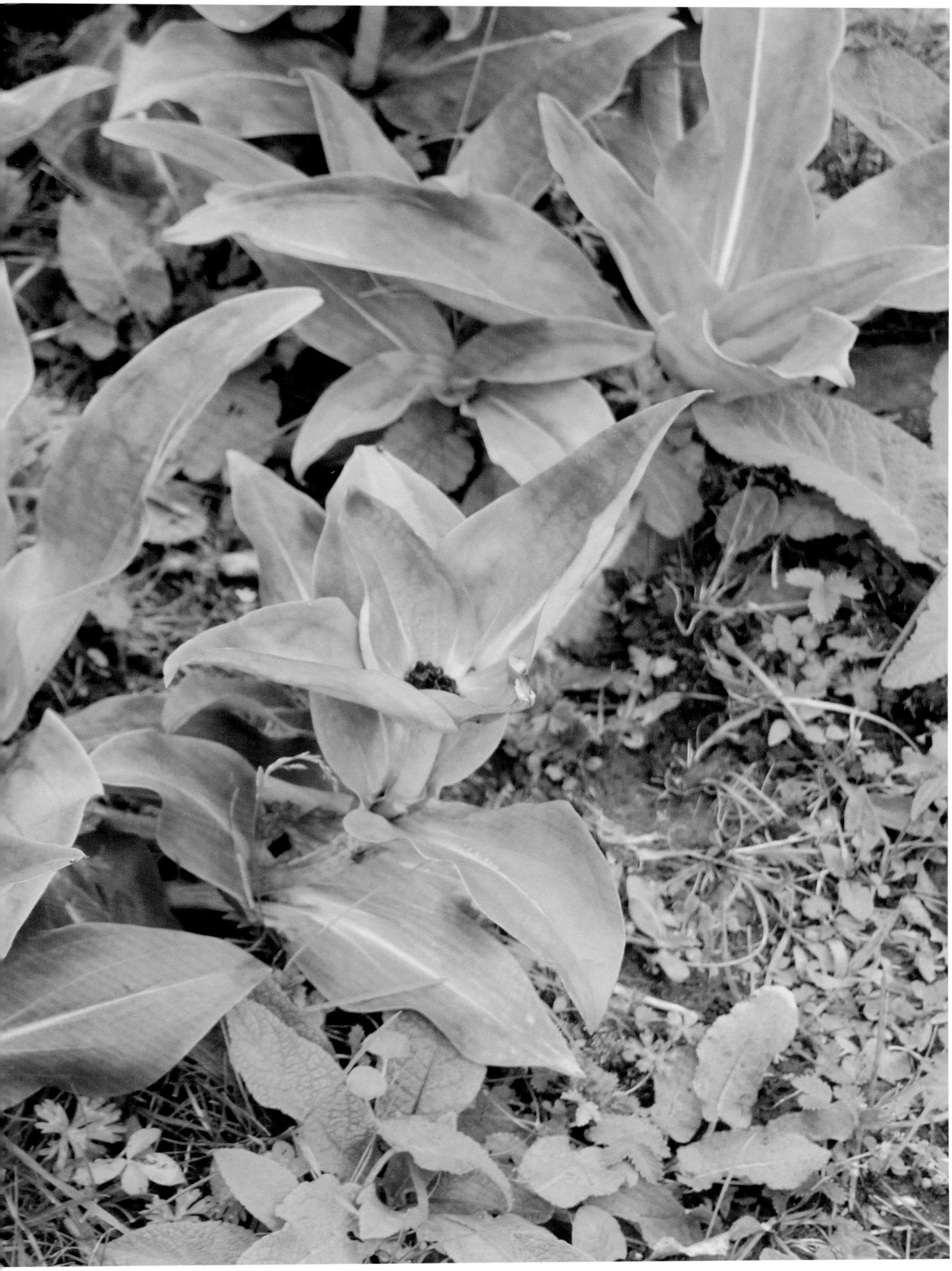

秦艽

生境分布

生长于海拔 400 ~ 2500 m 的河滩、路旁、水沟边、山坡草地、草甸、林下及林缘。分布于西藏大部分地区及西北、东北、华北等地区。

采收加工

8—9 月挖取根，洗净，晒干。

药材鉴别

本品多为皱缩成团的花序，小花 7 ~ 10 朵，亦散有单花。单花呈条状或棒状，无花梗，花萼淡黄白色，膜质，有时略呈浅紫色，一侧开裂呈佛焰苞状，萼齿 5；花冠筒部浅棕黄色，冠檐蓝紫色，裂片 5，卵形或卵圆形；雄蕊 5，贴生于花冠中下部，花药矩圆形，呈蓝色；子房椭圆状披针形或狭椭圆形；柱头 2 裂。质脆，易碎，气无，味苦。

功效主治

清热，消炎，干黄水。主治喉蛾，荨麻疹，四肢关节肿胀，黄水郁热，皮肤病。

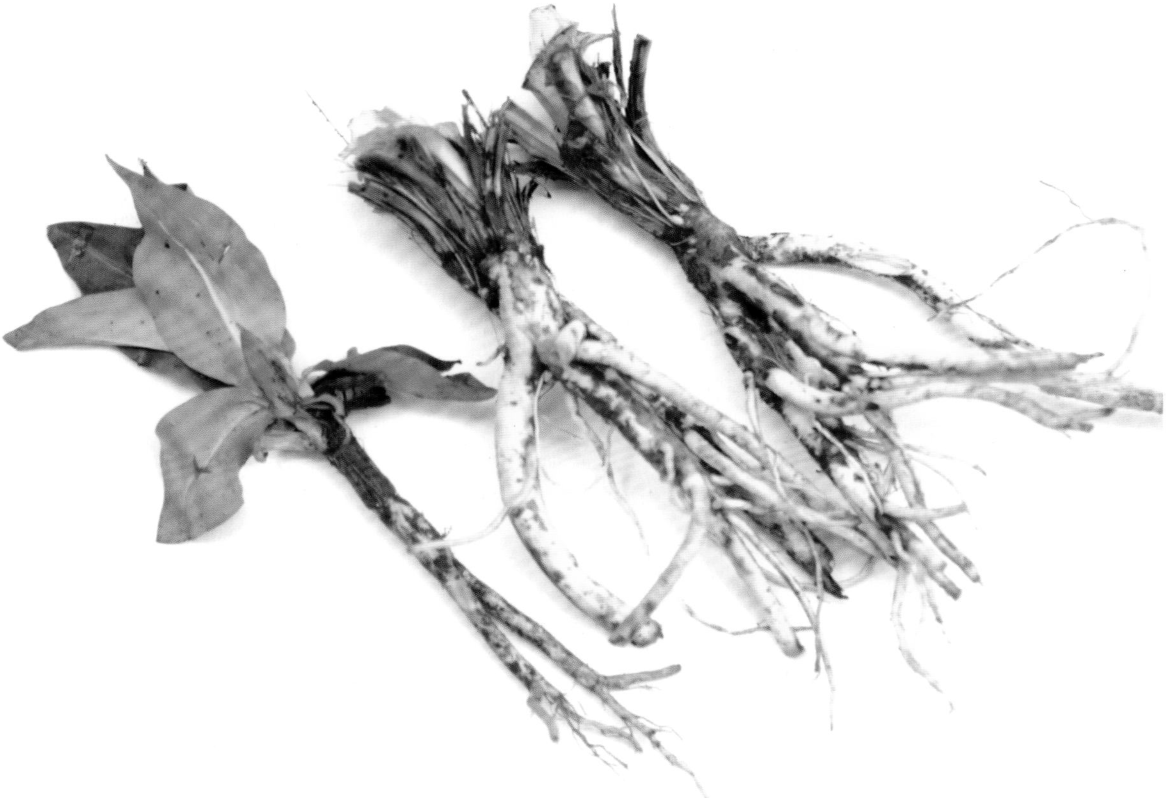

大叶秦艽药材

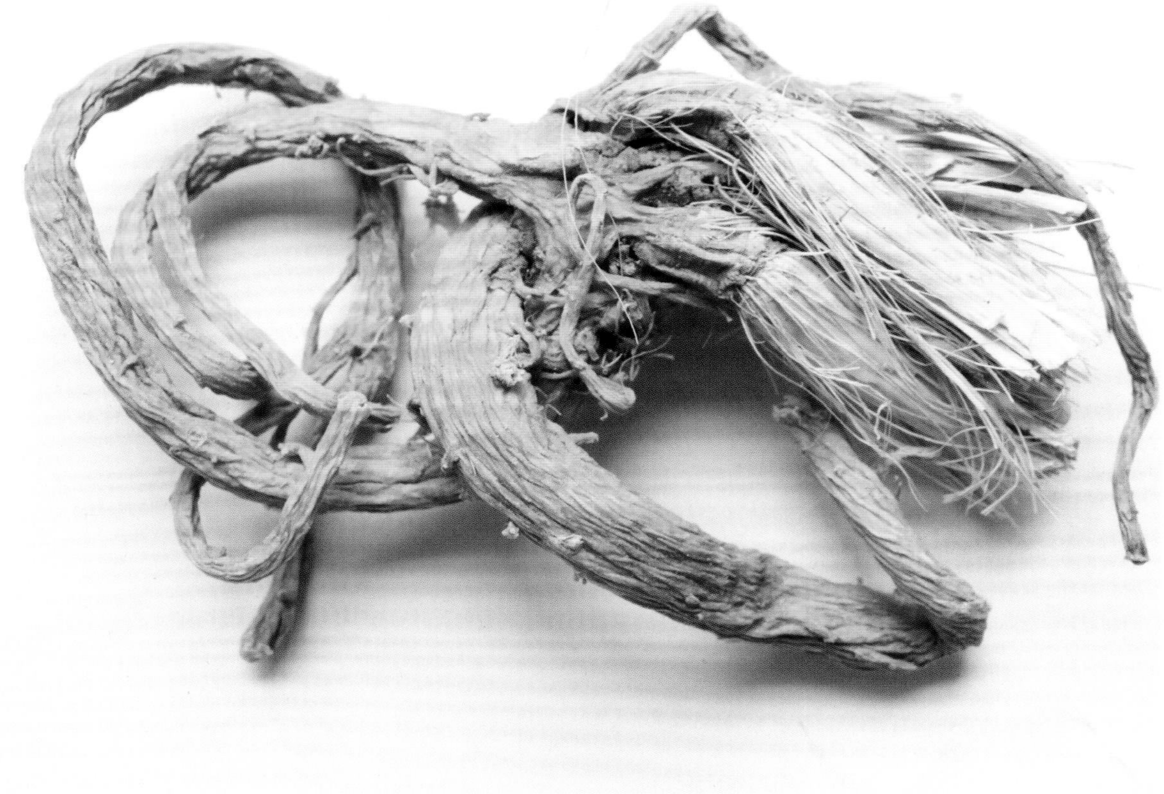

大叶秦艽药材

用法用量

内服：入丸、散，3 ~ 4 g。外用：适量，熬膏涂，或研末，水调涂。

民族药方

1. 四肢关节痛，皮肤病 大叶秦艽根 7.5 kg。粉碎成粗粉，加适量水煎煮，浓缩，用纱布过滤，滤液中加乳香、决明子、黄葵各 50 g。制成膏状，每日 1 次，每次涂于布料上贴于患处。

2. 颈部及四肢等出淡红色皮疹，发痒及后期带有表皮粗糙而厚的皮炎症状 消皮炎散：大叶秦艽、小檗皮、止泻木子、豌豆各 150 g，洪连 200 g。以上 5 味药粉碎成细粉，过筛，混匀。内服：每次 3 g，每日 2 次。外用：取适量药散混于水中，涂于患处。

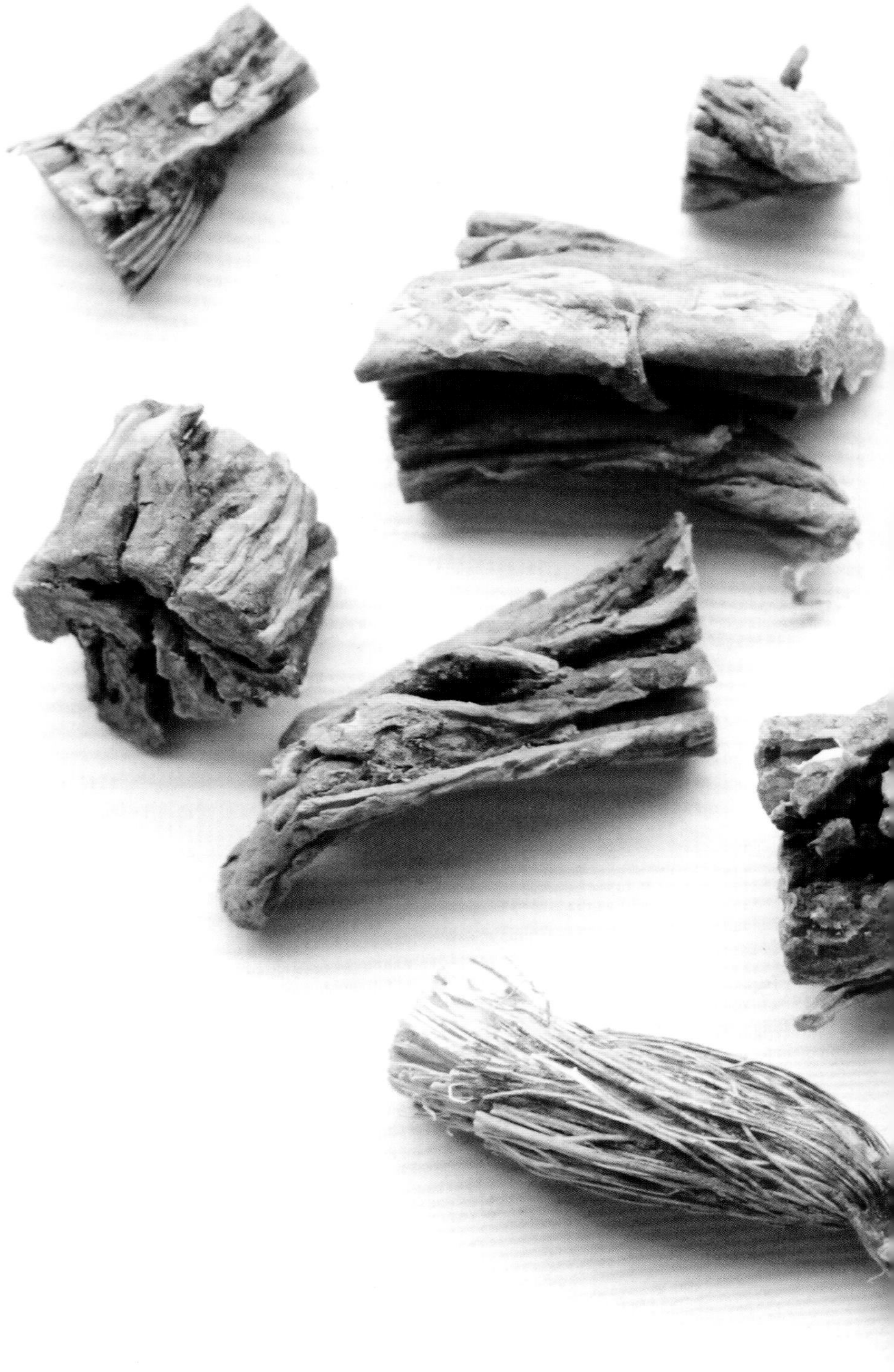

大叶秦艽

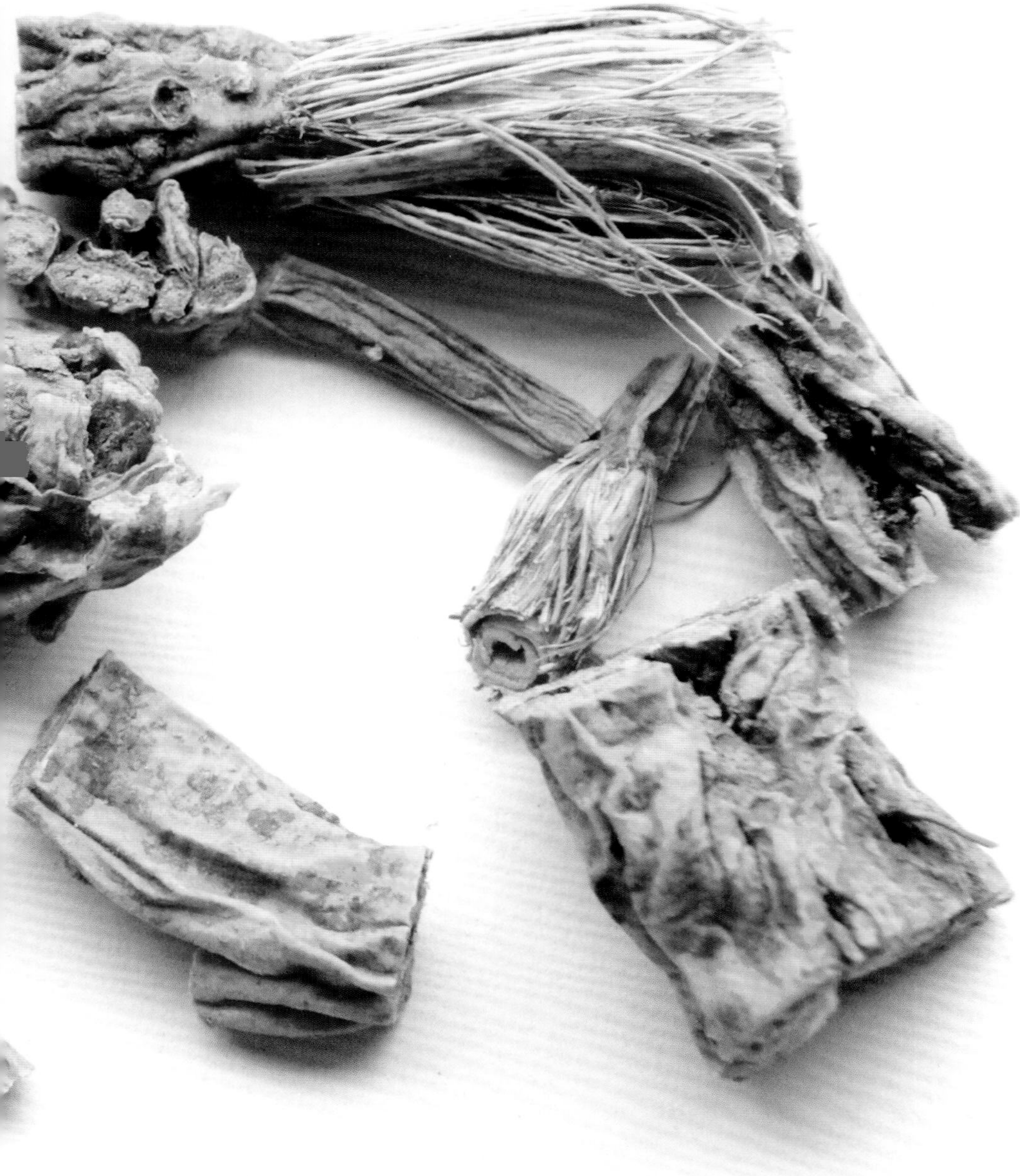

大叶秦艽饮片

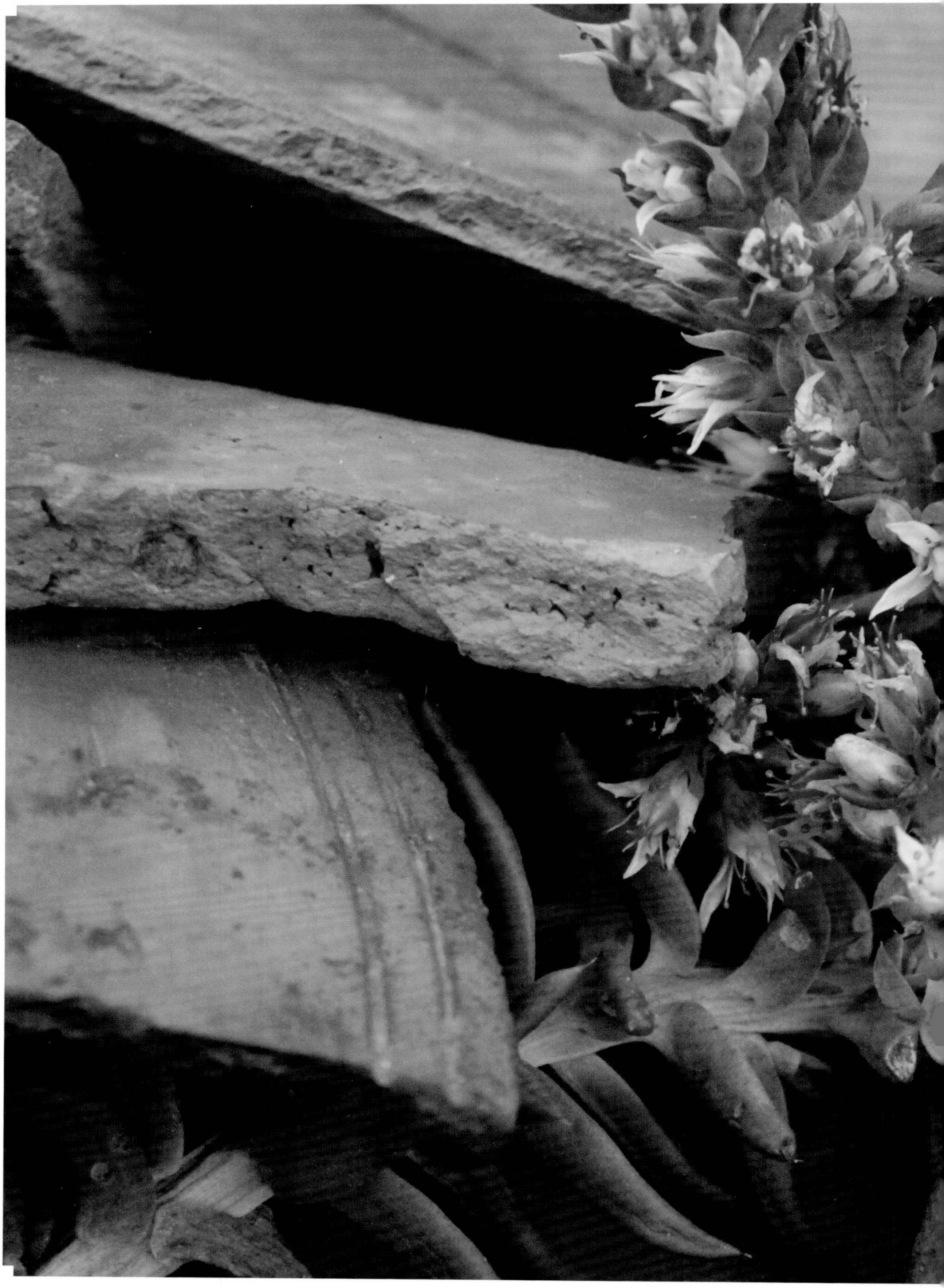

大花杓兰

【藏药名】枯久巴。

【别　名】枯久、敦布江曲、枯久杂江、加村牛固。

【来　源】本品为景天科植物瓦松 *Orostachys fimbriatus*（Turcz.）Berger 的全草。

【性味归经】味苦，性凉。归肝、肺、脾经。

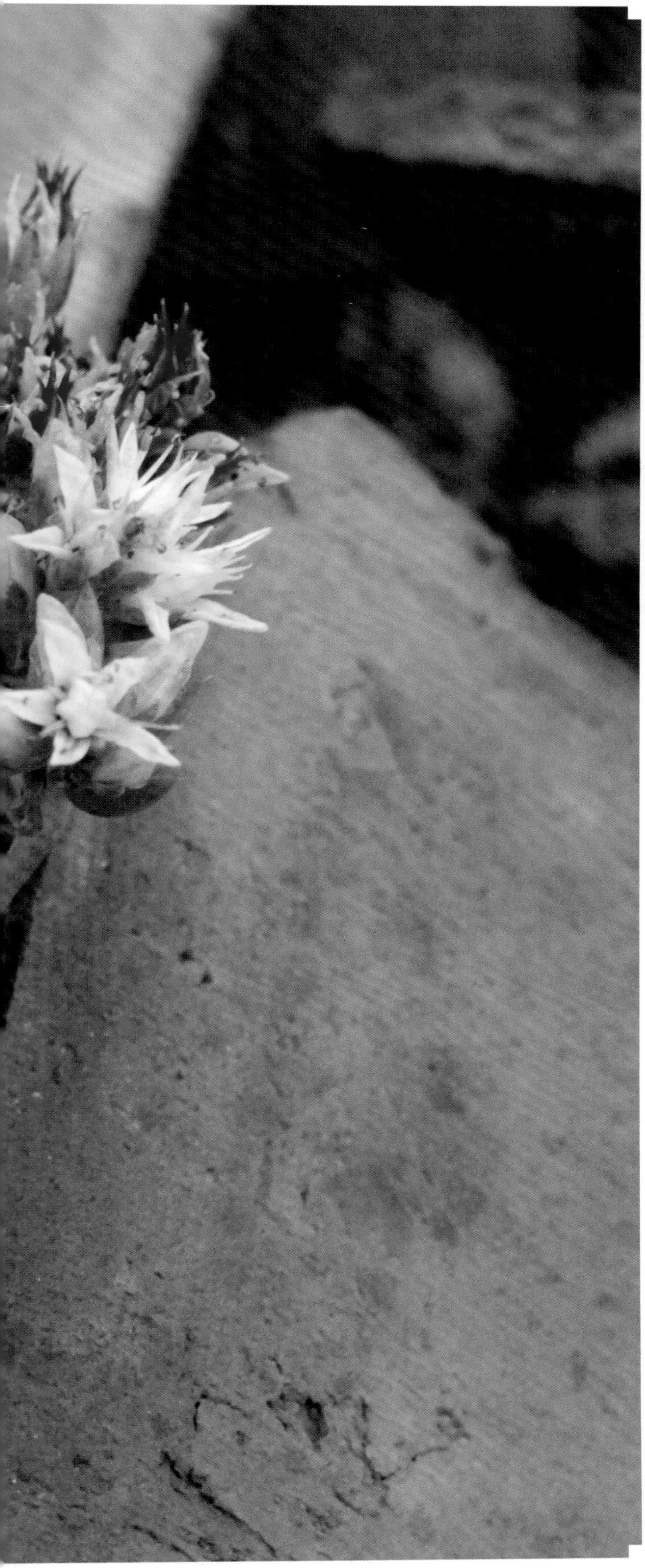

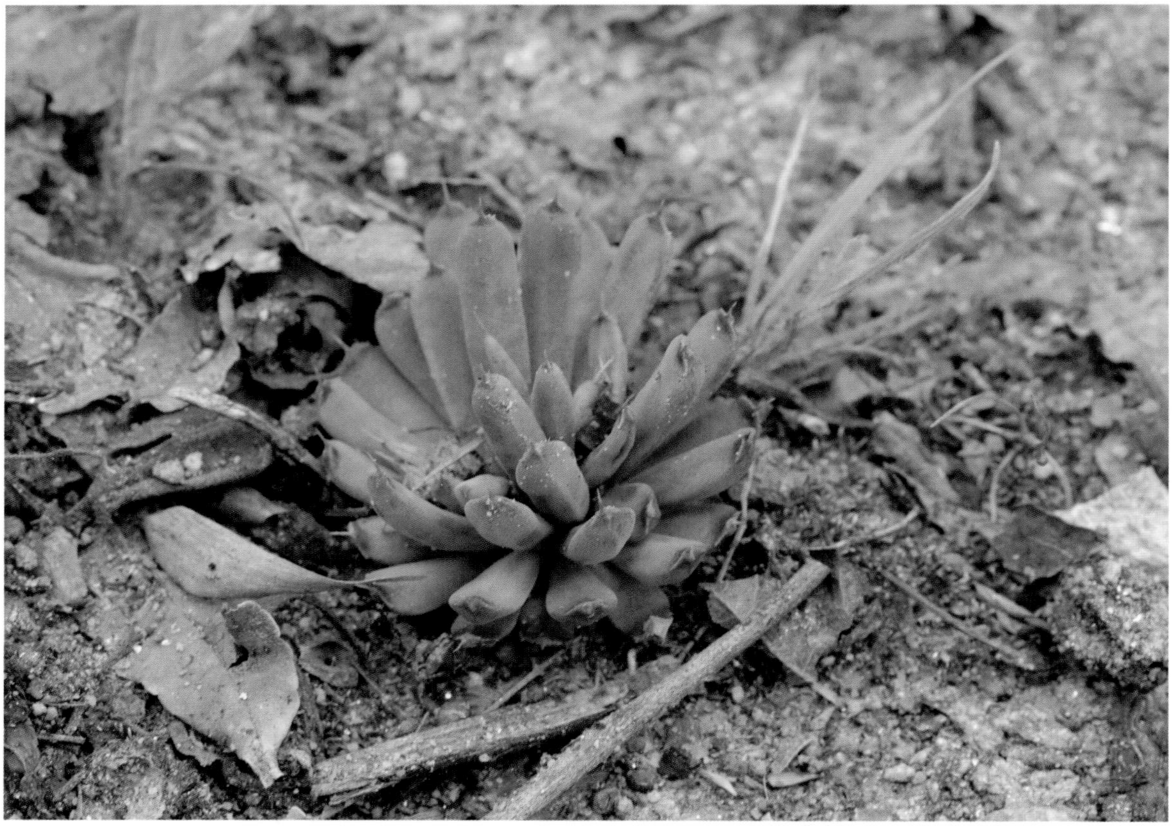

瓦松

识别特征

二年生草本。第 1 年生叶，呈莲座状；叶线形，较短，先端增大，边具白色软骨质，有齿。第 2 年从莲座叶丛中央生长不分枝的花茎；茎生叶互生，排列稀疏，线形至披针形，长达 3 cm，宽 2 ~ 5 mm，先端有刺。花序总状，花密生，或下部分枝，呈金字塔形；苞片线形，先端渐尖。花梗长达 1 cm，花红色；萼片长圆形，花瓣披针状椭圆形，长 5 ~ 6 mm，宽达 1.5 mm，先端渐尖，基部微合生；雄蕊 10，2 轮，外轮对瓣，与花瓣等长或稍短，花药紫色；鳞片 5，近四方形，长 0.3 ~ 0.4 mm，先端稍凹；子房上位，心皮直立，基部有柄，花柱细。蓇葖果 5，分离，长圆形，长约 5 mm，喙细，长 1 mm。种子多数，卵形，细小。花期 8—9 月，果期 9—10 月。

生境分布

生长于海拔 3500 m 以下的山坡石上或屋瓦上。分布于我国西北、华北、东北、华中、华东等地区。

采收加工

7—9 月采收全草，洗净，略捶打，阴干。

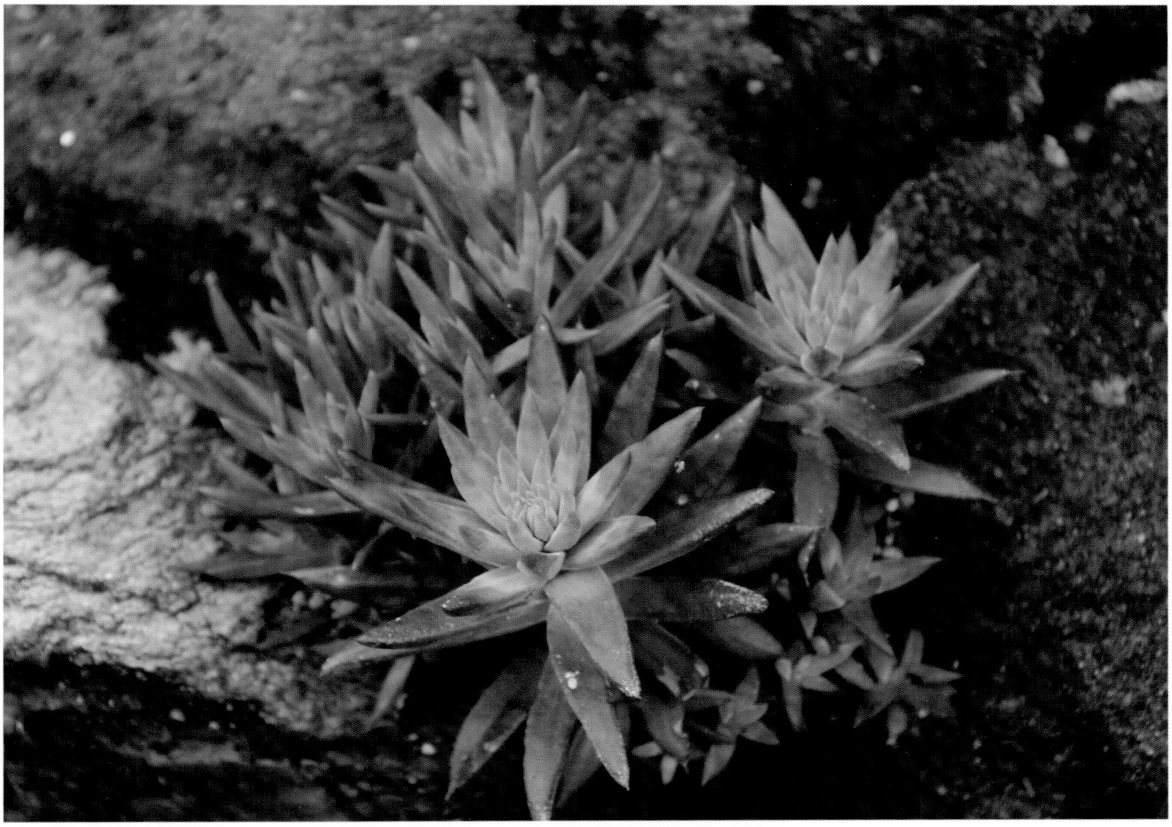

瓦松

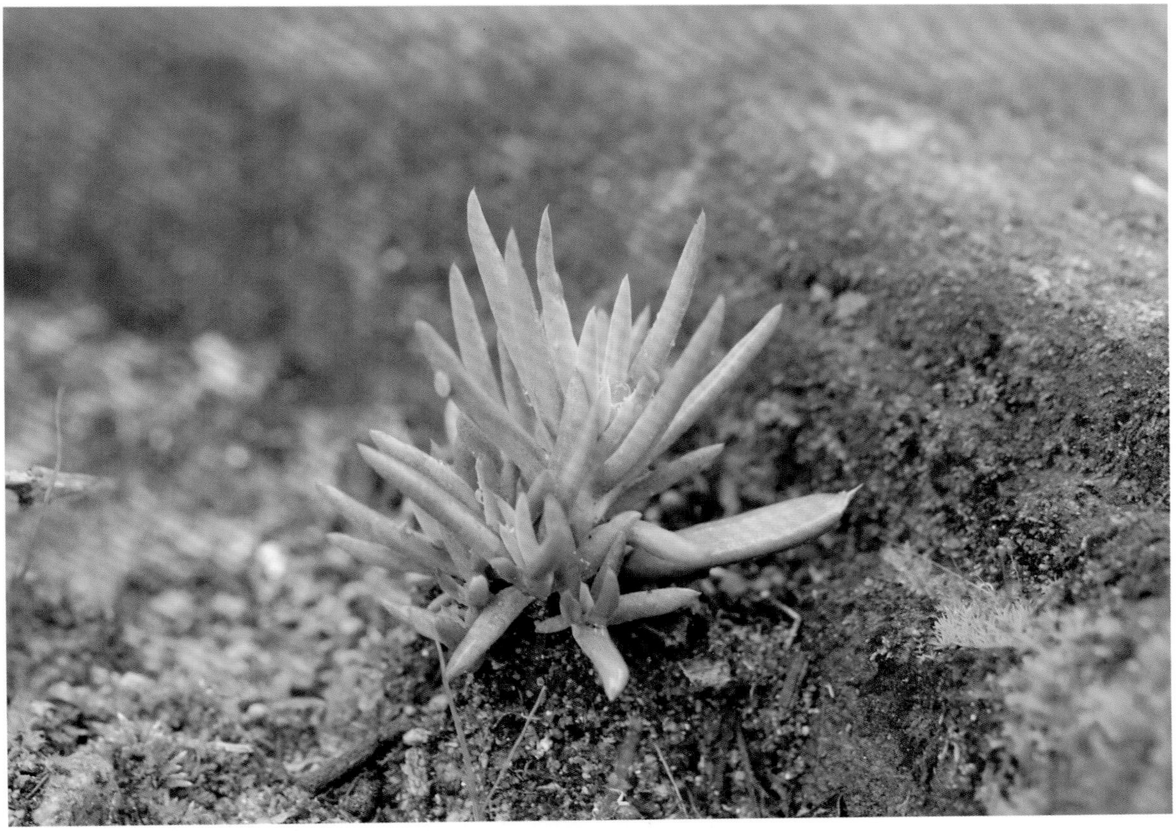

瓦松

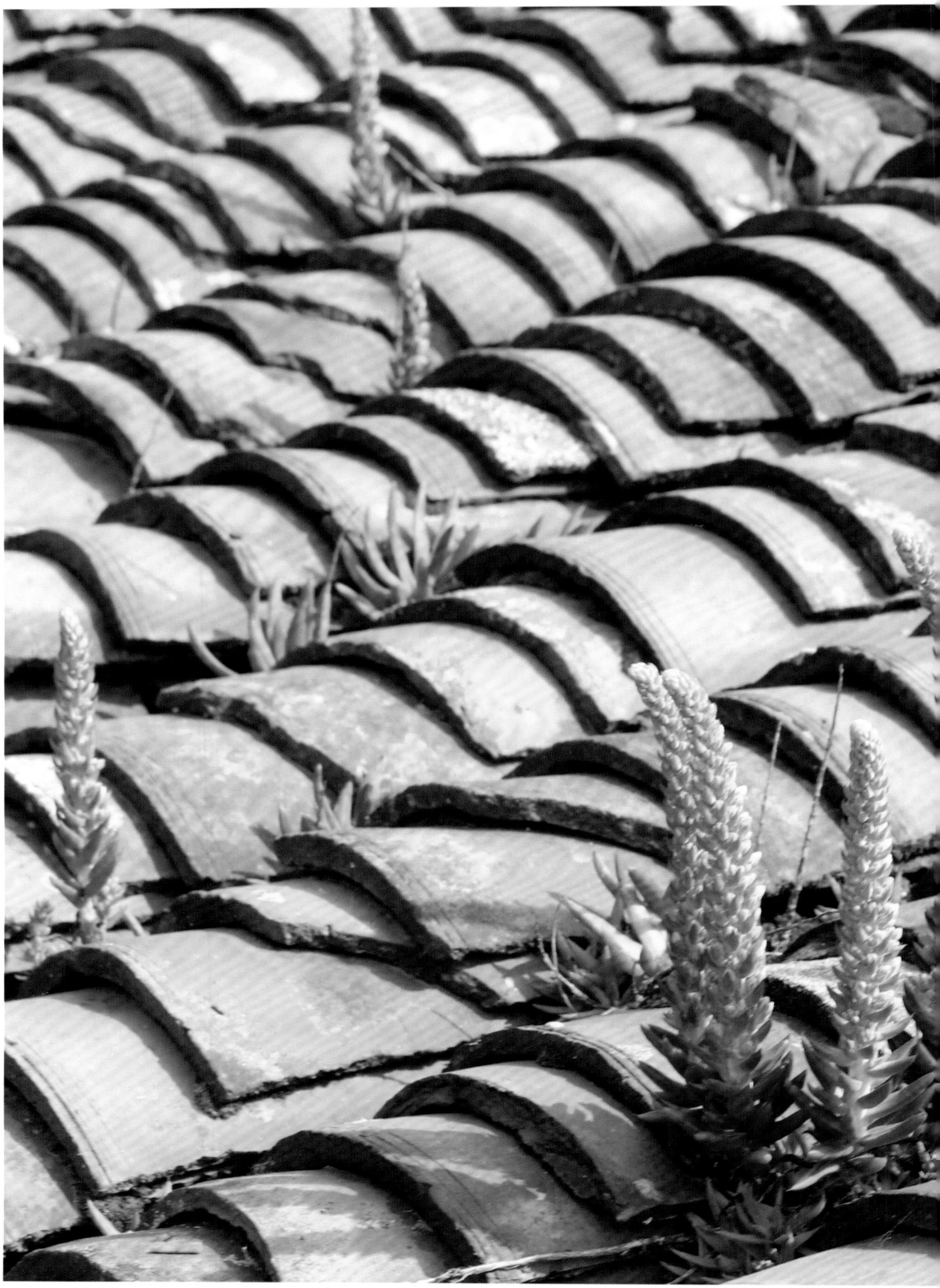

大花杓兰

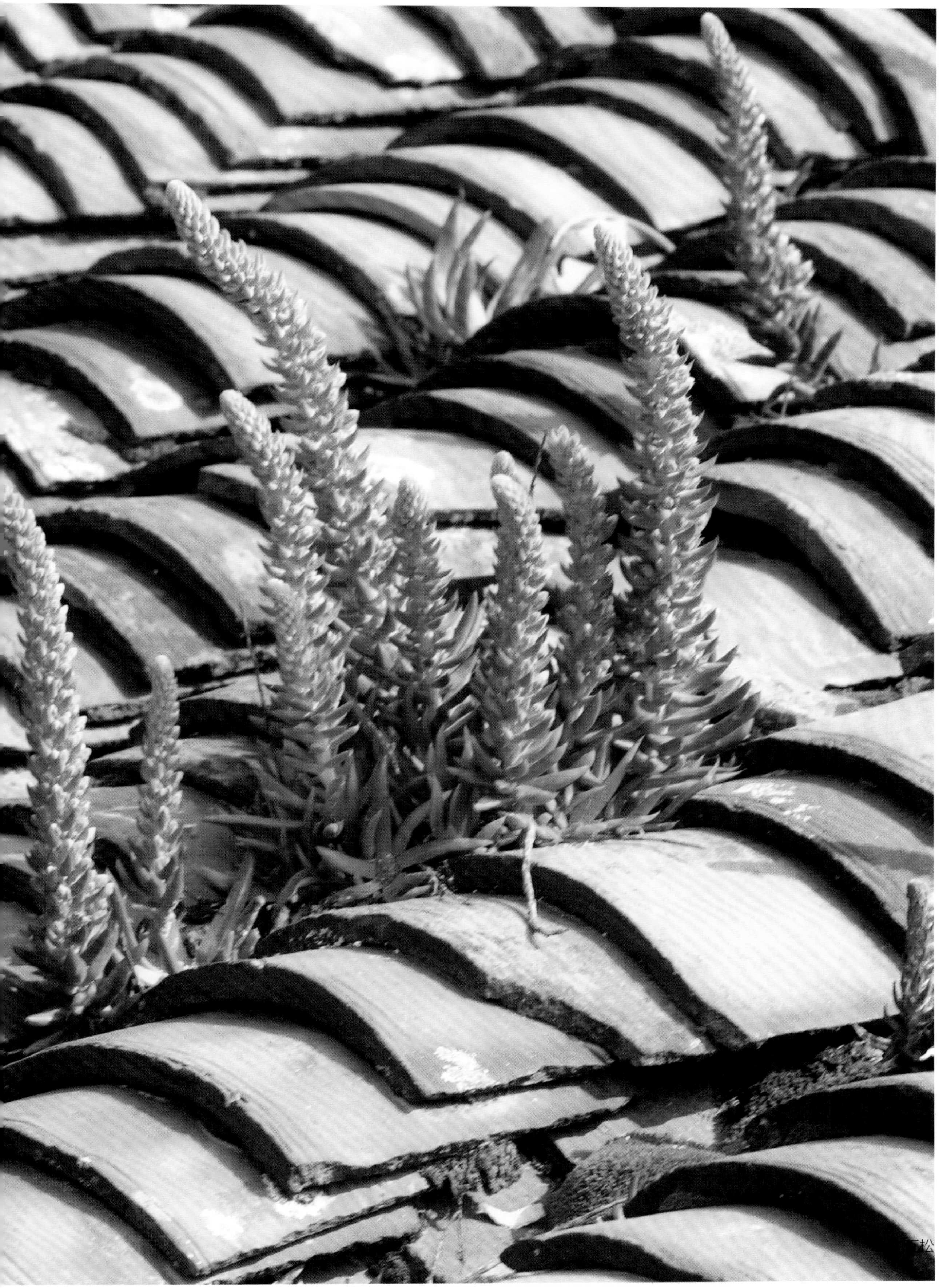

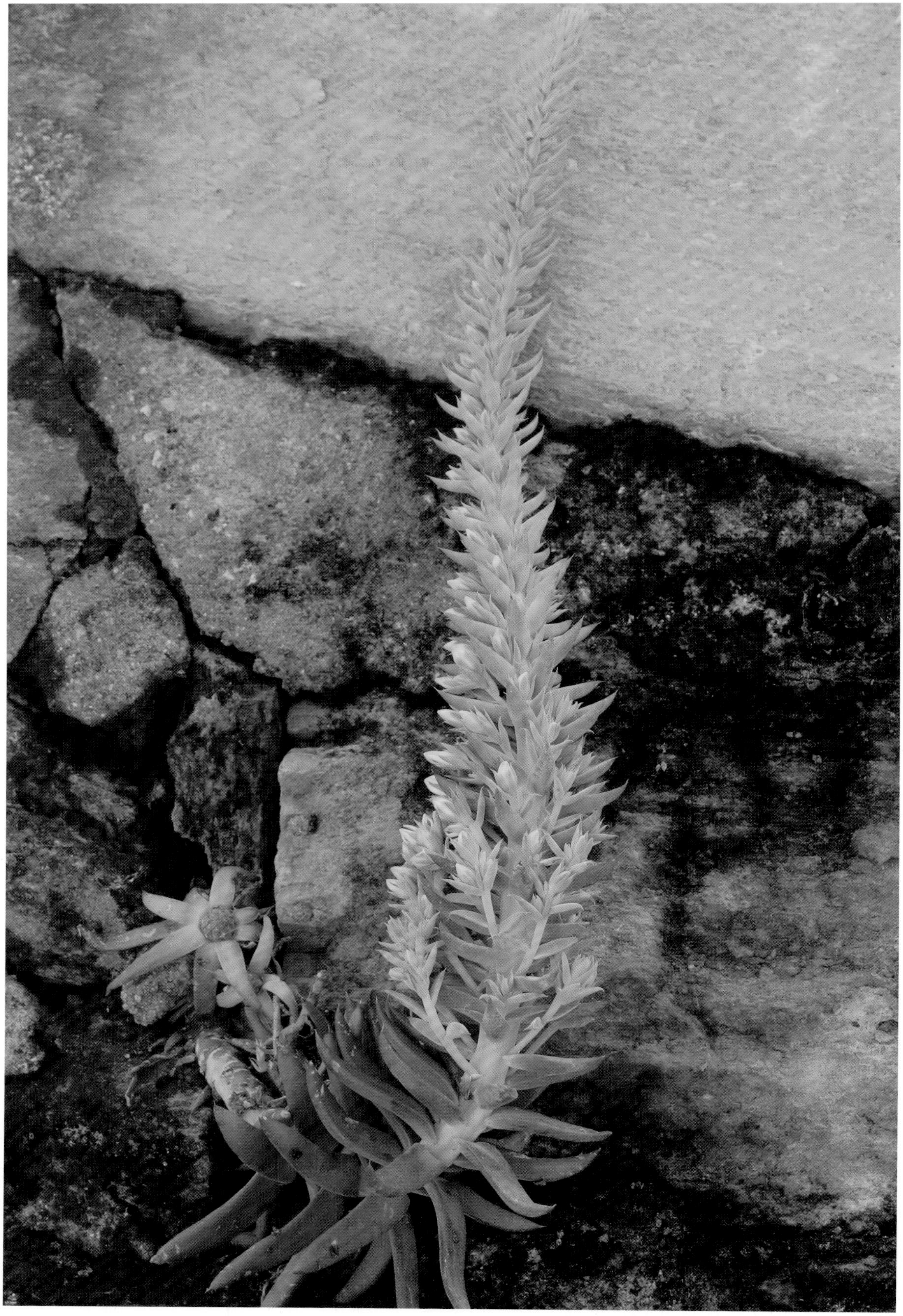

瓦松

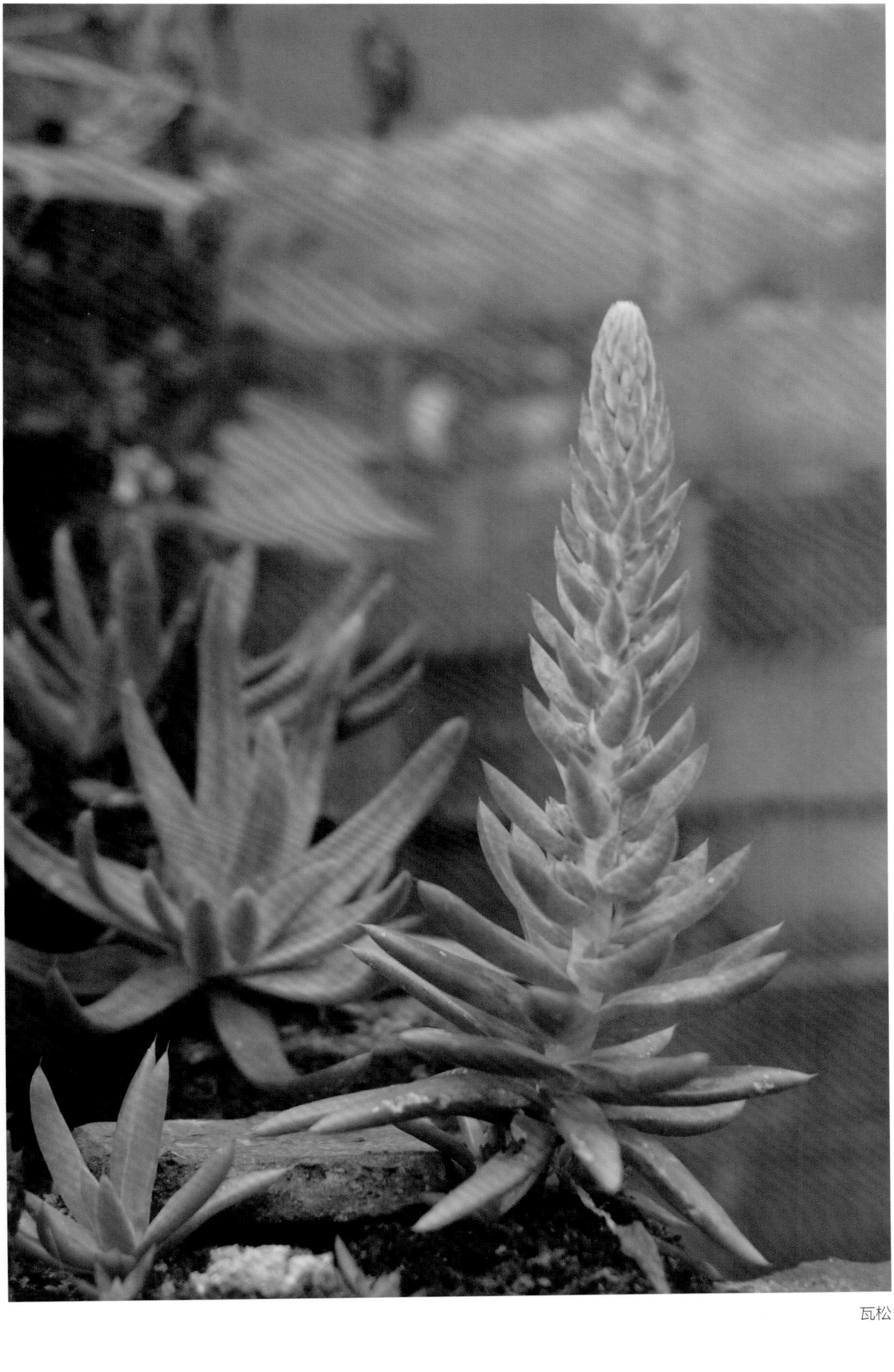

瓦松

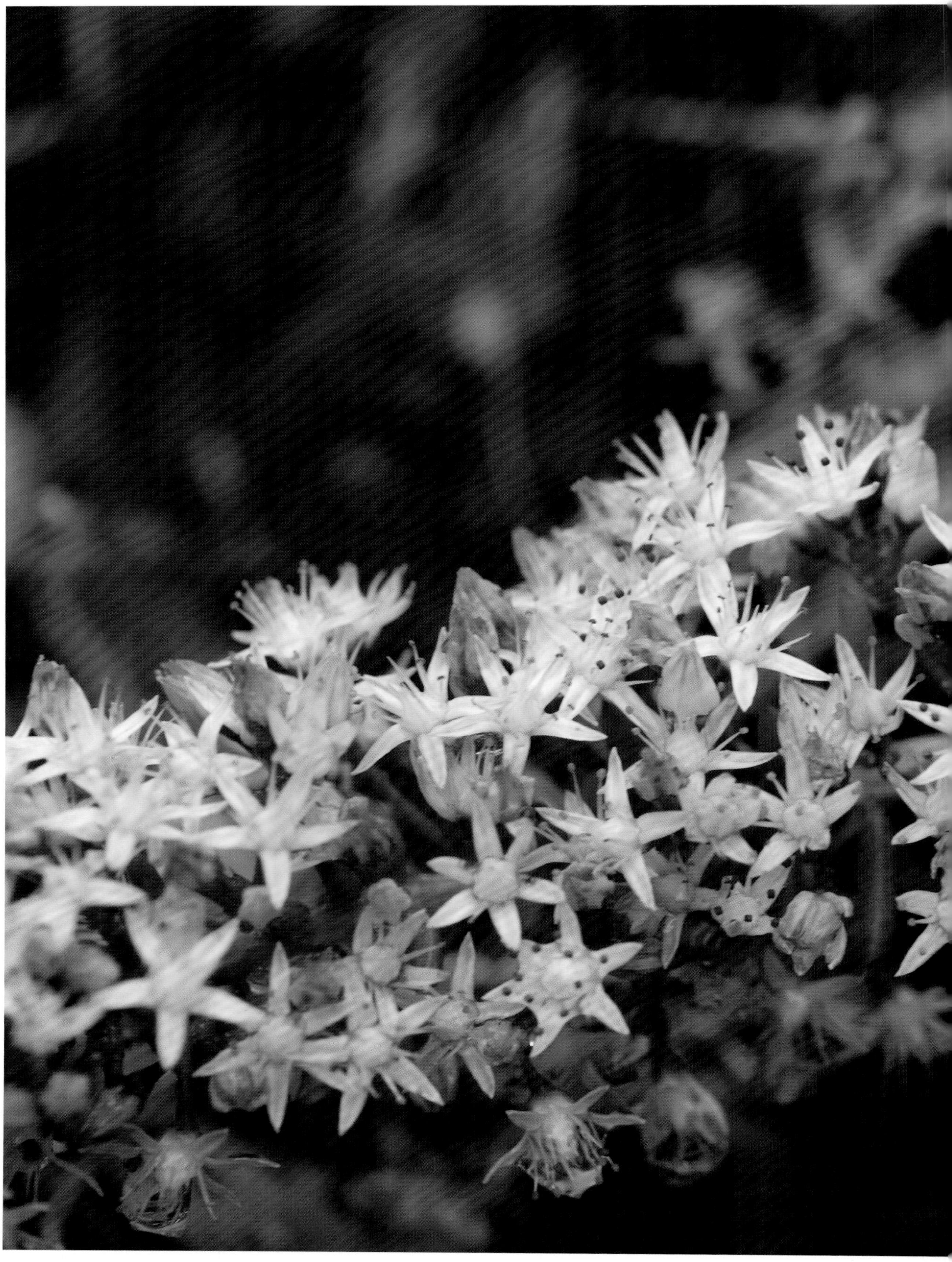

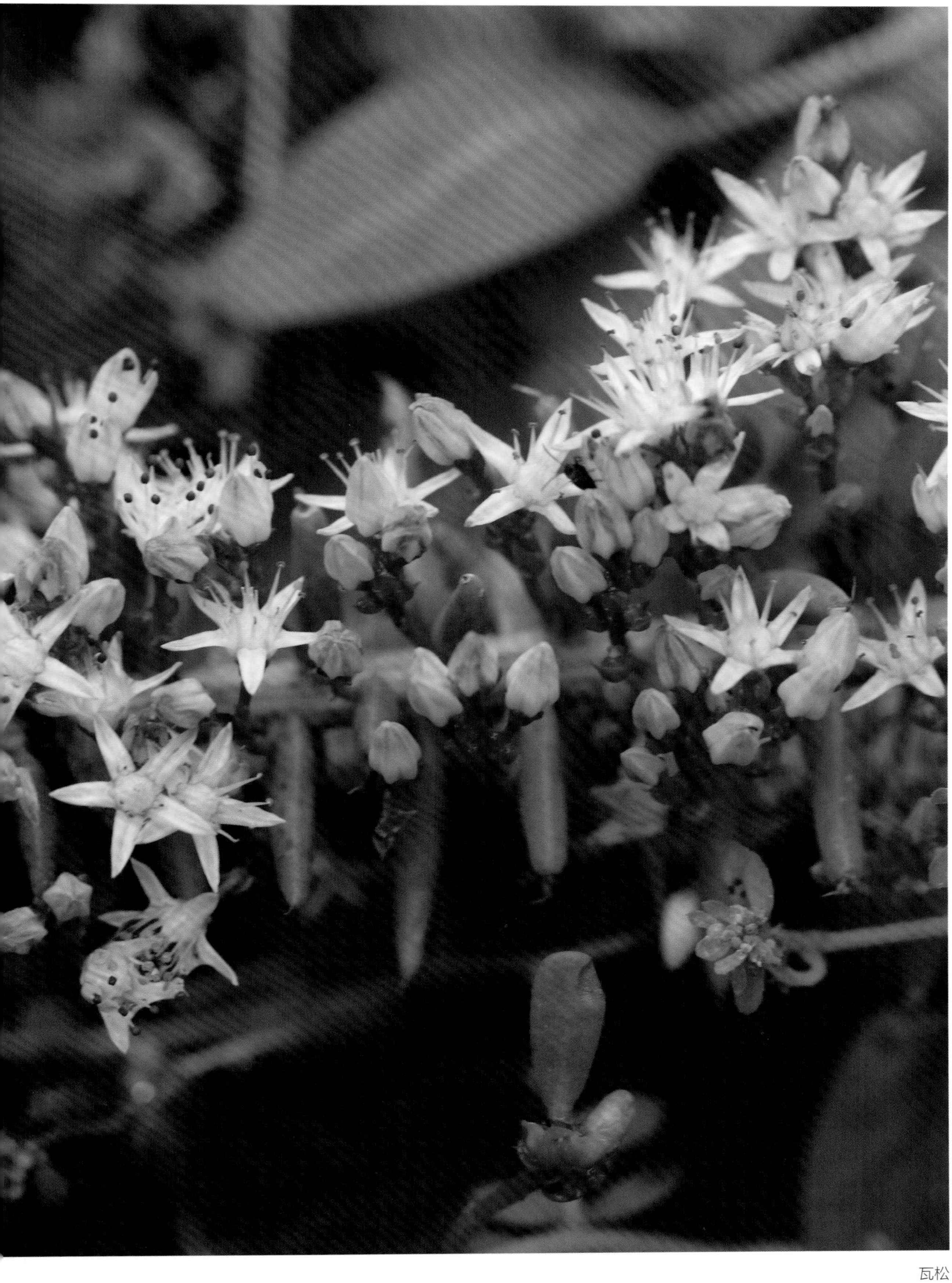

瓦松

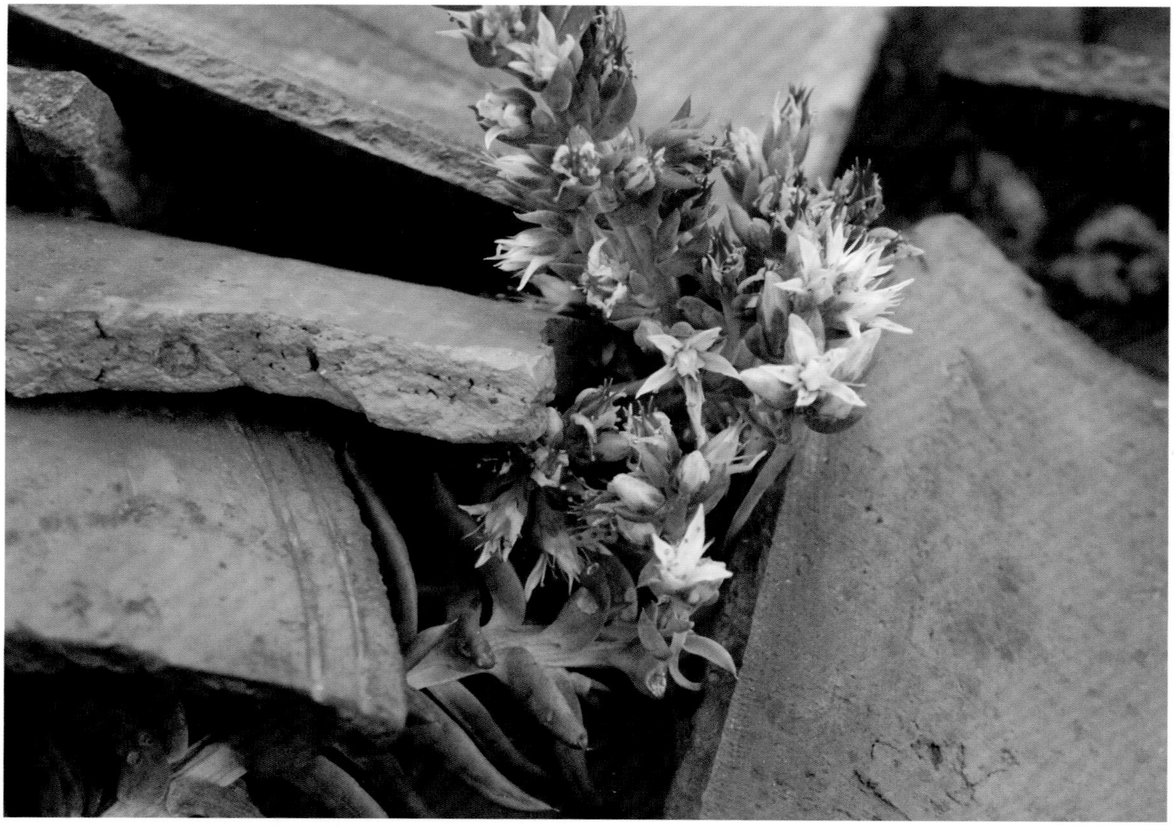

瓦松

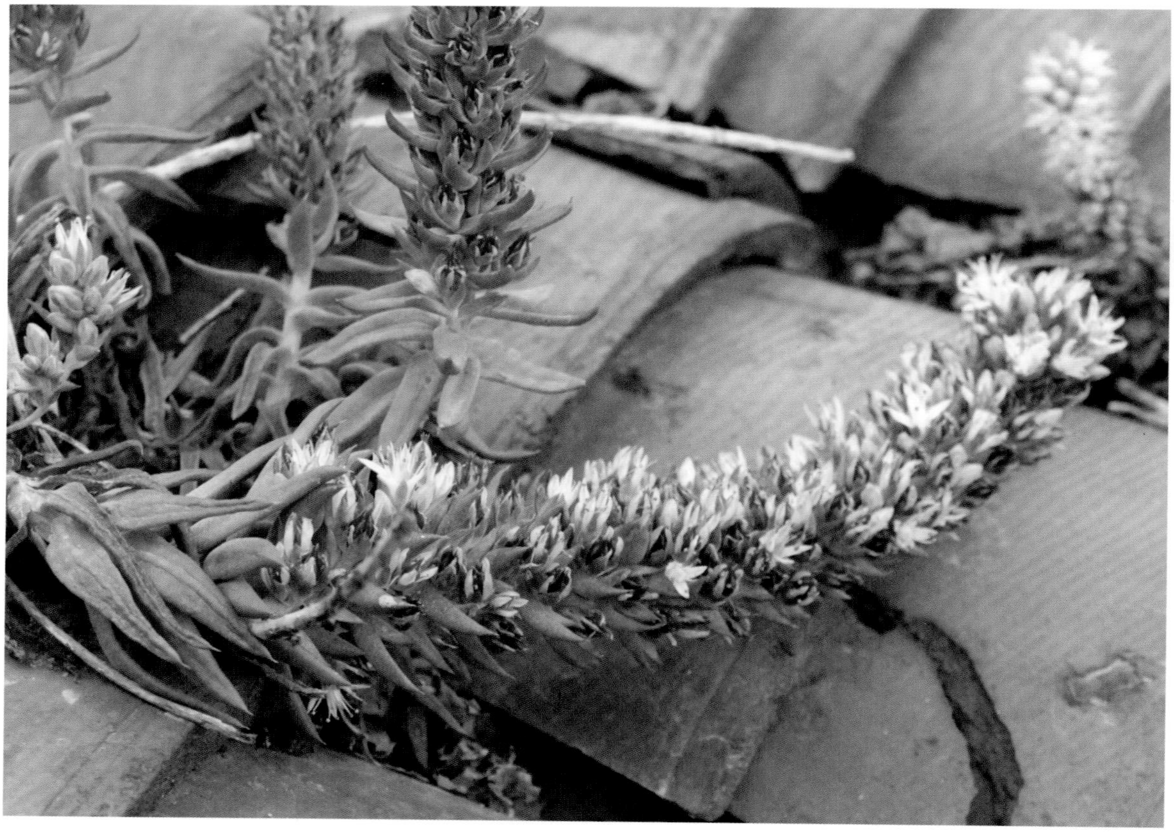

瓦松

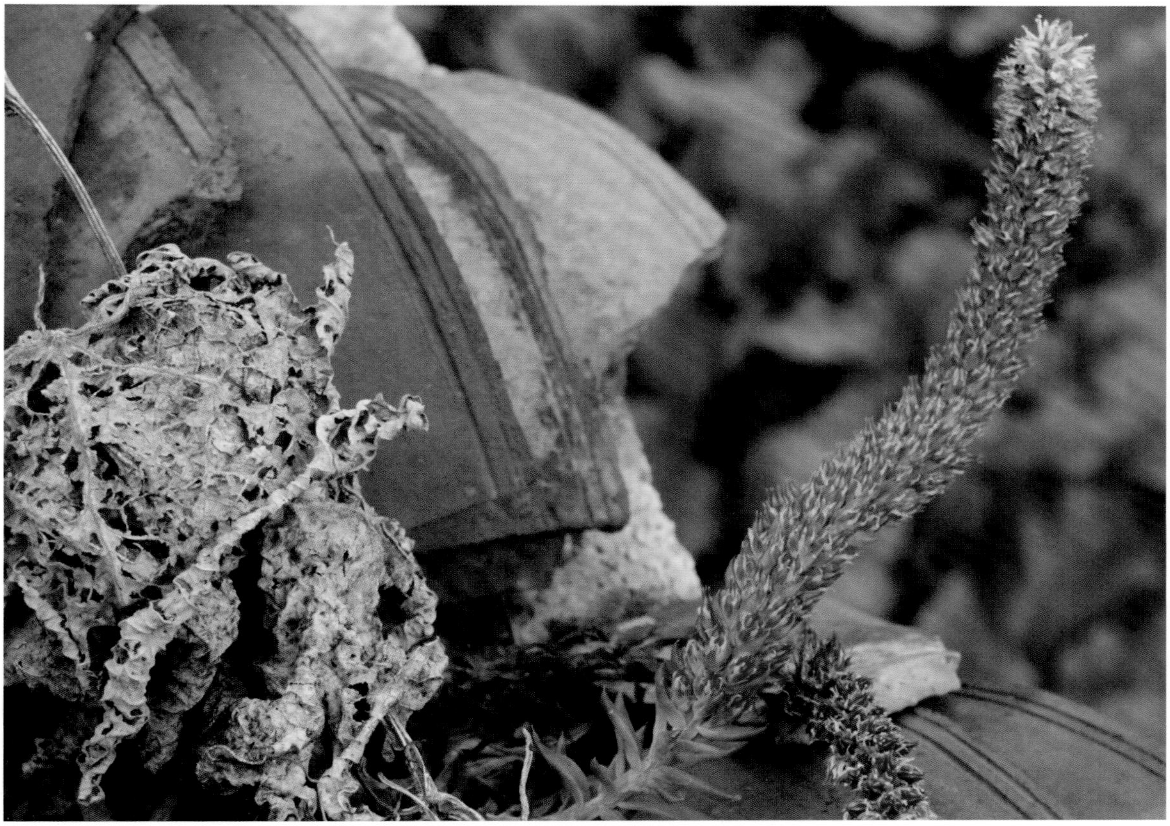

瓦松

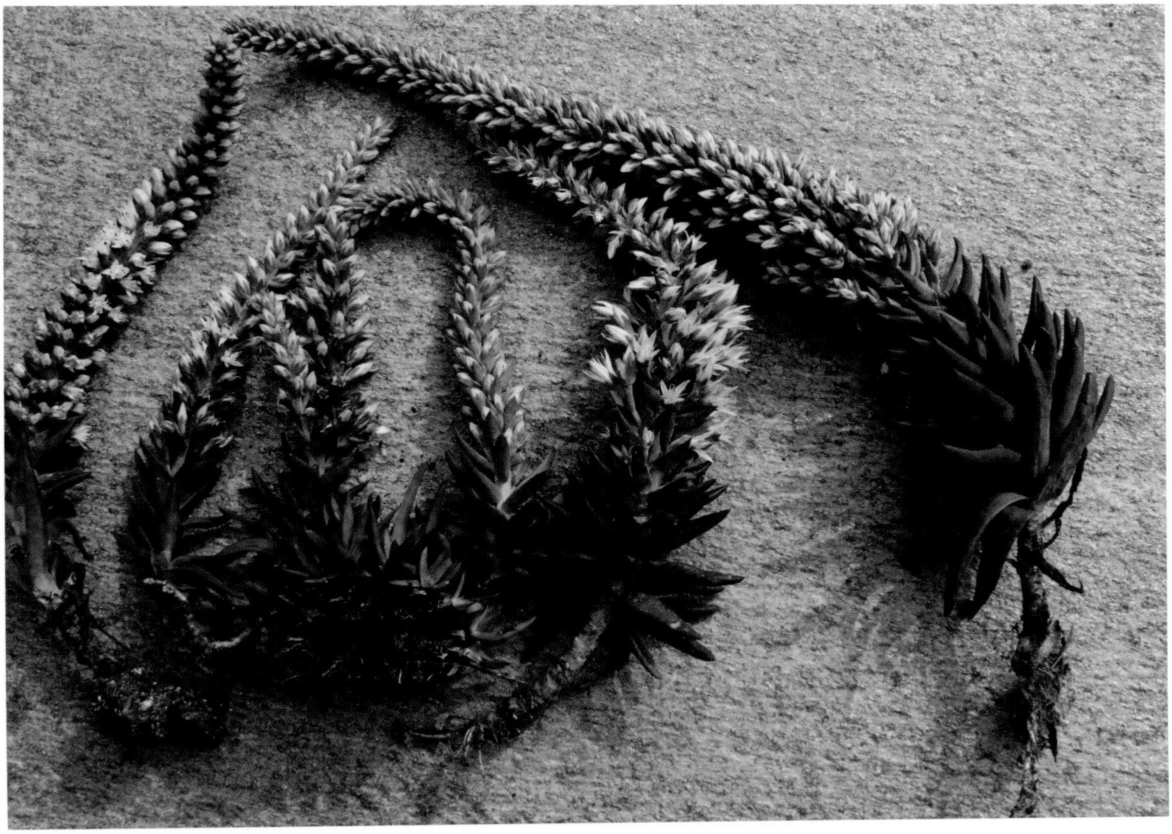

瓦松

药材鉴别

根细长，淡黄棕色，根茎较粗，短而多分枝。茎单一，绿色，被短柔毛或无毛；叶片草绿色，皱缩，展开后呈椭圆形或卵状椭圆形，边缘具细缘毛，基部抱茎。花单生于茎顶，紫红色，花瓣披针形，内面基部具长柔毛，唇瓣囊状、较大。气微，味苦。

功效主治

通脉，利尿，排结石。主治下肢水肿，浊淋，结石症。

用法用量

内服：煎汤，2.5 ~ 3.0 g；或入丸、散。

民族药方

1. 疏通经脉 大花杓兰 50 g，螃蟹、豆蔻、葵花子各 24 g。以上 4 味药共研为细末，每服 2.5 g，晚上服 1 次。

2. 尿道结石，尿道疼痛，尿潴留 大花杓兰、豆蔻、葵花子、蒲桃、刀豆各 12 g，螃蟹 25 g，硇砂 10 g，碎金石 15 g。以上 8 味药，共研为细末，每次 3 g，每日 2 次。

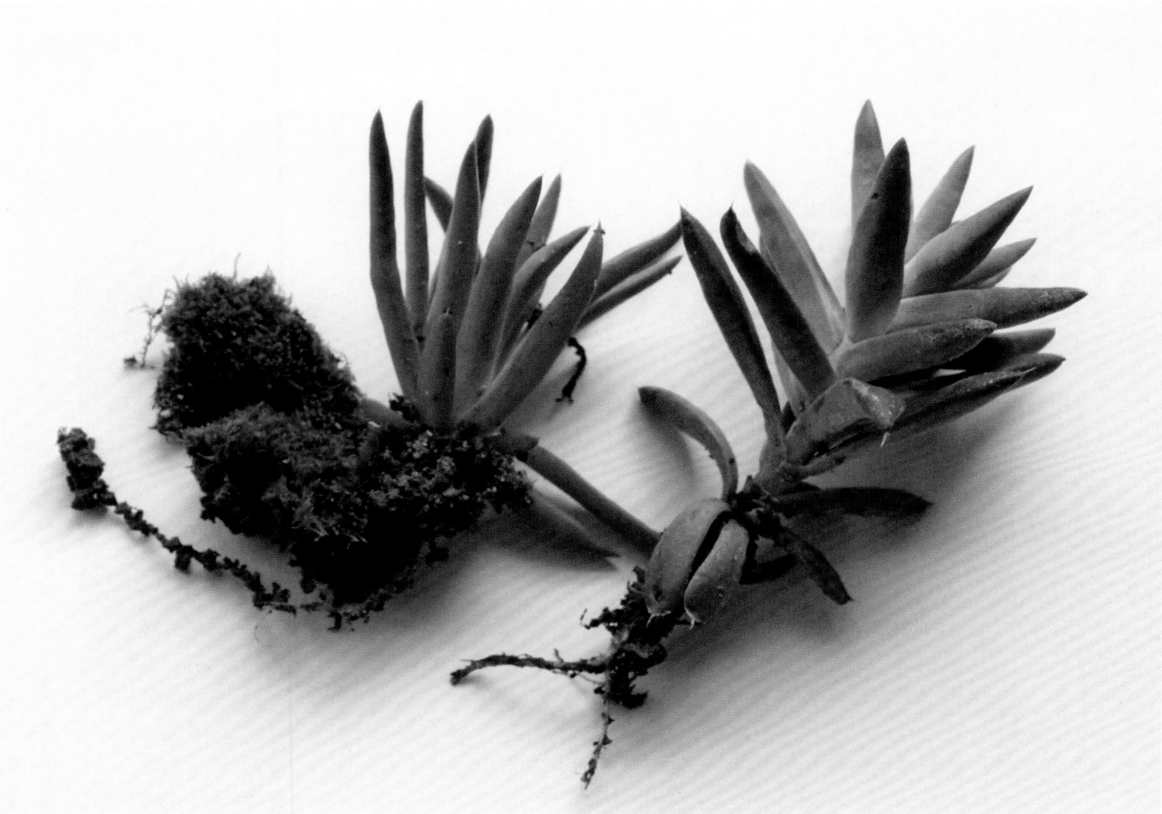

大花杓兰药材

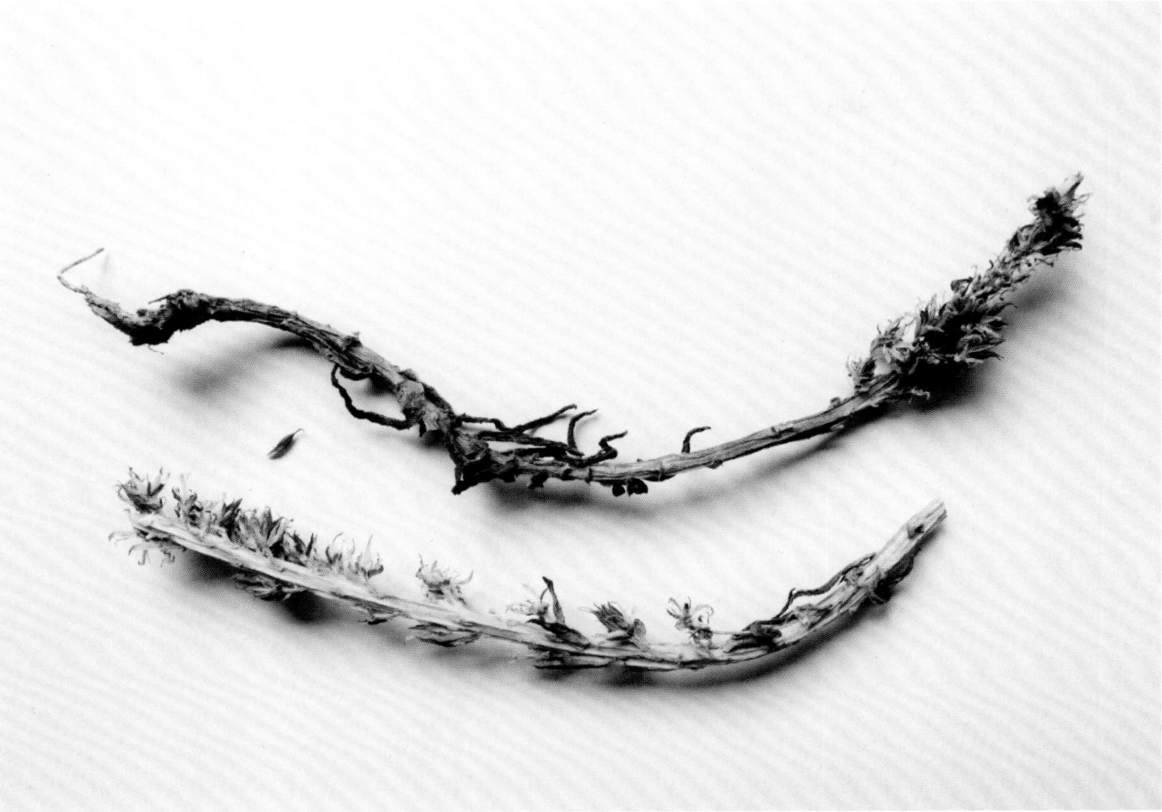

大花杓兰药材

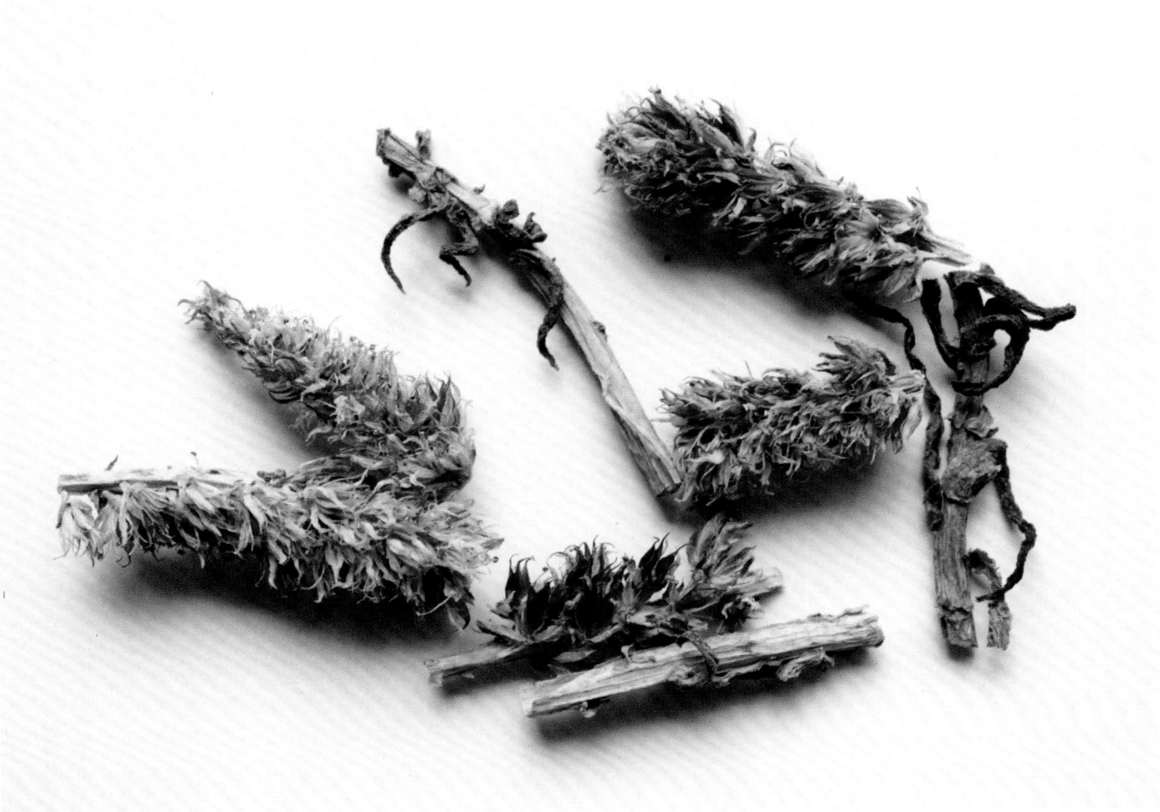

大花杓兰饮片

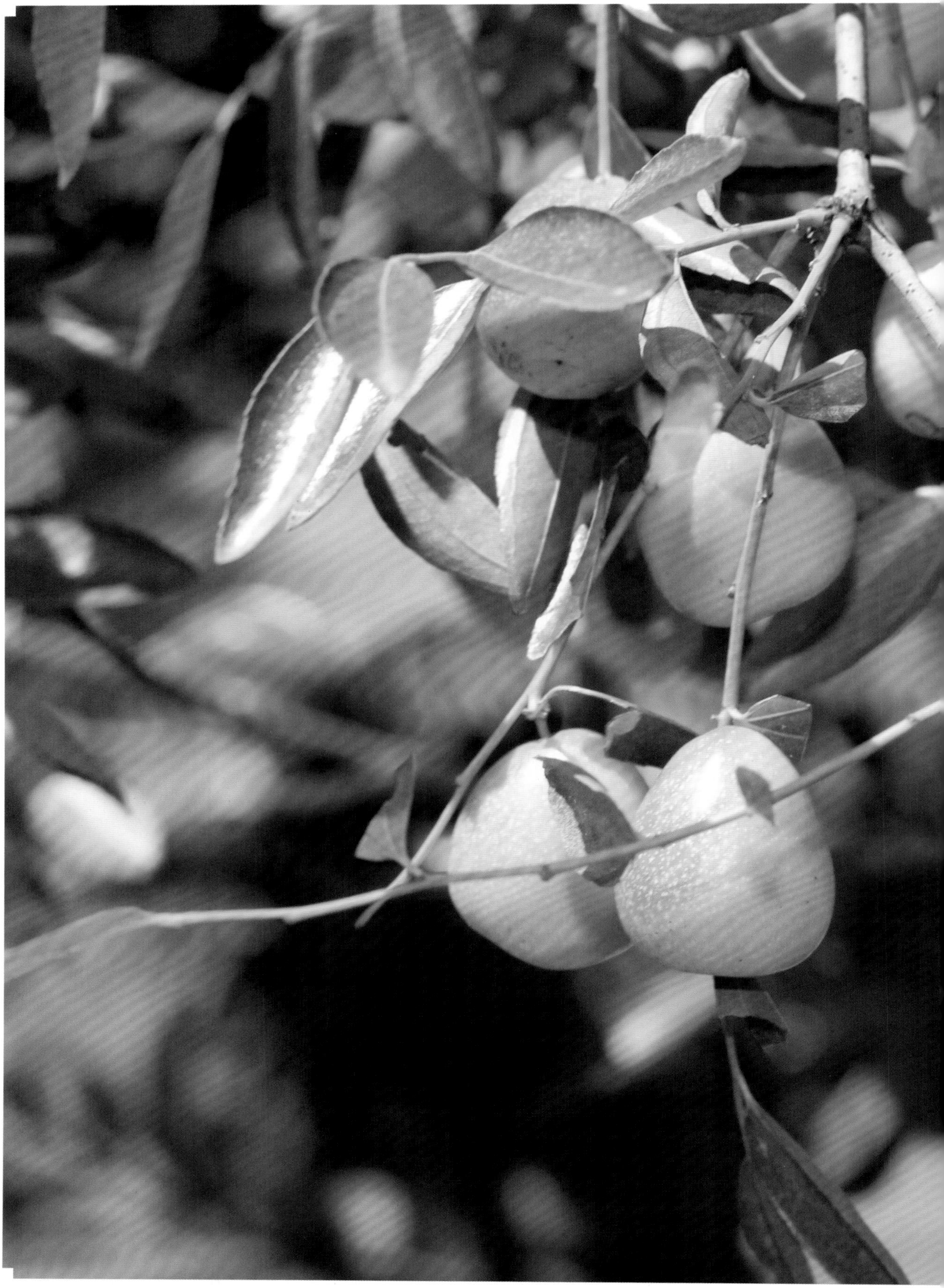

大枣

【藏药名】奇比卡。

【别　名】红枣、加佣玛日、查国门巴、查国玛布、麻怒打干。

【来　源】本品为鼠李科植物枣 *Ziziphus jujuba* Mill. var. *inermis* (Bunge.) Rehd. 的干燥成熟果实。

【性味归经】甘，温。归脾、胃经。

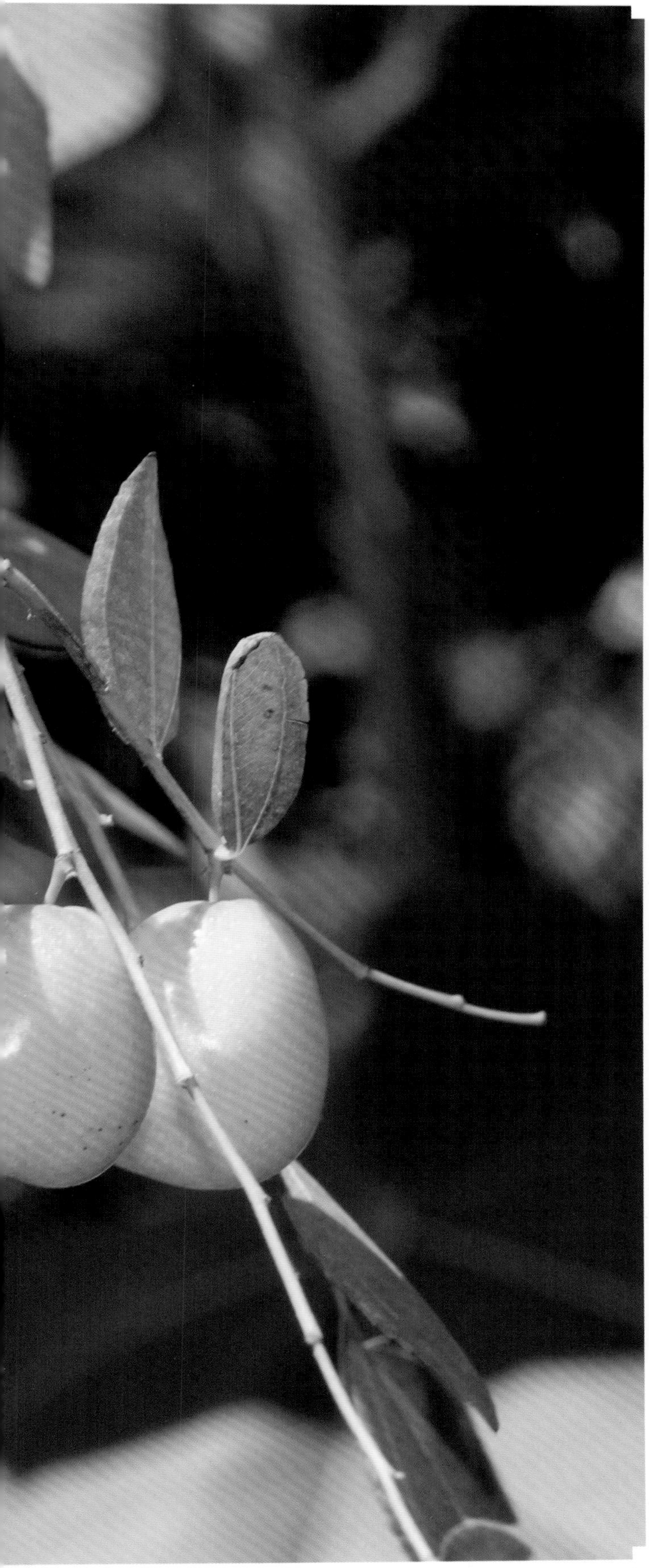

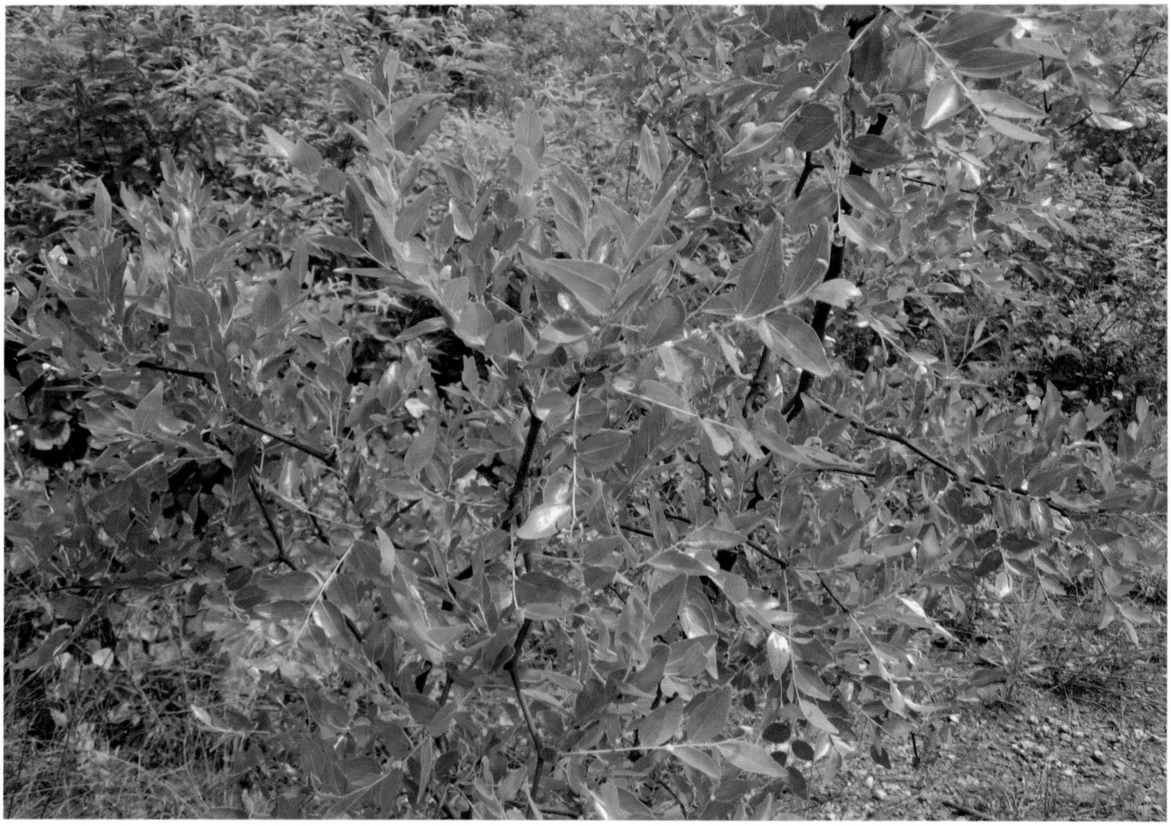

枣

识别特征

灌木或小乔木，高达 10 m。小叶有成对的针刺，嫩枝有微细毛。叶互生，椭圆状卵形或卵状披针形，先端稍钝，基部偏斜，边缘有细锯齿，基出 3 脉。花较小，淡黄绿色，2 ~ 3 朵集成腋生的聚伞花序。核果卵形至长圆形，熟时深红色。花期 5—6 月，果期 9—10 月。

生境分布

生长于海拔 1700 m 以下的山区、丘陵或平原，全国各地均有栽培。分布于河南、河北、山东、陕西等省区。

采收加工

秋季果实成熟时采收，晒干。

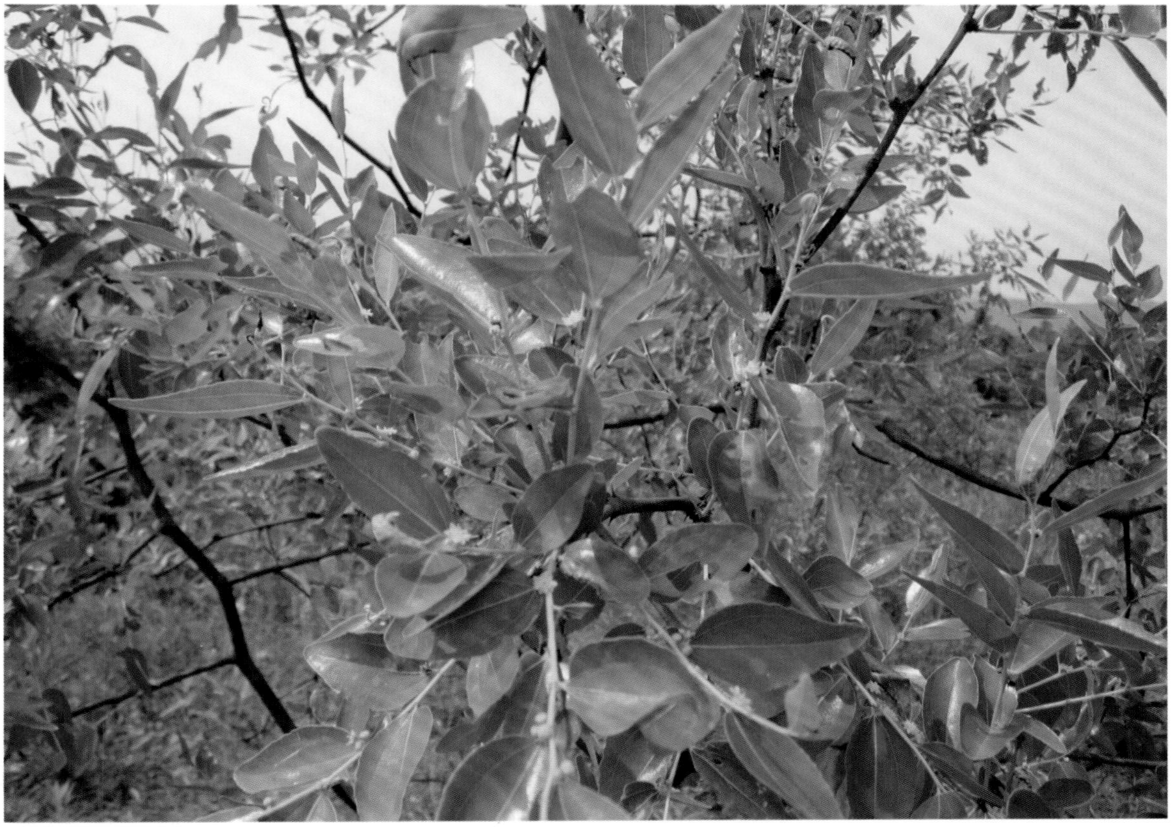

枣

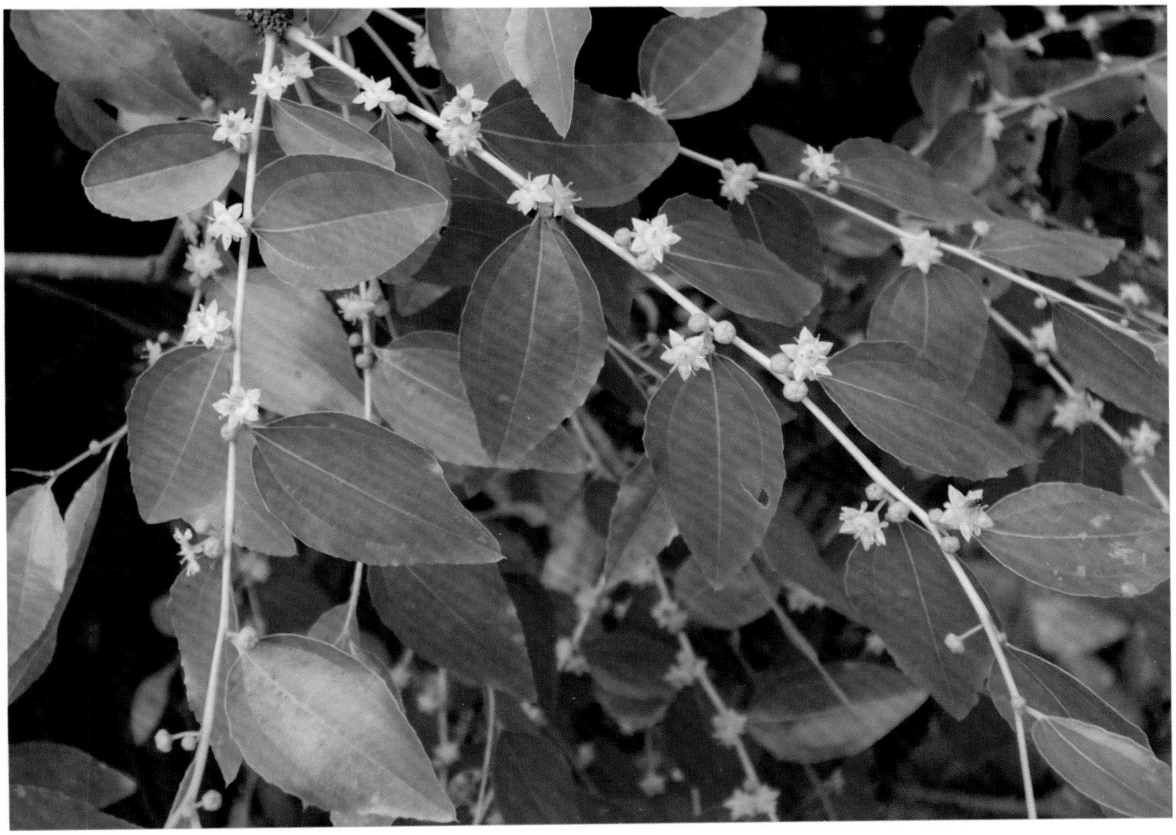

枣

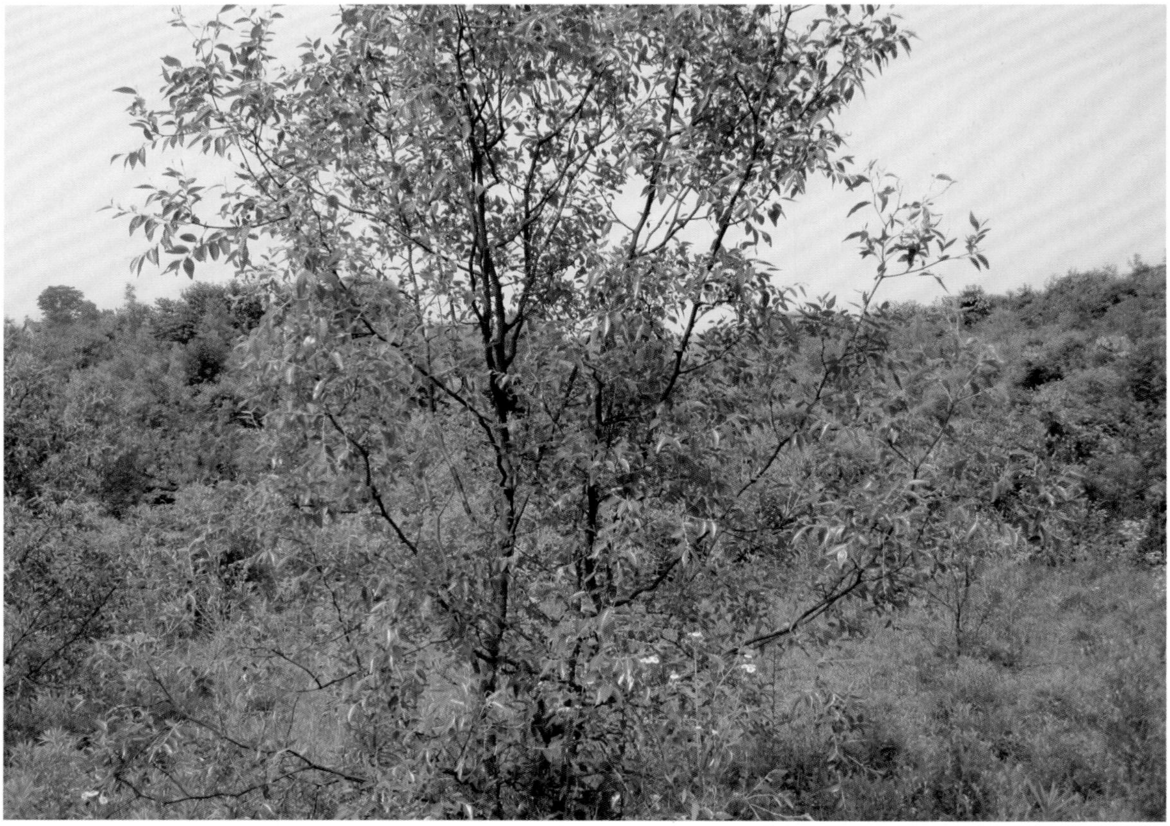

枣

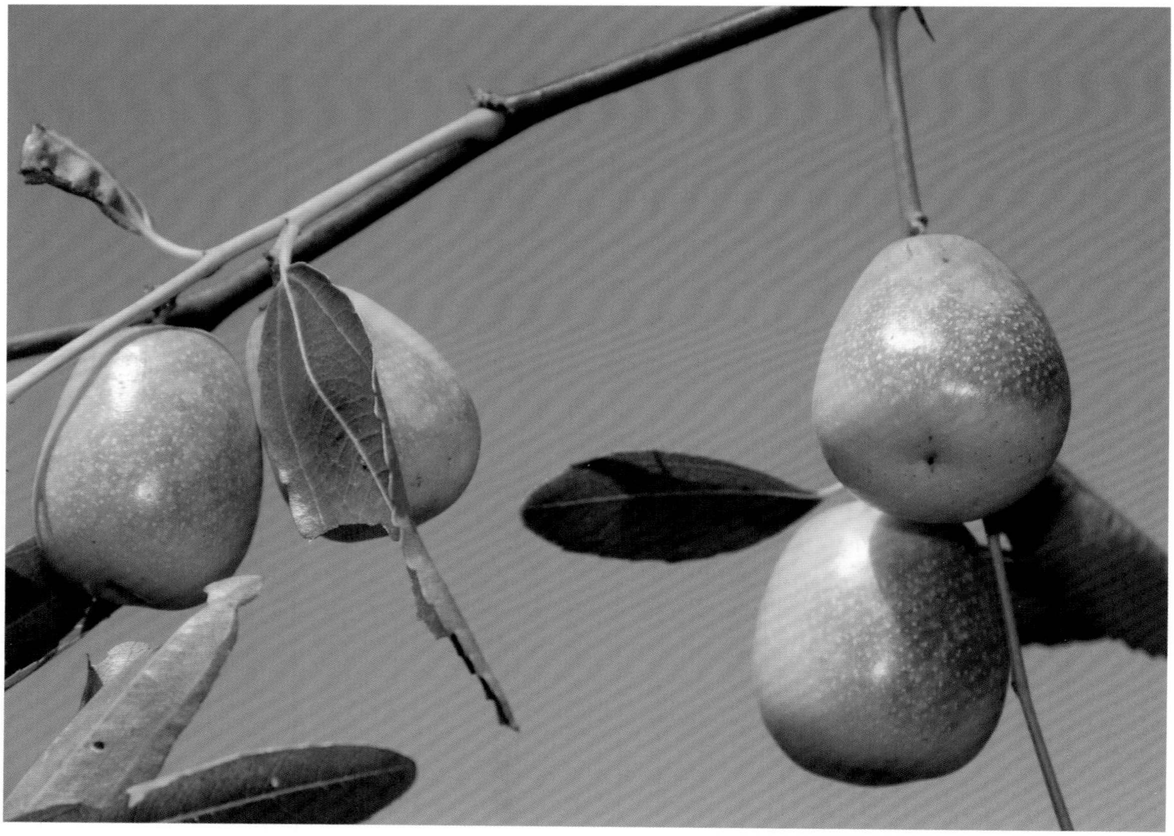

枣

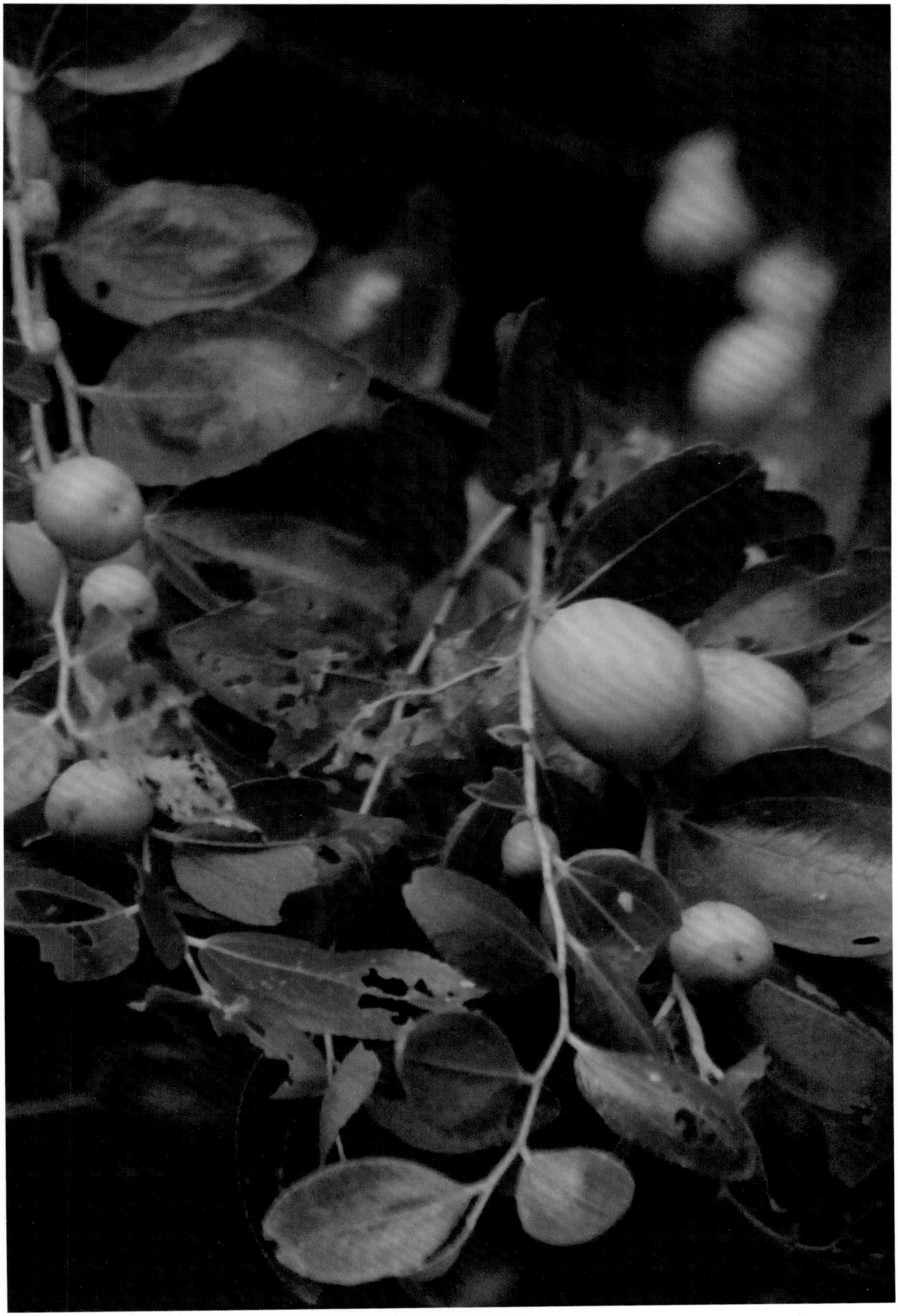

枣

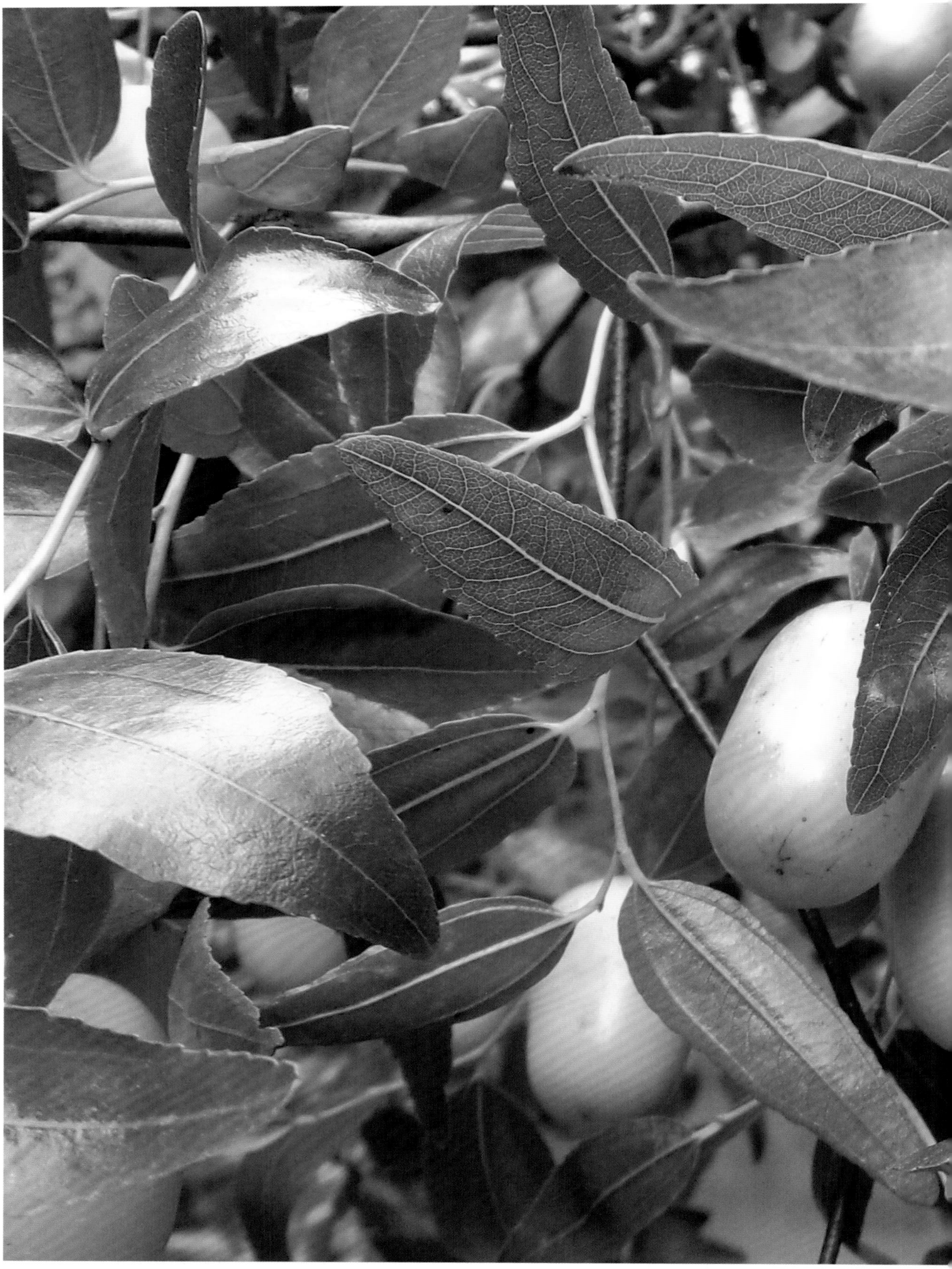

大枣

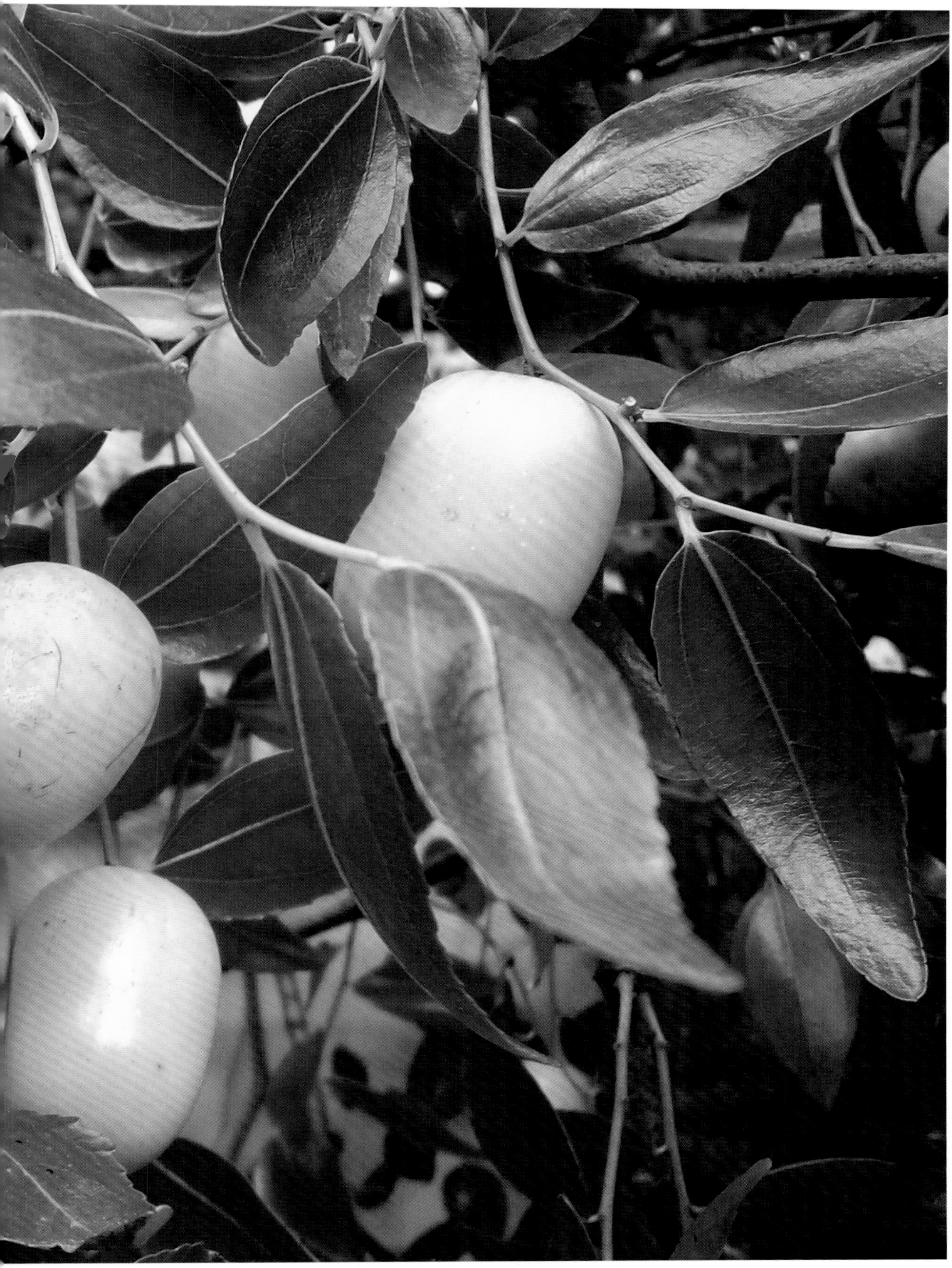

枣

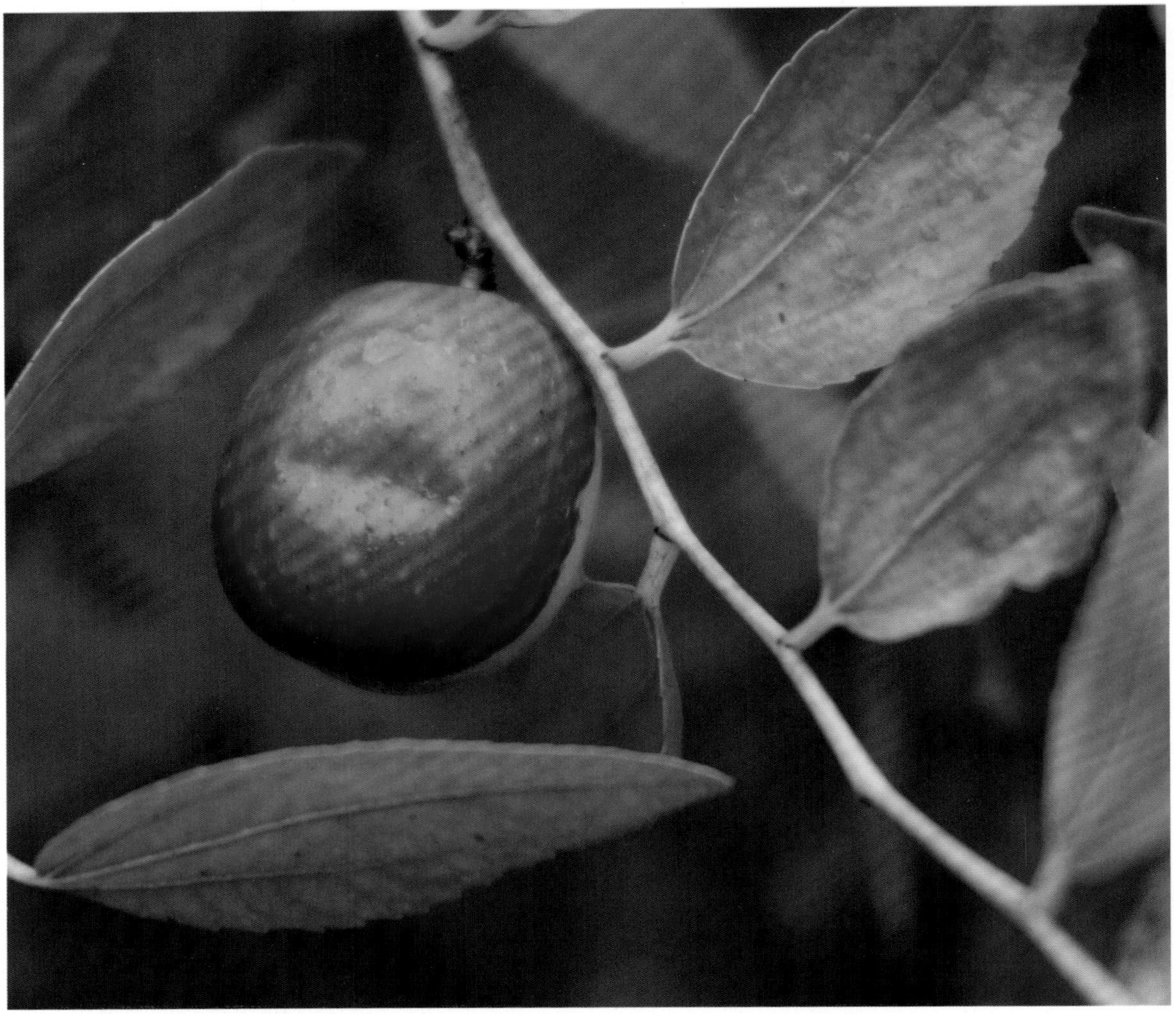

枣

药材鉴别

本品呈不整齐的条状或不规则的碎块状，大小不等，最长 1.5 cm，果肉和果核混合，常黏结成块。果肉外皮皱缩不平，枣红色，有光泽；中层黄棕色或色稍浅，似软木状，较软，果核呈梭形，完整者长约 1.5 cm，表面棕红色，常粘有果肉。坚硬，切断面有中隔，内表面淡黄色。气微香，味甜。

功效主治

补中益气，养血安神，缓和药性。本品甘温，药食兼用。具补中益气、养血安神之功，味甘能缓，以缓和药性。

用法用量

10 ~ 30 g，煎服；或 3 ~ 12 枚，劈开，入丸去皮核捣烂，入散服宜去核，也可生食。

民族药方

1．腹泻 大枣 10 枚，薏苡仁 20 g，干姜 3 片，山药、糯米各 30 g，红糖 15 g。共煮粥服食。

2．贫血 大枣、绿豆各 50 g。同煮，加红糖适量服用，每日 1 次。

3．中老年人低血压 大枣 20 枚，太子参、莲子各 10 g，山药 30 g，薏苡仁 20 g，大米 50 g。煮粥食用。

4．病后体虚 大枣、花生各 30 g，羊肉 100 g。调料少许炖汤，喝汤食肉。

5．自汗，盗汗 大枣、乌梅各 10 个，或加桑叶 10 g，浮小麦 15 g。水煎服。

6．小儿过敏性紫癜 每日煮大枣 500 g。分 5 次食完。

7．金黄色葡萄球菌肺炎 大枣、甘草、生姜各 6 g，枳实、竹茹、半夏、茯苓各 10 g，陈皮 12 g。水煎取药汁，每日 2 剂，分 4 次服。

8．消化不良 大枣 10 枚，橘皮 10 g（可换干品 3 g）。先将大枣放锅内炒焦，然后与橘皮同放入杯中，加沸水冲泡 10 分钟即成。饭后代茶饮。

使用注意

本品味甘助湿生痰蕴热，令人中满，故湿盛脘腹胀满者忌用。实热、湿热、痰热诸疾均不宜。

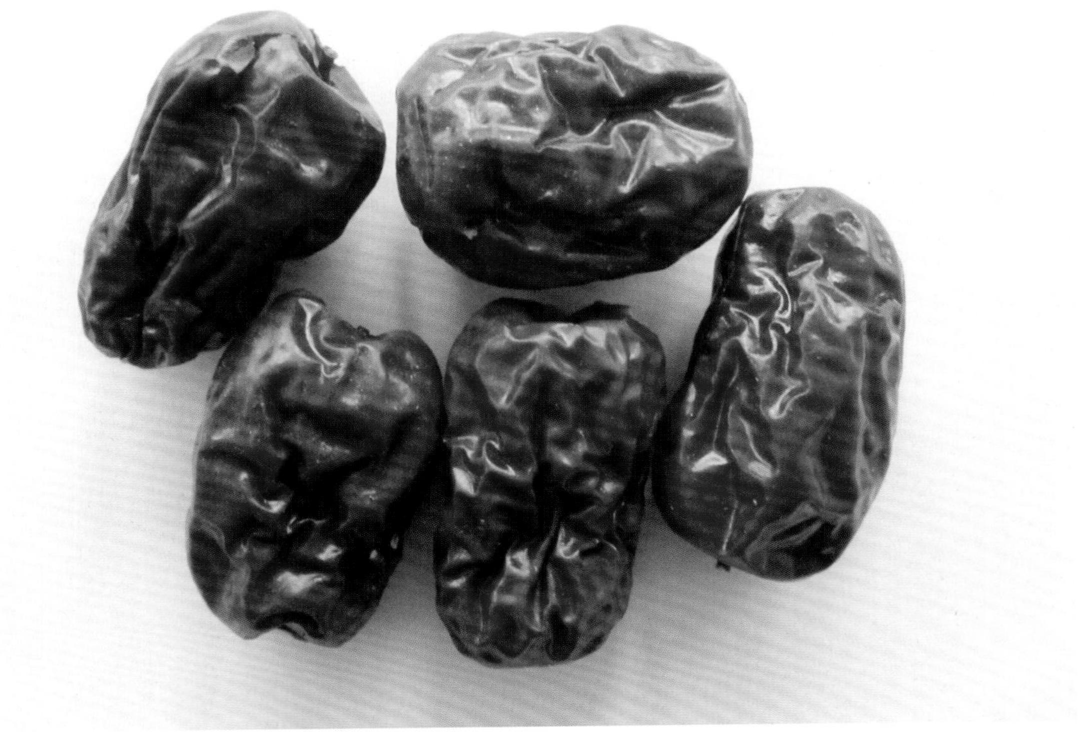

大枣药材

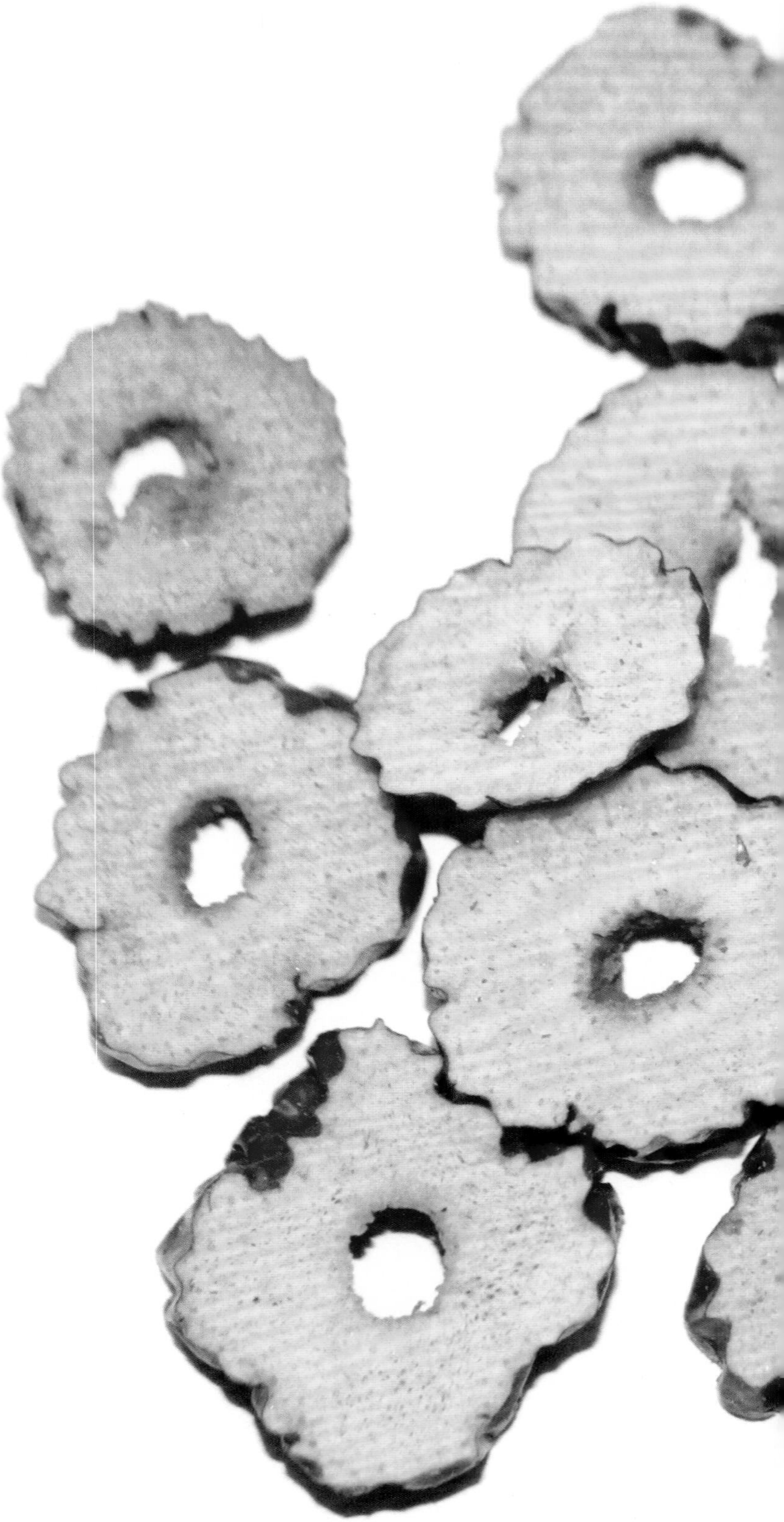

大枣

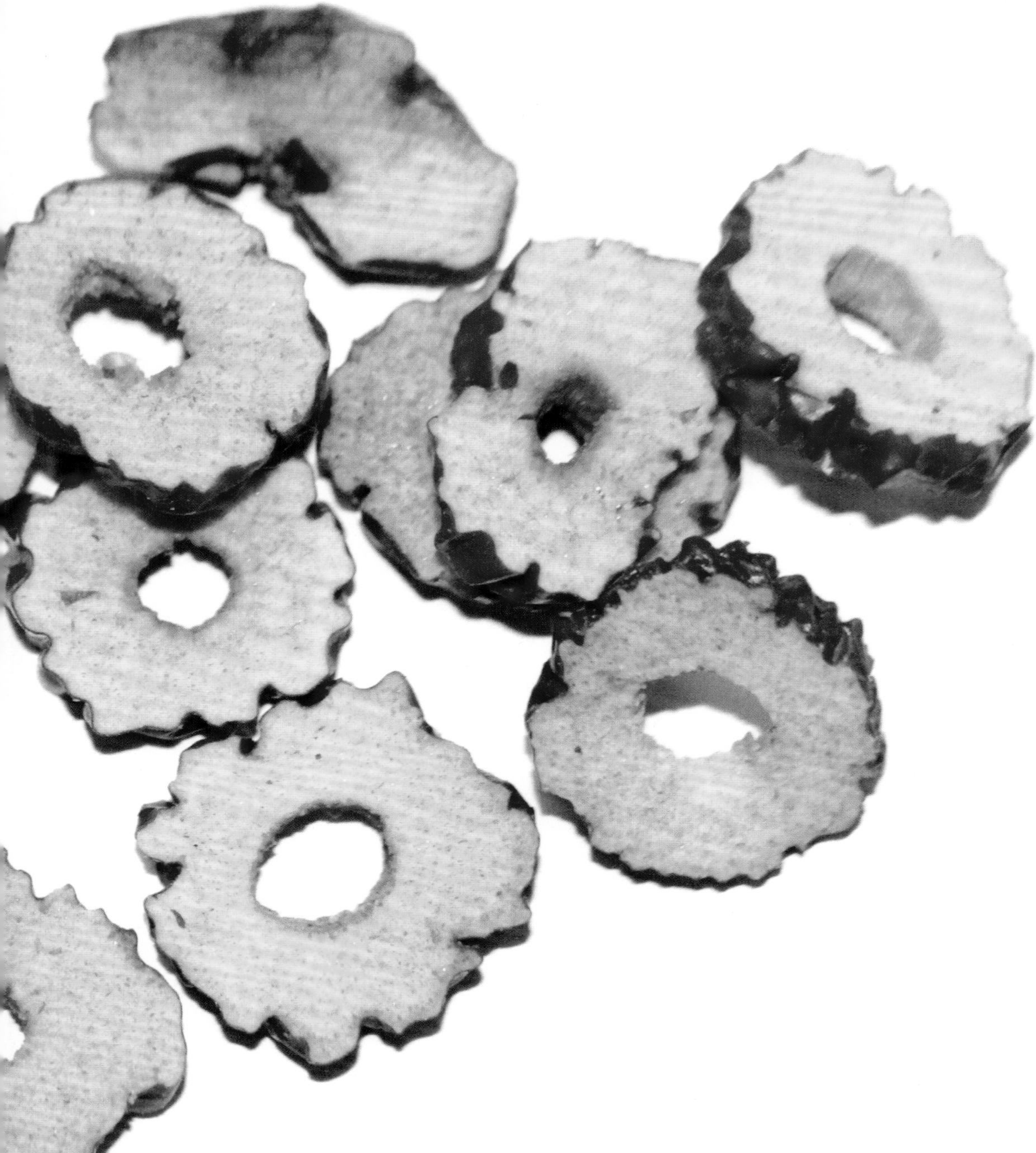

大枣饮片

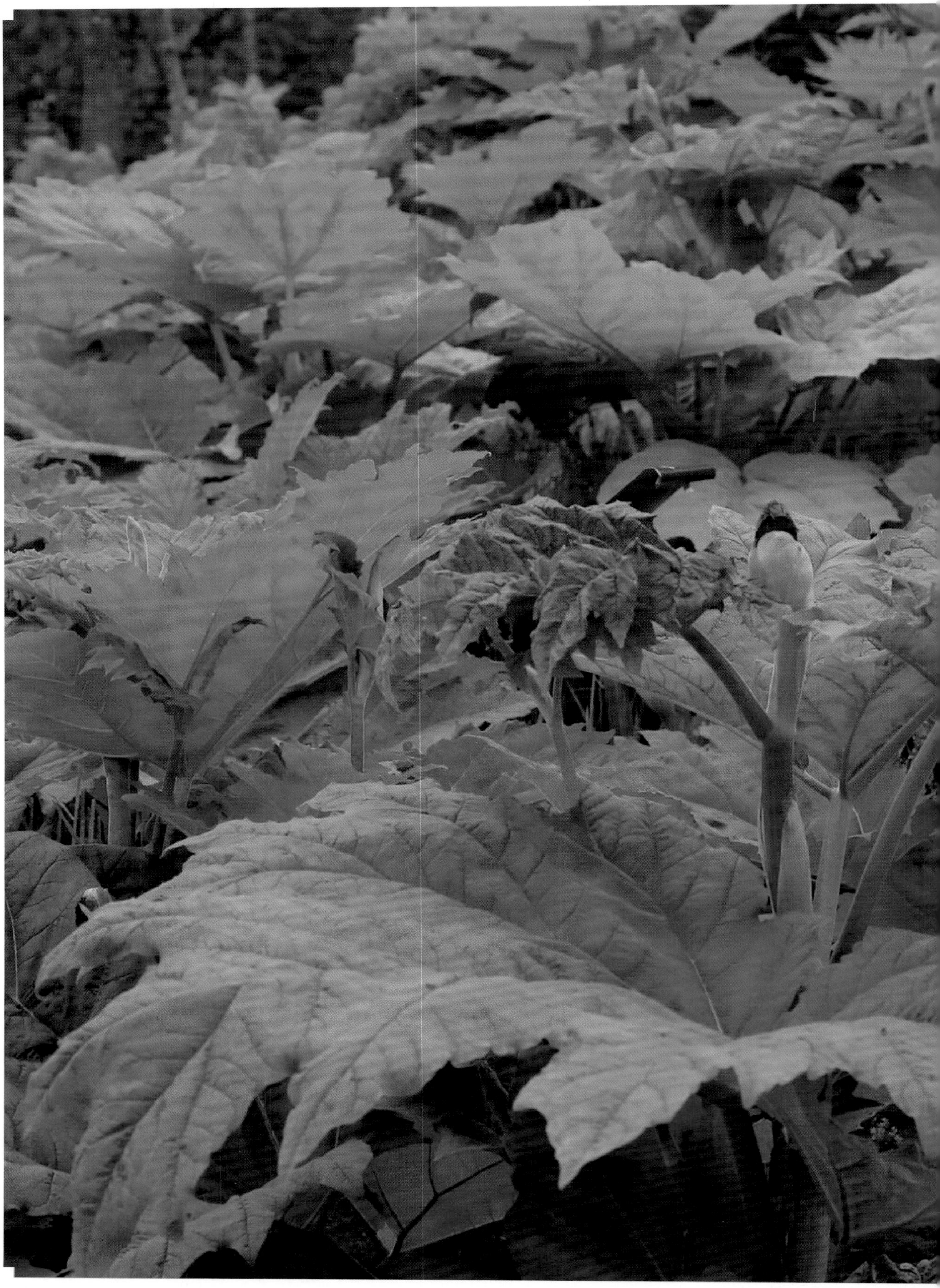

大黄

【藏药名】君木杂。

【别　名】西星、懂那尖曲、白玛杂日、制大黄（熟军）、酒炒大黄（酒军）。

【来　源】本品为蓼科植物掌叶大黄 *Rheum palmatum* L. 或药用大黄 *Rheum officinale* Baill. 等的干燥根及根茎。

【性味归经】苦，寒。归脾、胃、大肠、肝、心经。

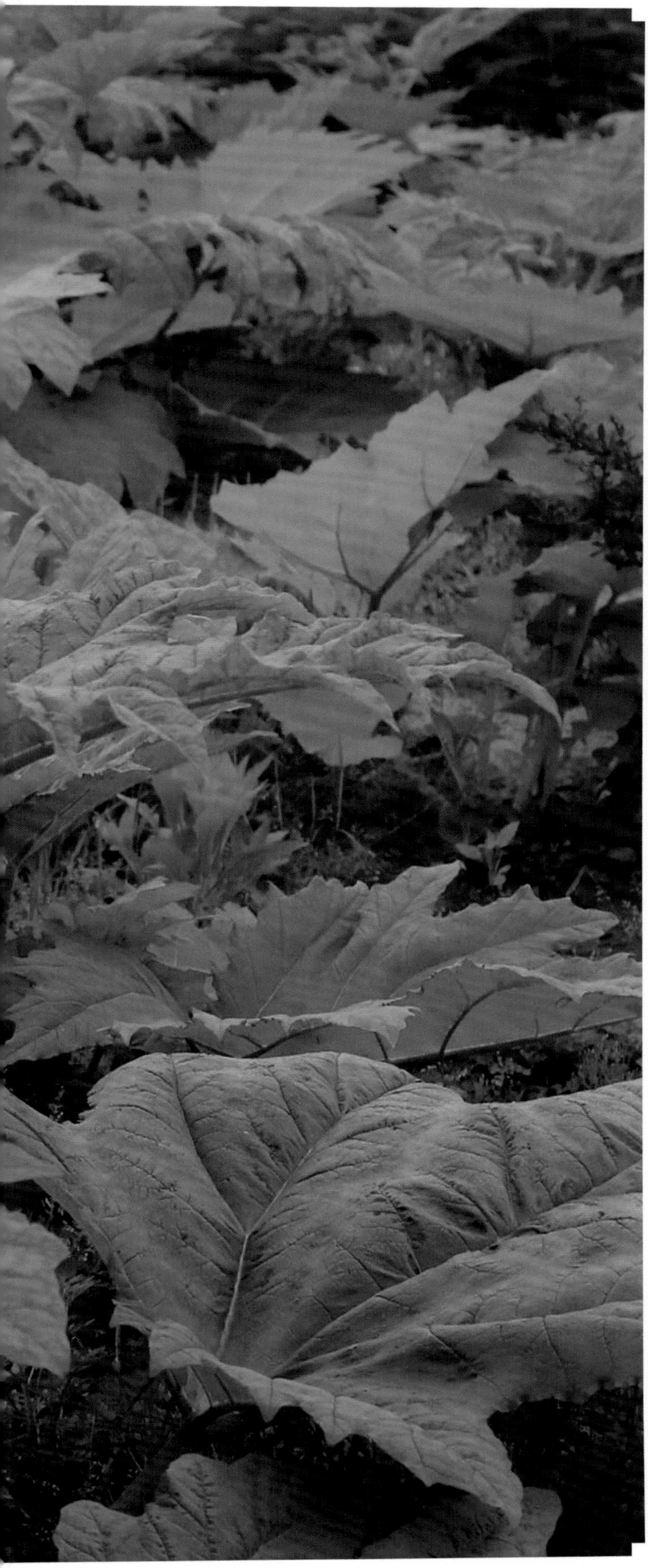

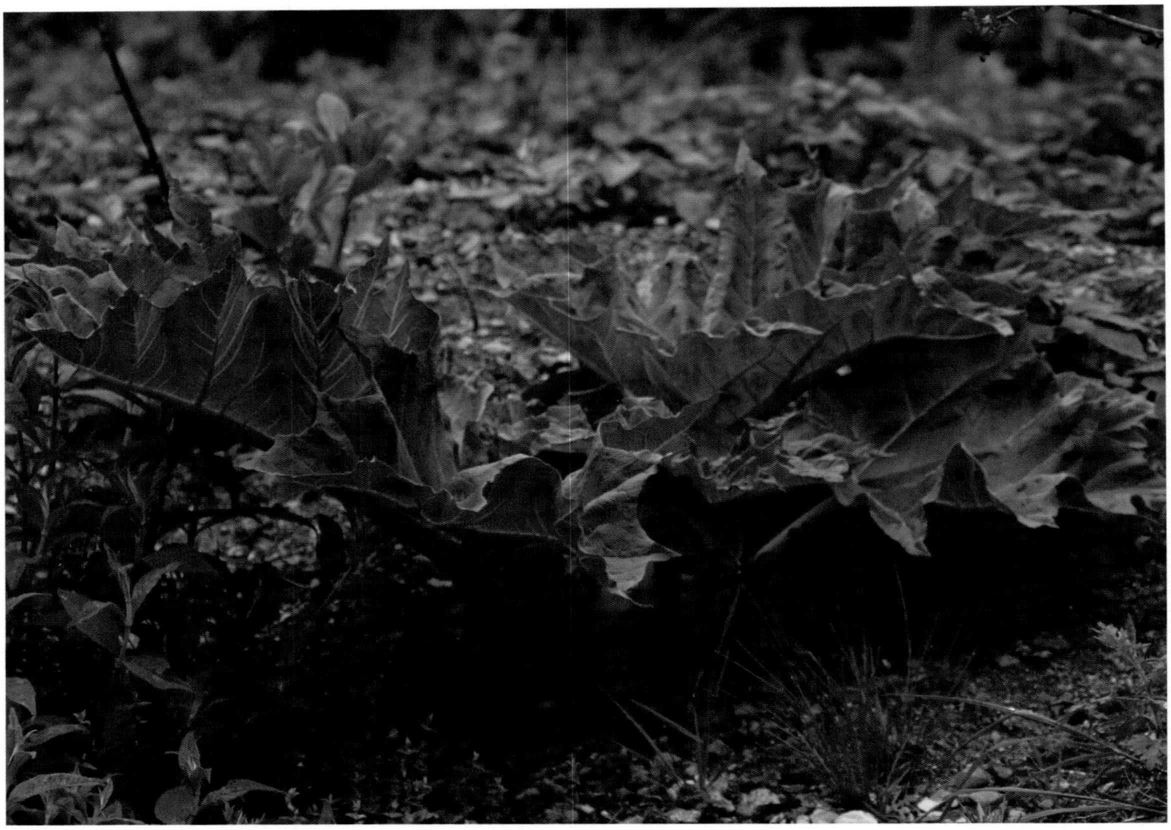

掌叶大黄

识别特征

多年生高大草本。叶多根生，具长柄，叶片广卵形，3 ~ 5 深裂至叶片 1/2 处。茎生叶较小，互生。花小，紫红色，圆锥花序簇生。瘦果，三角形有翅。唐古特大黄：与上种相似，不同处为叶片分裂极深，裂片呈细长羽状。花序分枝紧密。常向上贴于茎。药用大黄：叶片浅裂达 1/4 处。花较大，黄色。花期 6—7 月，果期 7—8 月。

生境分布

生长于山地林缘半阴湿的地方。分布于四川、甘肃、青海、西藏等省区。

采收加工

秋末茎叶枯萎或次春发芽前采挖，除去细根，刮去外皮，切瓣或段，绳穿成串干燥或直接干燥。

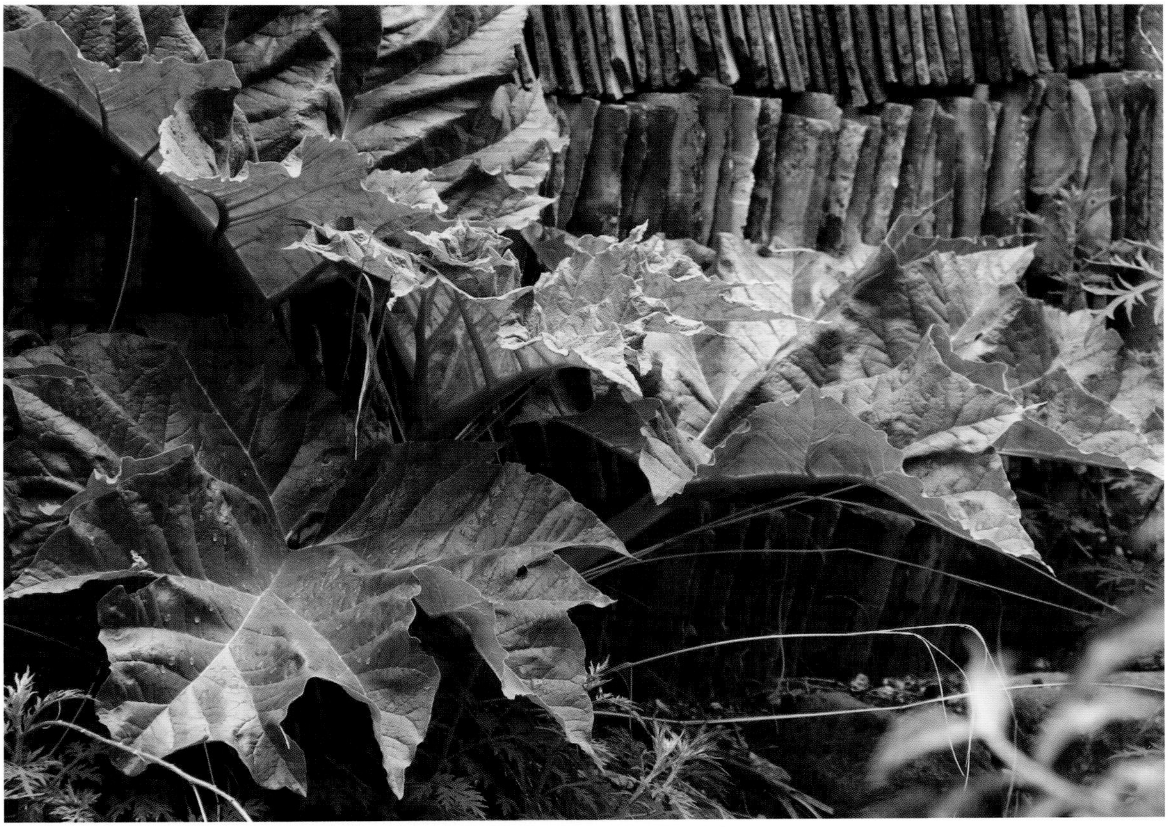

掌叶大黄

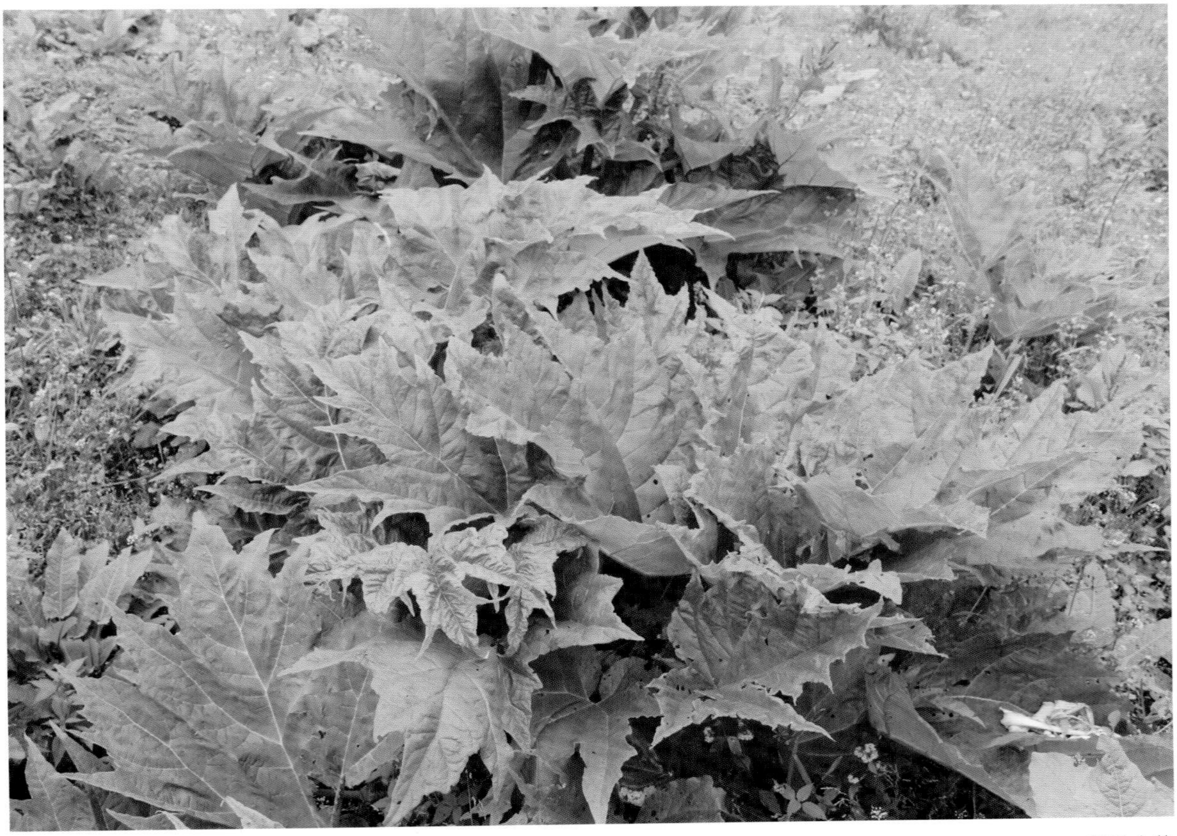

掌叶大黄

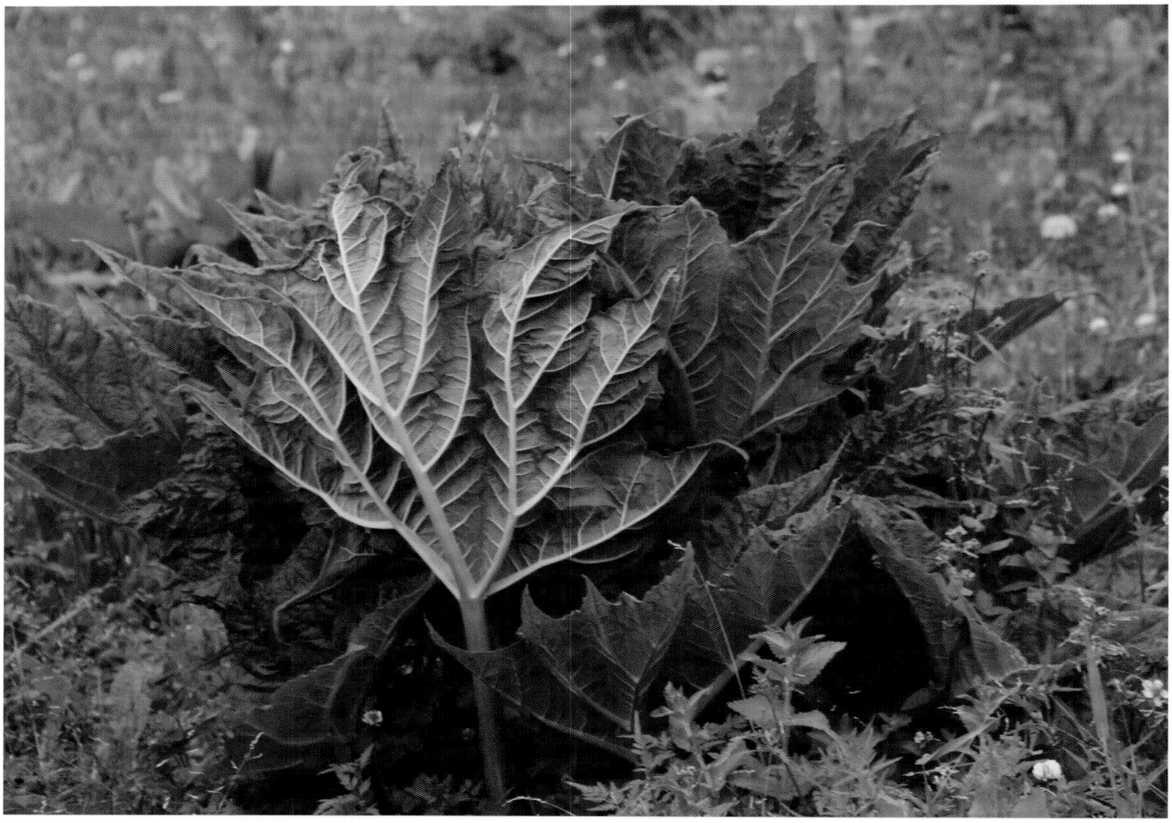

掌叶大黄

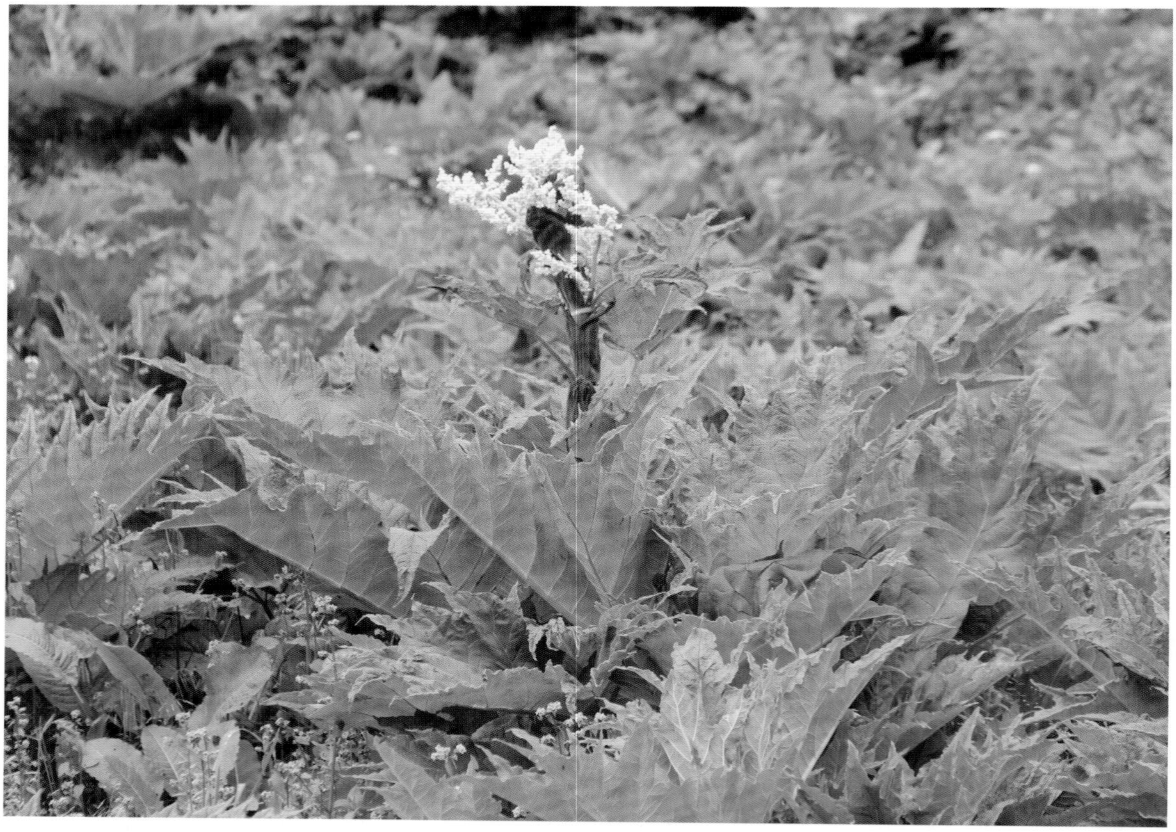

掌叶大黄

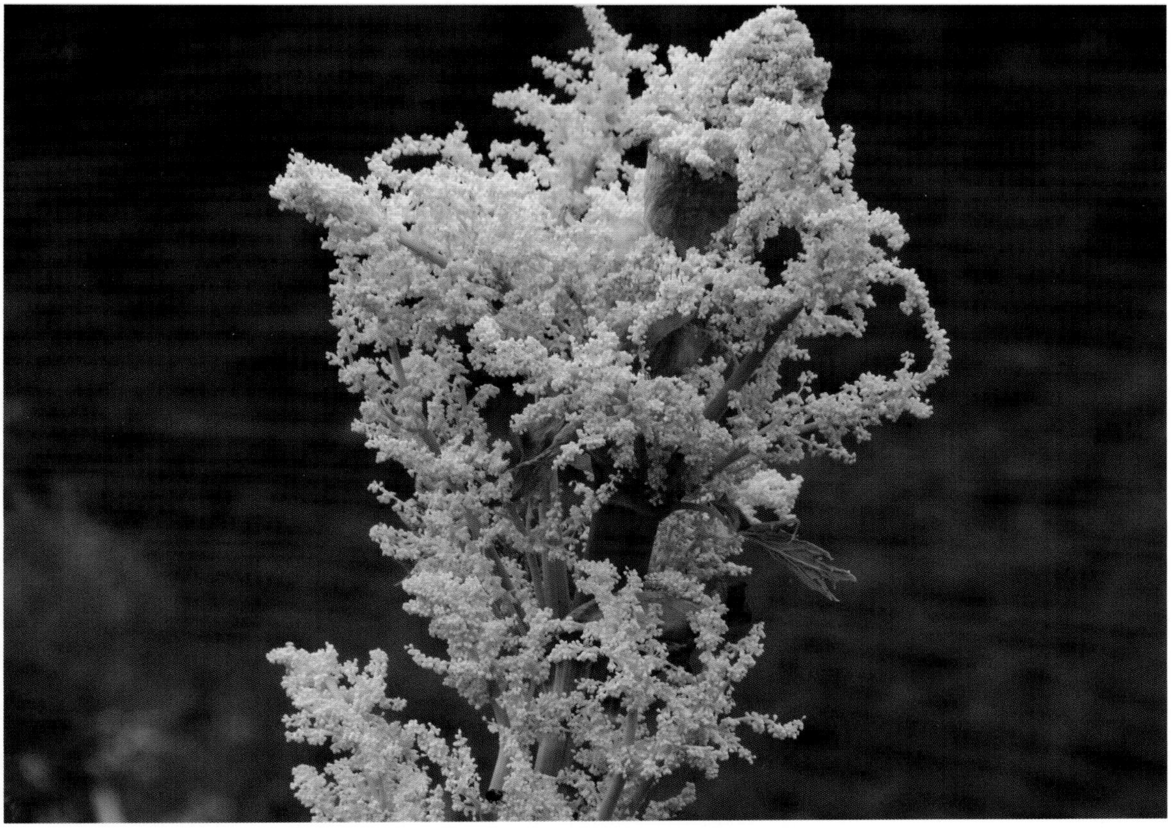

掌叶大黄

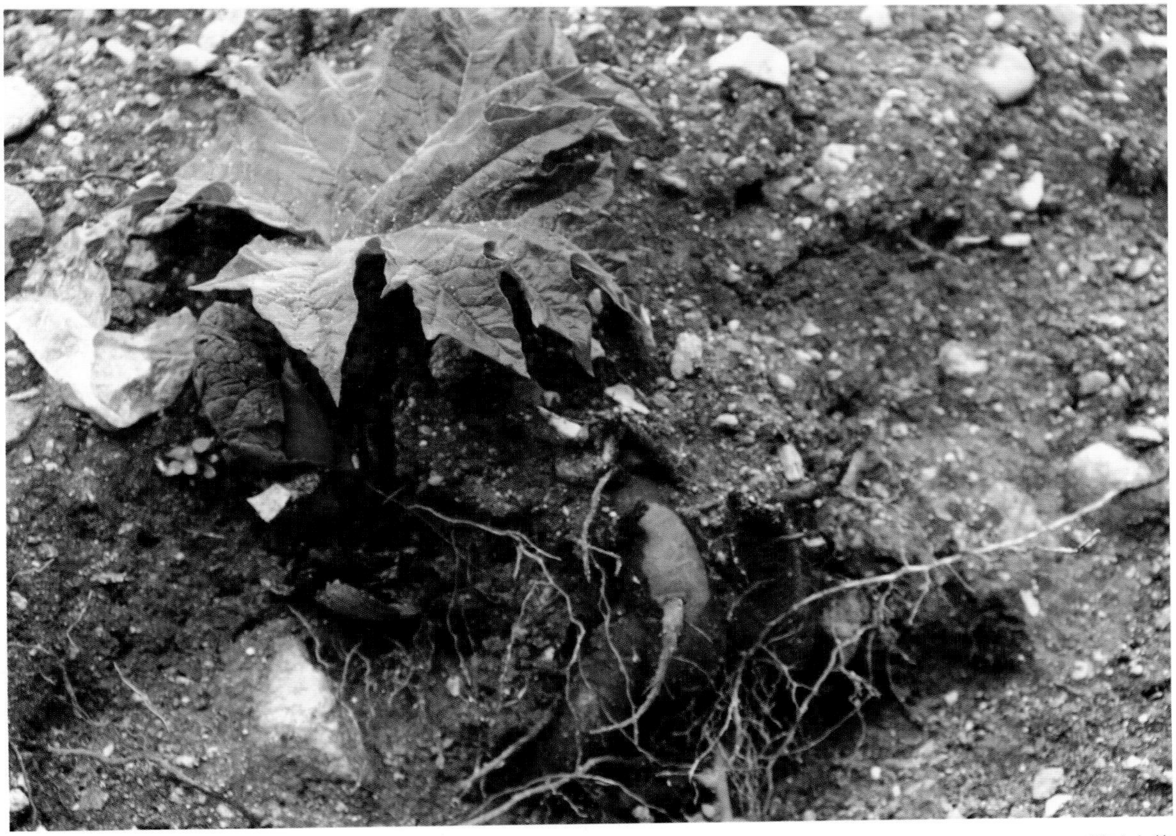

掌叶大黄

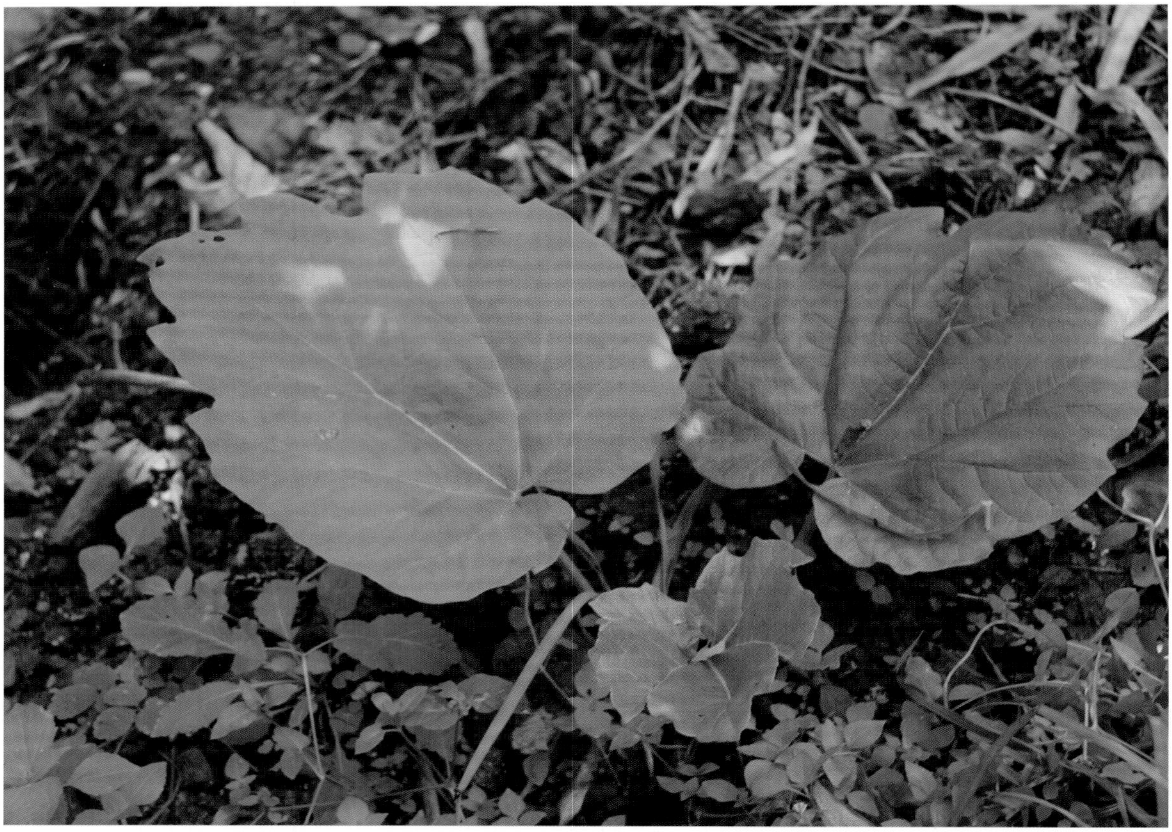

药用大黄

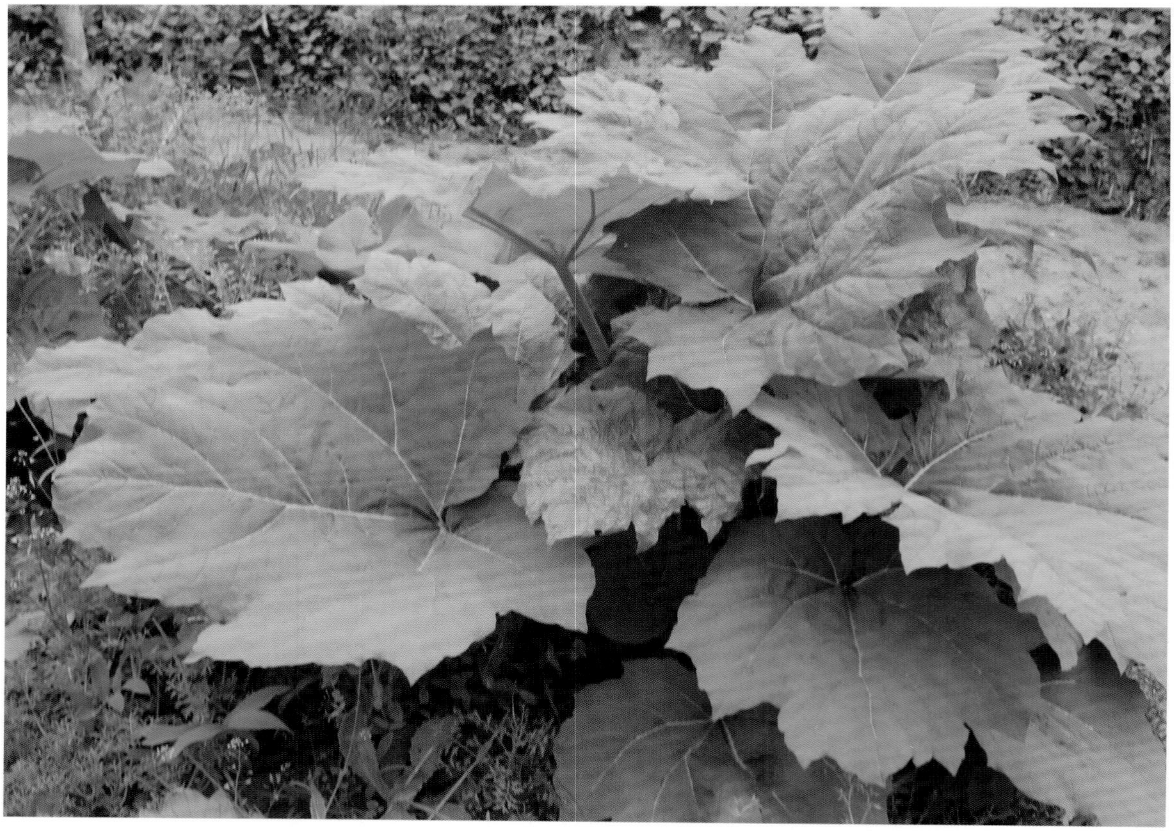

药用大黄

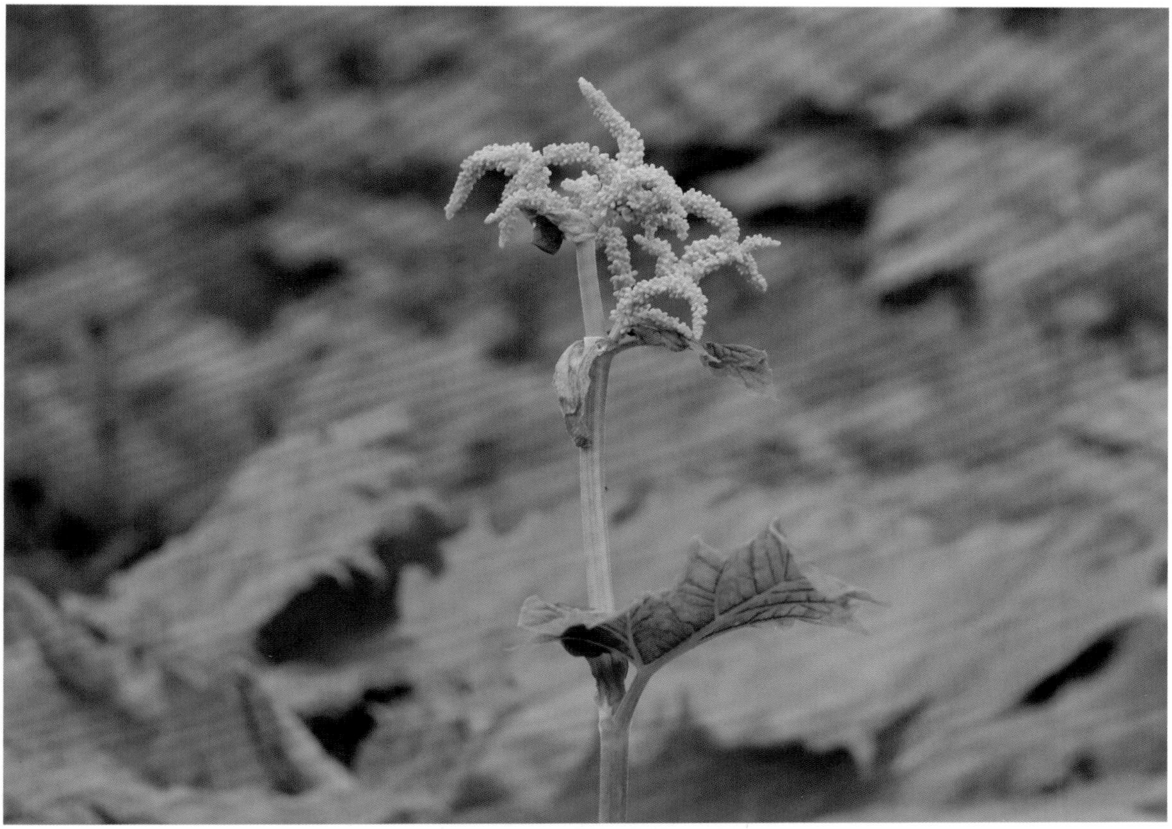

药用大黄

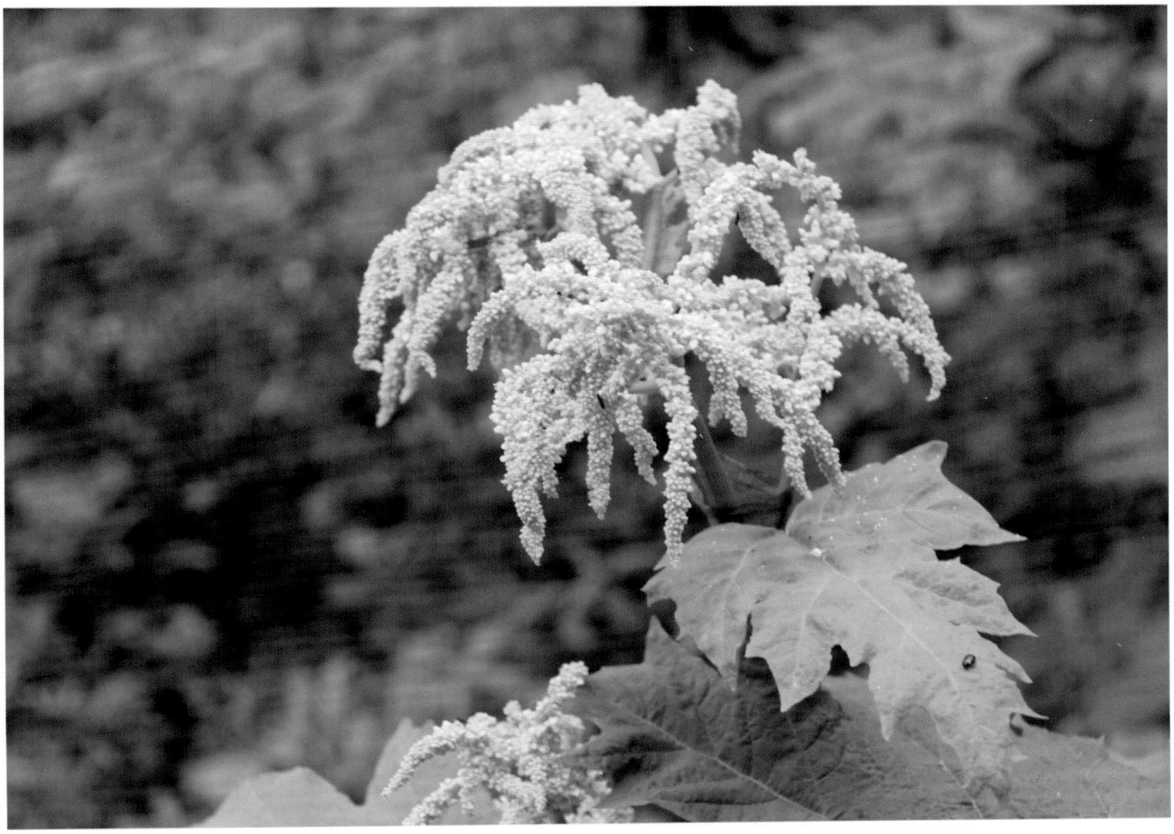

药用大黄

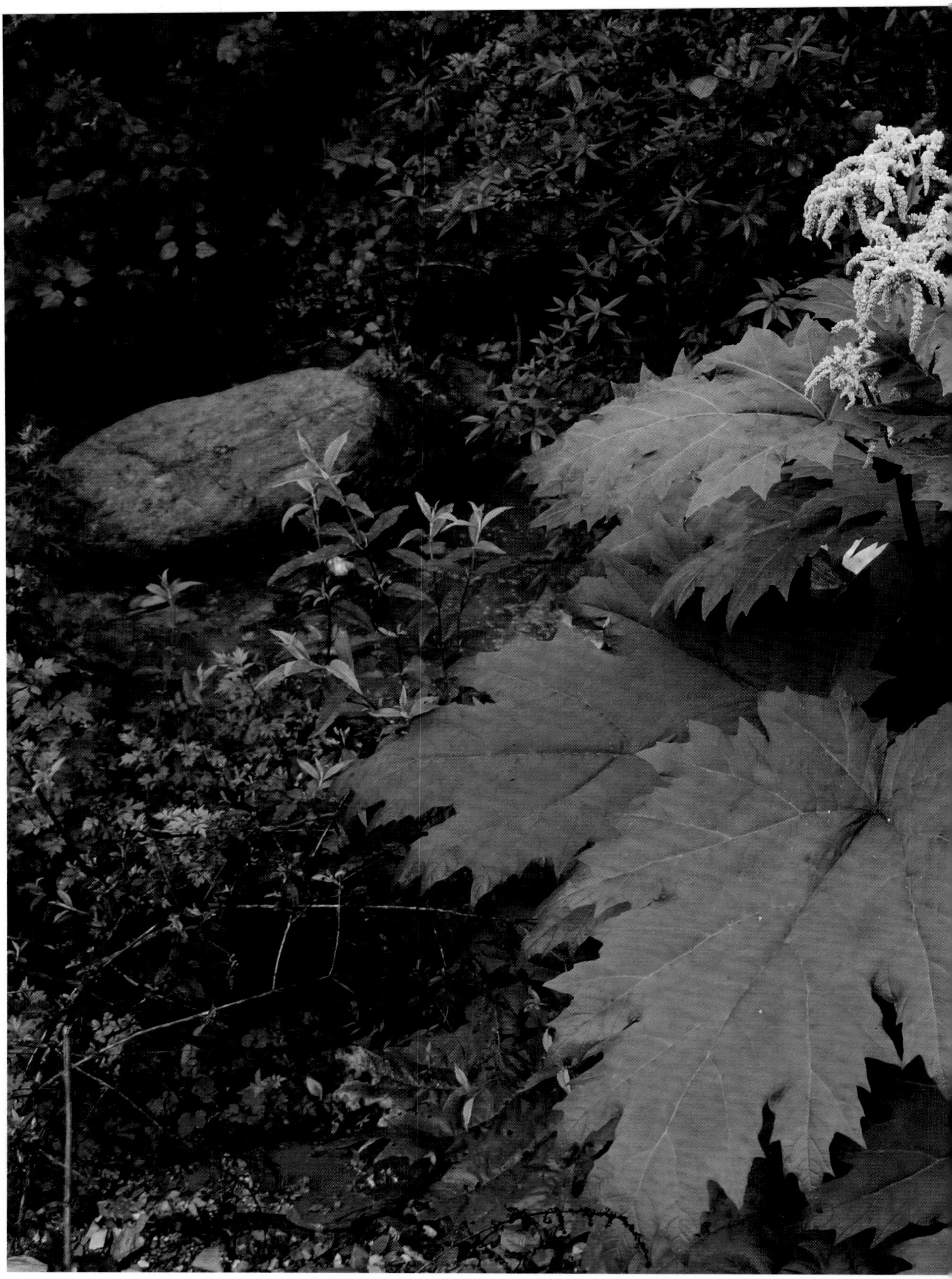

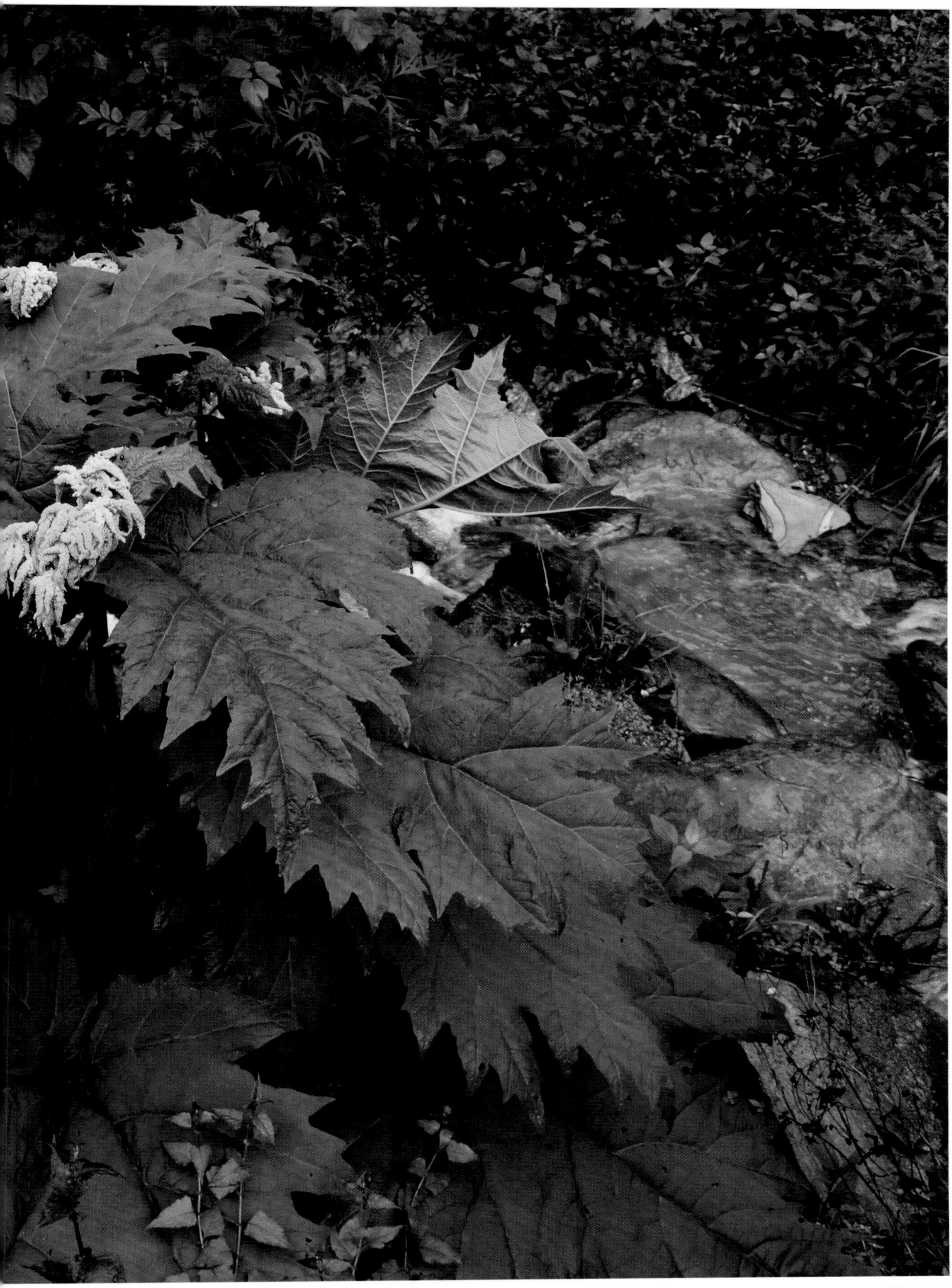

药用大黄

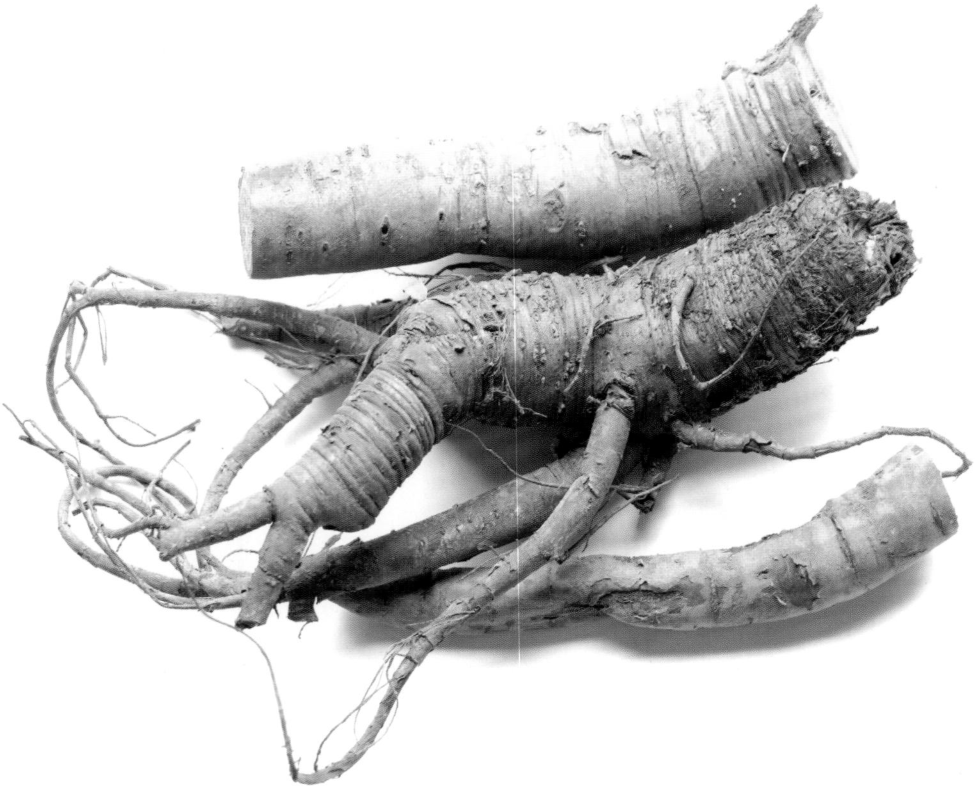

药用大黄药材

药材鉴别

本品呈不规则厚片或块状。除净外皮者，表面黄棕色至红棕色，有的可见类白色网状纹理及星点（异型维管束）散在，微显朱砂点，习称“锦纹”。断面淡红棕色或黄棕色，显颗粒性；根茎髓部宽广，有星点环列或散在；根木部发达，具放射状纹理，形成层环明显，无星点。

功效主治

泻热通便，凉血解毒，逐瘀通经。本品苦寒沉降，性猛善走，素有“将军”之称，可荡涤肠胃积滞，为治疗热结便秘之要药。并能泻血分实热，有清热泻火、凉血解毒及活血祛瘀之效。

用法用量

内服：3 ~ 12 g，煎服。入汤剂应后下或开水泡服。外用：适量。生用泻下力强，制用泻下和缓。活血宜酒制，止血则应炒炭用。

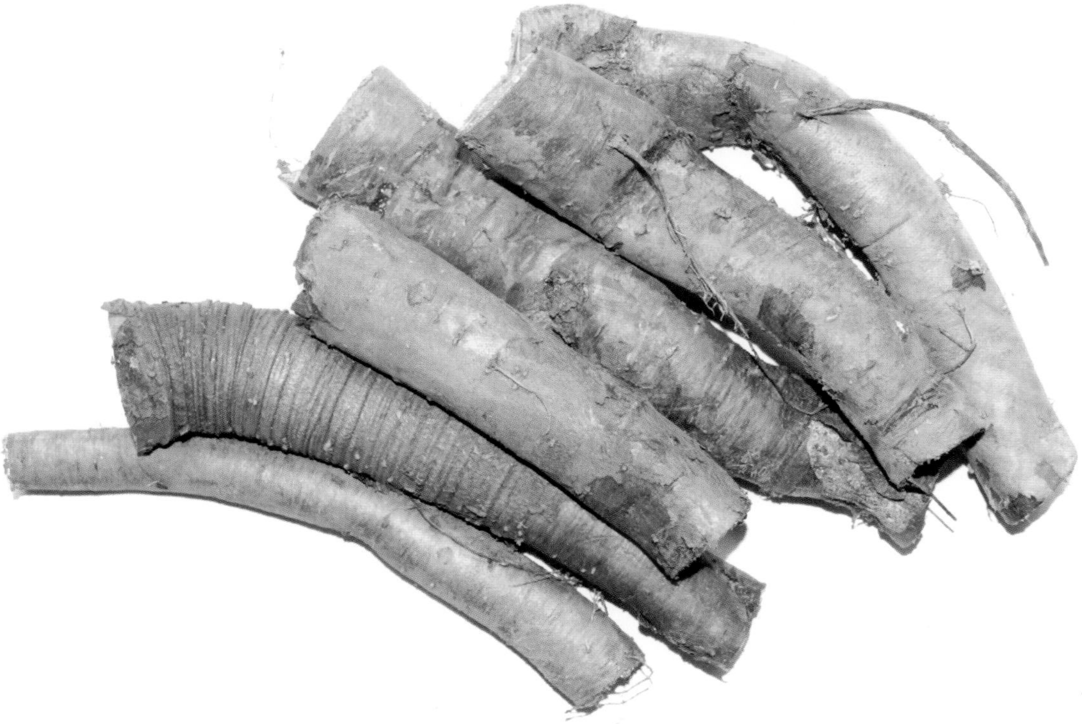

掌叶大黄药材

民族药方

1．食积腹痛 大黄、砂仁各9 g，莱菔子30 g。水煎服，每日3次。

2．胆囊炎，胆石症 大黄、黄连各9 g，枳壳、黄芩、木香各12 g。水煎服，每日3次。

3．急性胰腺炎 大黄12 g，柴胡、白芍各15 g，胡黄连、延胡索、黄芩、木香、芒硝各9 g。水煎服，每日3次。

4．脾胃湿热，胸闷腹痛，积滞泄泻 大黄10 g，枳实、白术、黄芩、泽泻、六曲各15 g。水煎服。

5．肺痈，鼻中生疮，肿痛 川大黄（生用）、黄连（去须）各0.3 g，麝香（细研）6 g。前两味药捣细罗为散，研入麝香令均匀，以生油旋调，涂入鼻中。

6．冻疮皮肤破烂、痛不可忍 川大黄适量。研为末，新汲水调，搽冻疮上。

使用注意

本品攻下力量峻猛，易伤正气，非实证者不宜妄用。妇女胎前产后、经期、哺乳期均应慎用或忌用。

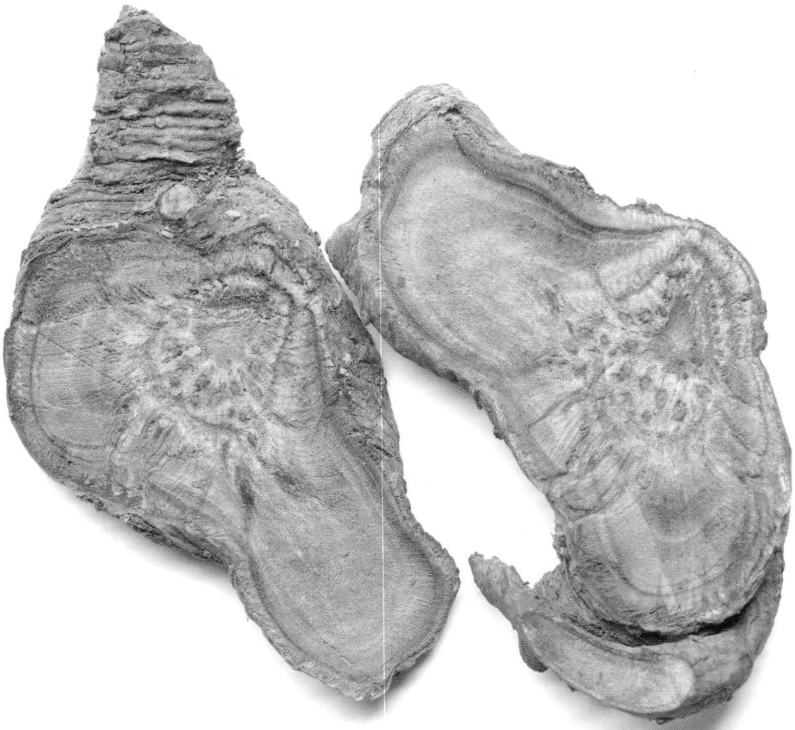

药用大黄药材

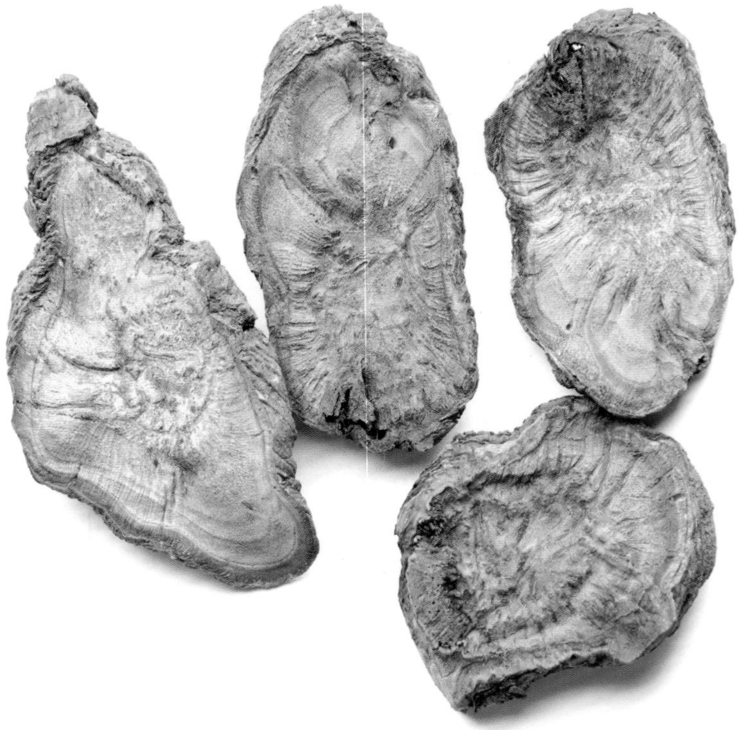

药用大黄药材

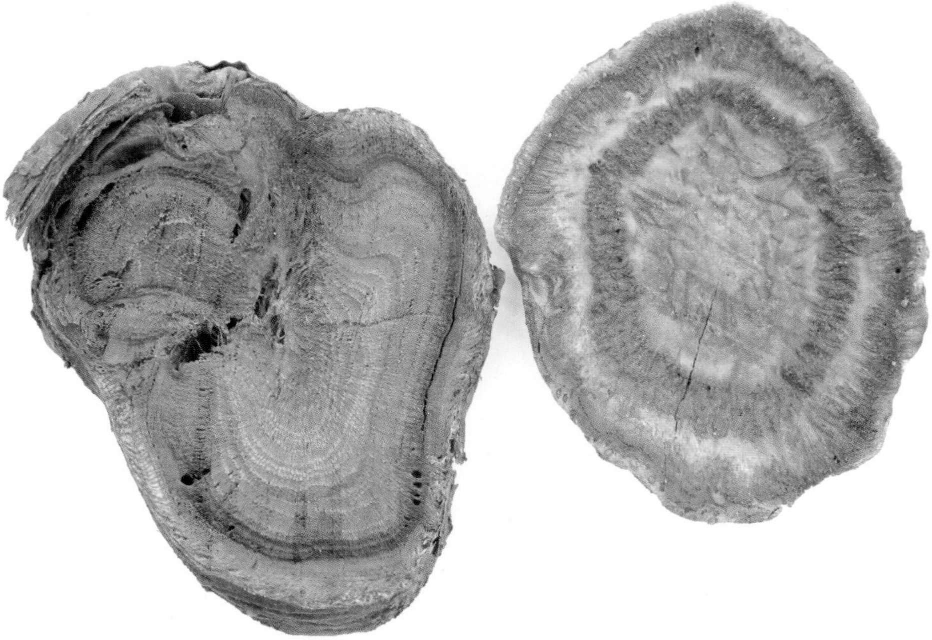

掌叶大黄药材

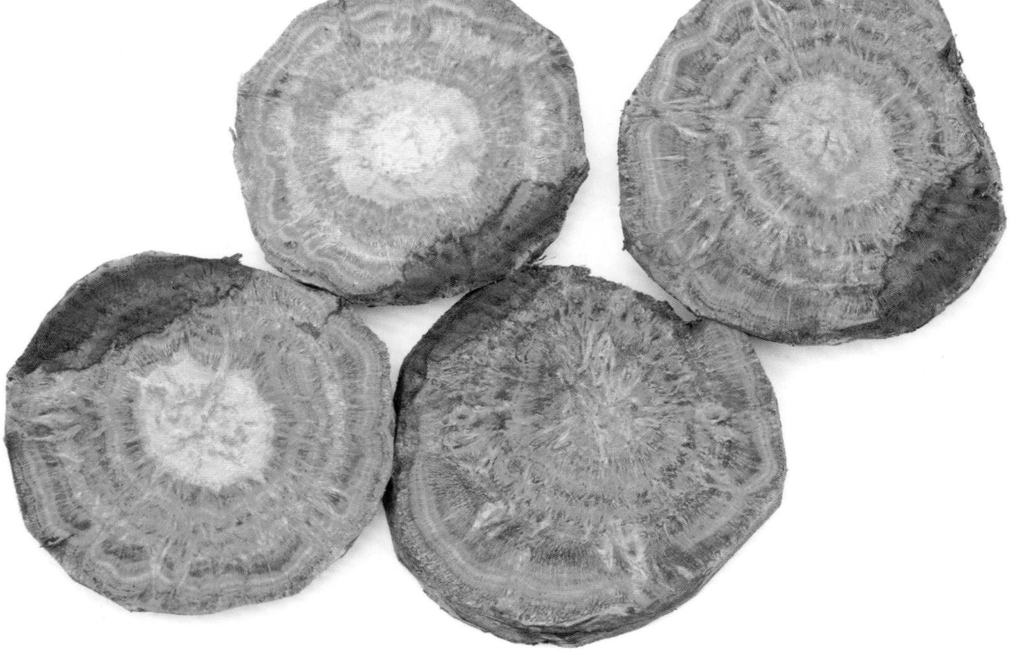

掌叶大黄药材

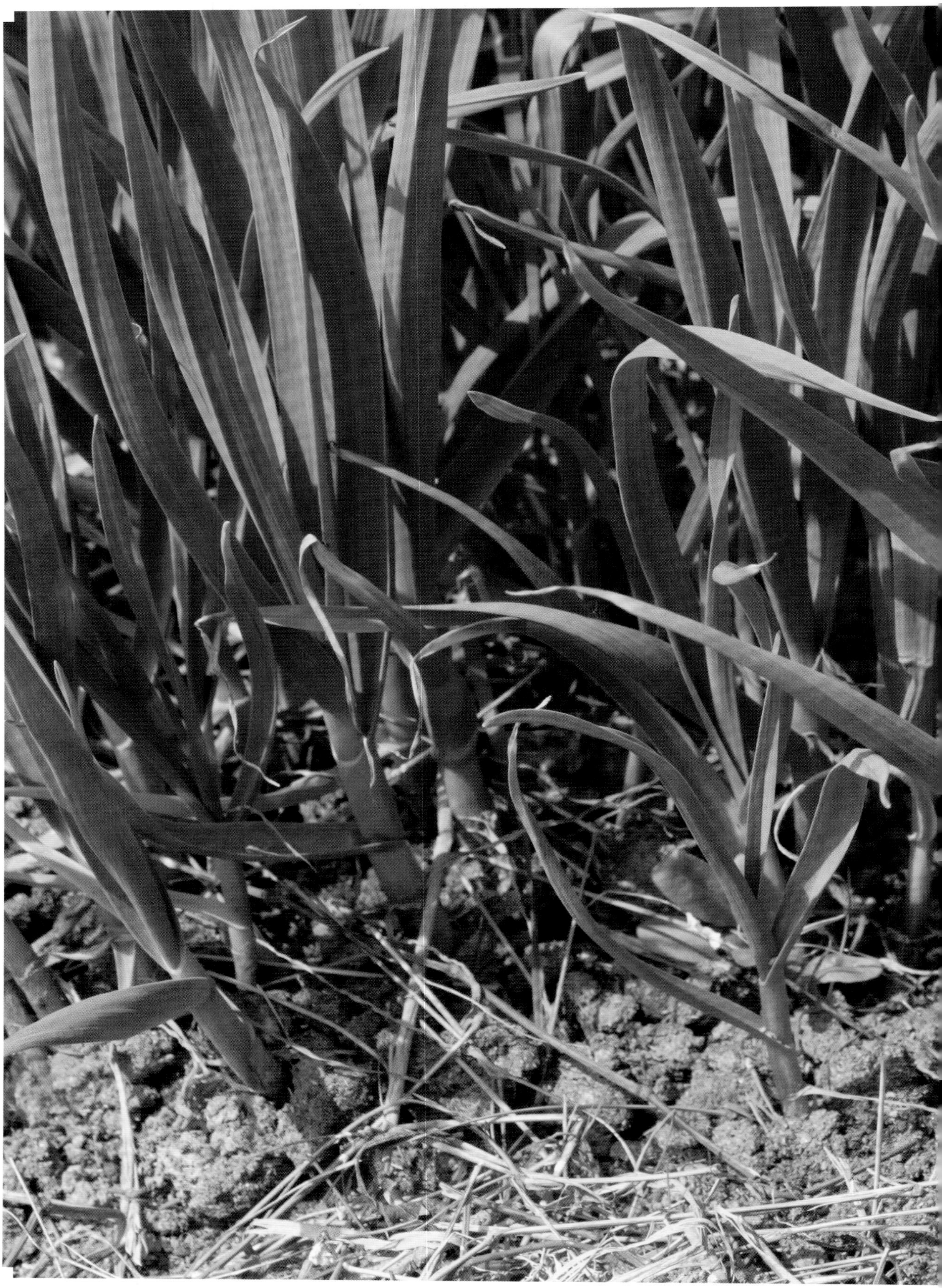

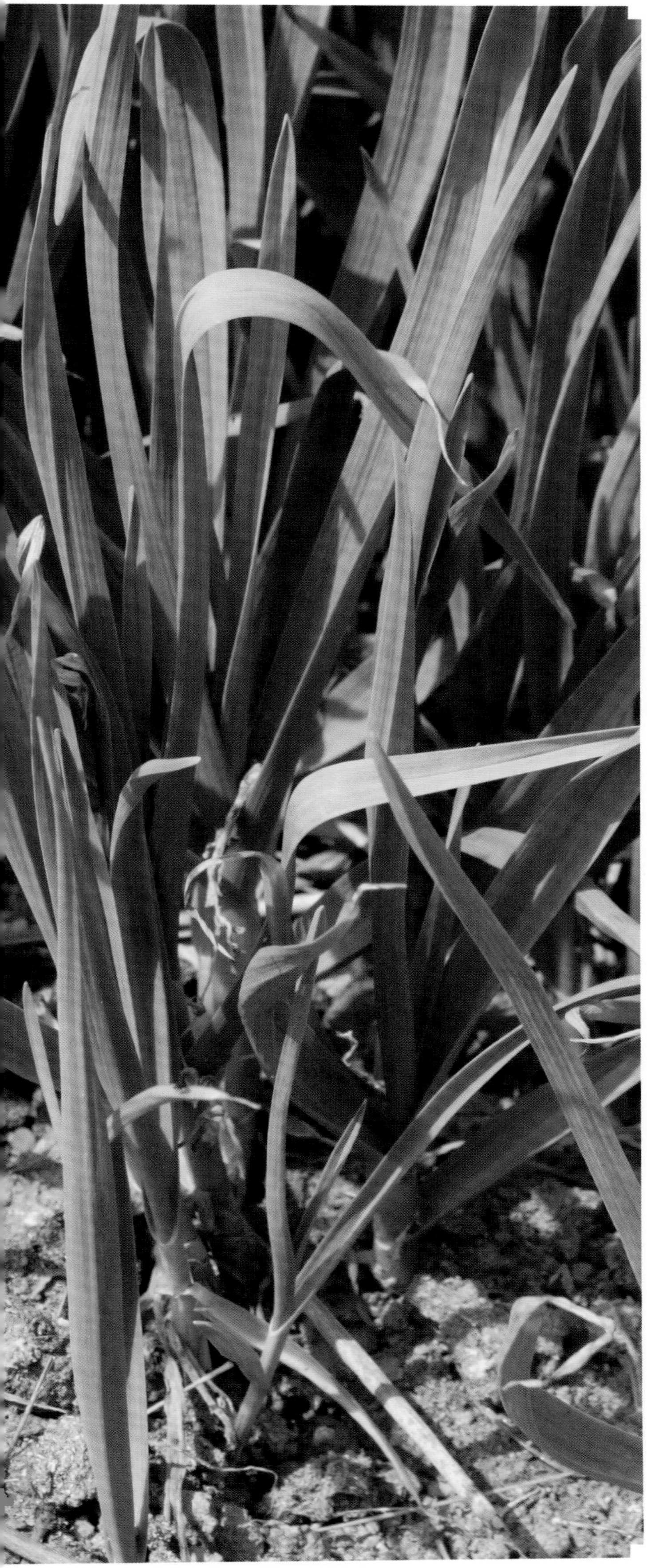

大蒜

【藏药名】果夹。

【别　名】拉徐纳、独头蒜、吉古瓦、紫皮蒜、龙合高。

【来　源】本品为百合科多年生草本植物大蒜 *Allium sativum* L. 的鳞茎。

【性味归经】辛，温。归脾、胃、肺经。

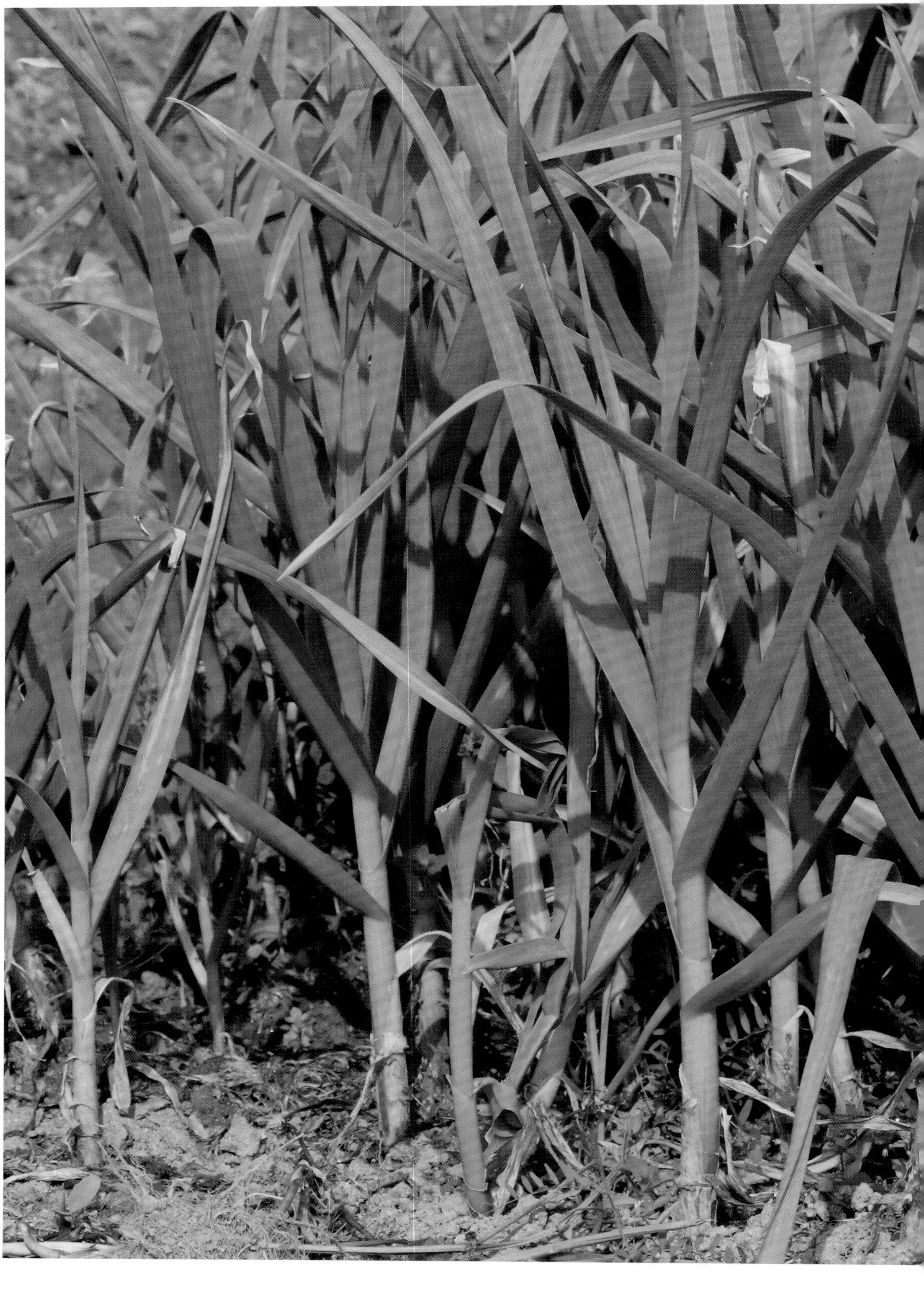

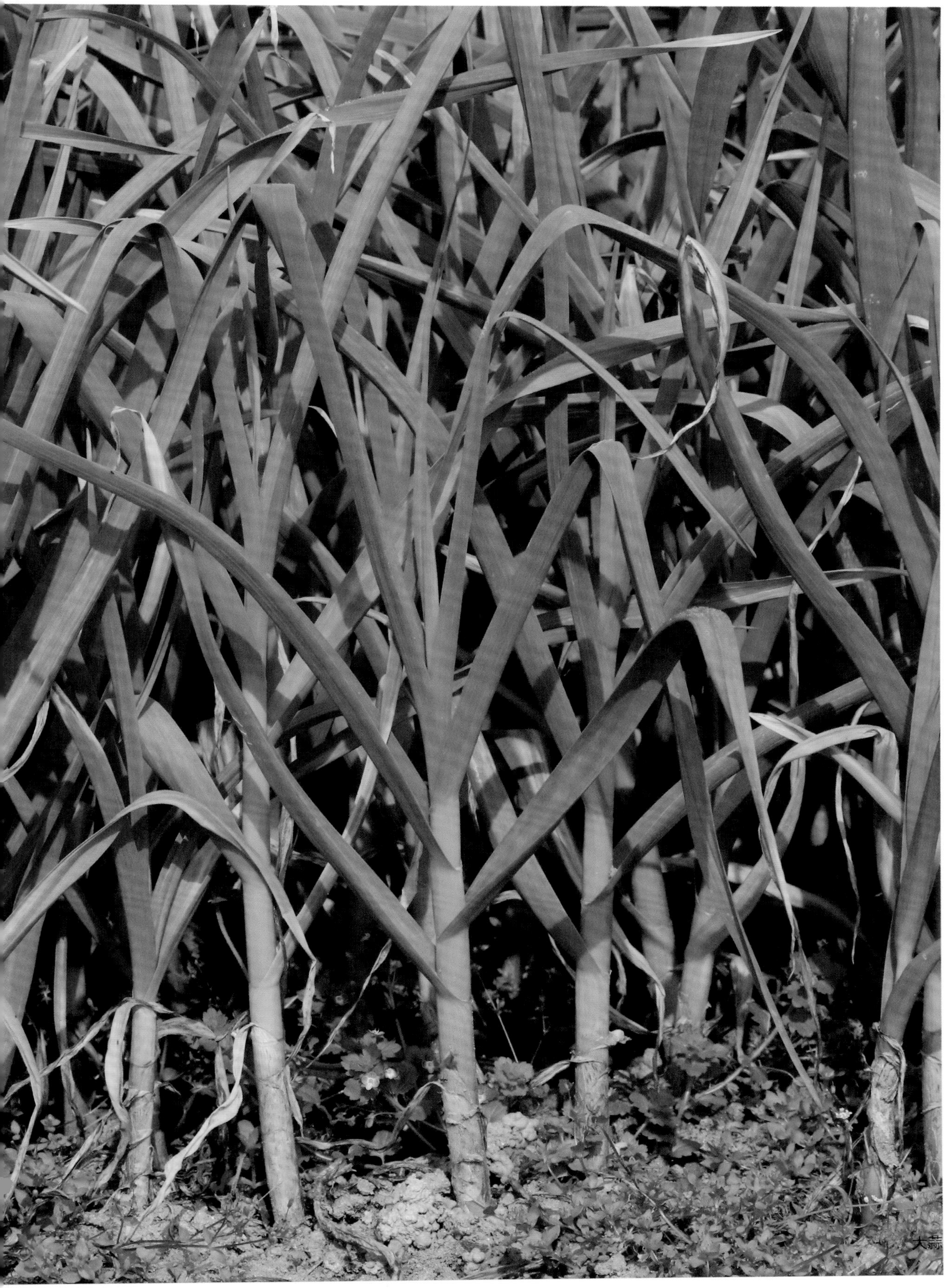
大蒜

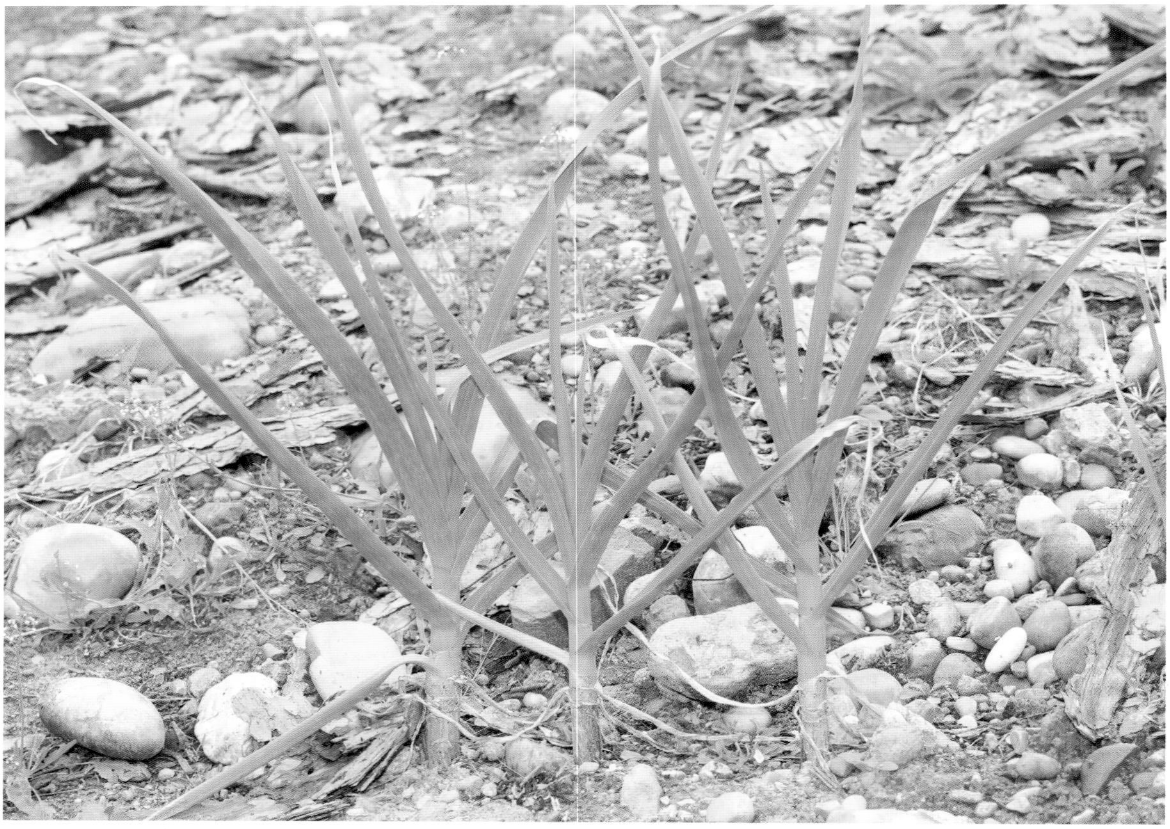

大蒜

识别特征

多年生草本，具强烈蒜臭气。鳞茎大形，具 6 ~ 10 瓣，外包灰白色或淡棕色干膜质鳞被。叶基生，实心，扁平，线状披针形，宽约 2.5 cm，基部呈鞘状。花茎直立，高约 60 cm；佛焰苞有长喙，长 7 ~ 10 cm；伞形花序，小而稠密，具苞片 1 ~ 3 枚，片长 8 ~ 10 cm，膜质，浅绿色；花小形，花间多杂以淡红色珠芽，长约 4 mm，或完全无珠芽；花柄细，长于花；花被 6，粉红色，椭圆状披针形；雄蕊 6，白色，花药突出；雌蕊 1，花柱突出，白色，子房上位，长椭圆状卵形，先端凹入，3 室。蒴果，1 室开裂。种子黑色。花期夏季。

生境分布

全国各地均有栽培。

采收加工

夏初叶枯萎时采挖，除去泥沙，于通风处晾干或烘烤至外皮干燥，生用。

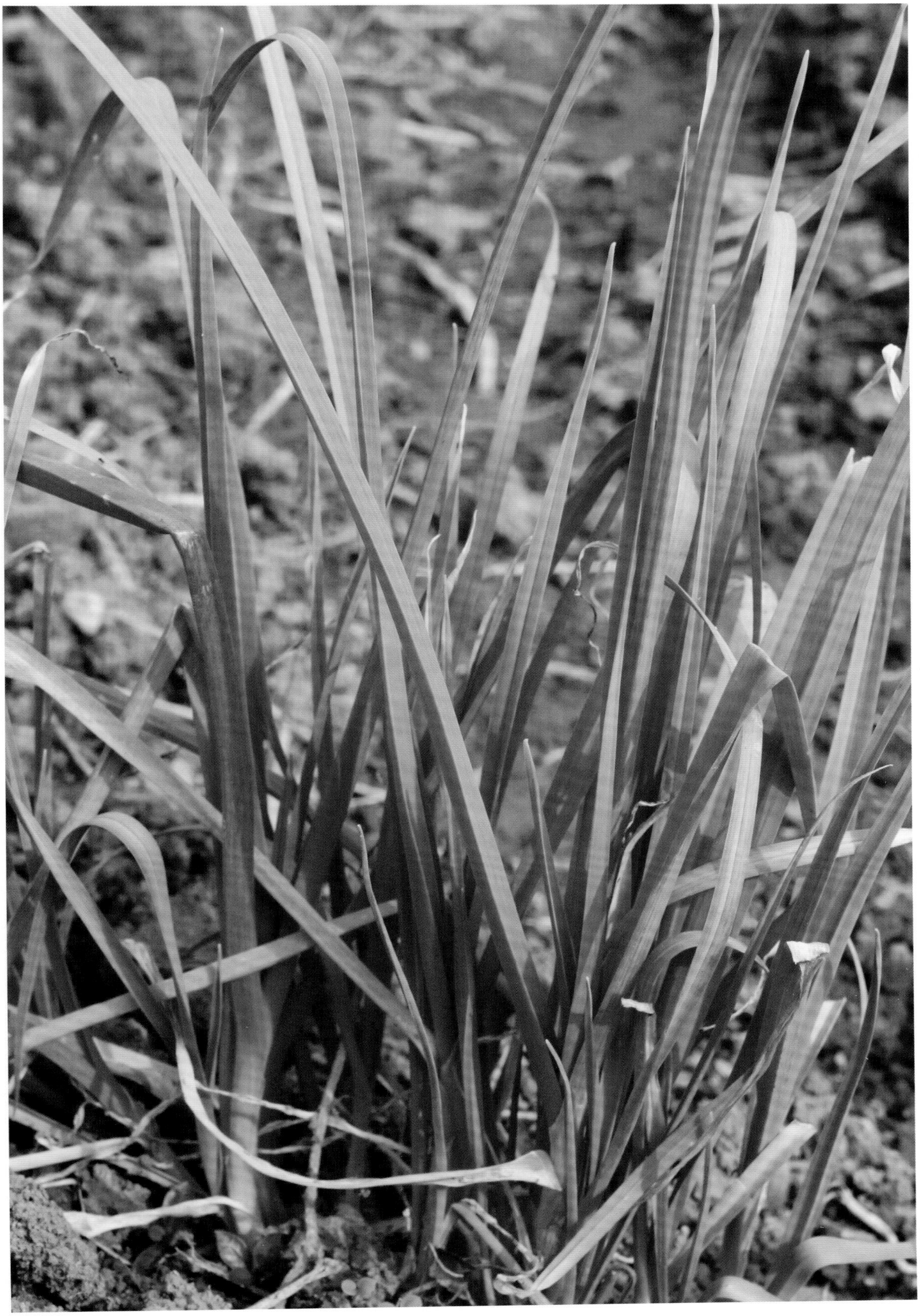

大蒜

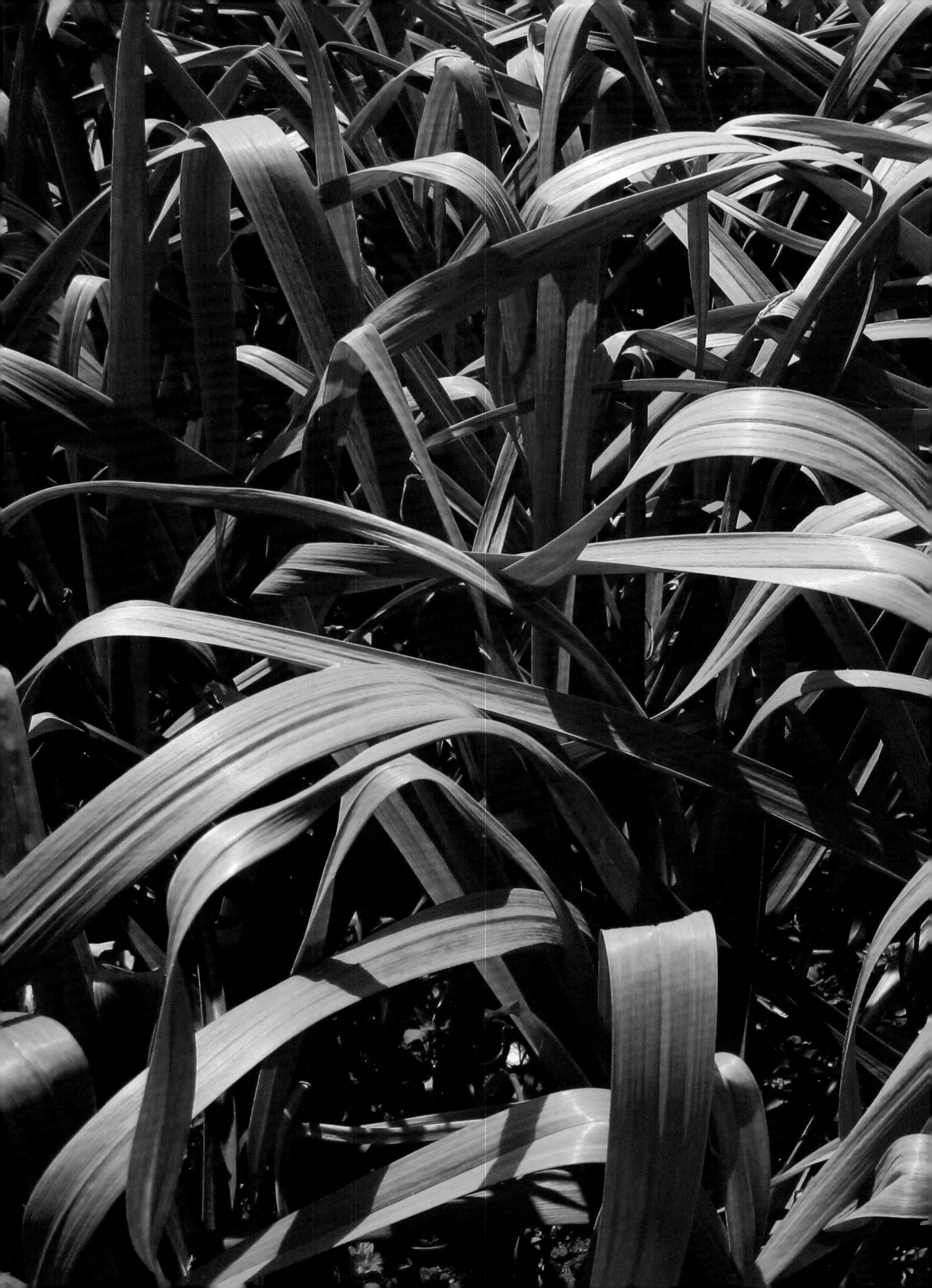

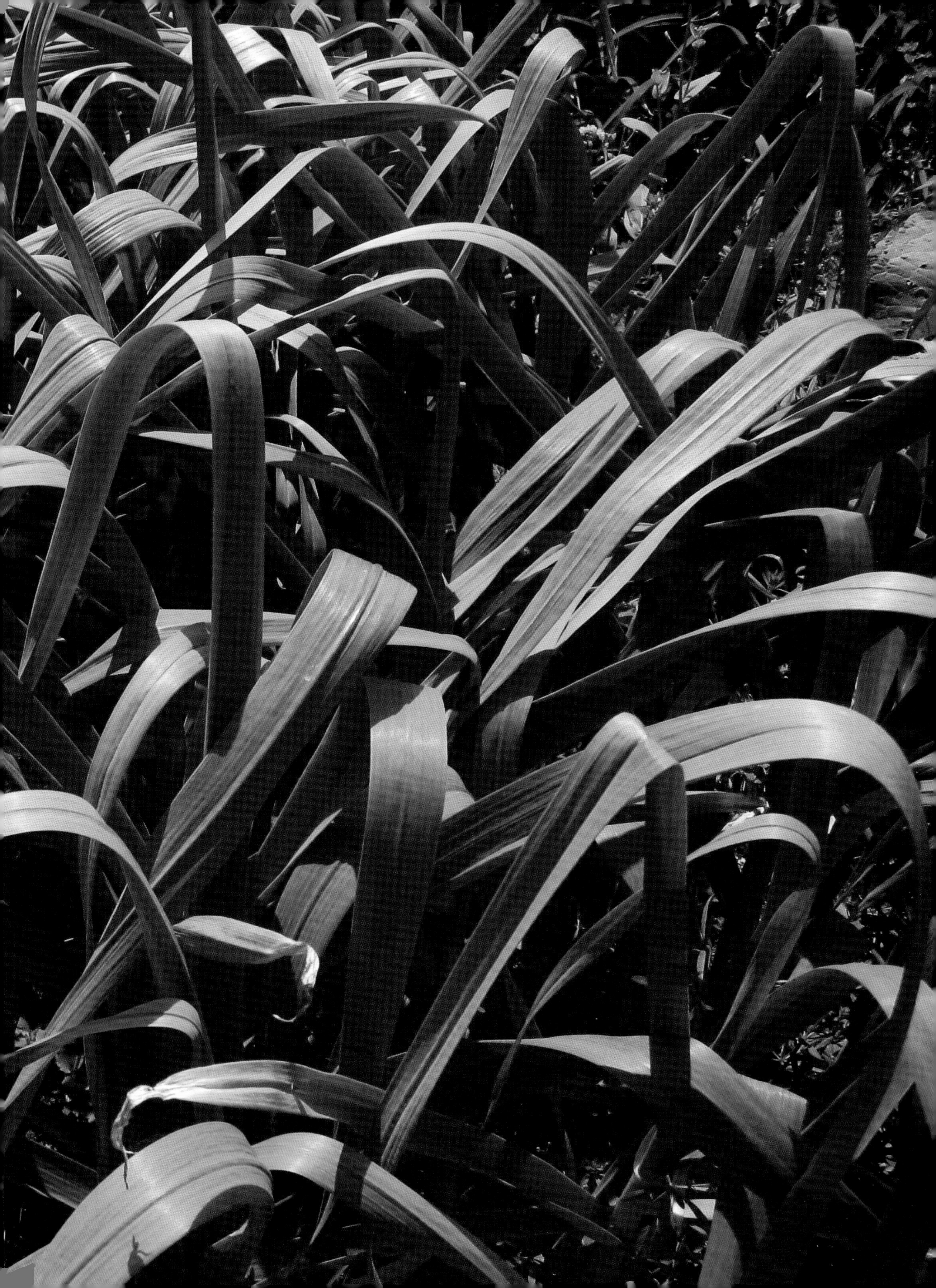

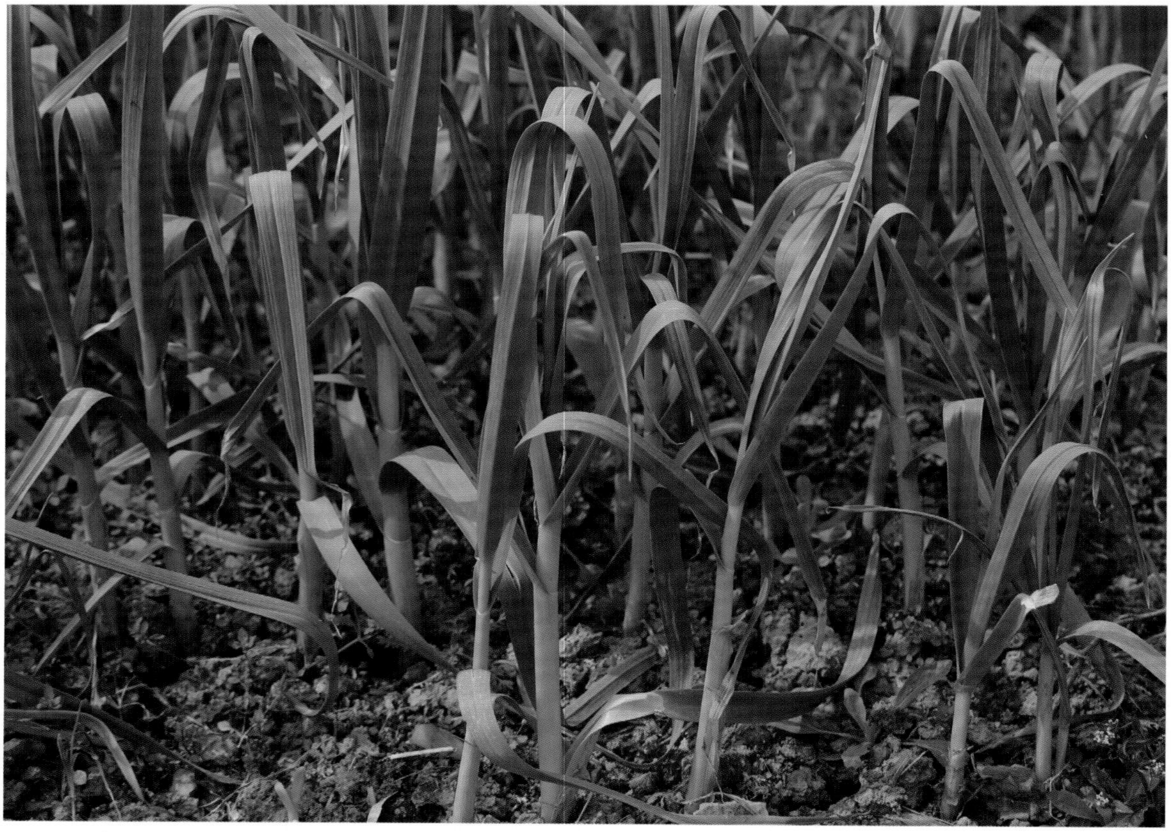

大蒜

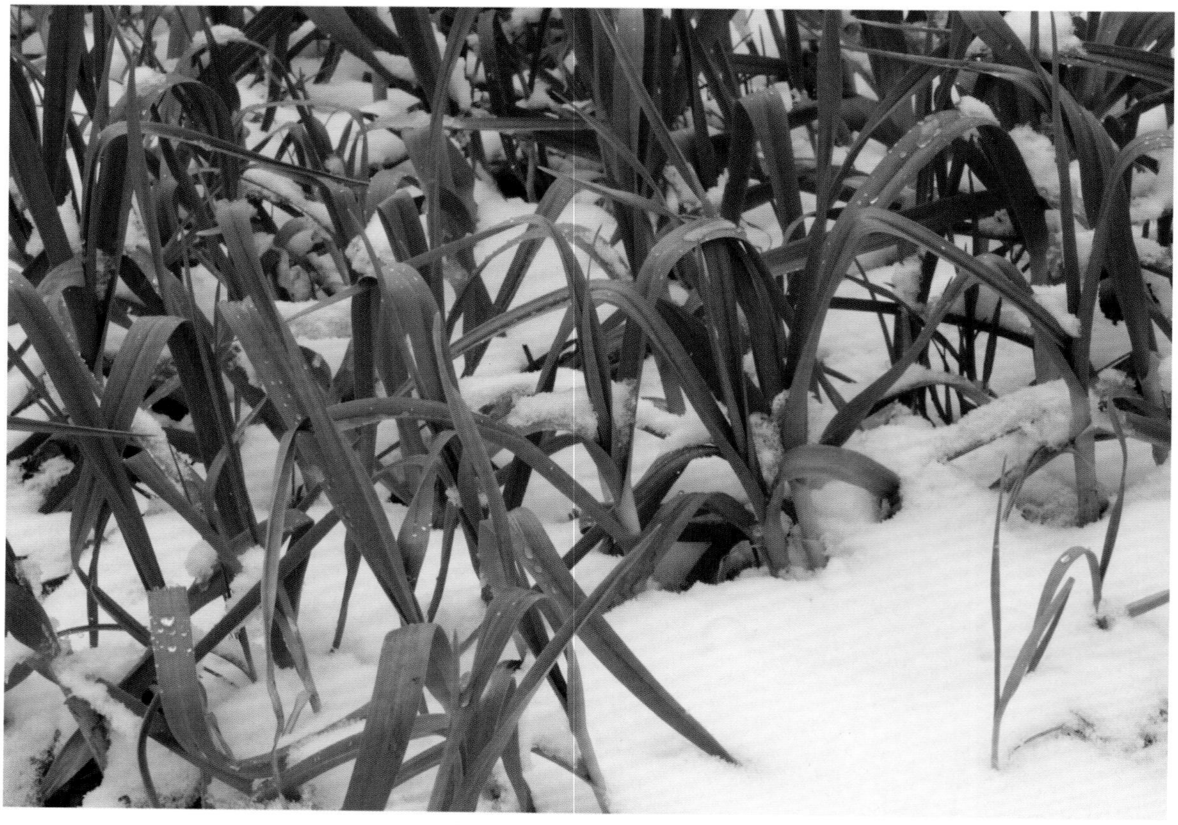

大蒜

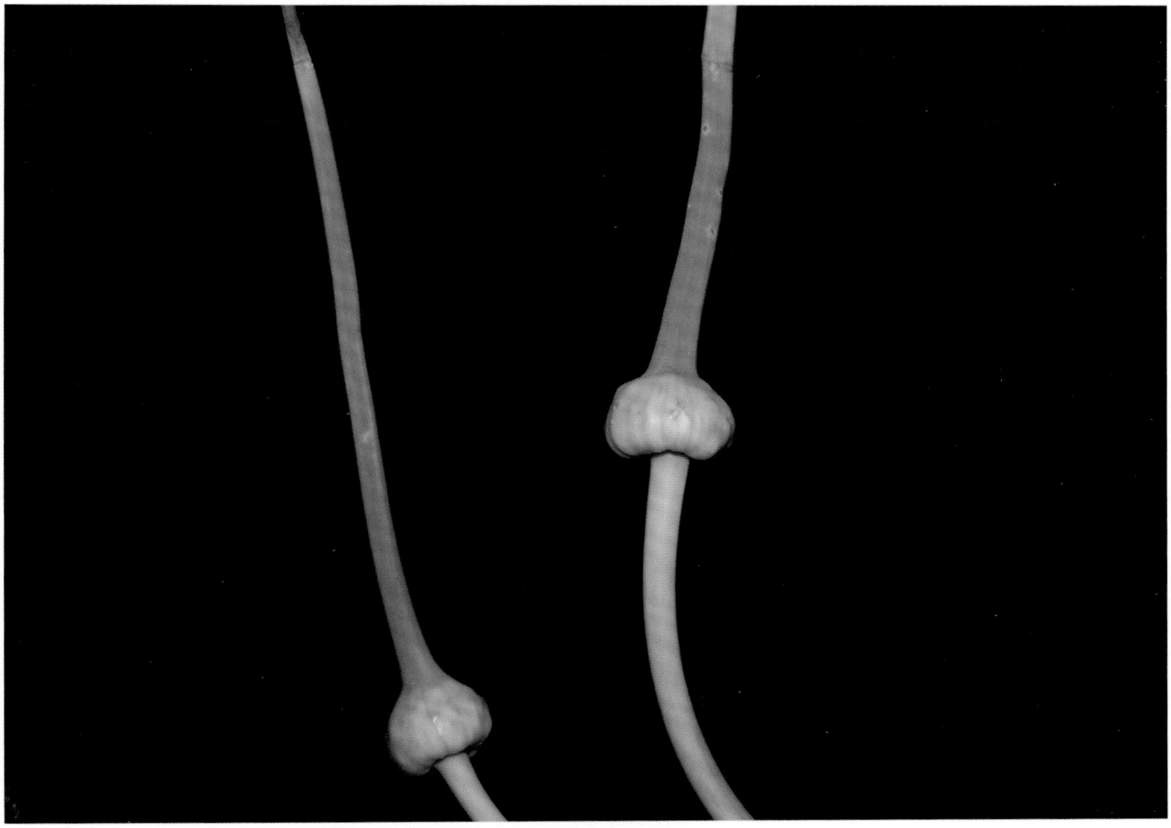

大蒜

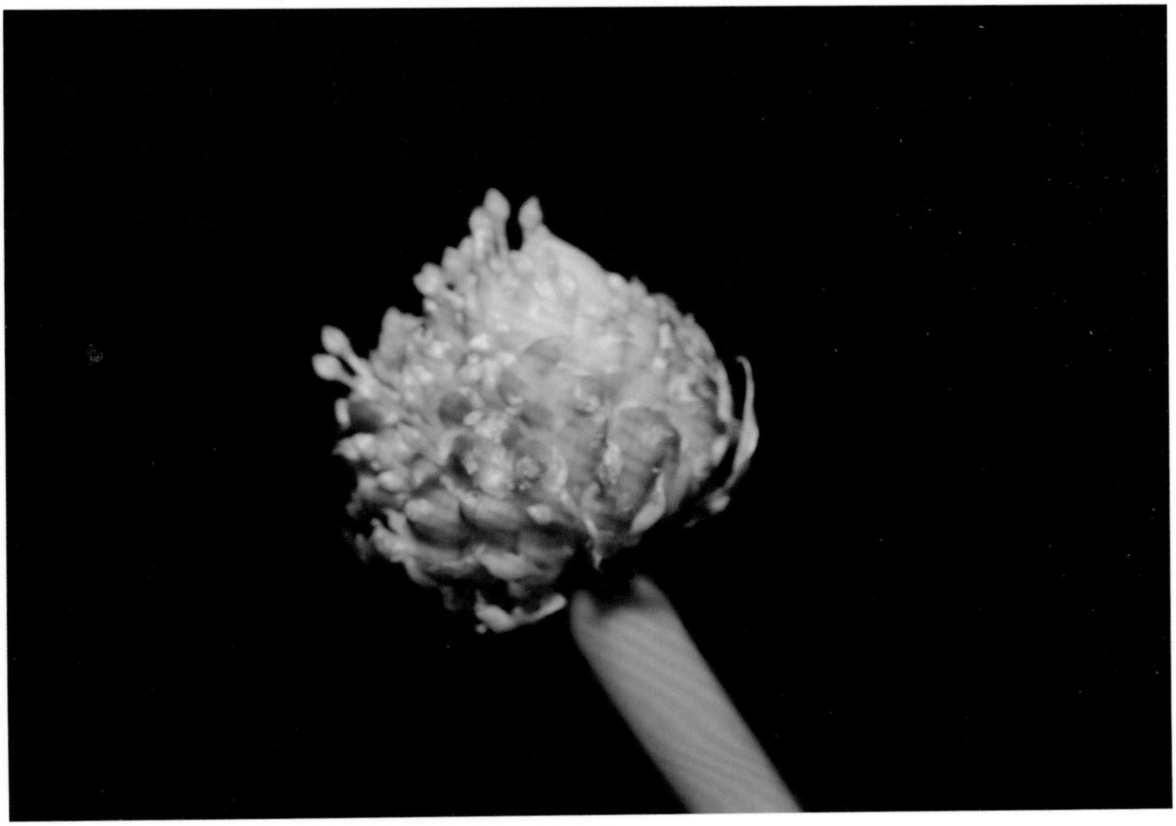

大蒜

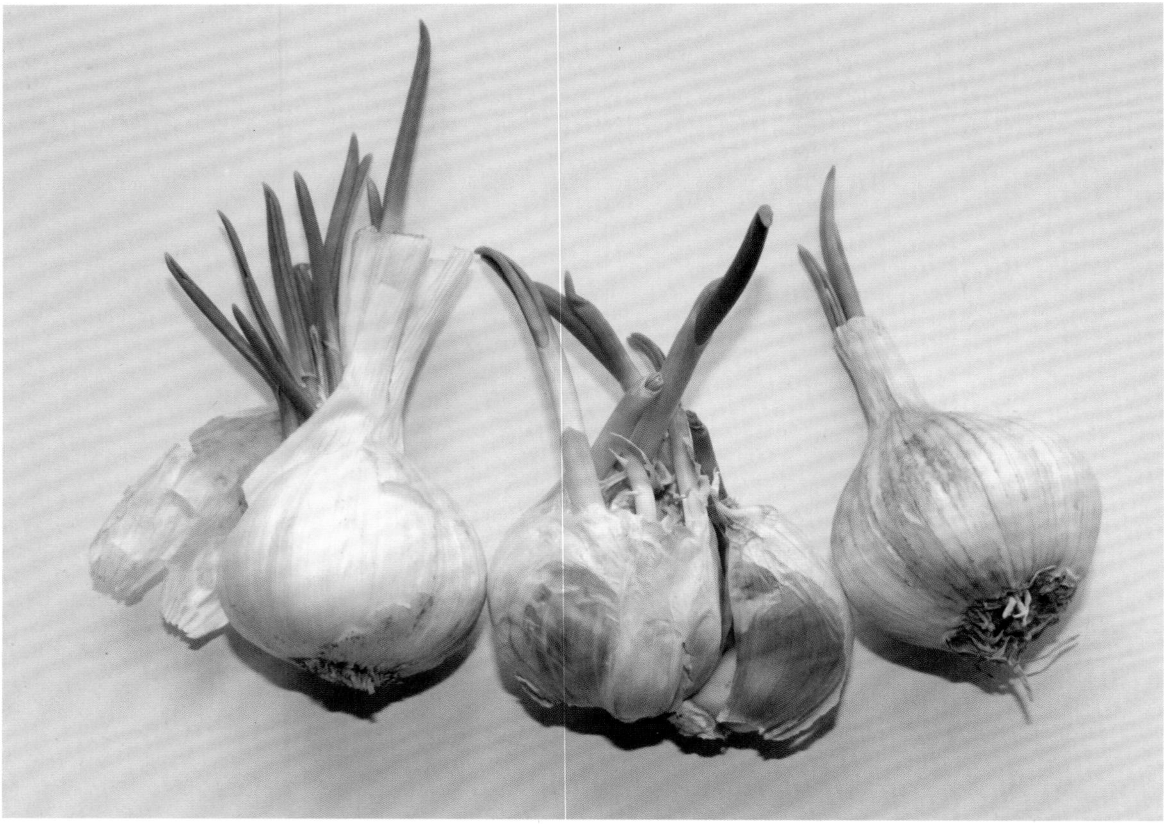

大蒜

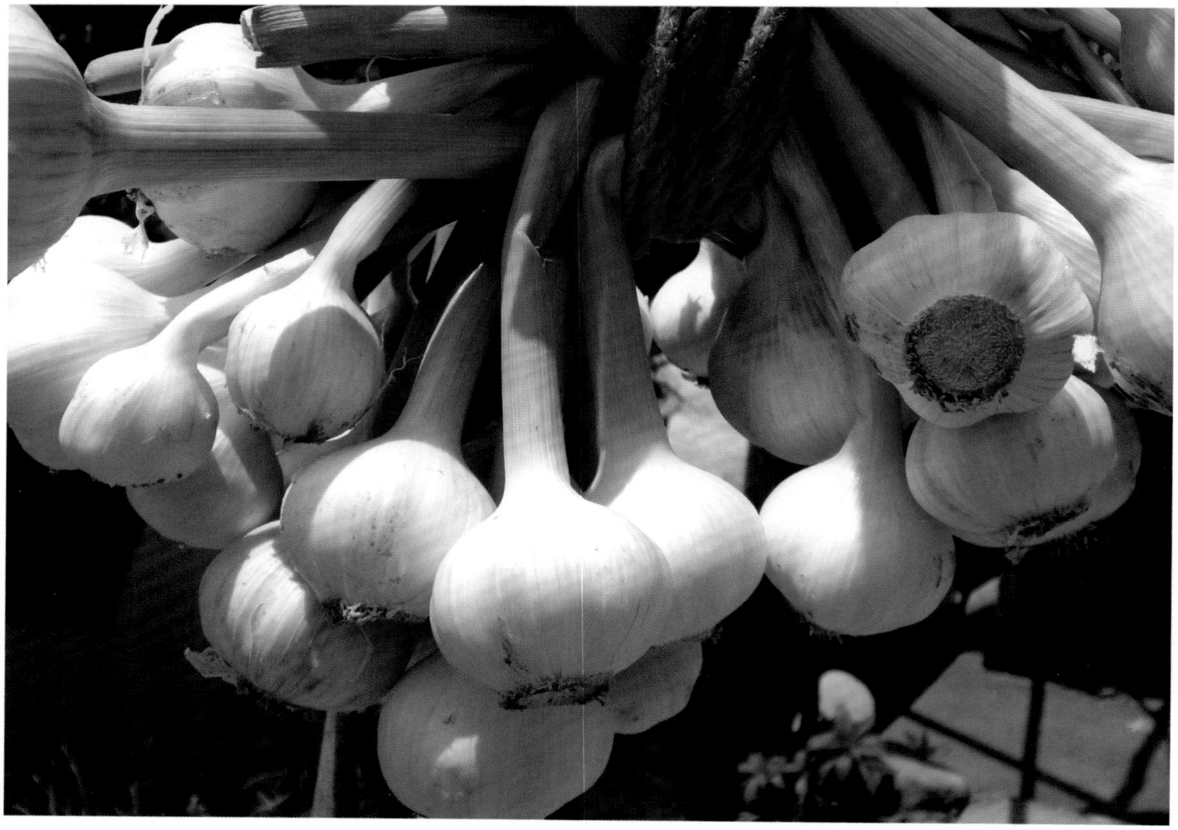

大蒜

药材鉴别

本品呈圆盘状或不规则的扁块状，有的似莲房状，大小不一。表面灰白色或灰褐色。腹面有多数整齐的六角形房孔，孔径 3 ~ 4 mm 或 6 ~ 8 mm，背面有 1 个或数个黑色短柄。体轻，质韧，略有弹性。气微，味辛淡。

功效主治

消肿，解毒，杀虫。为辛温之品，解毒作用较强，目前应用广泛，并有一定的杀虫作用。

用法用量

内服：10 ~ 15 g。外用：适量。

民族药方

1．疮疖初发　用独头蒜切片贴肿处。

2．皮肤或头癣瘙痒　大蒜切片外擦或捣烂外敷。

3．肺痨咯血　以大蒜煮粥送服白及粉。

4．泻痢　单用大蒜或以 10% 大蒜浸液保留灌肠。

5．蛲虫病　大蒜适量。先将大蒜捣烂，加茶油少许，睡前涂于肛门周围。

使用注意

阴虚火旺及有目疾、舌喉口齿诸疾者均不宜服。外敷易引起皮肤发红、灼热起疱，故不可敷之过久。

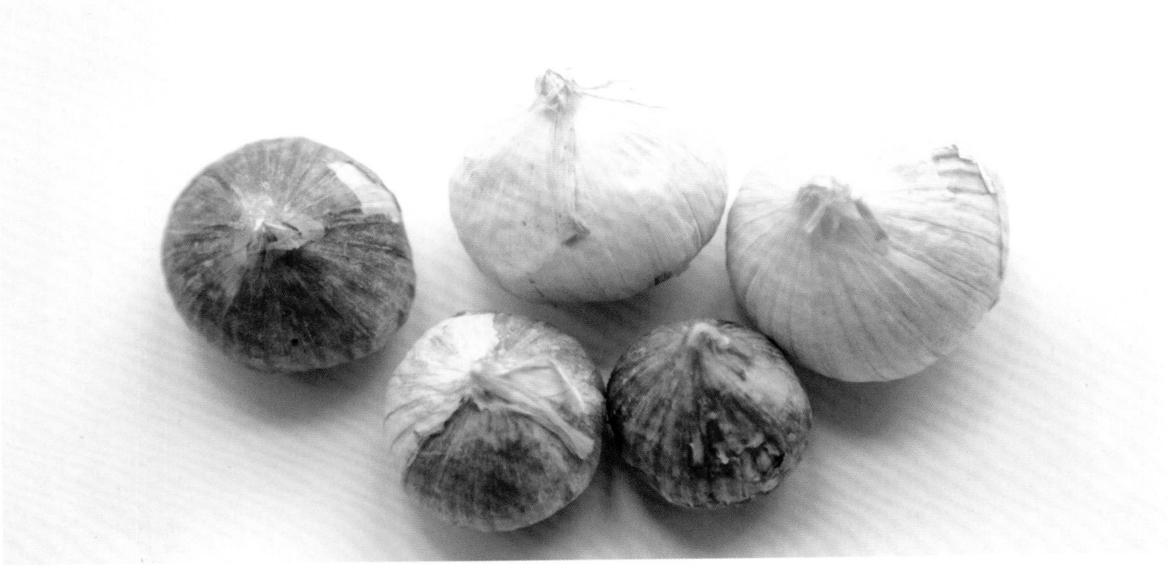

大蒜药材

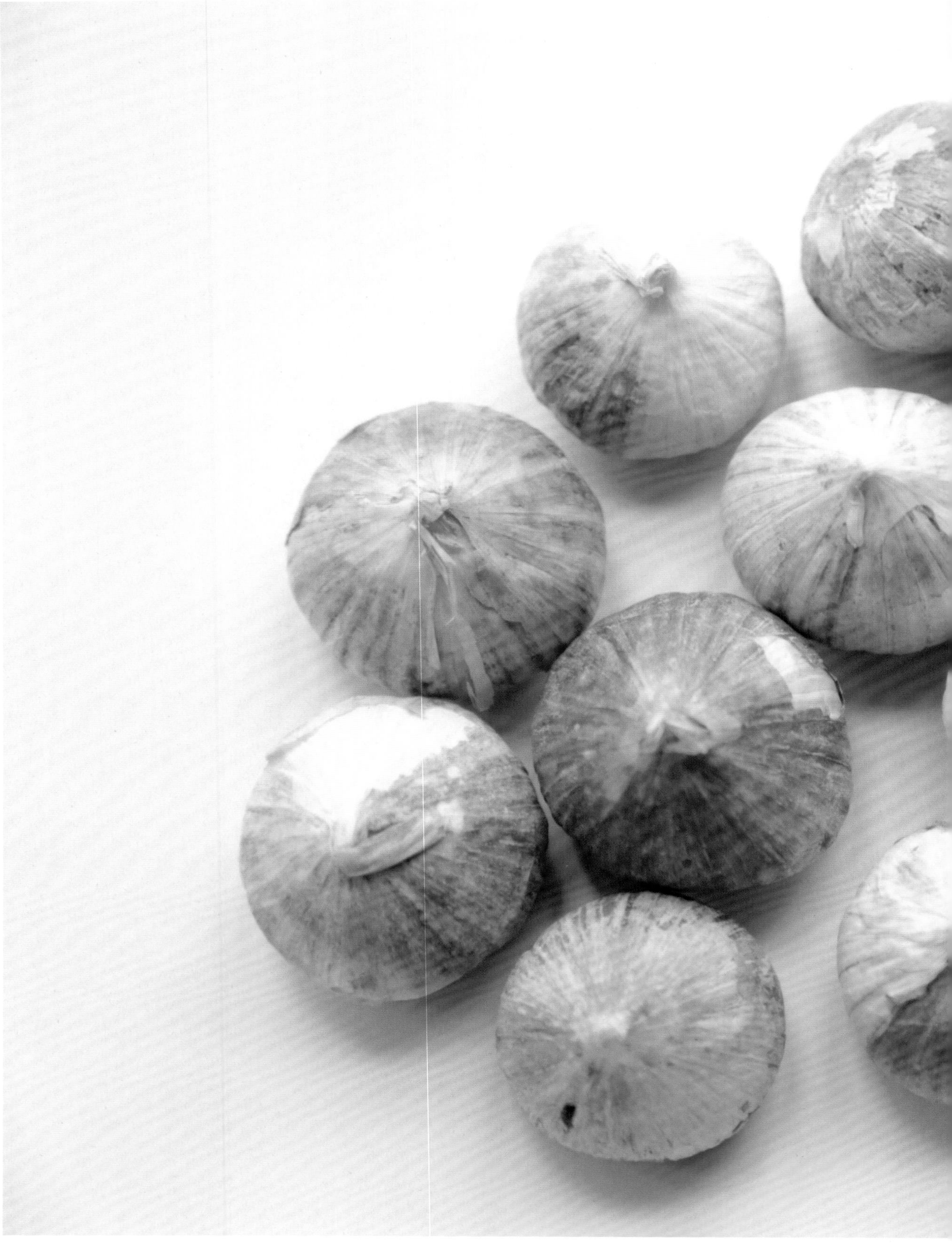

大蒜

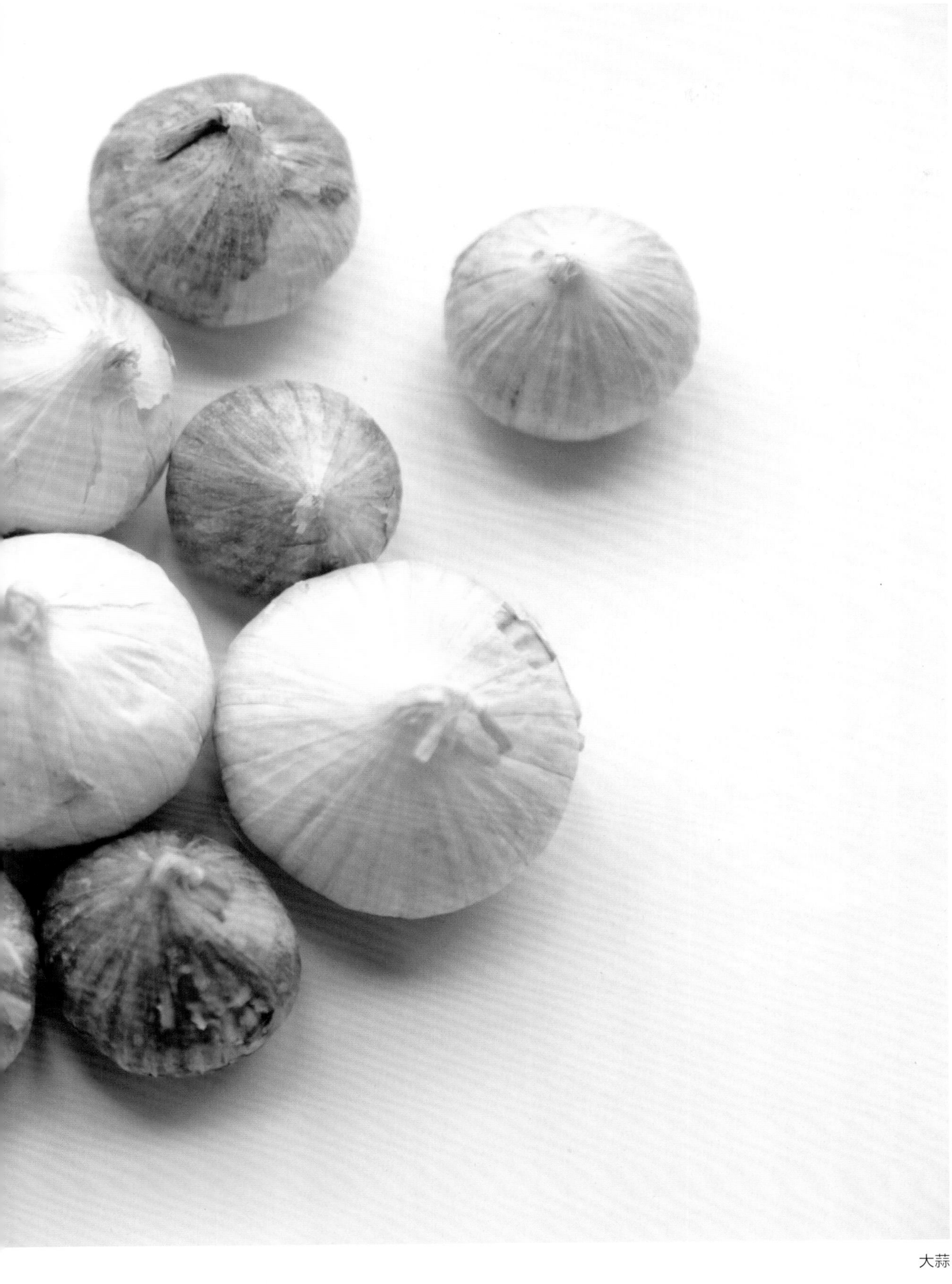

大蒜

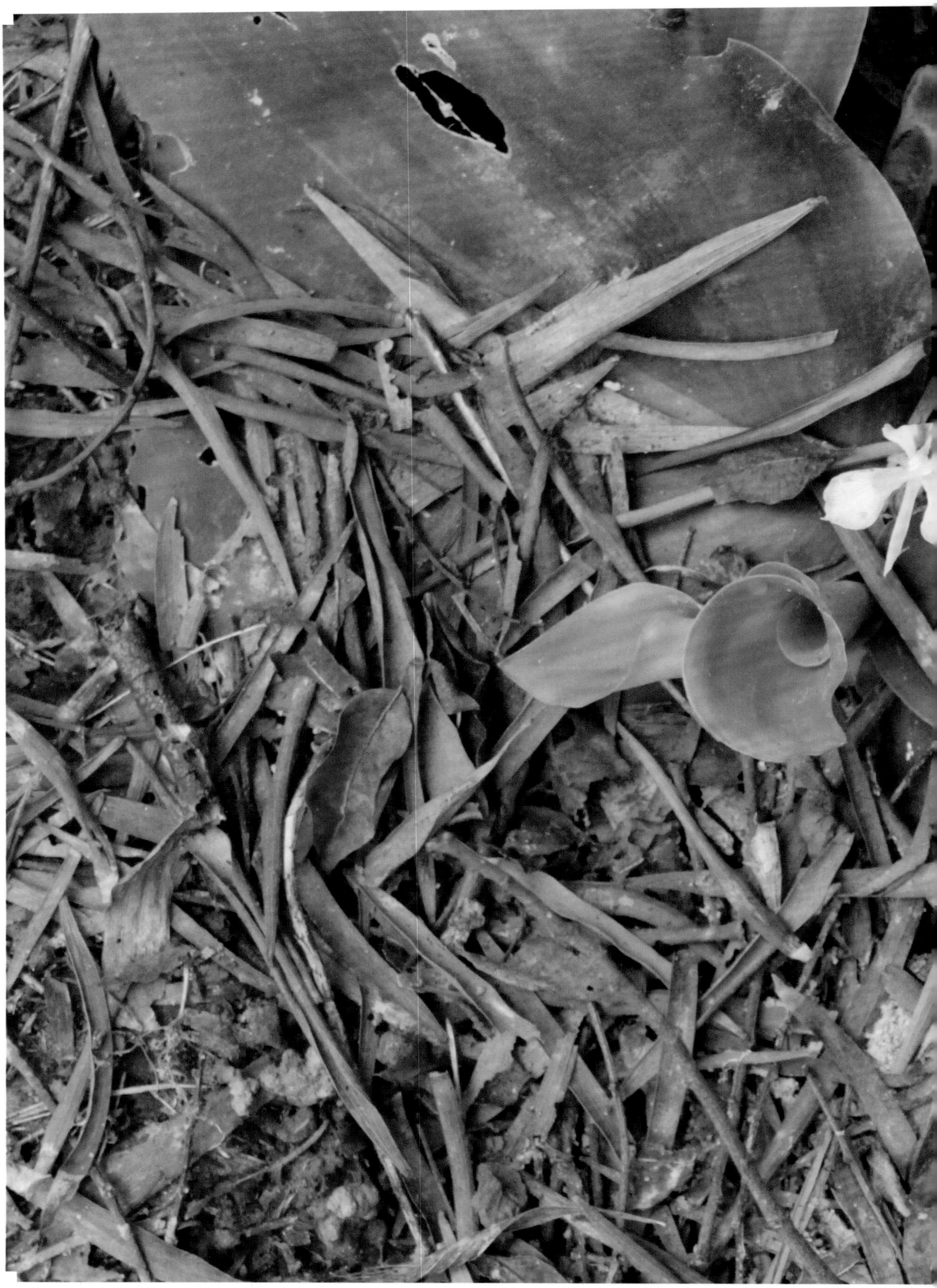

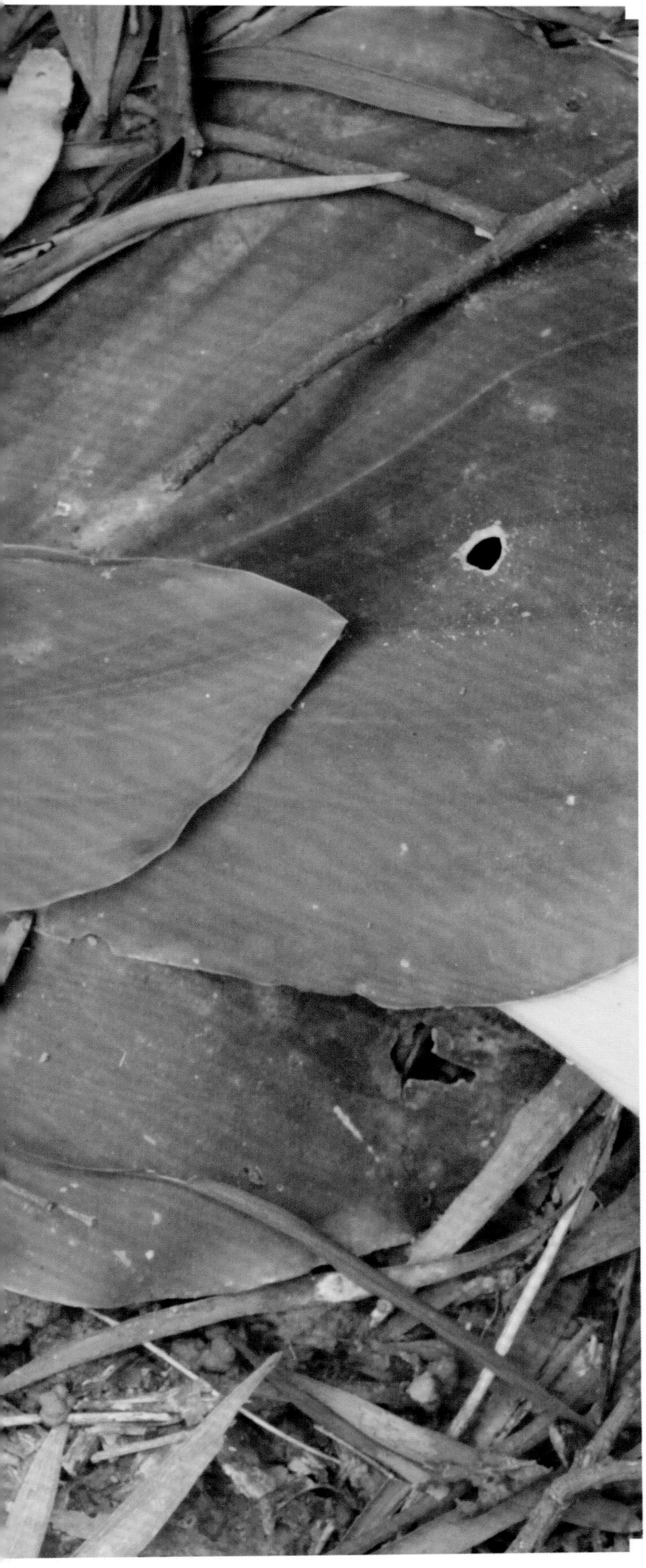

山柰

【藏 药 名】嘎母。

【别　　名】加嘎、嘎国、李同查、三柰、山柰根。

【来　　源】本品为姜科植物山柰 *Kaempferia galanga* L. 的干燥根茎。

【性味归经】辛，温。归胃经。

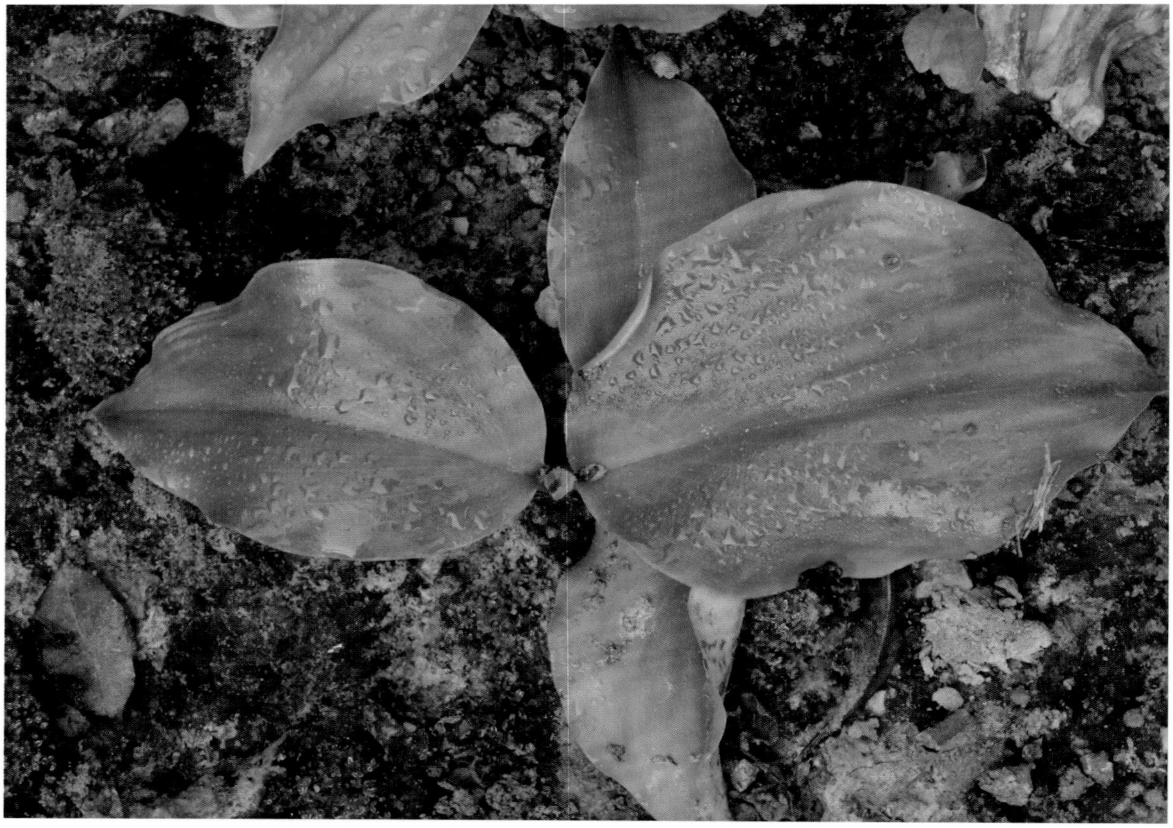

山柰

识别特征

多年生宿根草本。块状根茎，单生或数枚连接，淡绿色或绿白色，芳香；根粗壮。无地上茎。叶 2 枚，几乎无柄，平卧地面上；圆形或阔卵形，长 8 ~ 15 cm，宽 5 ~ 12 cm，先端急尖或近钝形，基部阔楔形或圆形，质薄，绿色，有时叶缘及尖端有紫色渲染；叶脉 10 ~ 12 条；叶柄下延成鞘，长 1 ~ 5 cm。穗状花序自叶鞘中生出，具花 4 ~ 12 朵，芳香；苞片披针形，绿色，长约 2.5 cm，花萼与苞片等长；花冠管细长，长 2.5 ~ 3.0 cm；花冠裂片狭披针形，白色，长 1.2 ~ 1.5 cm；唇瓣阔大，直径约 2.5 cm，中部深裂，2 裂瓣顶端各微凹，白色，喉部紫红色；侧生的退化雄蕊花瓣状，倒卵形，白色，长约 1.2 cm；药隔宽，顶部与方形冠筒连生；子房下位，3 室，花柱细长，基部具 2 细长棒状附属物，柱头盘状，具缘毛。果实为蒴果。花期 8—9 月。

生境分布

分布于台湾、广东、广西、云南等省区。

采收加工

冬季采挖，洗净，除去须根，切片，晒干。

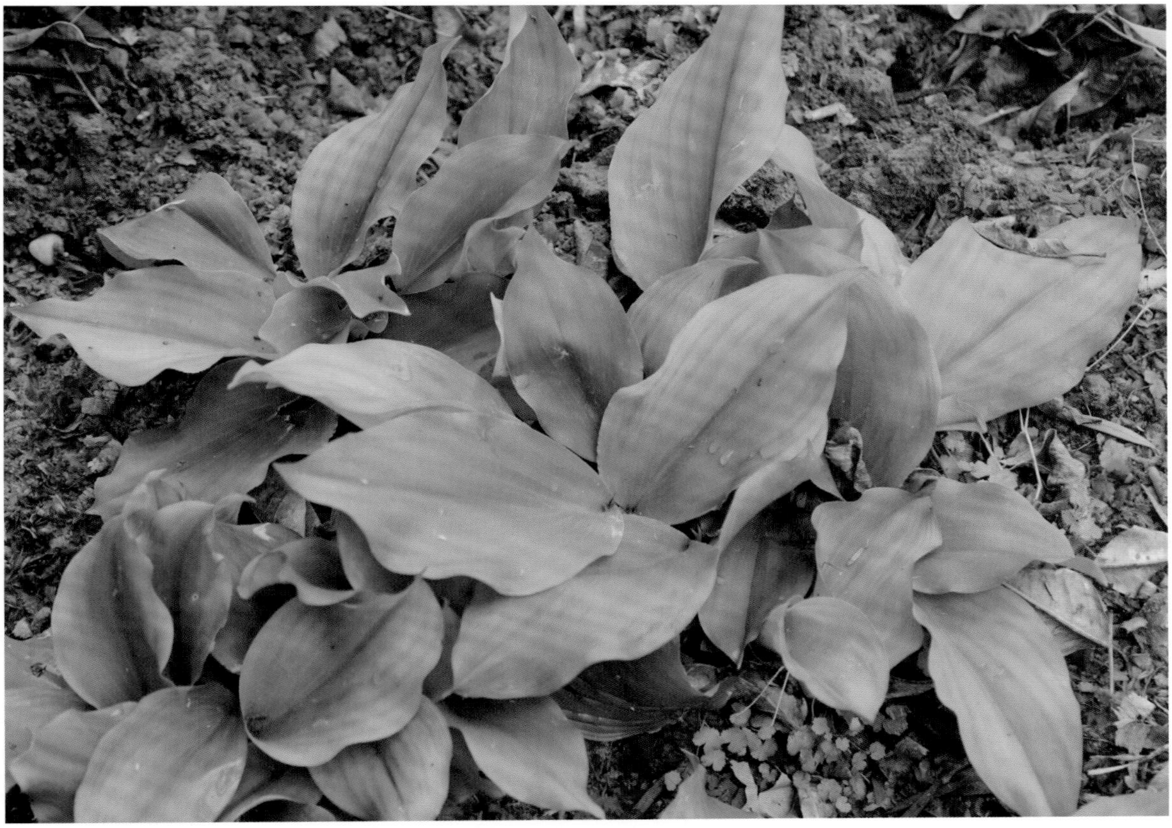
山柰

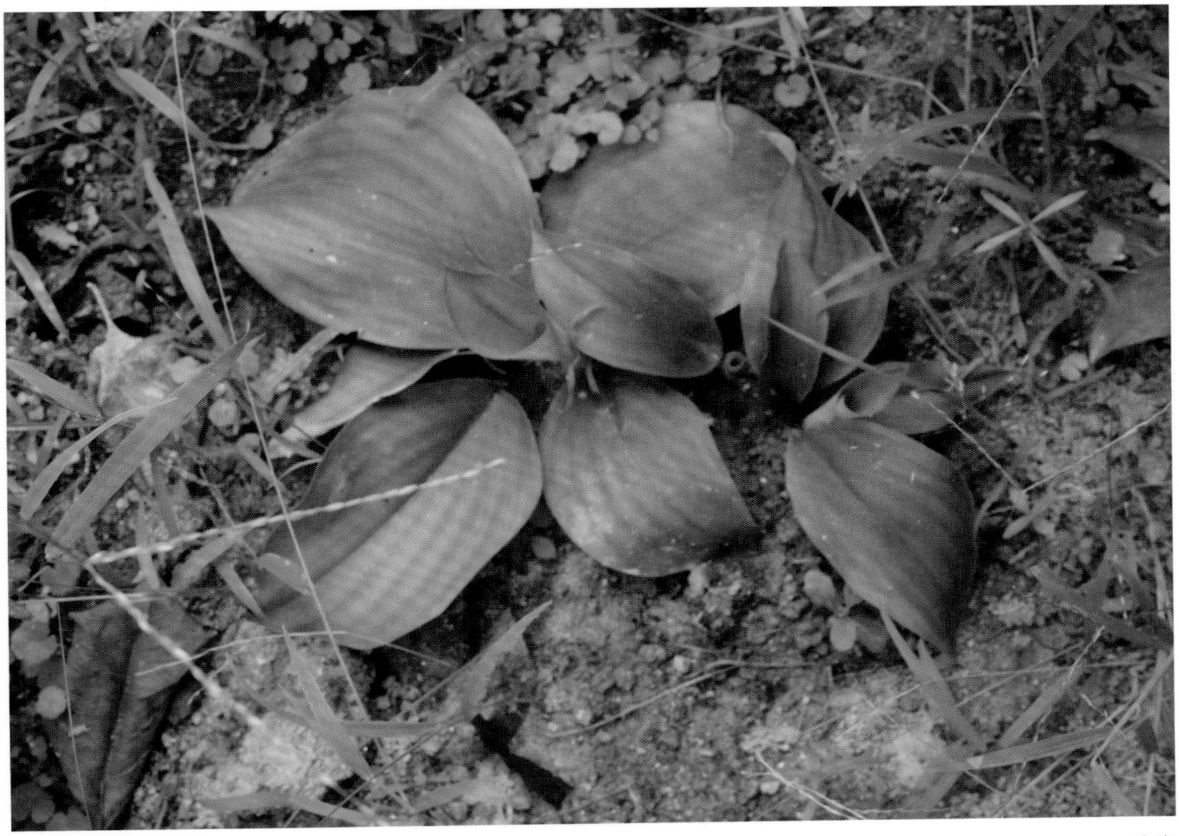
山柰

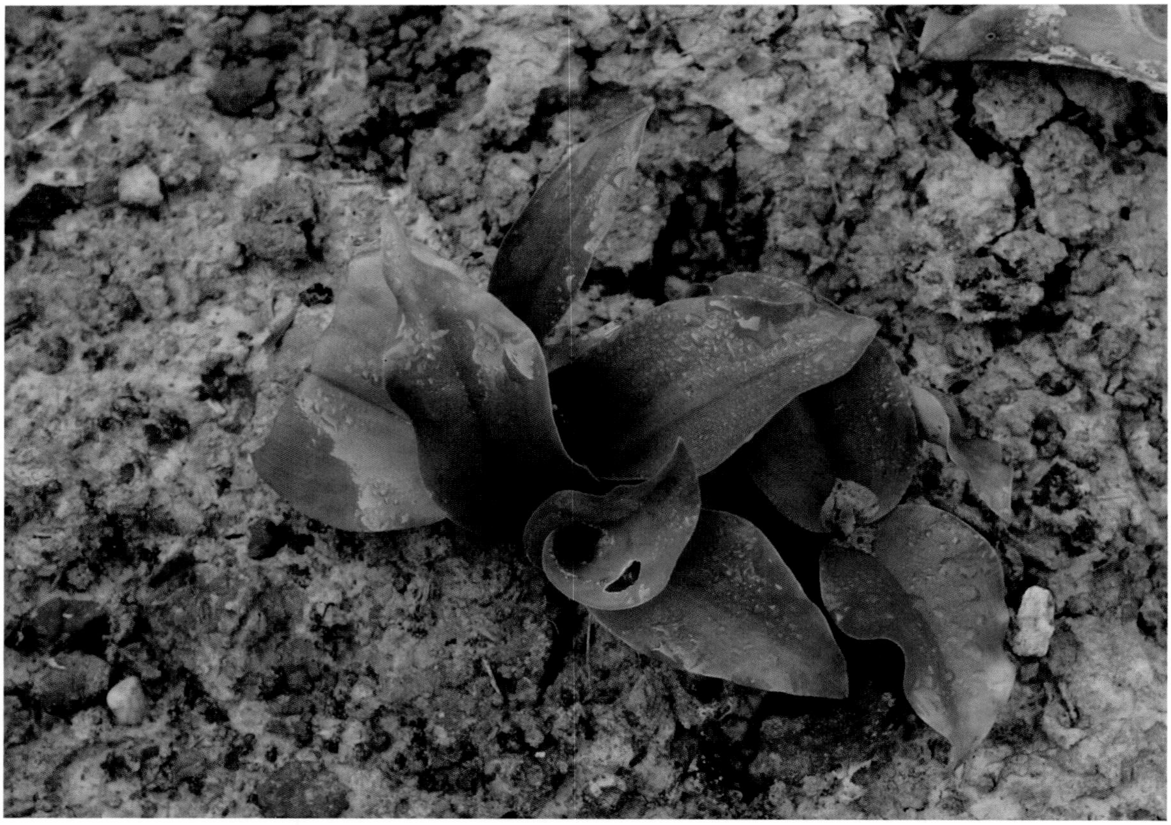

山柰

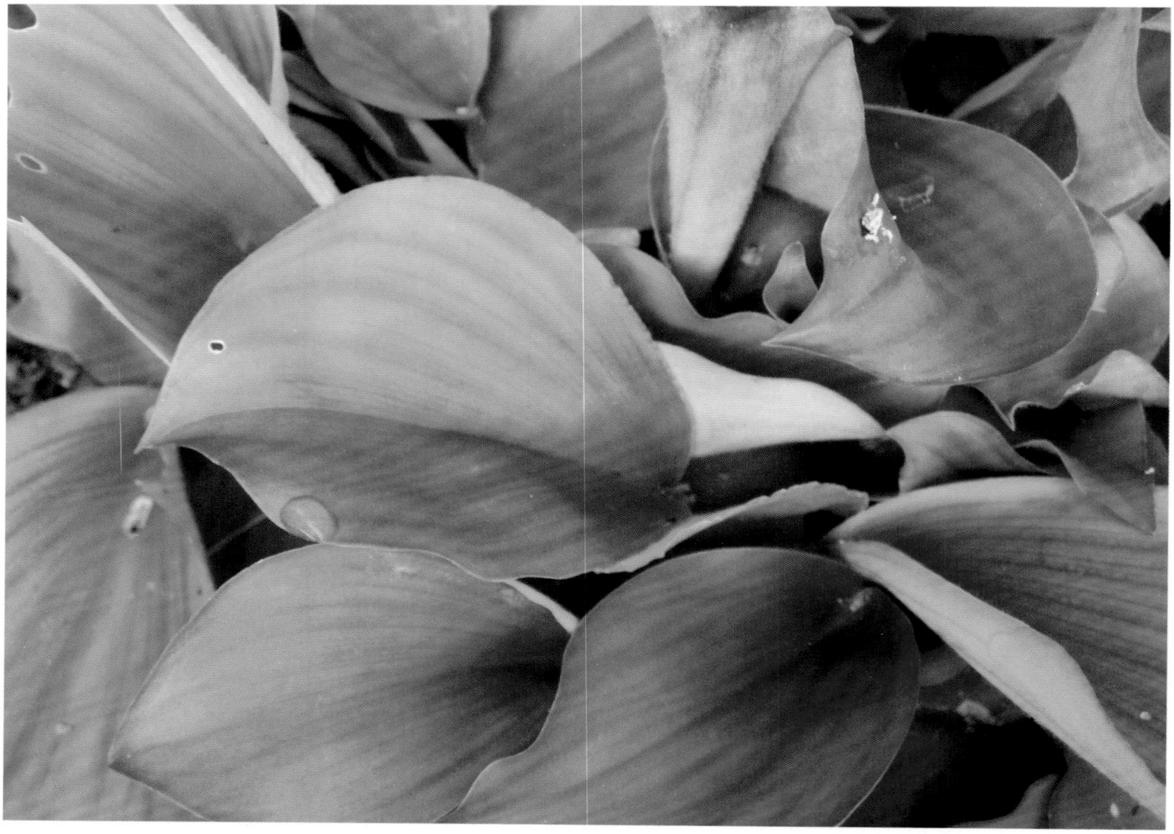

山柰

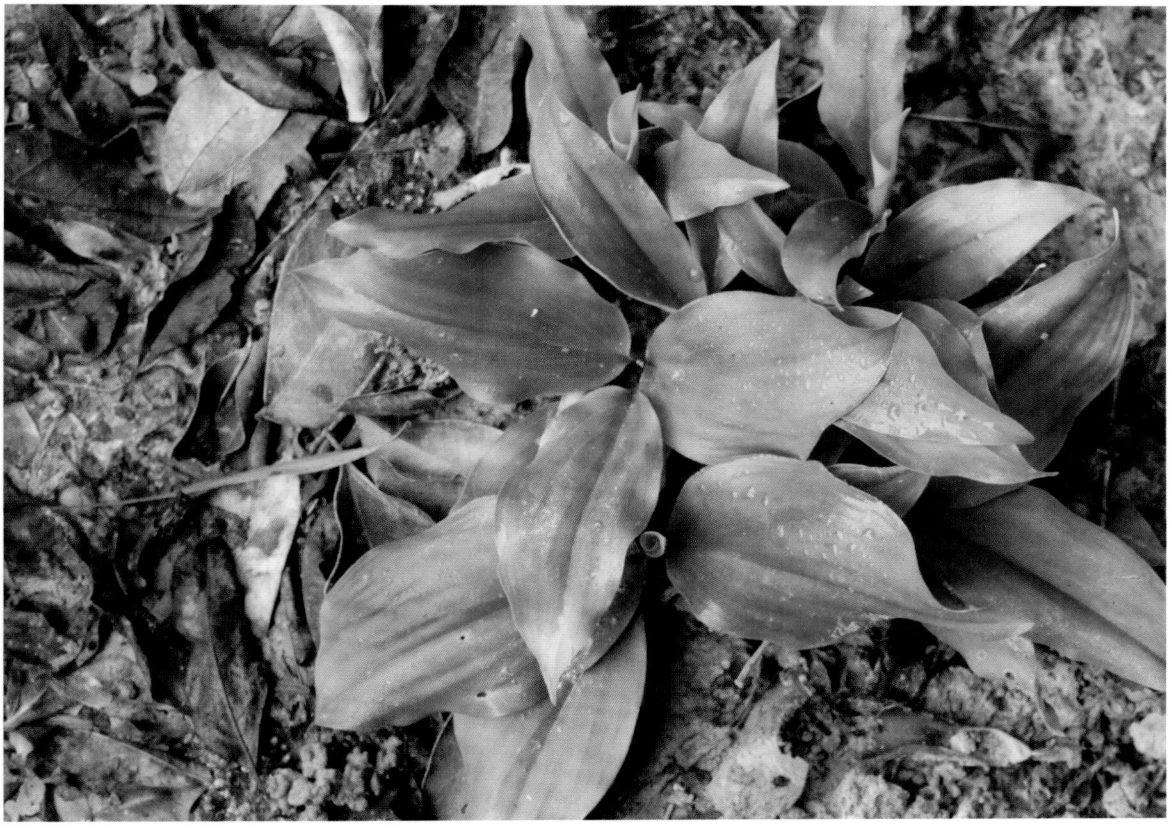

山柰

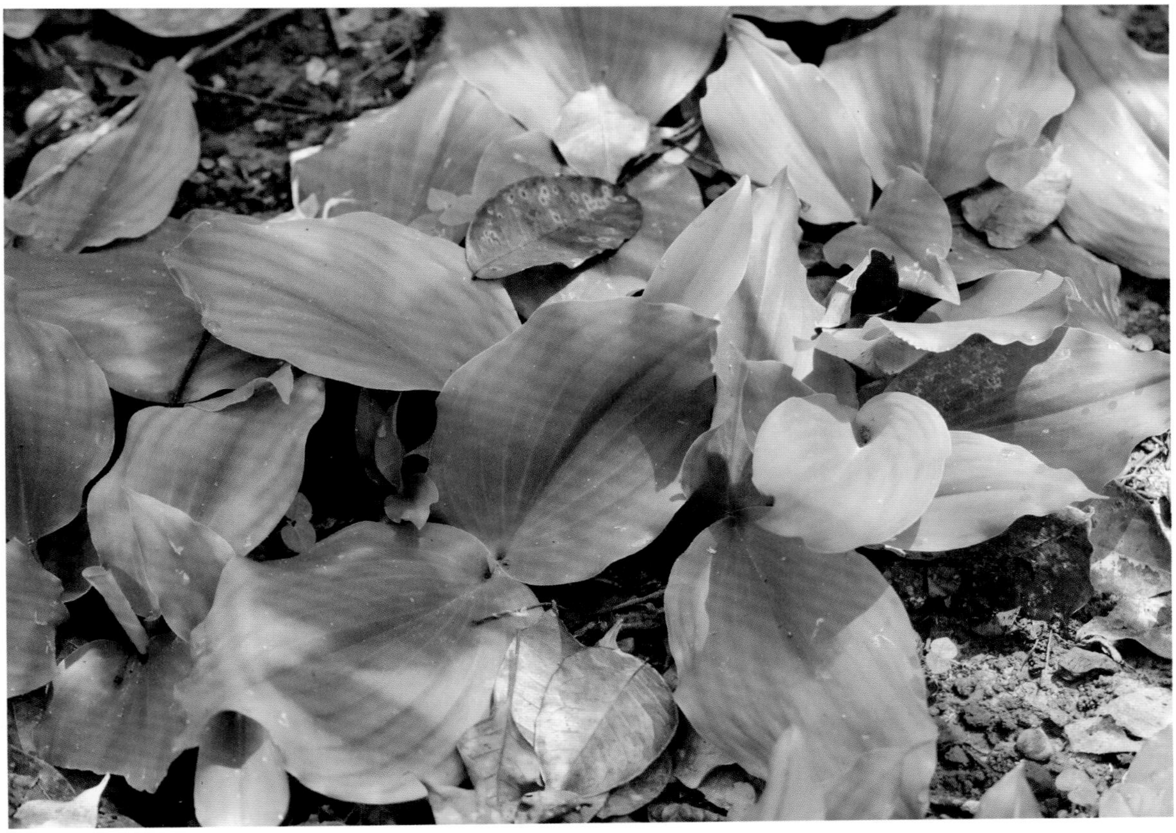

山柰

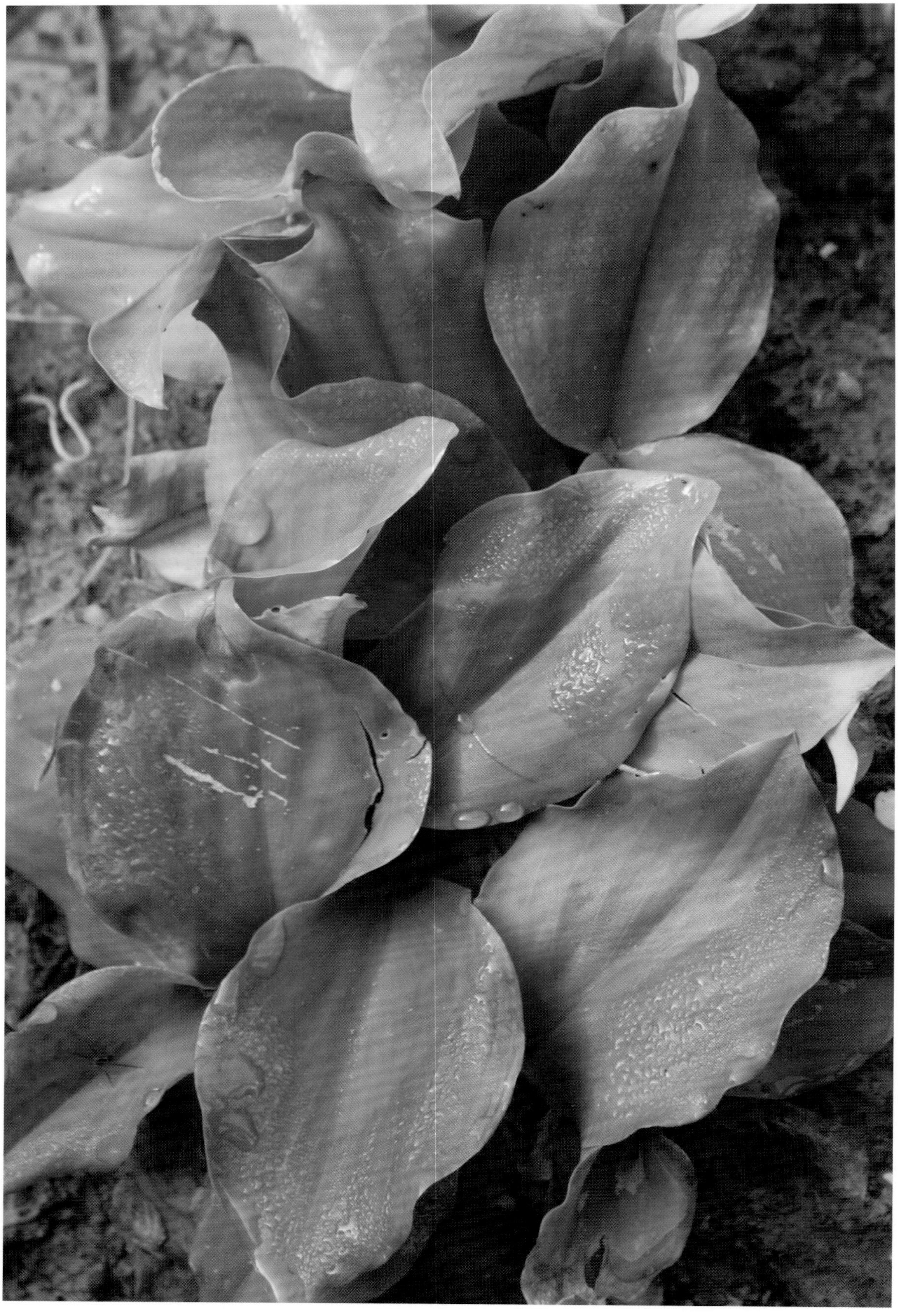

山柰

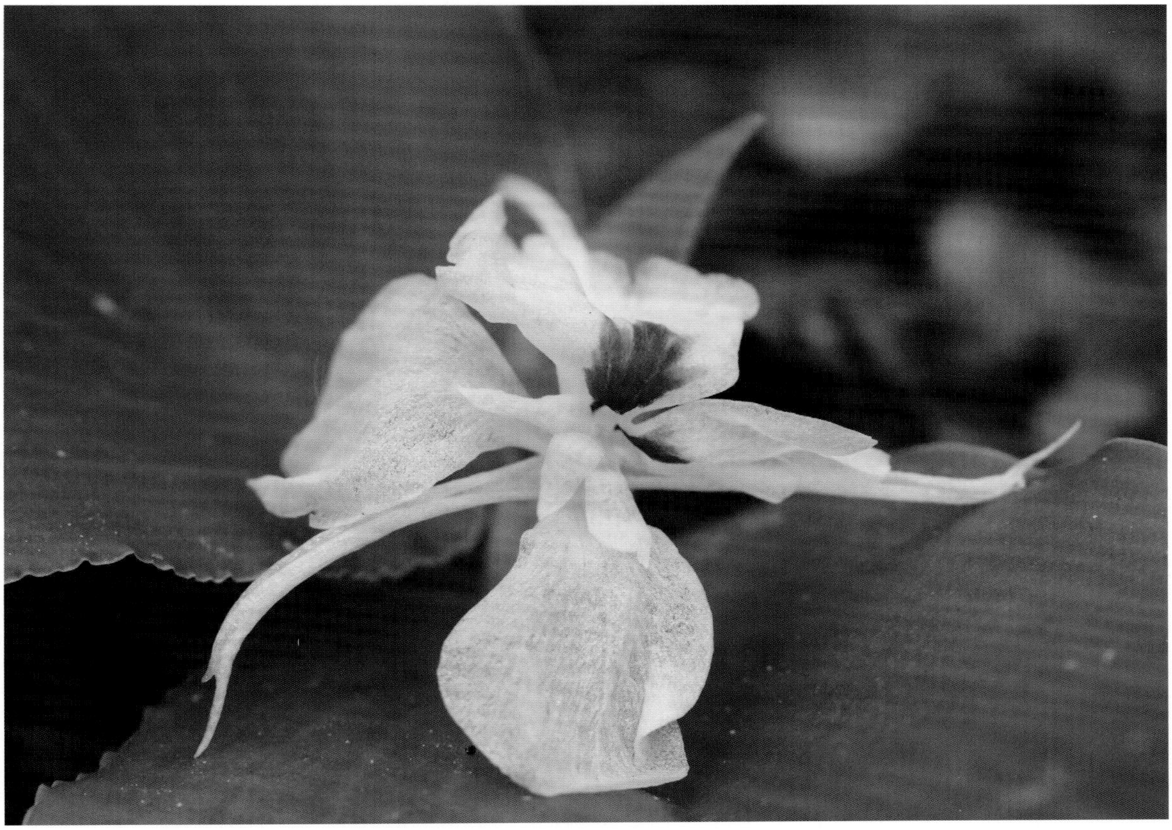

山柰花

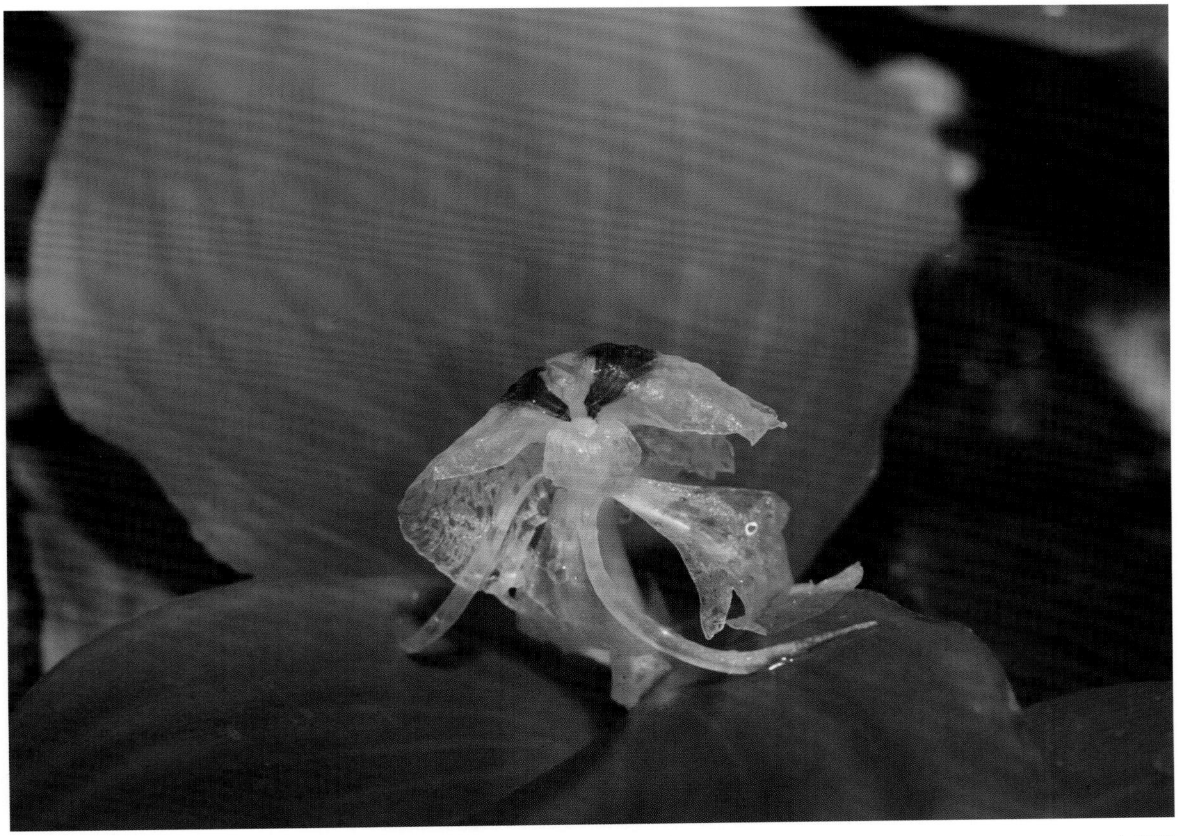

山柰花

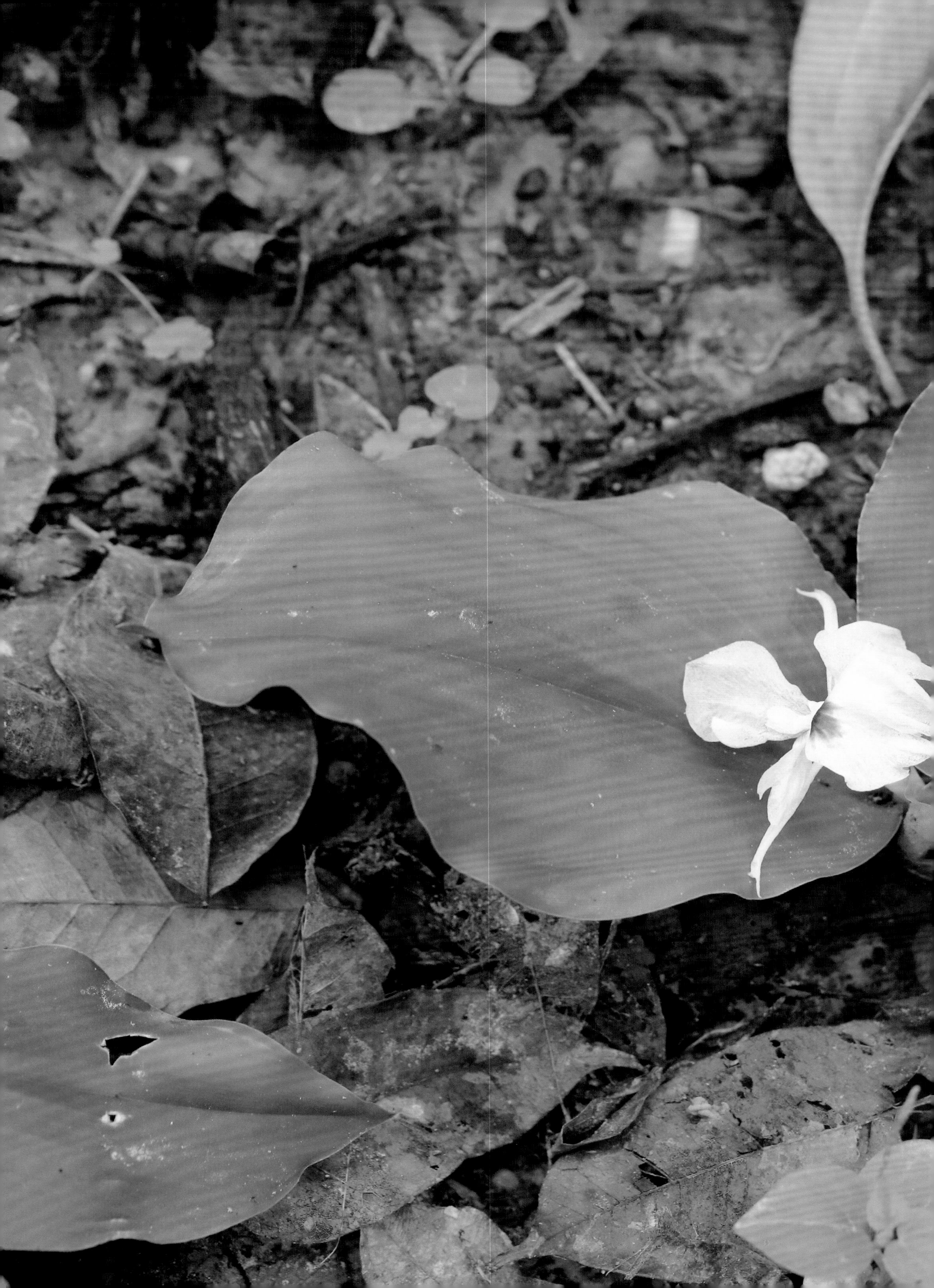

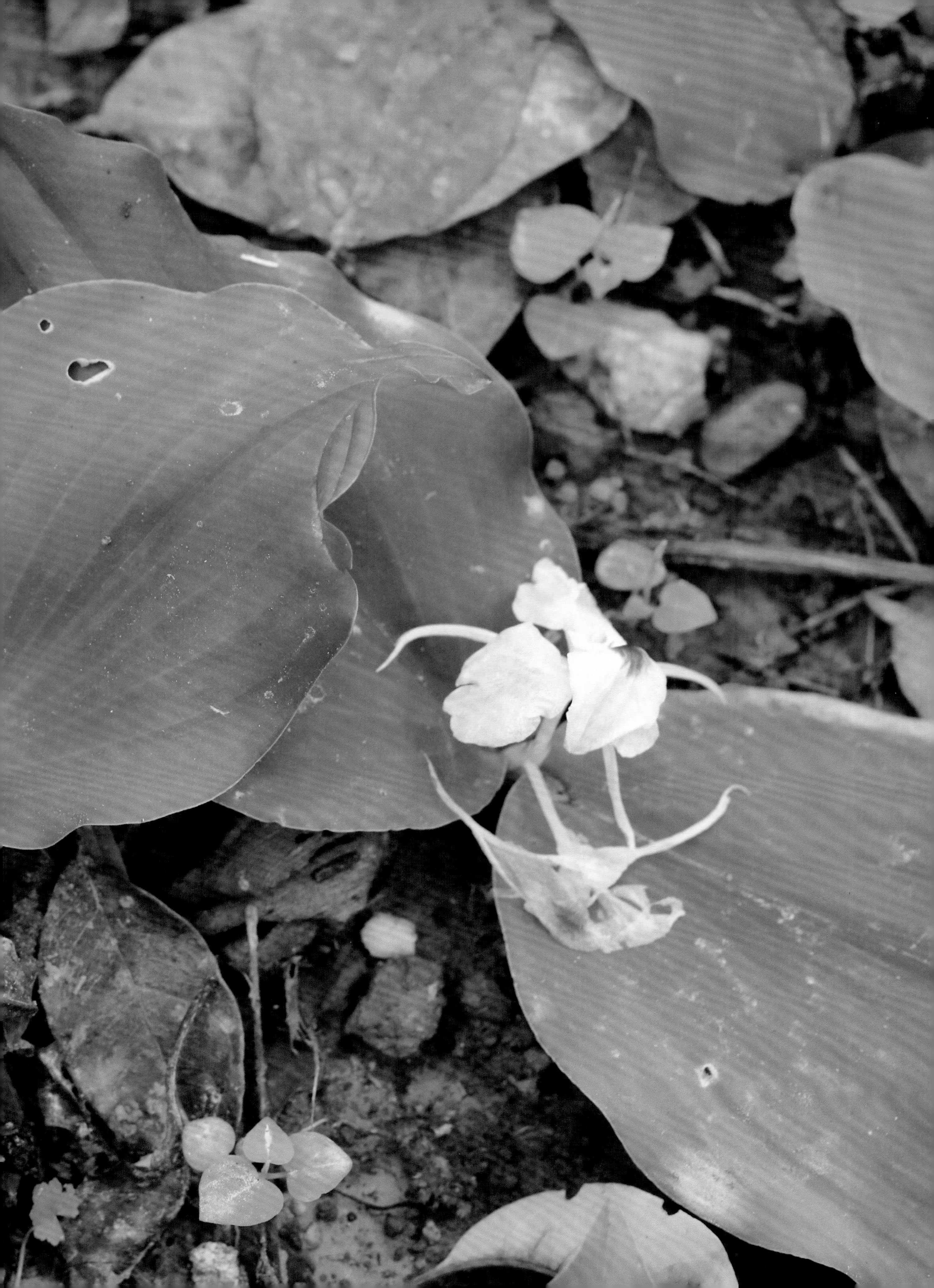

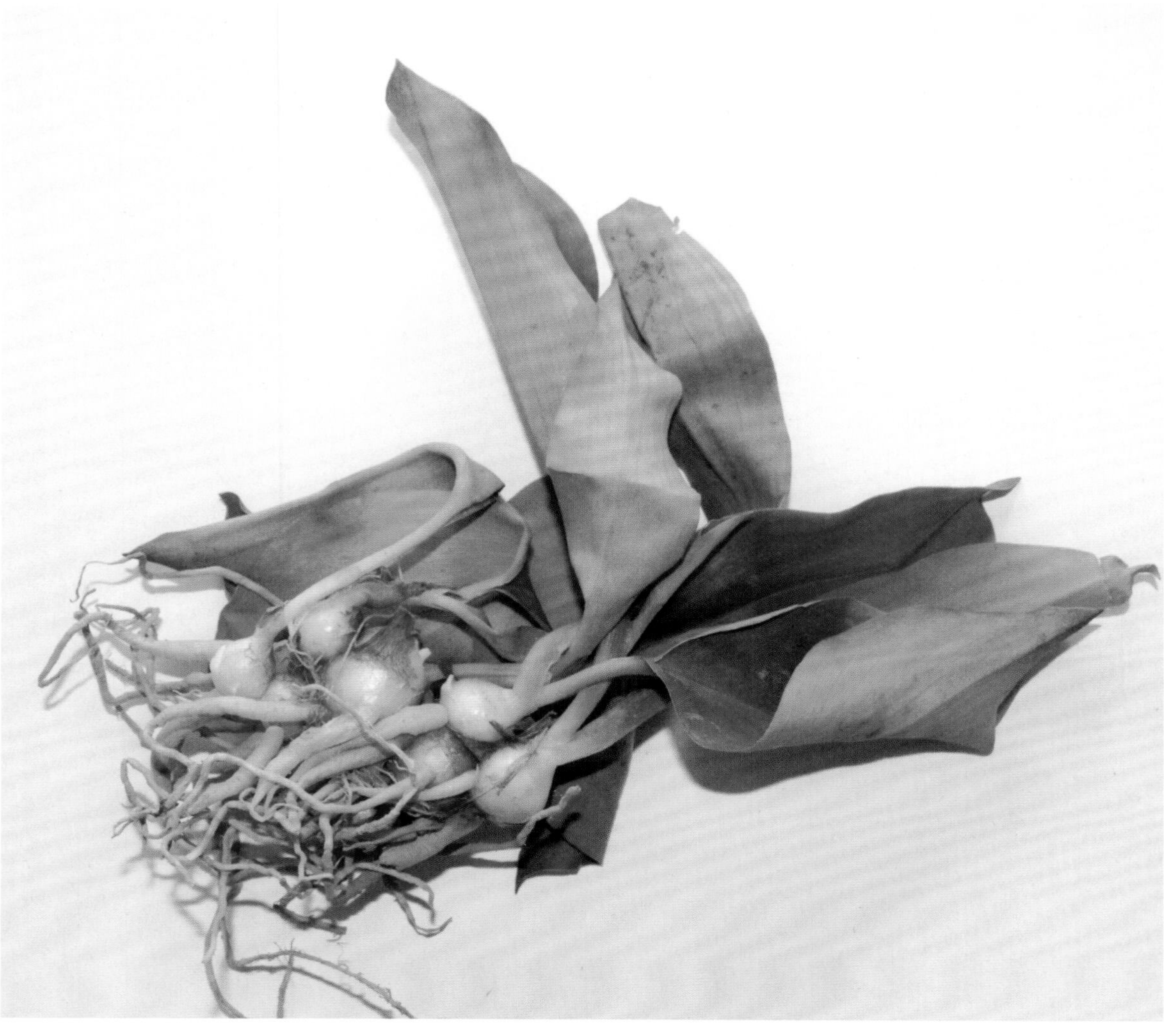

山柰药材

药材鉴别

本品呈圆形或近圆形块状。外皮浅褐色或黄褐色，皱缩，有的有根痕或残存须根。切面类白色，粉性，常鼓凸，质脆。气香特异，味辛辣。

功效主治

温中行气，健胃止痛。本品辛行温通，专入胃经，故有温中行气、健胃止痛之效。

用法用量

内服：3 ~ 6 g，煎汤。外用：适量。

民族药方

1．心腹冷痛　山柰、丁香、当归、甘草各等份。共为细末，醋糊丸，如梧桐子大，每服 30 丸，酒下。

2．感冒食滞，胸腹胀满，腹痛泄泻　山柰15 g，山苍子根6 g，南五味子根9 g，乌药 4.5 g，陈茶叶 3 g。研细末，每次 15 g，开水泡或水煎数沸后取汁服。

3．一切牙痛　山柰（用面裹煨熟）6 g，麝香 1.5 g。研为细末，每次 1 g，口含温水，搽于牙痛处，漱口吐去。

4．风虫牙痛　山柰、甘松各 3 g，肥皂荚（去心）1 个。将山柰、甘松纳入肥皂荚中，花椒、盐不限量，以塞满肥皂荚为度，用面粉包裹，烧红，研为末，每日擦牙。

5．面上雀斑　山柰、鹰粪、密陀僧、蓖麻子各等份。研匀，以乳汁调之，夜涂旦洗去。

使用注意

阴虚血亏、胃有郁火者忌用。

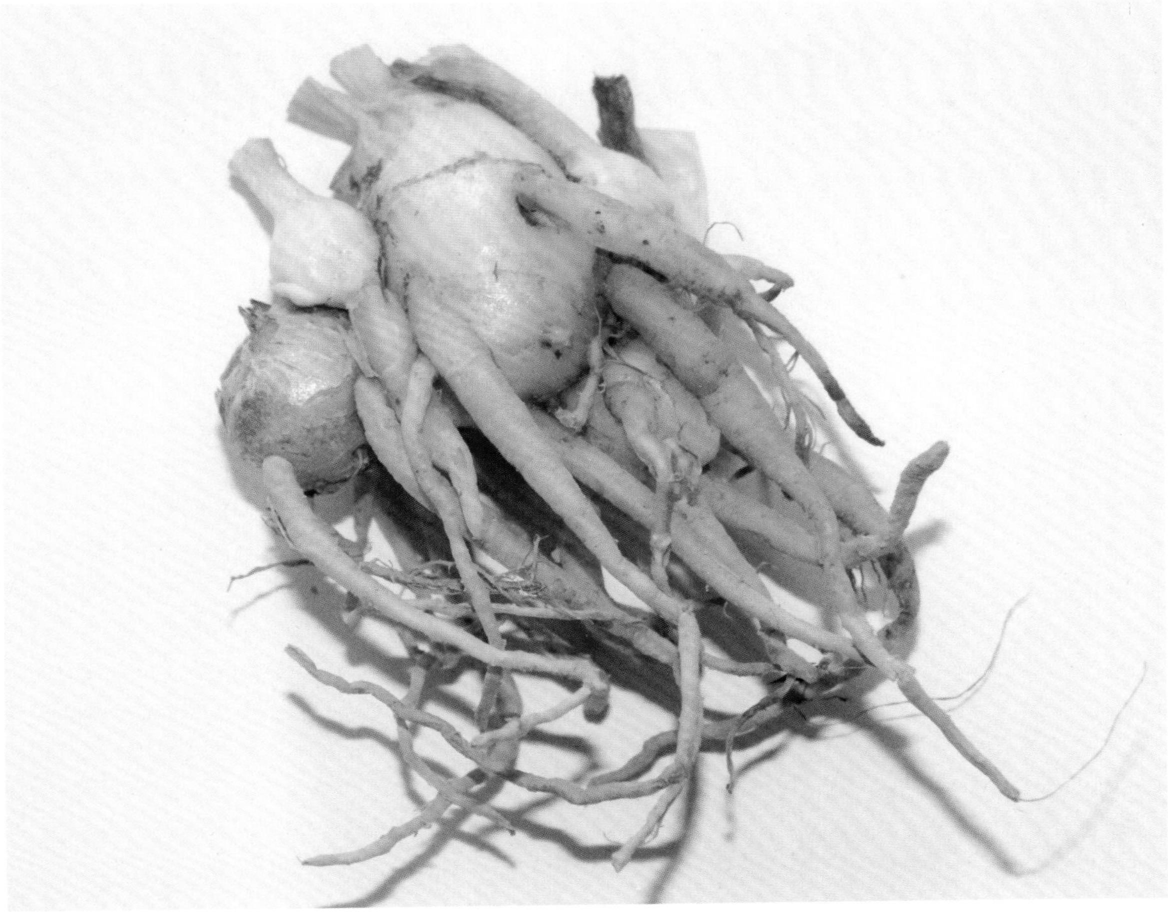

山柰药材

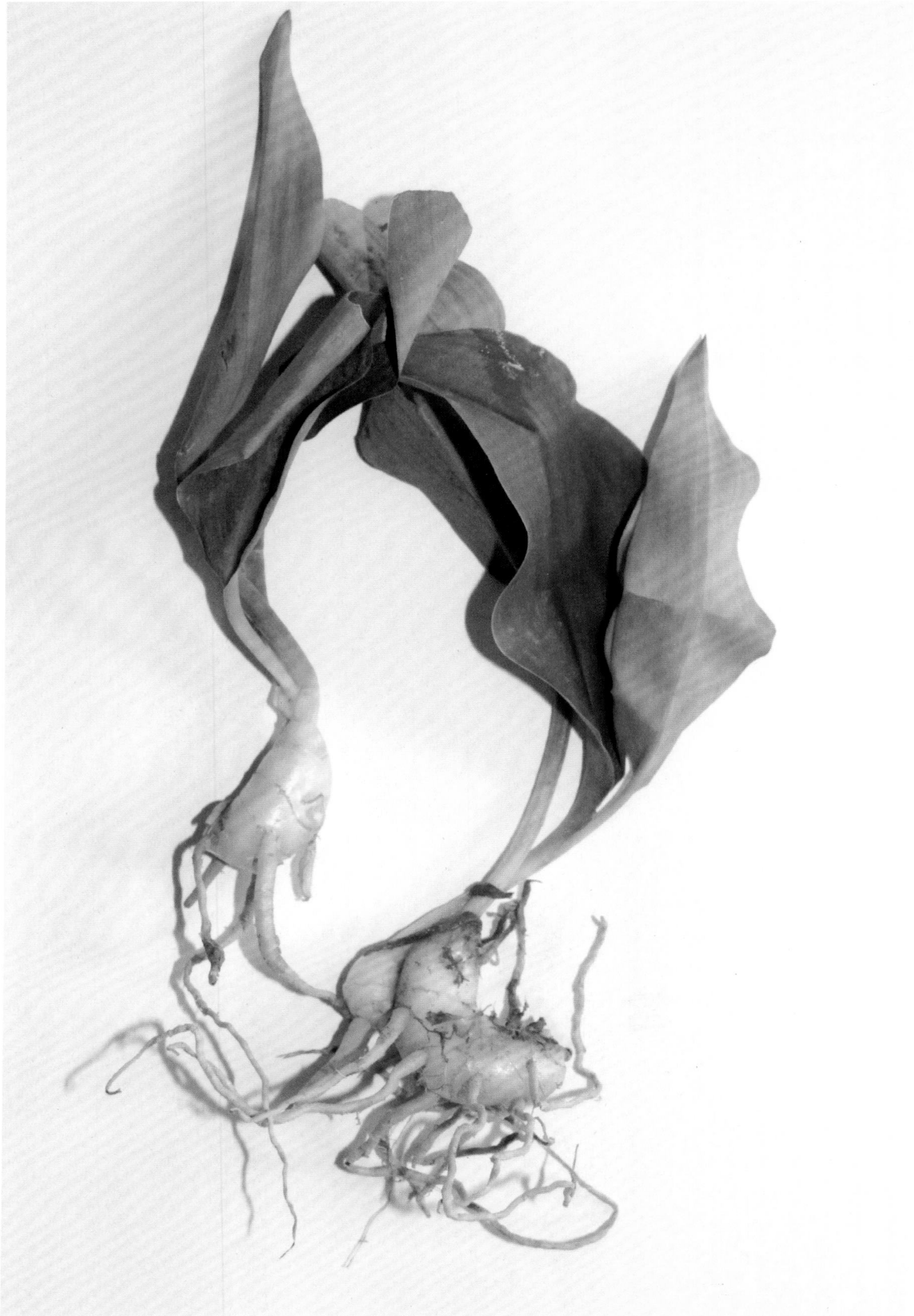

山柰药材

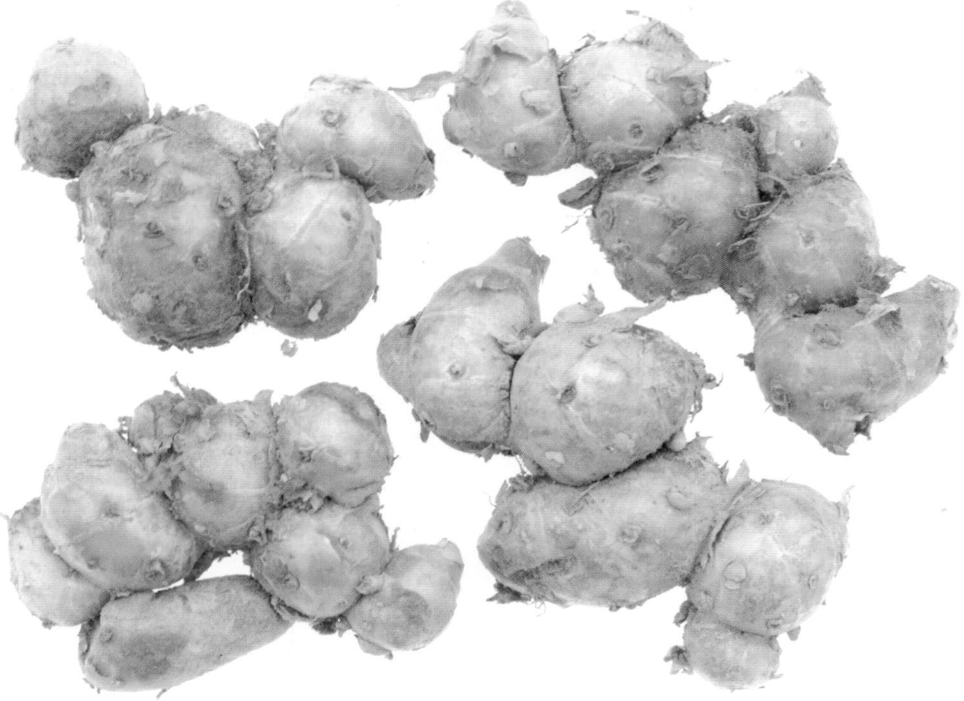

山柰药材

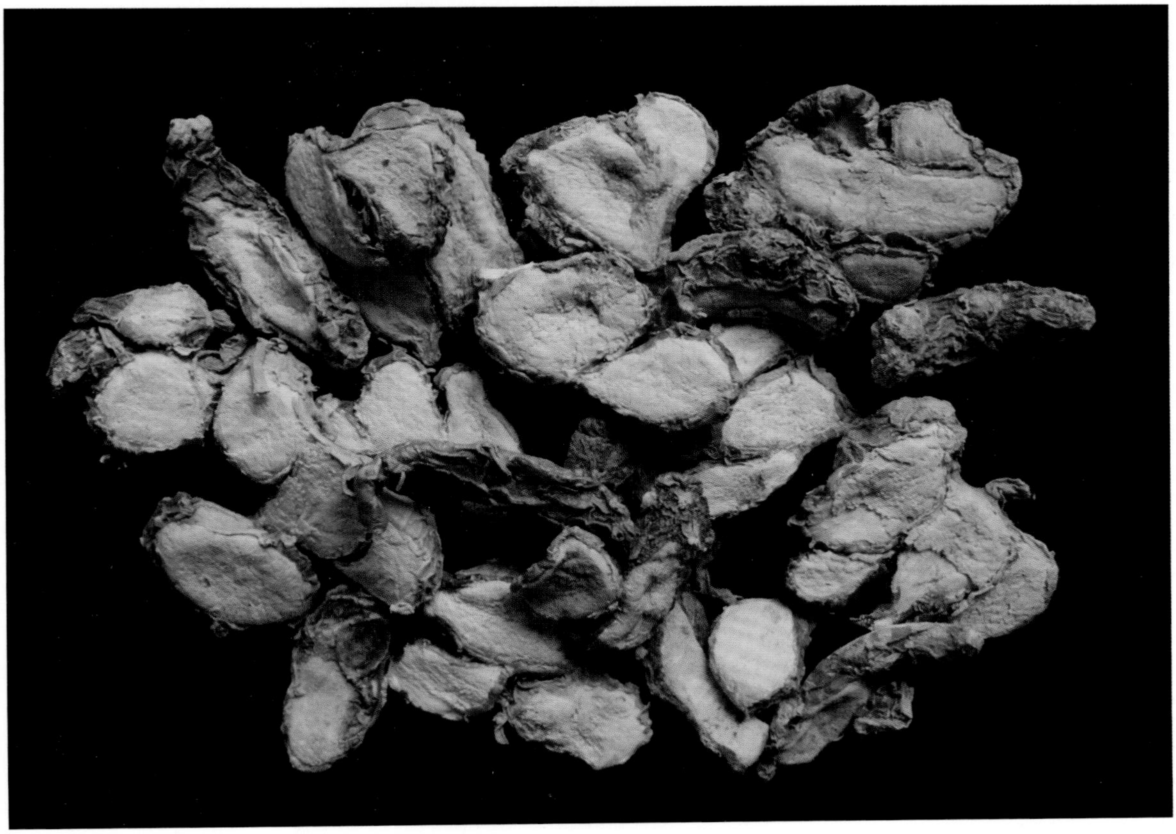

山柰饮片

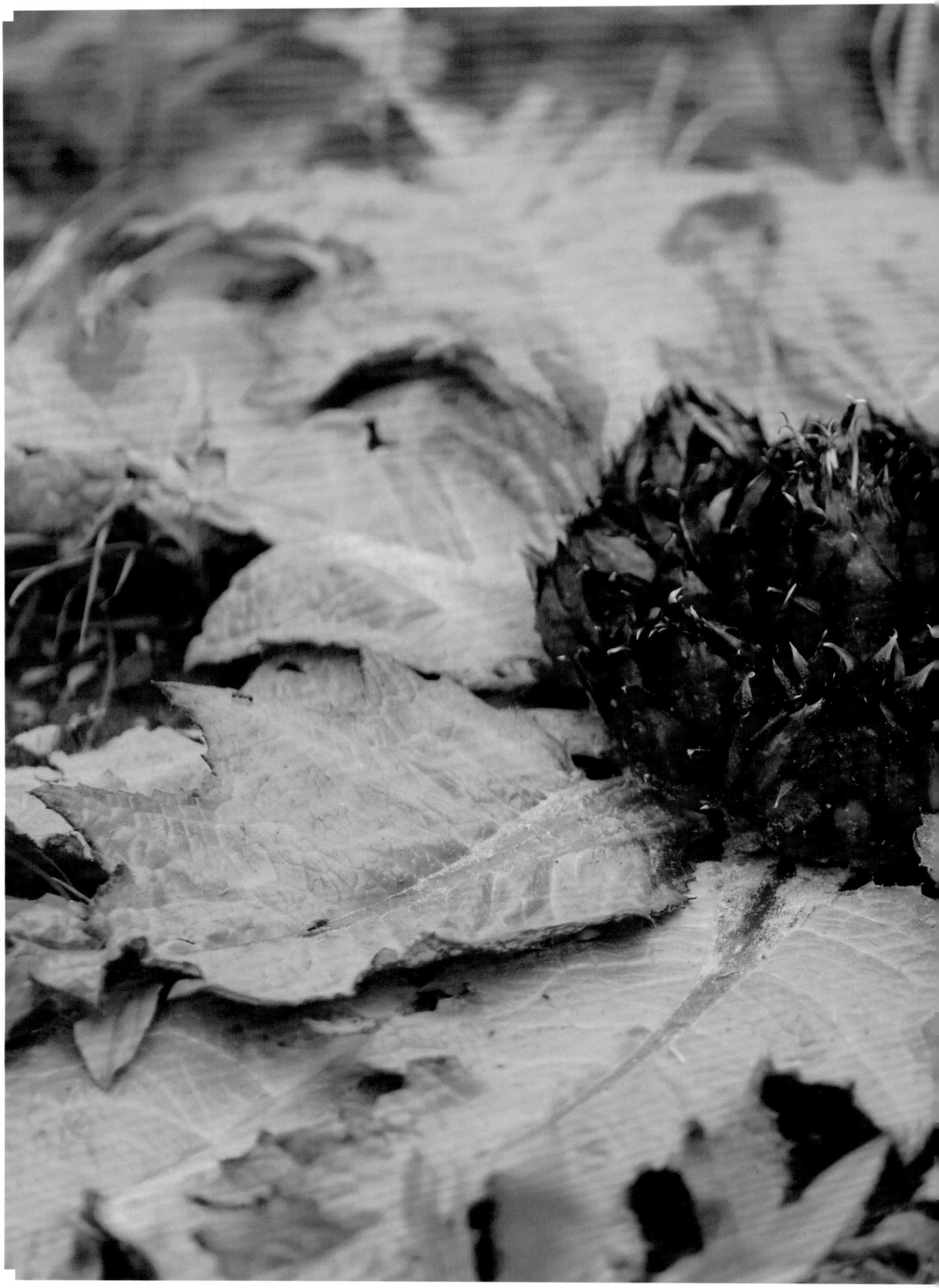

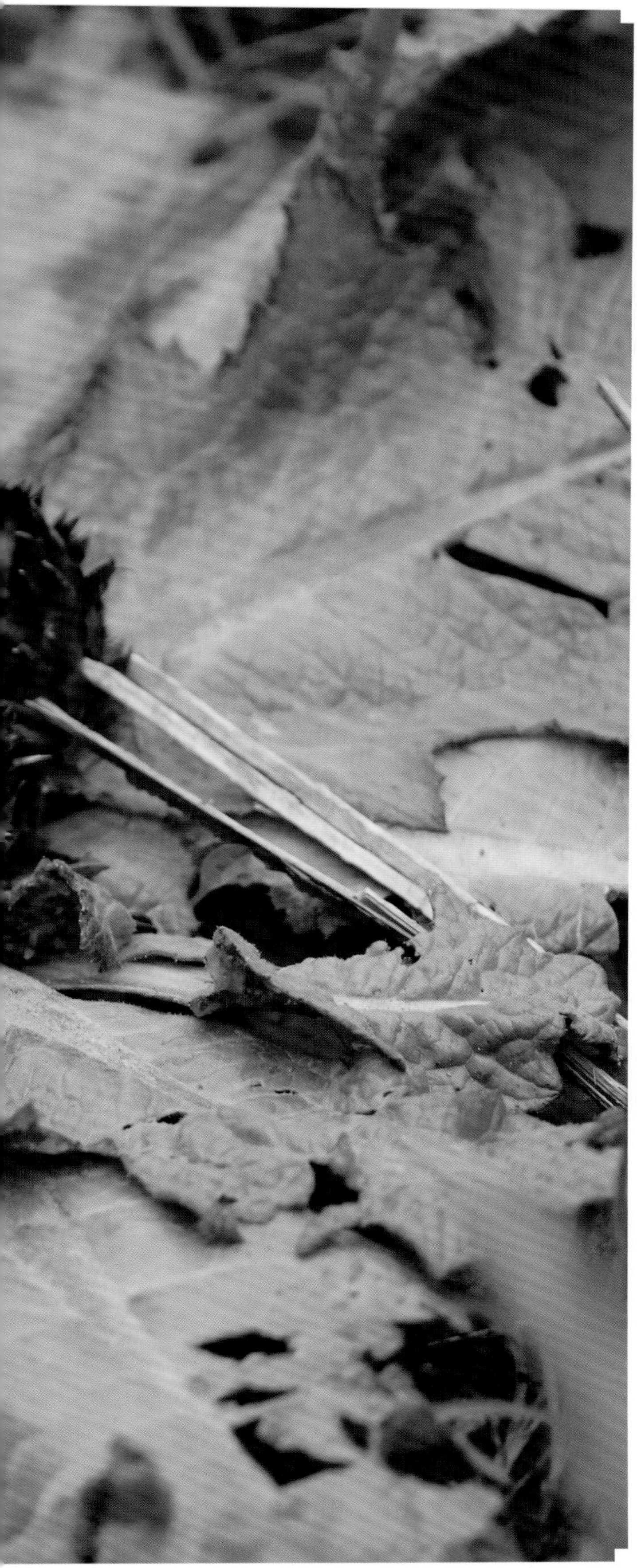

川木香

【藏药名】布嘎木拉。

【别　名】木嘎、八扎哈玛、姐其杂瓦、白玛尔达间、白玛八扎。

【来　源】本品为菊科植物川木香 *Dolomiaea souliei*（Franch.）Shih［*Vladimiria souliei*（Franch.）Ling］的根。

【性味归经】味辛、苦，性温。归肝、胃、大肠经。

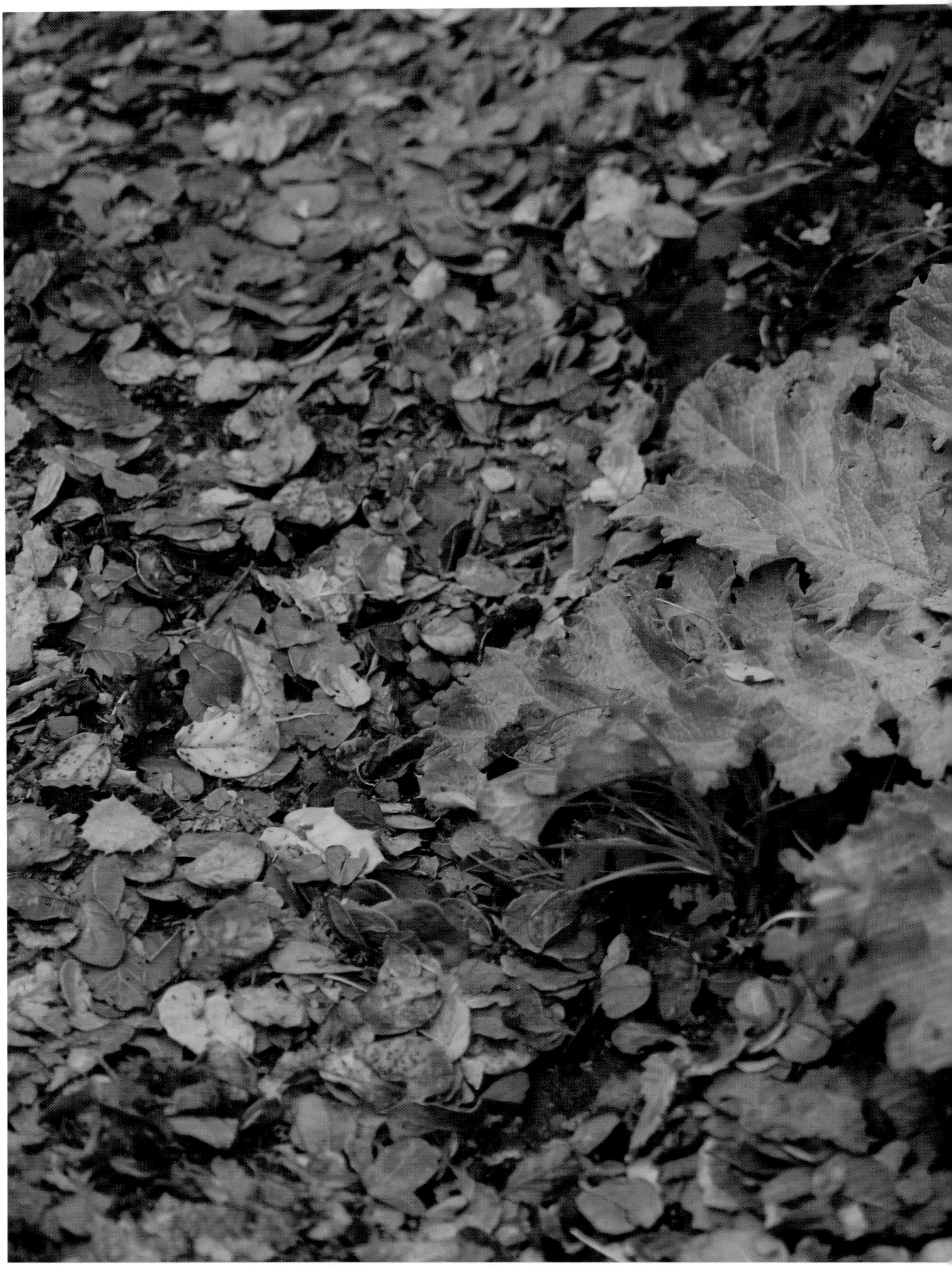

川木香

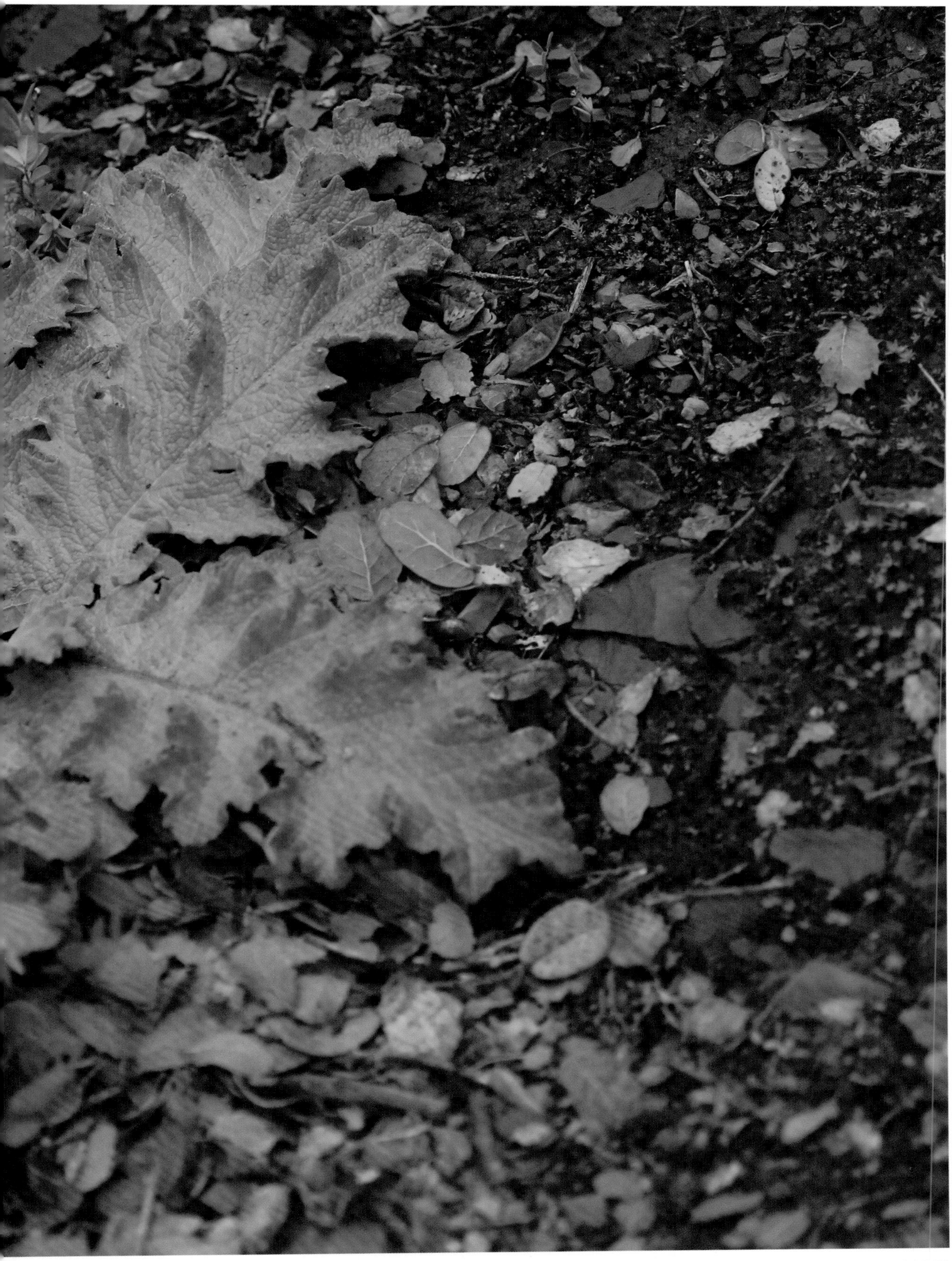

川木香

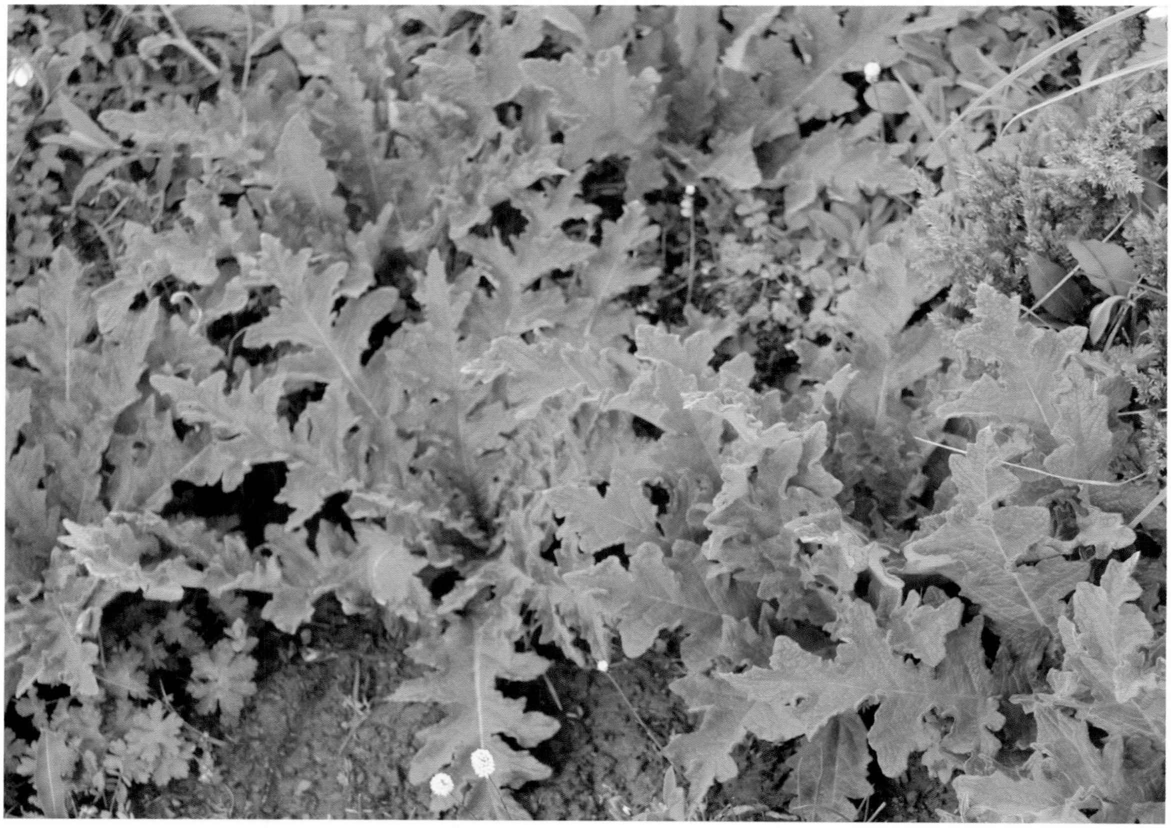

川木香

识别特征

多年生草本。根粗壮，圆柱形，直径达 2.5 cm，外皮褐色，无茎。叶基生，莲座状，长圆状披针形，长 10 ~ 19 cm，宽 3 ~ 13 cm，羽状分裂，裂片 5 ~ 7 对，卵状披针形，边缘有锯齿，基部有小裂片，两面被粗伏毛，下面有腺体及蛛丝状毛；叶柄长 4 ~ 12 cm。头状花序 6 ~ 8 个，直径 2 ~ 3 cm，生于叶丛中央，密集成半球形；总苞杯状，长 2.5 ~ 3.0 cm，总苞片多层，革质，卵形至披针形，宽 6 ~ 10 cm，先端渐尖，边缘紫色，具缘毛；小花全部管状，紫色，长 3.5 ~ 4.0 cm，管部长为檐部的 3 ~ 4 倍，檐部 5 裂，具腺体；花药基部具长而撕裂的尾部；花柱分枝细长。瘦果具 4 棱及纵肋，无毛；冠毛刚毛状，多层，淡棕黄色，外层皱曲于果实周围向下，再向上反折，内层直立，与管状花花冠等长。花、果期 7—9 月。

生境分布

生长于海拔 3500 ~ 4200 m 的阳坡草地、山顶草地及灌丛中。分布于西藏盐井、芒康、昌都、江达、米林等地，四川、云南也有分布。

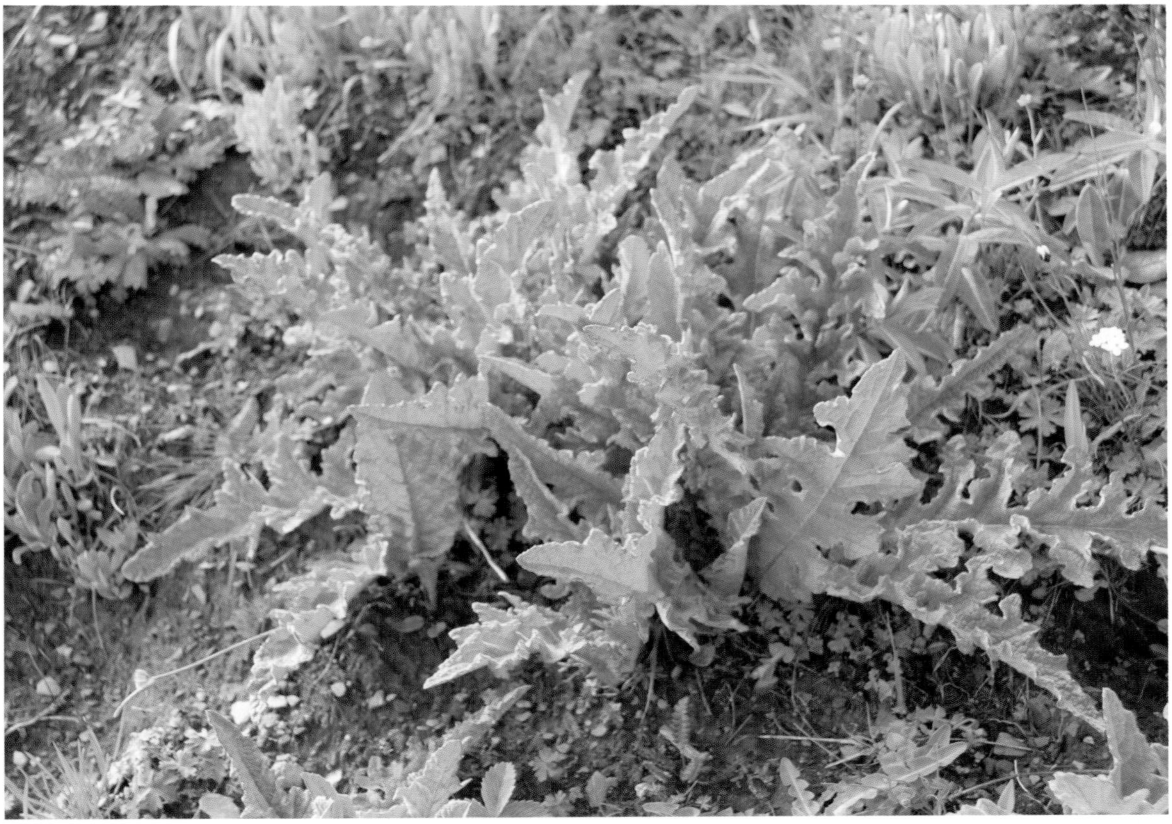
川木香

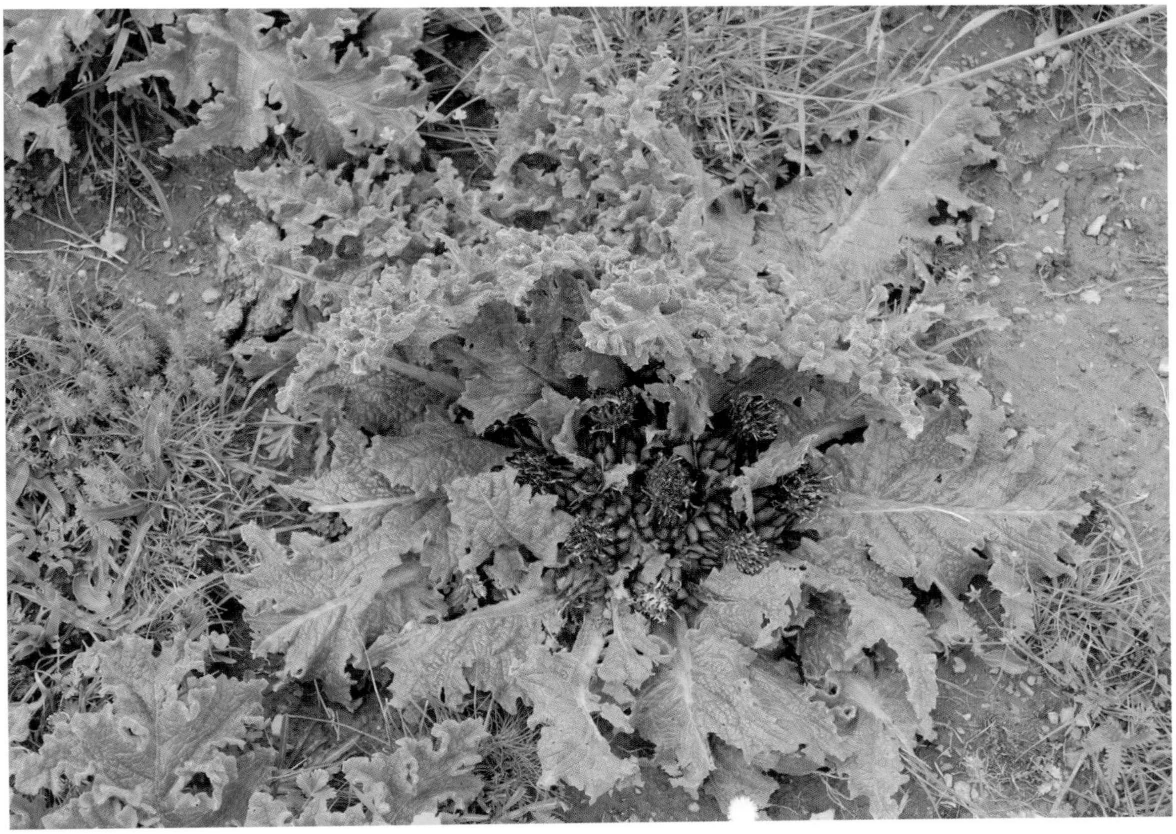
川木香

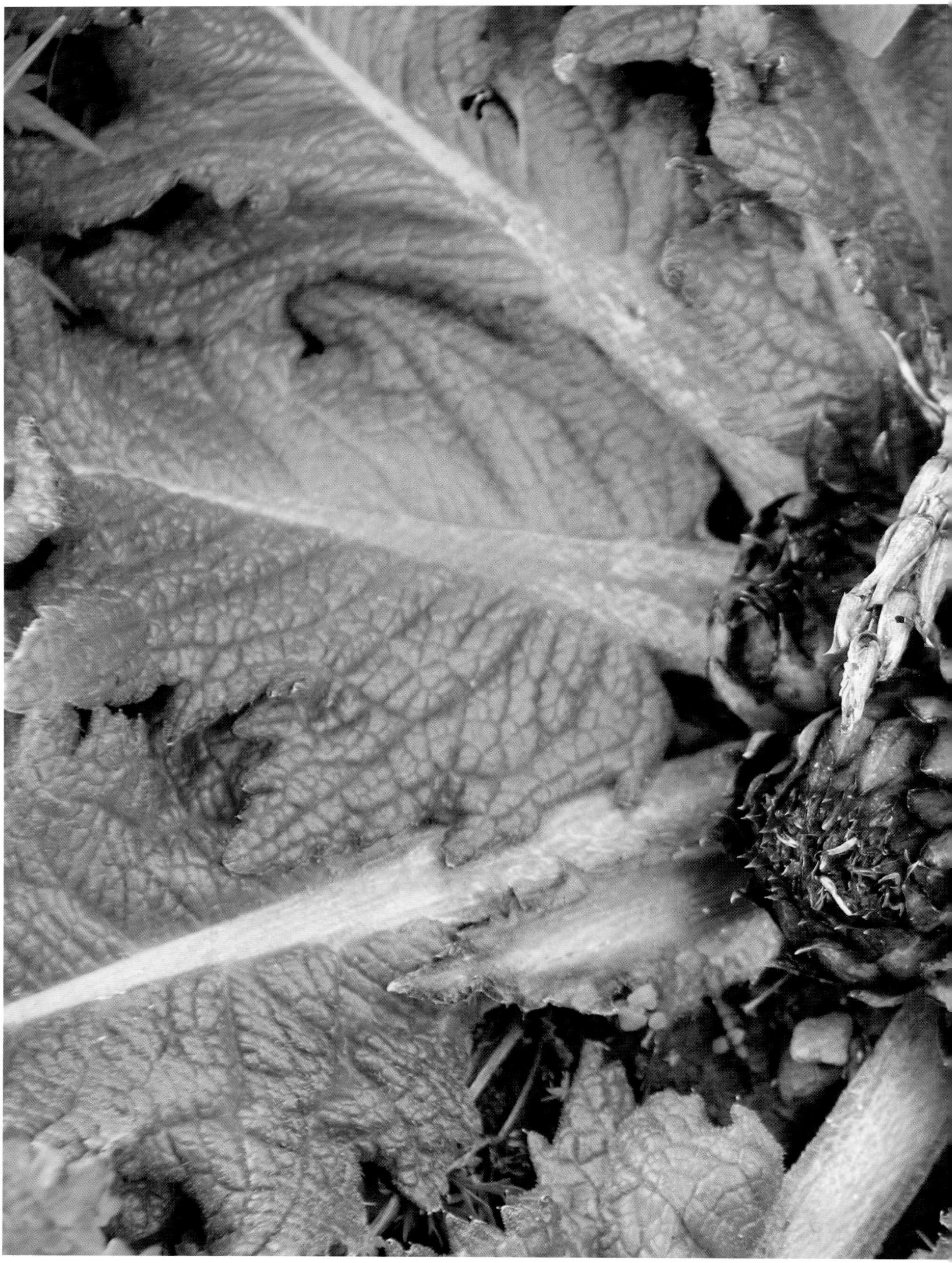

川木香

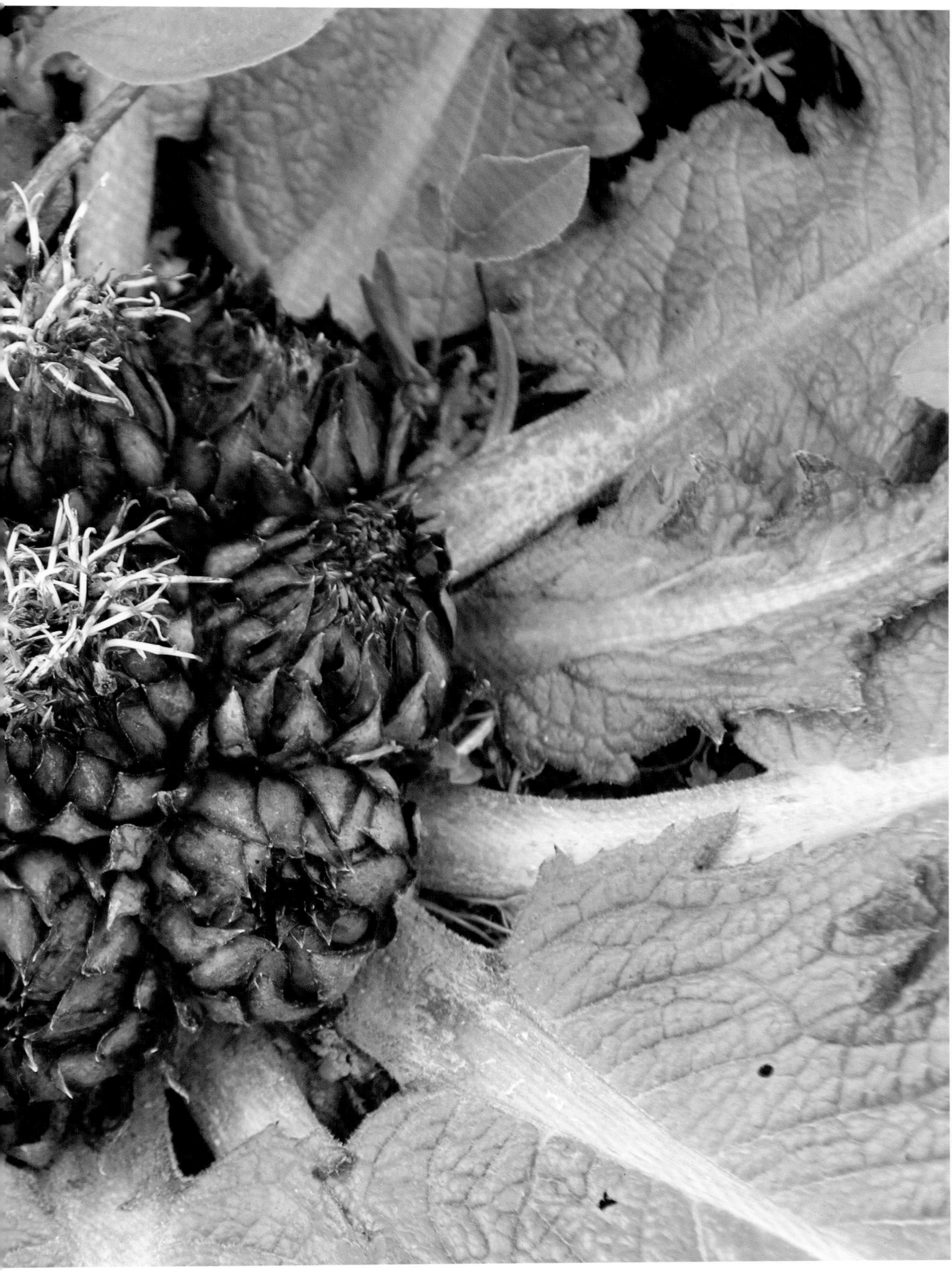

川木香

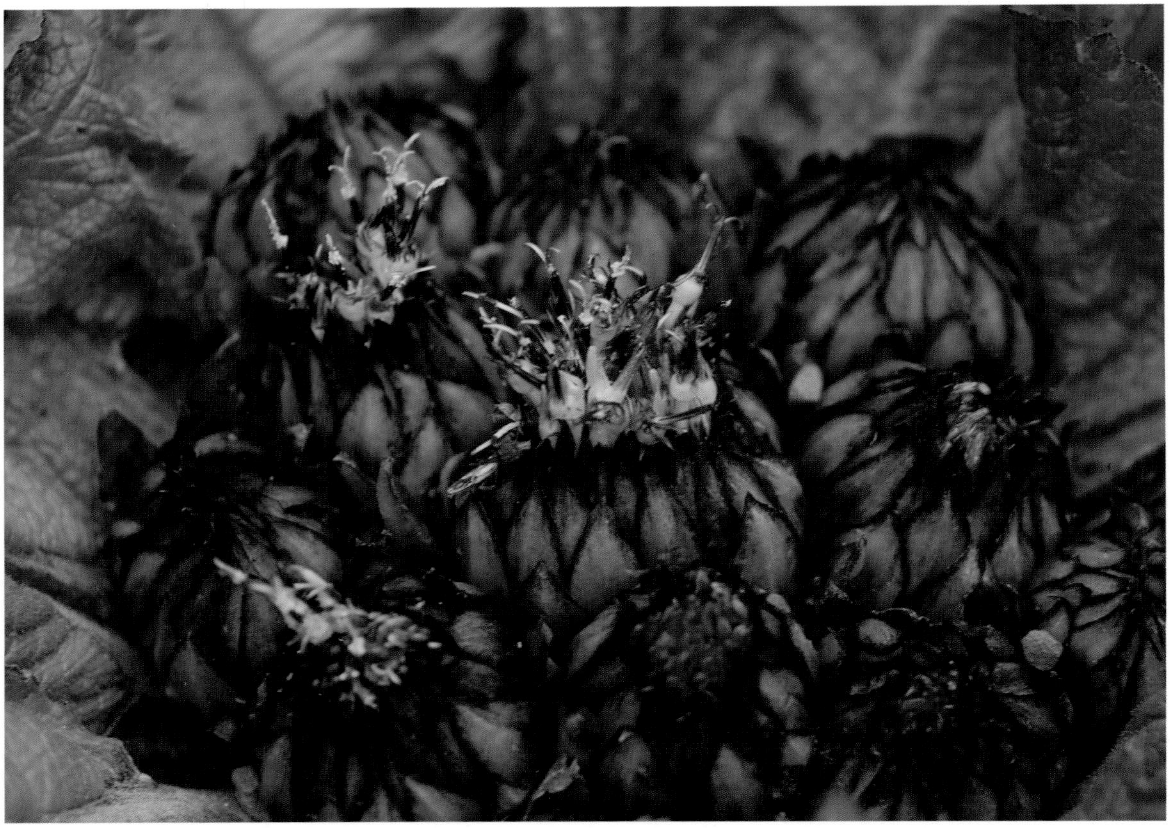

川木香

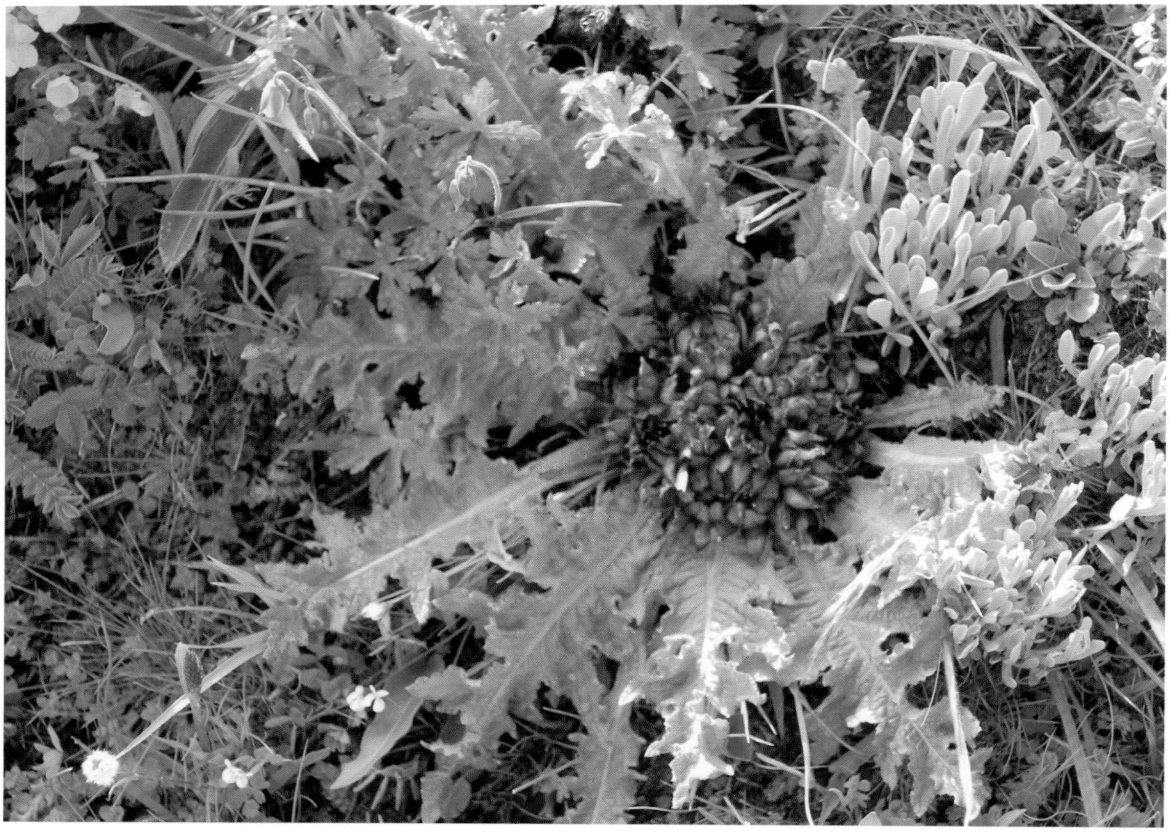

川木香

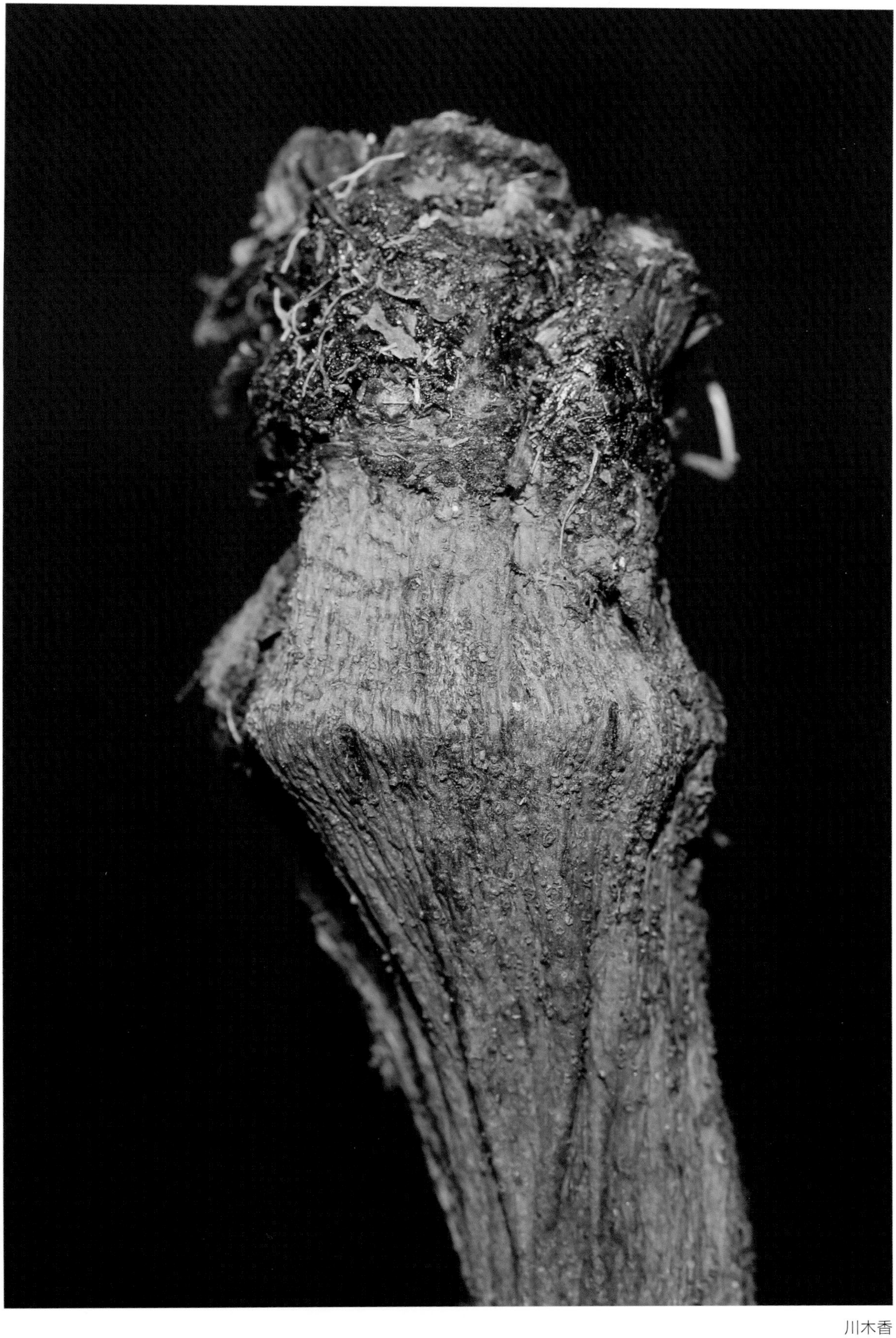

川木香

采收加工

秋季挖根，除去须根，洗去泥沙，长者横断，粗者纵切，晒干。

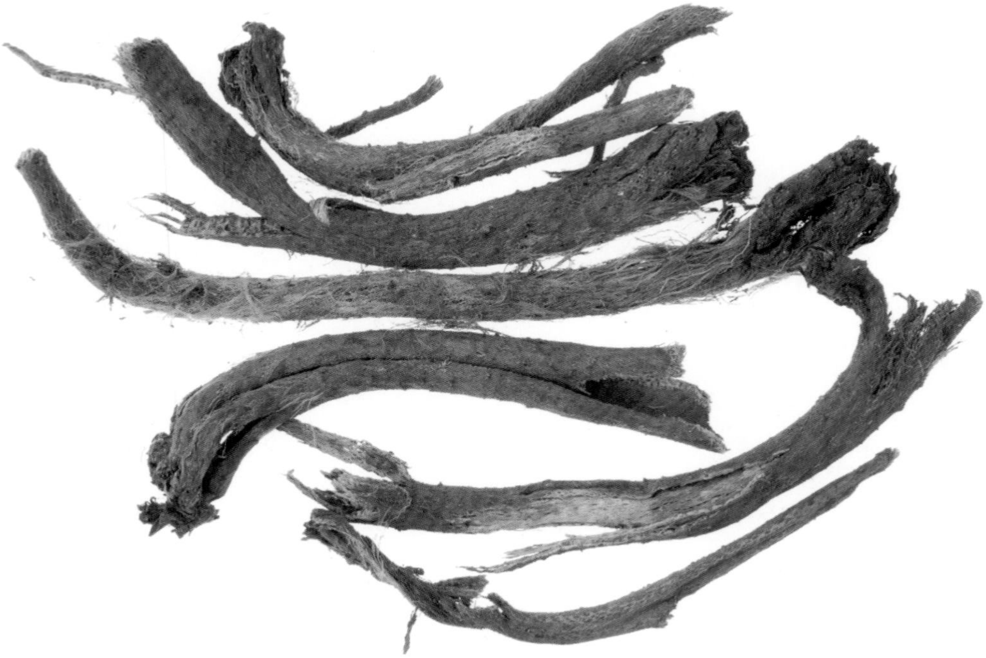

川木香药材

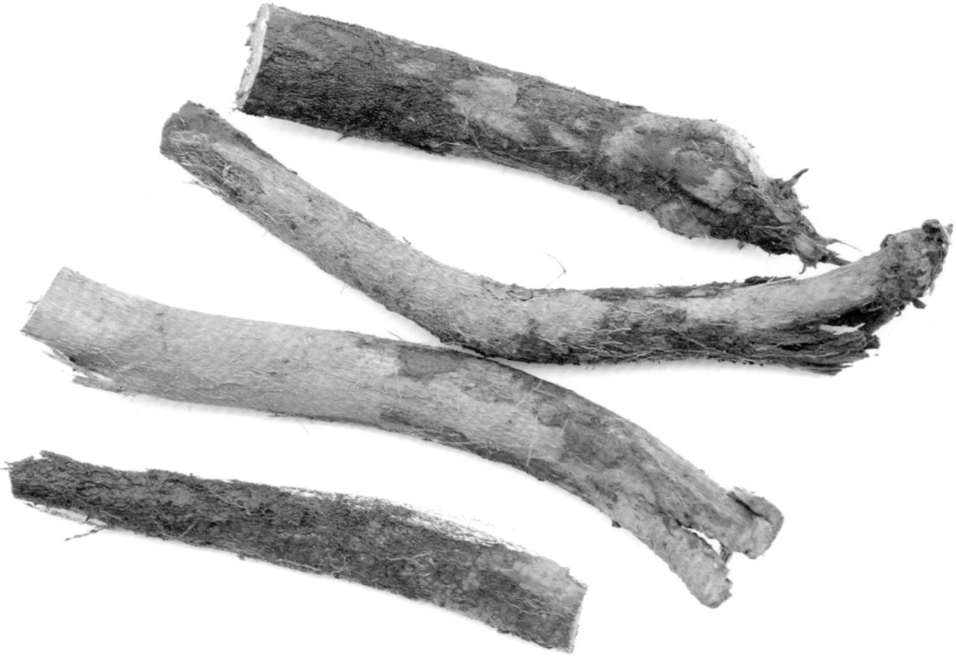

川木香药材

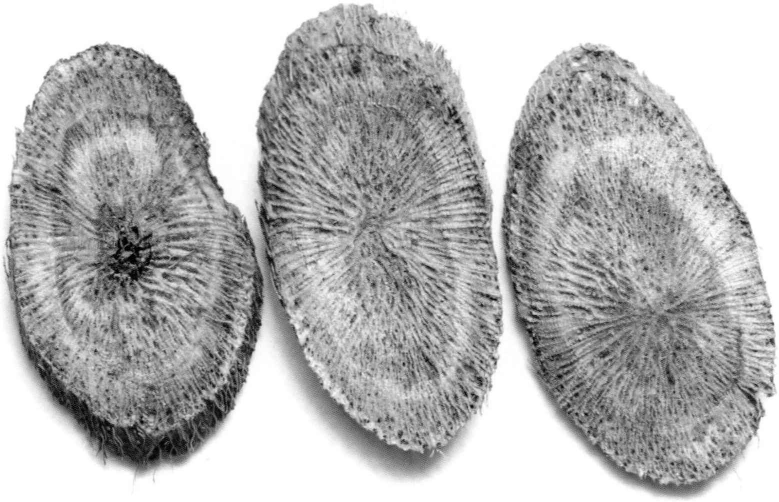

川木香饮片

药材鉴别

根呈圆柱形或有纵槽的半圆柱形，稍弯曲，长 10 ~ 30 cm，直径 1 ~ 3 cm。表面黄褐色或棕褐色，具较细的纵皱纹，外皮脱落处可见丝瓜络状细筋脉；根头偶有黑色发黏的胶状物，习称“油头”。体较轻，质脆易折断，断面黄白色或黄色，散在黄色稀疏油点及裂隙，木部宽广，有放射状纹理；有的中心呈腐朽状。气微香，味苦，嚼之黏牙。以条粗、质硬、香气浓者为佳。

功效主治

健胃，驱风，止痛，生肌。主治食欲不振，胃溃疡，腹胃胀满，风湿疼痛，胁痛，体瘦，“培根”热症等。

用法用量

内服：煎汤，3 ~ 9 g；或入丸、散。

民族药方

1．溃疡病引起的剧痛 川木香 75 g，獐牙菜、木香、婆婆纳、石斛各 50 g。以上 5 味捣罗为粗粉，每次取 3 g 加适量水煎服，每日 2 次。

2．寒热交织期“木布”病引起的胃酸反胃、呃逆、肠胃绞痛等症 六味寒水石散：川木香、土木香、灰枝紫菀各 4 g，寒水石（制）10 g，小叶杜鹃 5 g，唐古特青兰 6 g。以上 6 味研细过筛，混匀制散。内服，每次 3 g，每日 2 次。

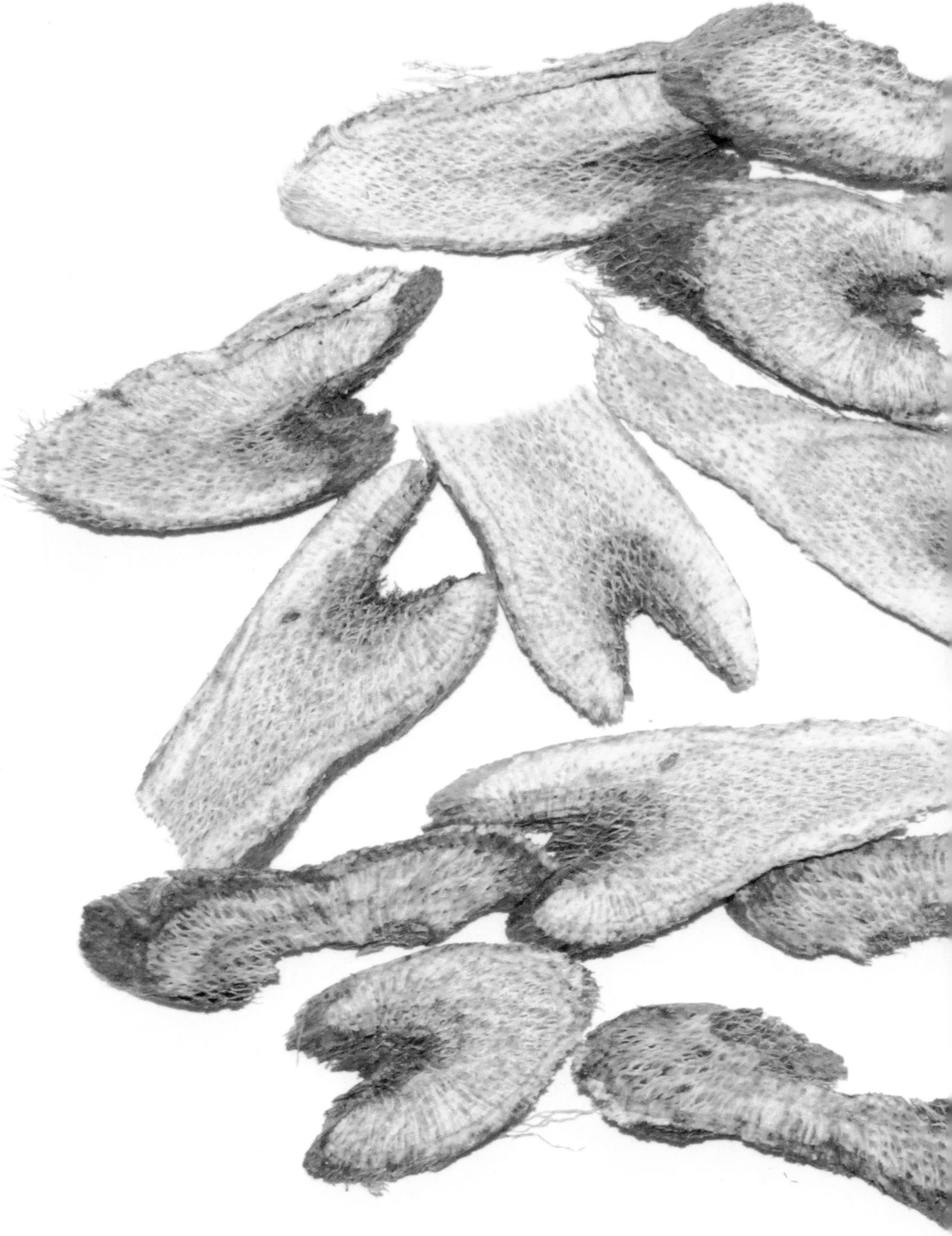

川木香

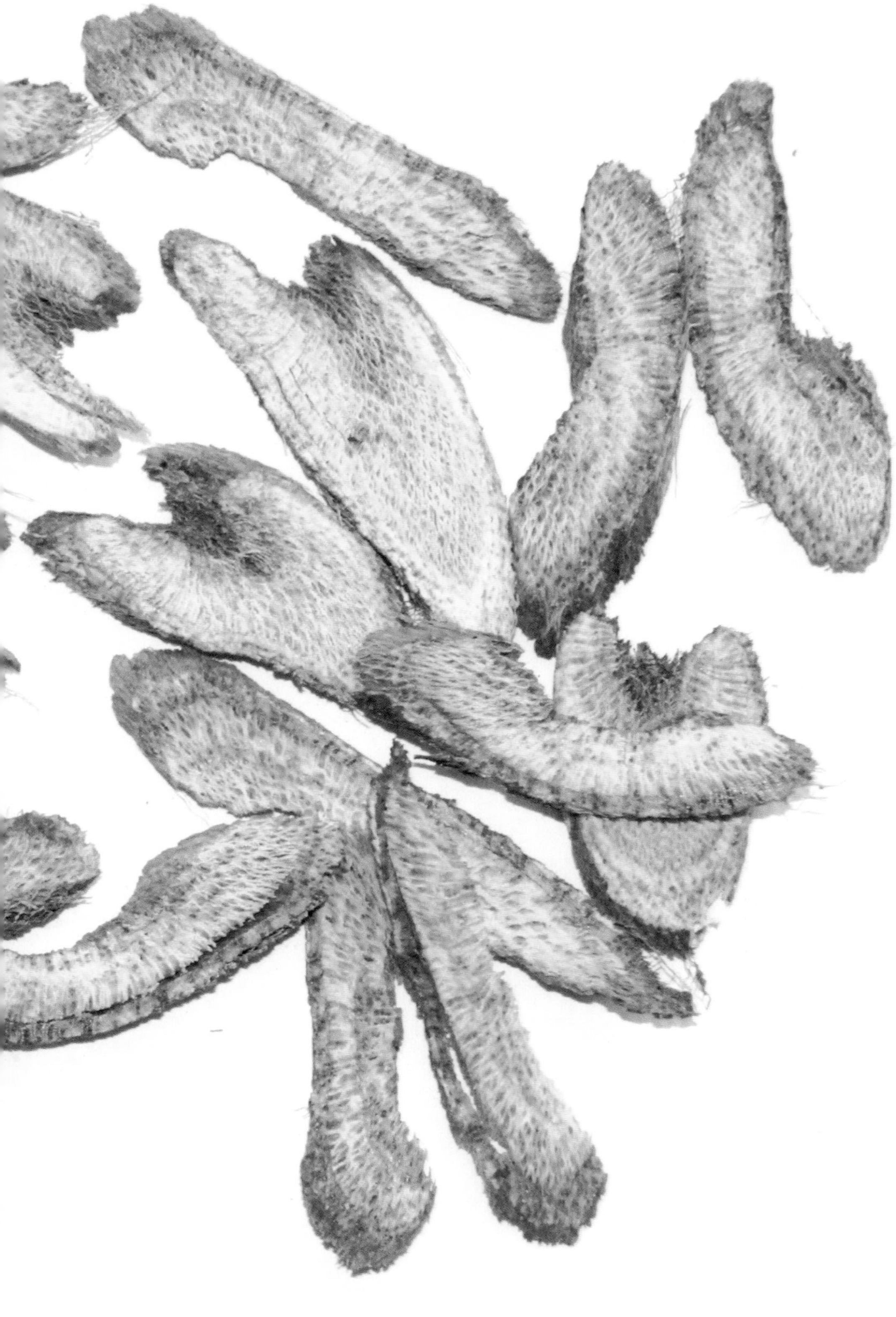

川木香饮片

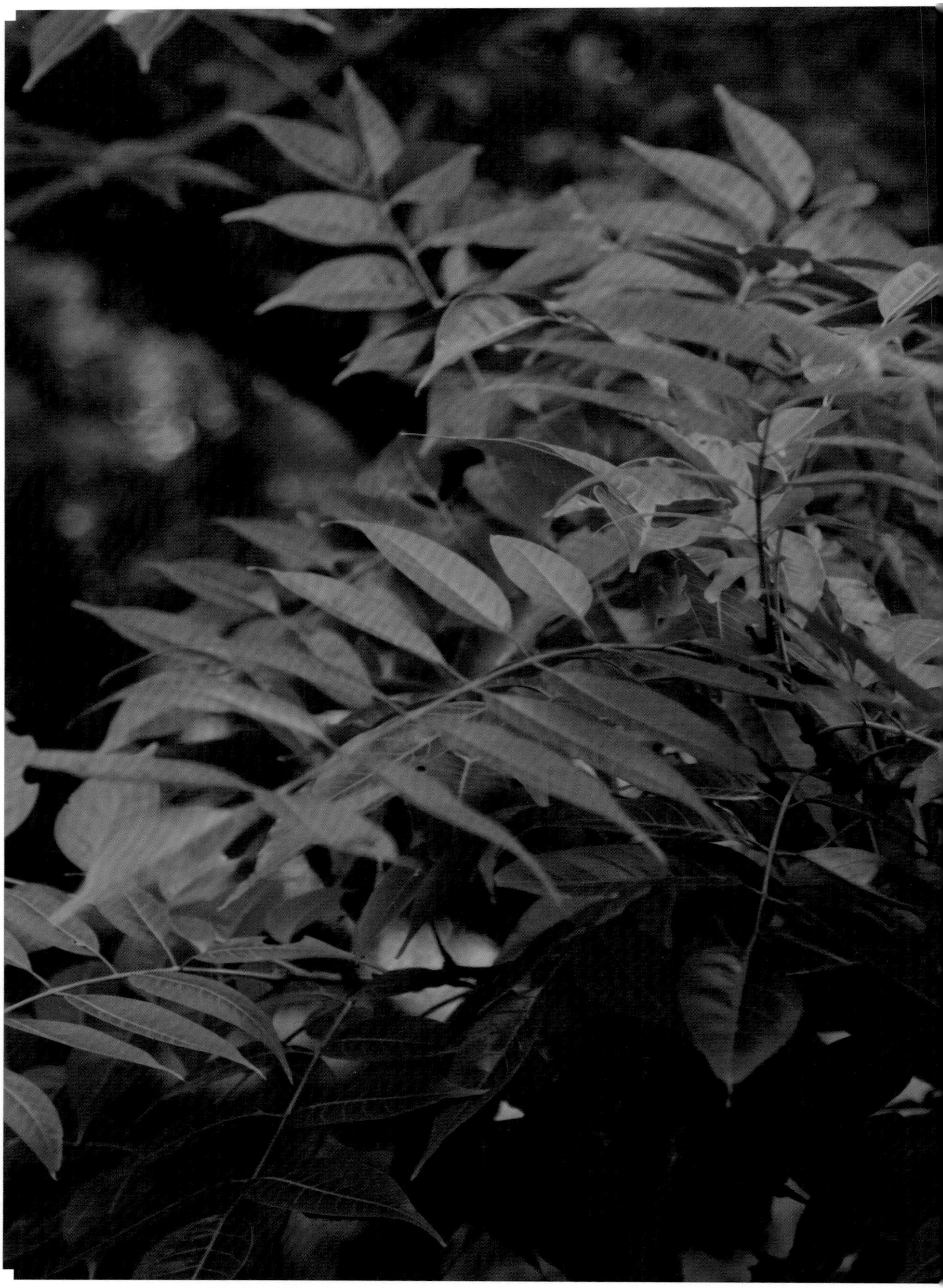

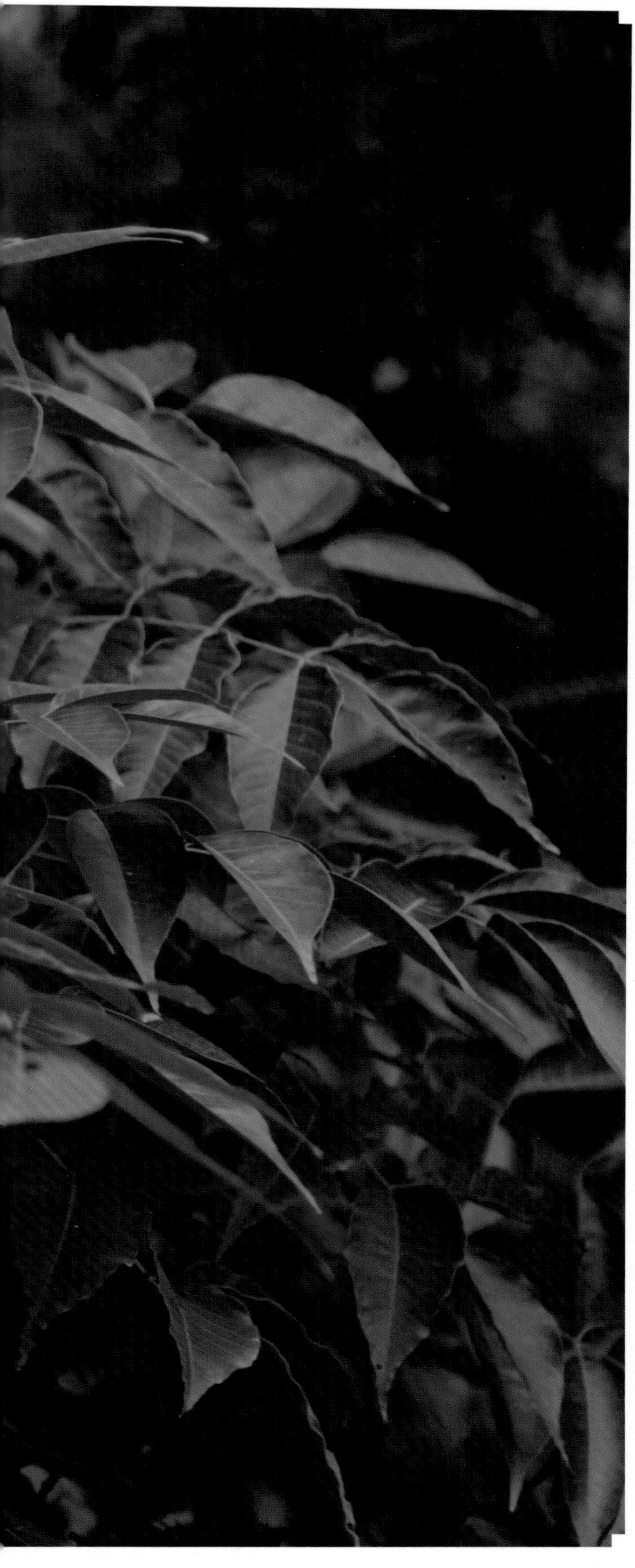

广酸枣

【藏药名】娘肖夏。

【别　名】斋、阿马厘、帕达、滋达嘎。

【来　源】本品为漆树科植物南酸枣 *Choerospondias axillaris*（Roxb.）Burtt et Hill 的果实。

【性味归经】味甘、酸。性平。归肝、脾经。

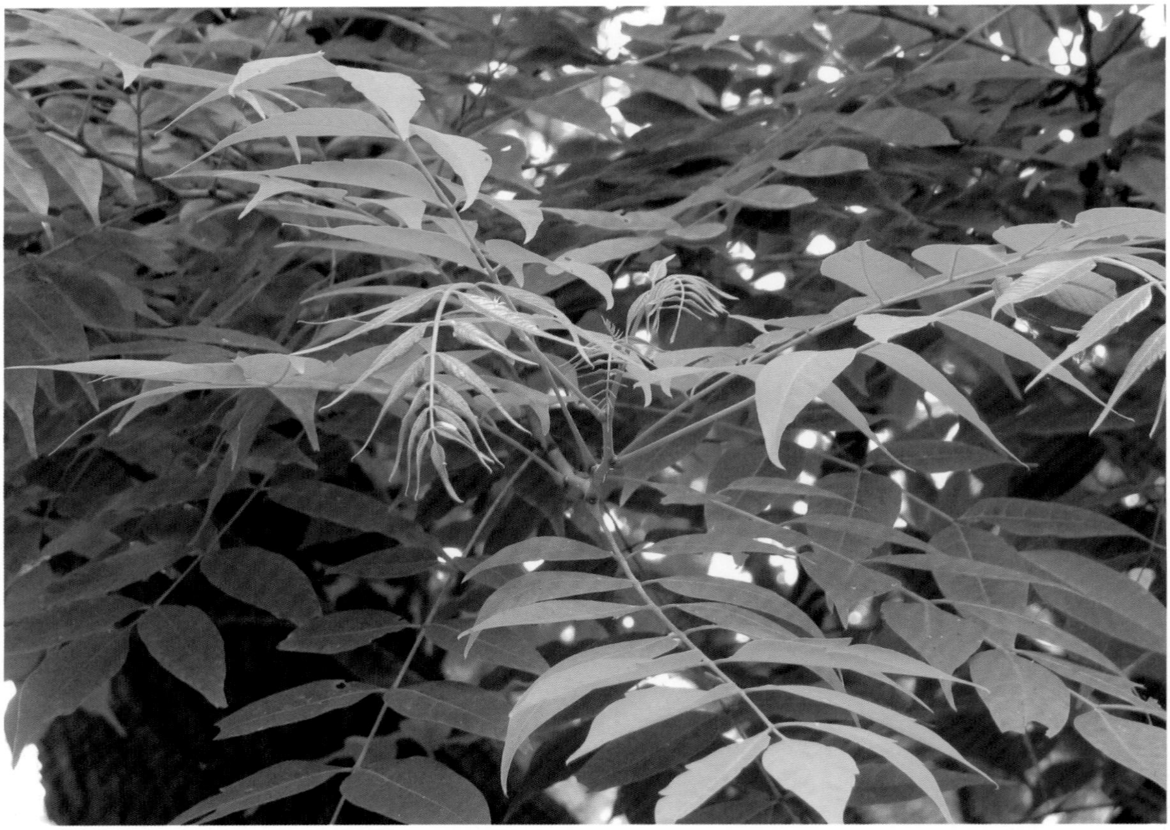

南酸枣

识别特征

落叶乔木，高 8 ~ 20 m。树皮片状剥落，小枝无毛，有皮孔，奇数羽状复叶互生，有小叶 3 ~ 6 对，叶柄纤细，基部膨大；小叶膜质至纸质，卵形或卵状披针形或卵状长圆形，长 2 ~ 5 mm。雄花序长 4 ~ 10 cm，雌花单生上部叶腋；花萼 5 裂，裂片阔三角形，边缘有红色腺状睫毛，两面被白色微柔毛；花瓣长圆形，长 2.5 ~ 3.0 mm，无毛，具褐色脉纹，开花后外卷；雄蕊 10，与花瓣等长，花丝线形；子房卵圆形或倒卵状椭圆形，成熟后黄色，长 2.5 ~ 3.0 cm，直径约 2 cm。果核与果同形，长 2.0 ~ 2.5 cm，直径约 1.5 cm，顶端有 5 个小孔。花期 3—4 月。

生境分布

生长于海拔约 1100 m 的低山林缘。分布于西藏、云南、贵州、湖北、湖南、浙江、广东、广西等省区。

采收加工

秋季果实成熟时采收，鲜用或晒干。

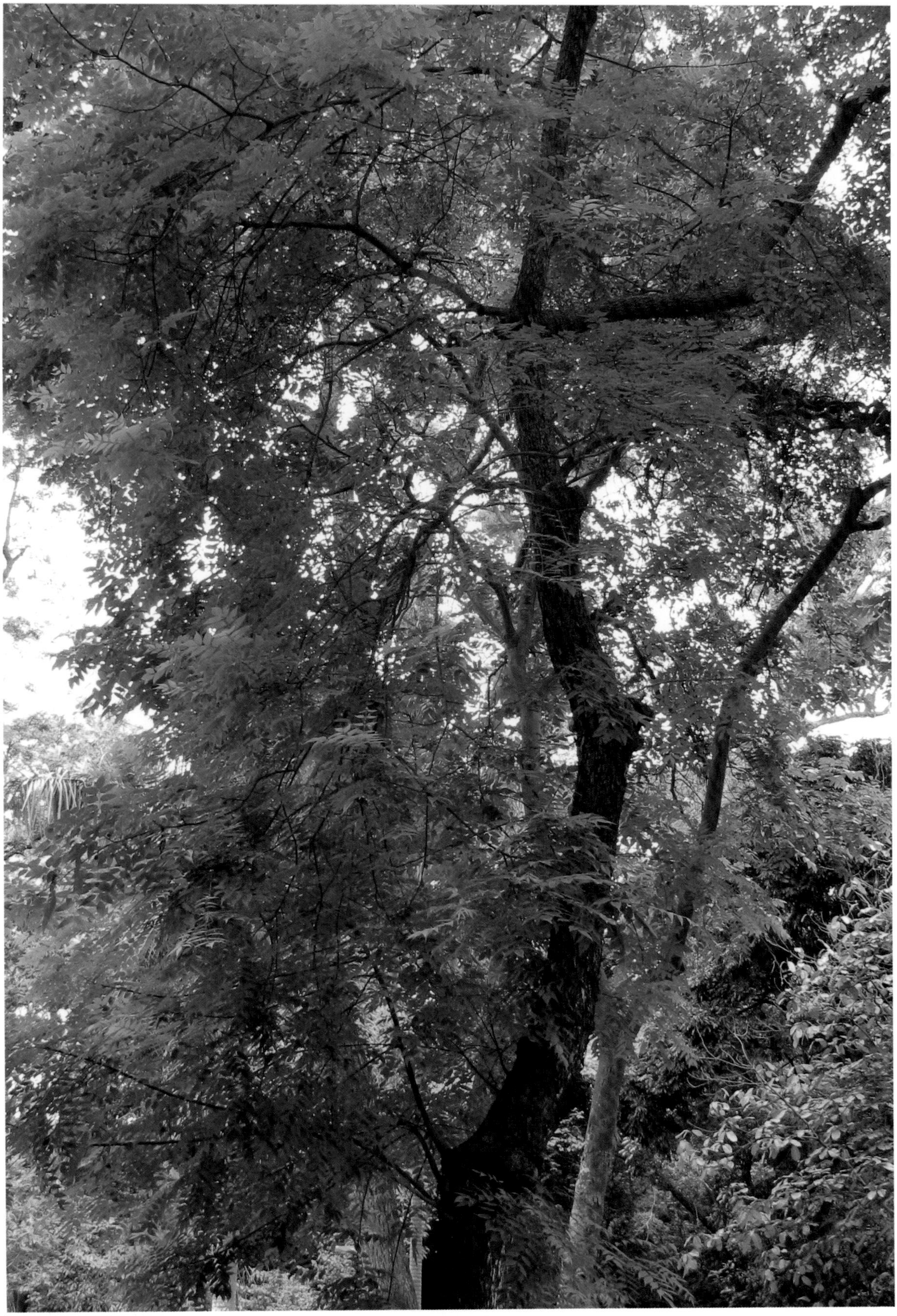

南酸枣

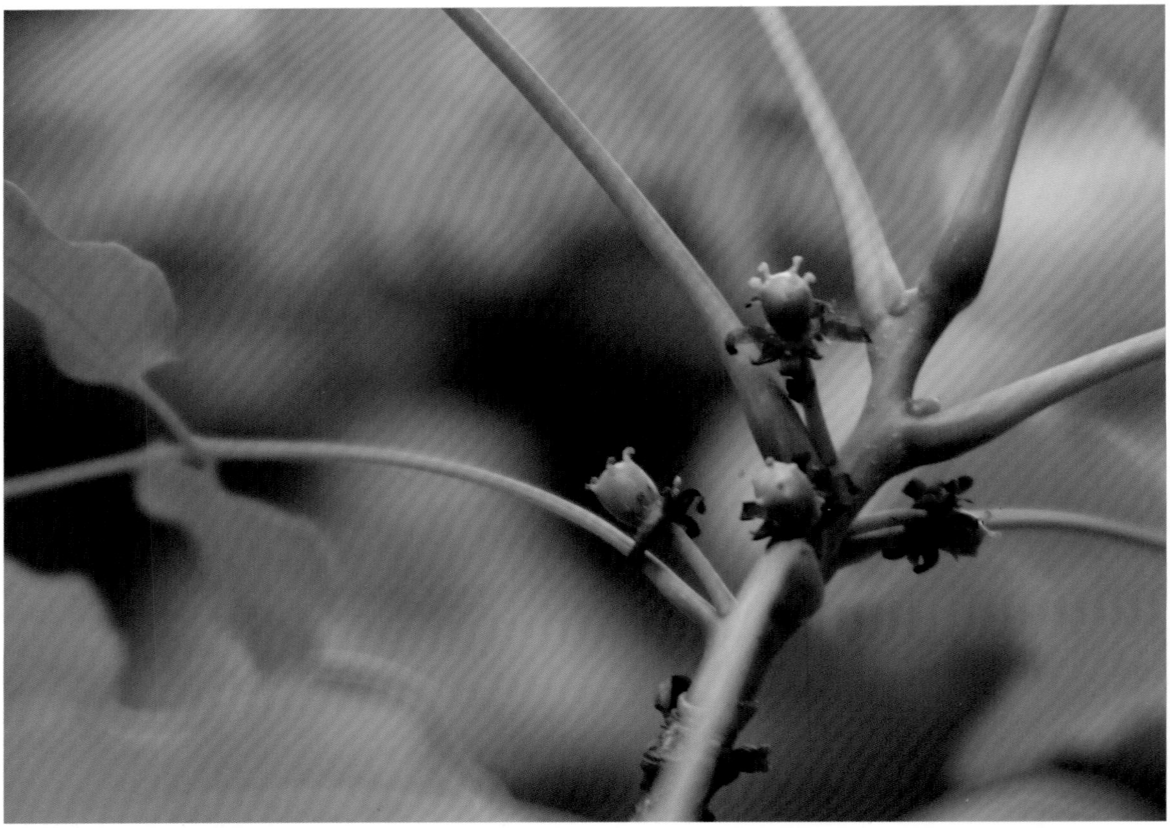

南酸枣

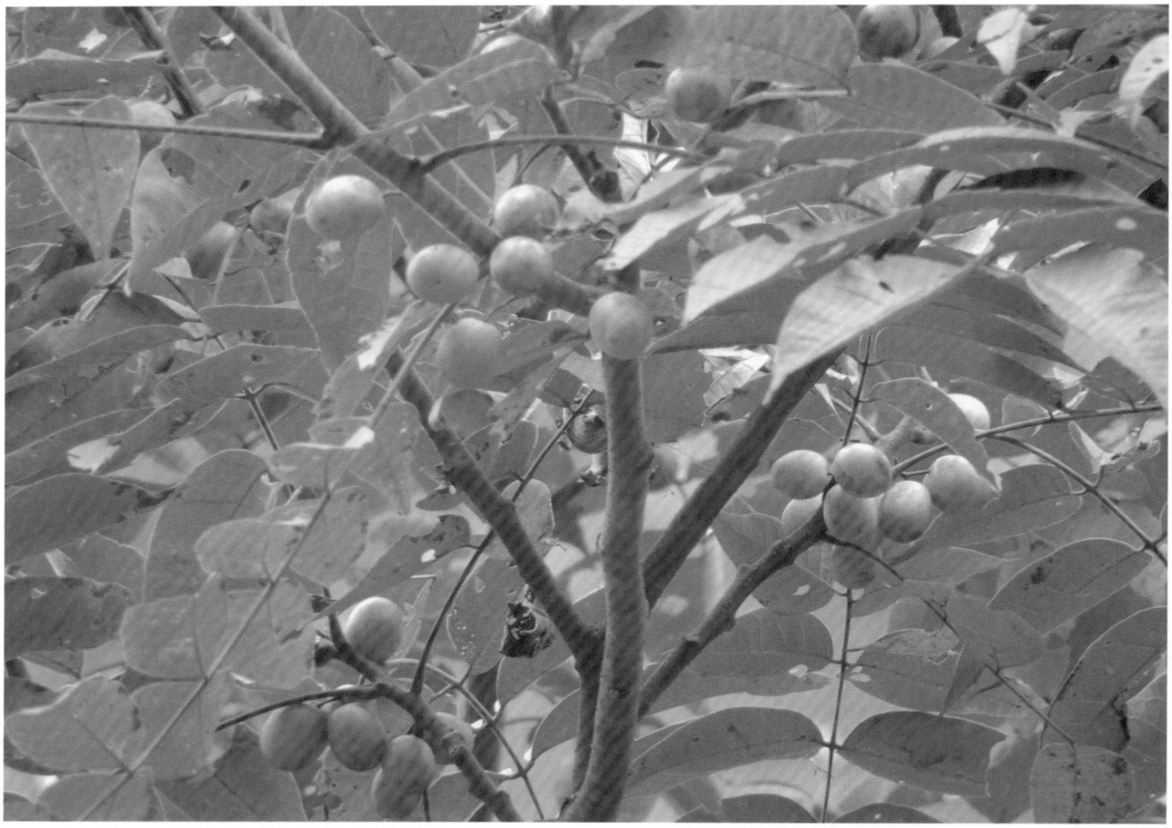

南酸枣

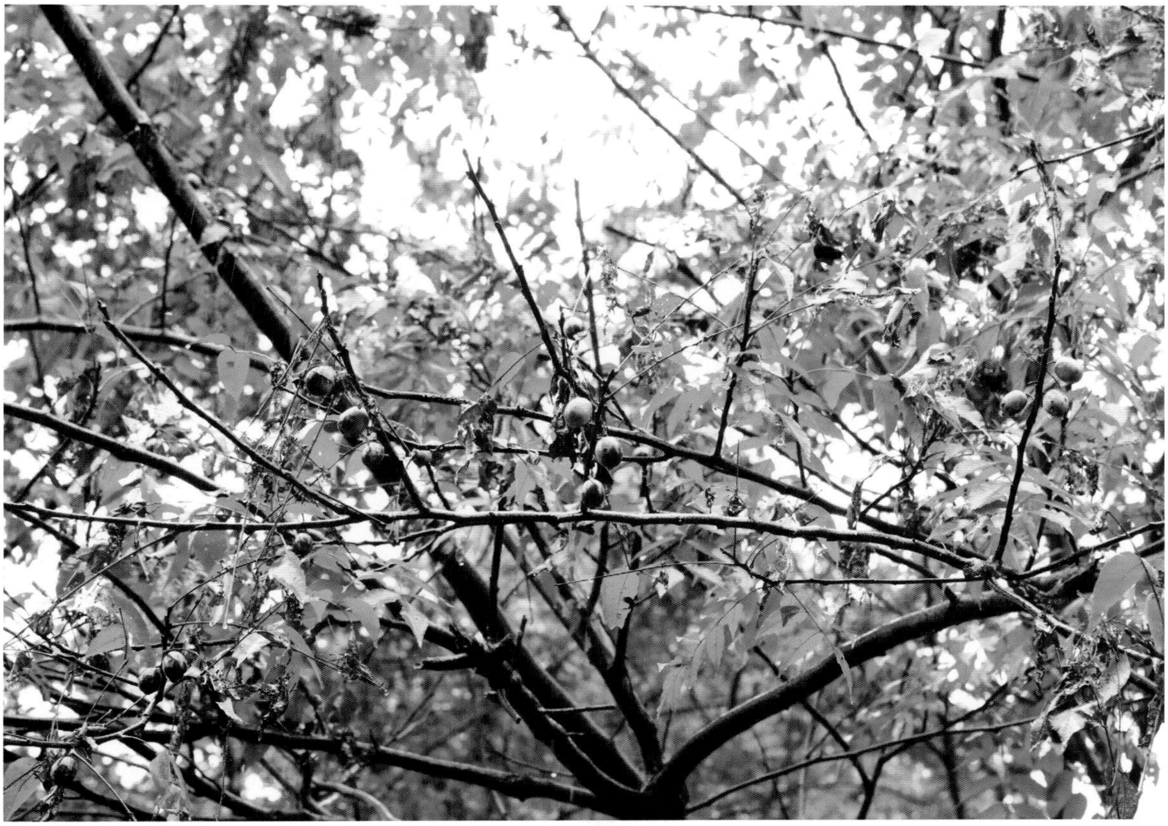

南酸枣

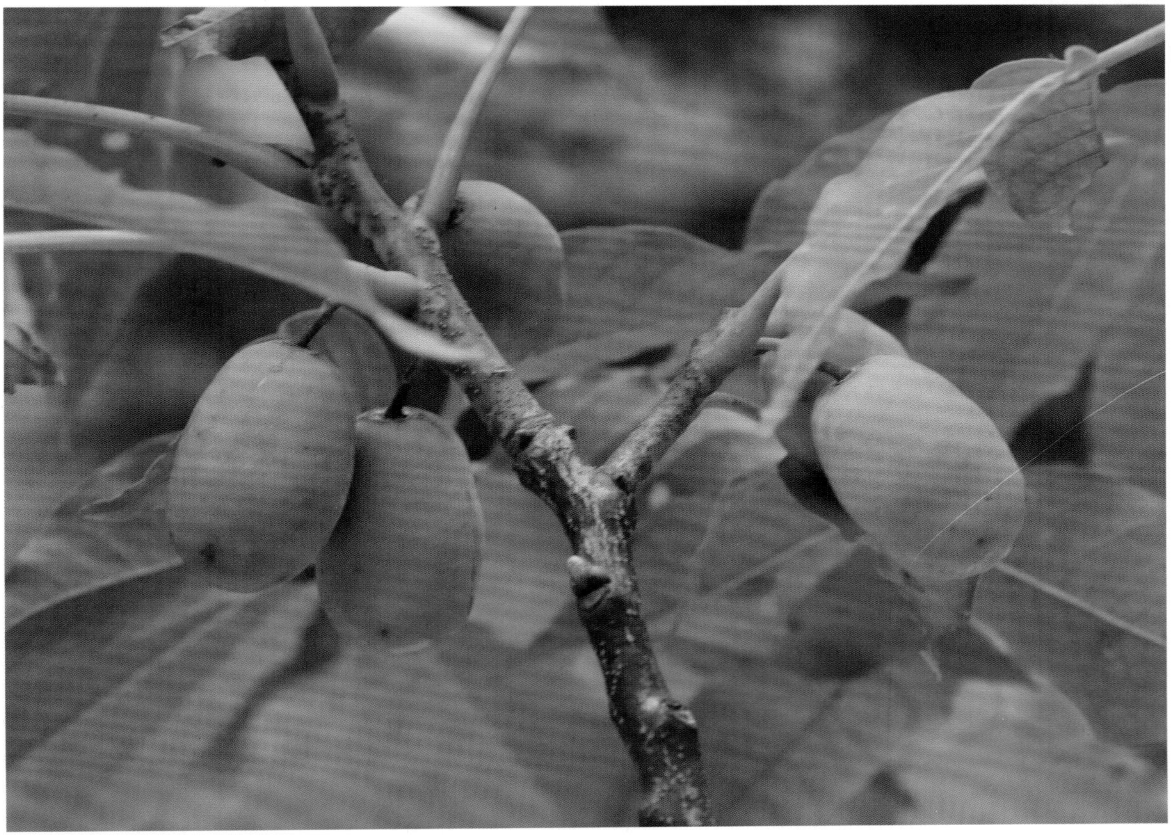

南酸枣

药材鉴别

果实呈椭圆形或近卵形，长 2 ~ 3 cm，直径 1.4 ~ 2.0 cm。表面黑褐色或棕褐色，稍有光泽，具不规则的皱褶；基部有果梗痕。果肉薄，棕褐色，质硬而脆，核近卵形，黄棕色，顶端有 5 个（偶有 4 或 6 个）明显的小孔，每孔各含种子 2 枚，无臭，味酸。以个大、肉厚、黑褐色、油润者为佳。

功效主治

清热、养心，安神。主治心热病，心脏病，心悸气短，心神不安。

用法用量

内服：煎汤，3 ~ 9 g；或入丸、散。

民族药方

1．心脏病，尤其是“龙”热上燥者 广酸枣、槟榔各 15 g，荜茇、胡椒各 2.5 g，赞土 0.5 g，阿卡如、肉豆蔻、木香、阿魏、紫硇砂、加嘎、丁香各 0.25 g。以上 12 味相混匀，研细末，每次 5 g，每日 3 次。

2．各种“龙”病及血痛 广酸枣、肉豆蔻、丁香各 10 g，阿卡如 15 g。均捣罗为细散，每次 1 ~ 2 g，每日 3 次。

3．多种心脏疾病及眼突等症 广酸枣、诃子、宽筋藤各 20 g。将 3 味切细，煎汤，每次 3 g，每日 2 次。

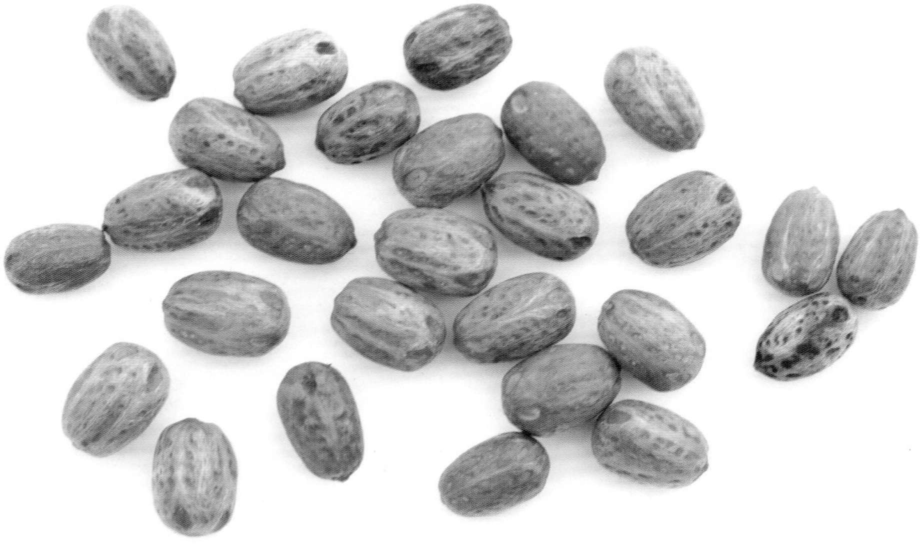

酸枣药材

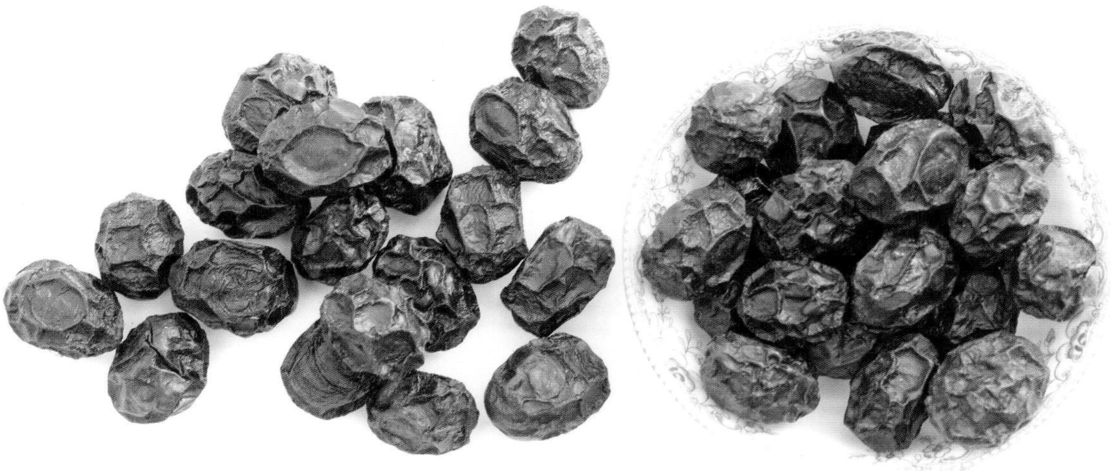

广酸枣药材

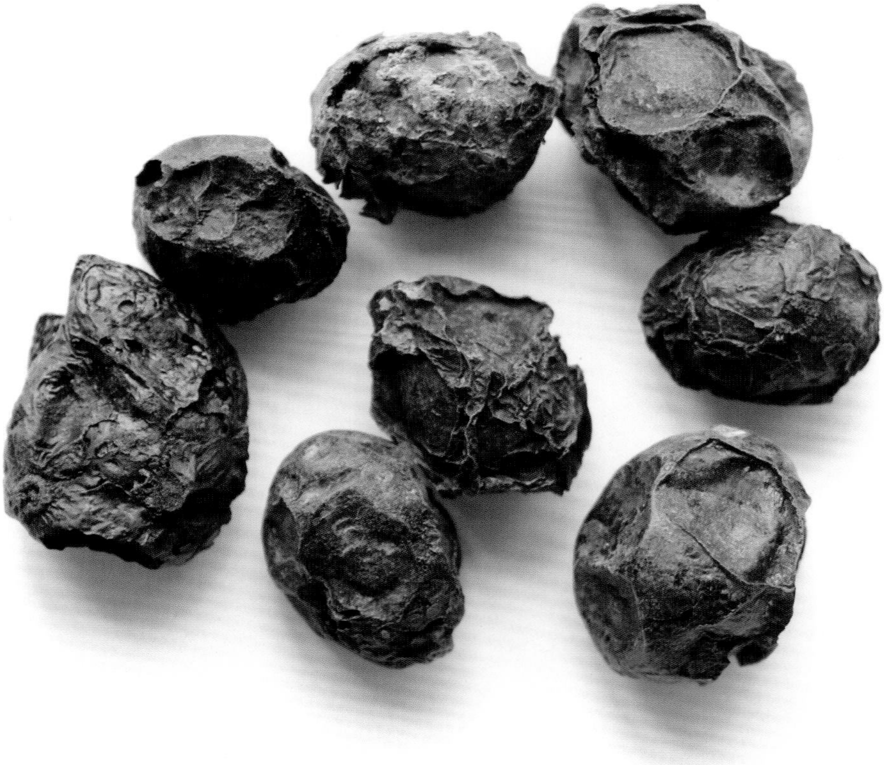

广酸枣饮片

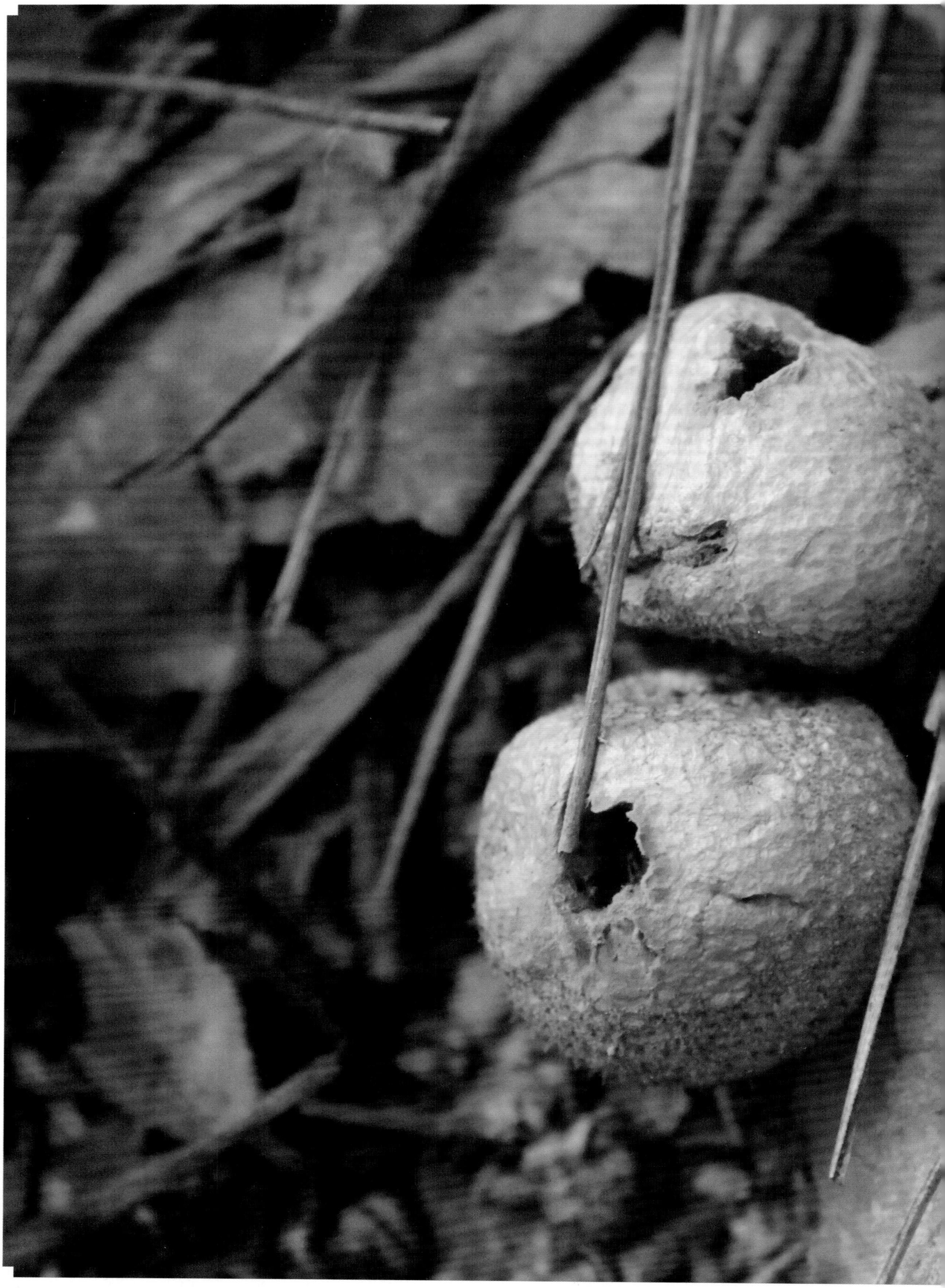

马勃

【藏药名】帕瓦郭郭。

【别　　名】帕跬、灰包、灰色菌、马粪包、帕庞跬跬。

【来　　源】本品为灰包科真菌脱皮马勃 *Lasiosphaera fenzlii* Reich.、大马勃 *Calvatia gigantea*（Batsch ex Pers.）Lloyd 或紫色马勃 *Calvatia lilacina*（Mont. et Berk.）Lloyd 的干燥子实体。

【性味归经】辛，平。归肺经。

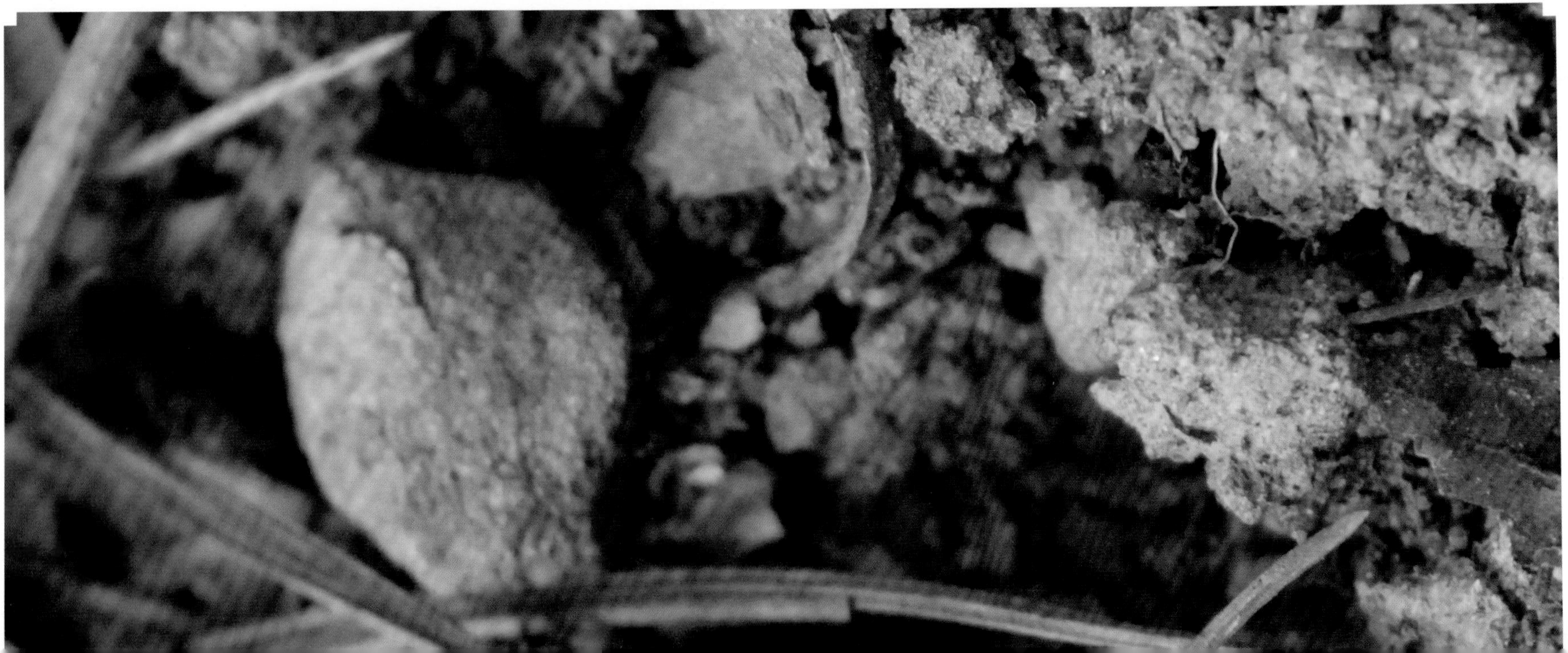

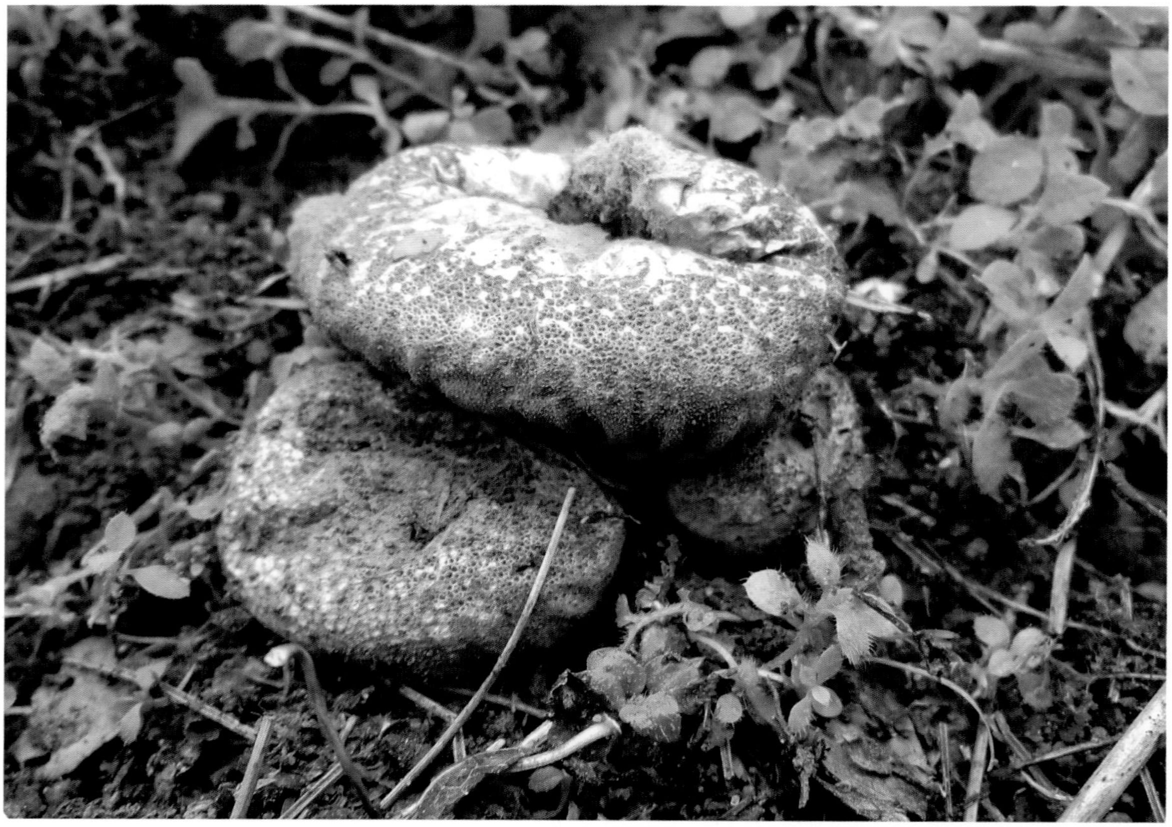

马勃

识别特征

子实体球形至近球形，直径 15 ~ 45 cm 或更大，基部或很小，由粗菌索与地面相连。包被白色，老后污白色。初期有细纤毛，渐变光滑，包被 2 层，外包被膜状，内包被较厚，成熟后块状脱落，露出浅青褐色孢体。孢子形，具微细小疵，淡青黄色，抱丝分枝，横隔稀少。

生境分布

生长于旷野草地上。分布于内蒙古、甘肃、吉林、辽宁等省区。

采收加工

夏、秋二季子实体成熟时及时采收，除去泥沙及外层硬皮，干燥。

药材鉴别

本品呈不规则的小块，包被灰棕色至黄褐色，纸质，多破碎成片块状，或已全部脱落。孢体灰褐色，紧密，有弹性，撕开内有灰褐色棉絮状丝状物，触之则孢子尘土样飞扬，手捻有细腻感。气似尘土，无味。

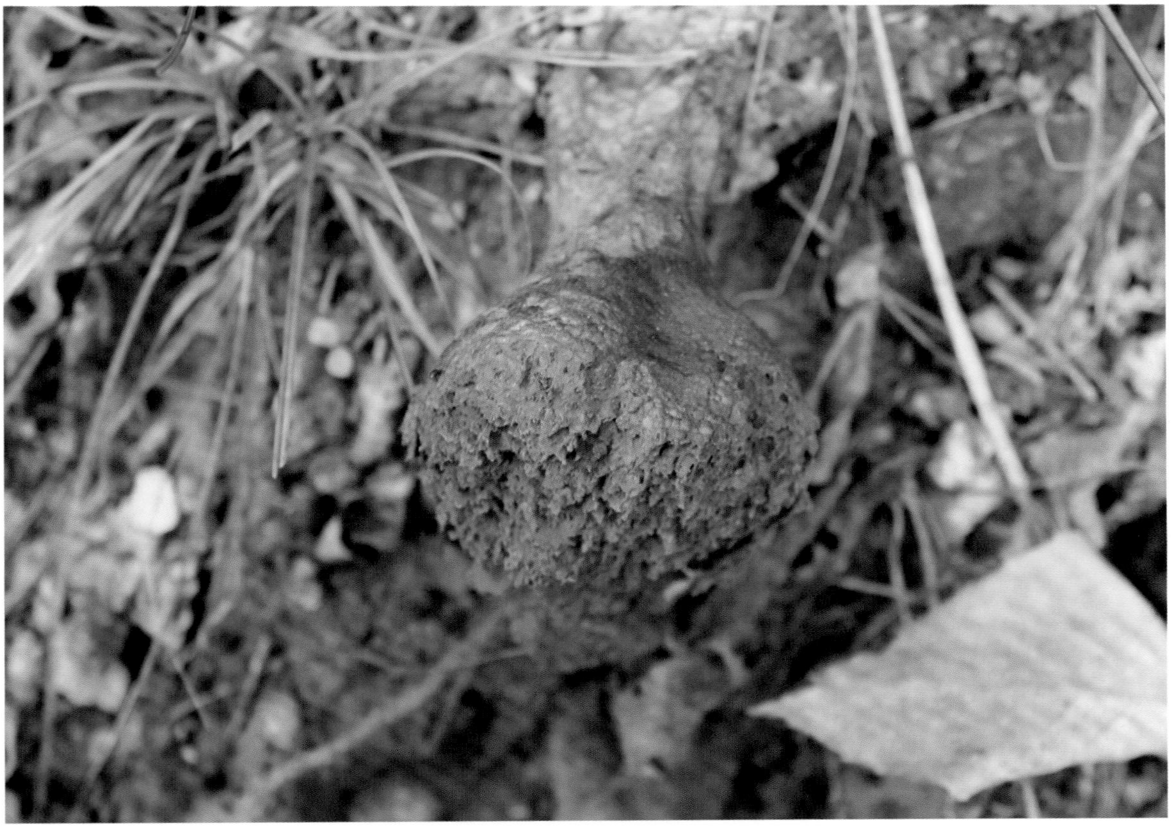

马勃

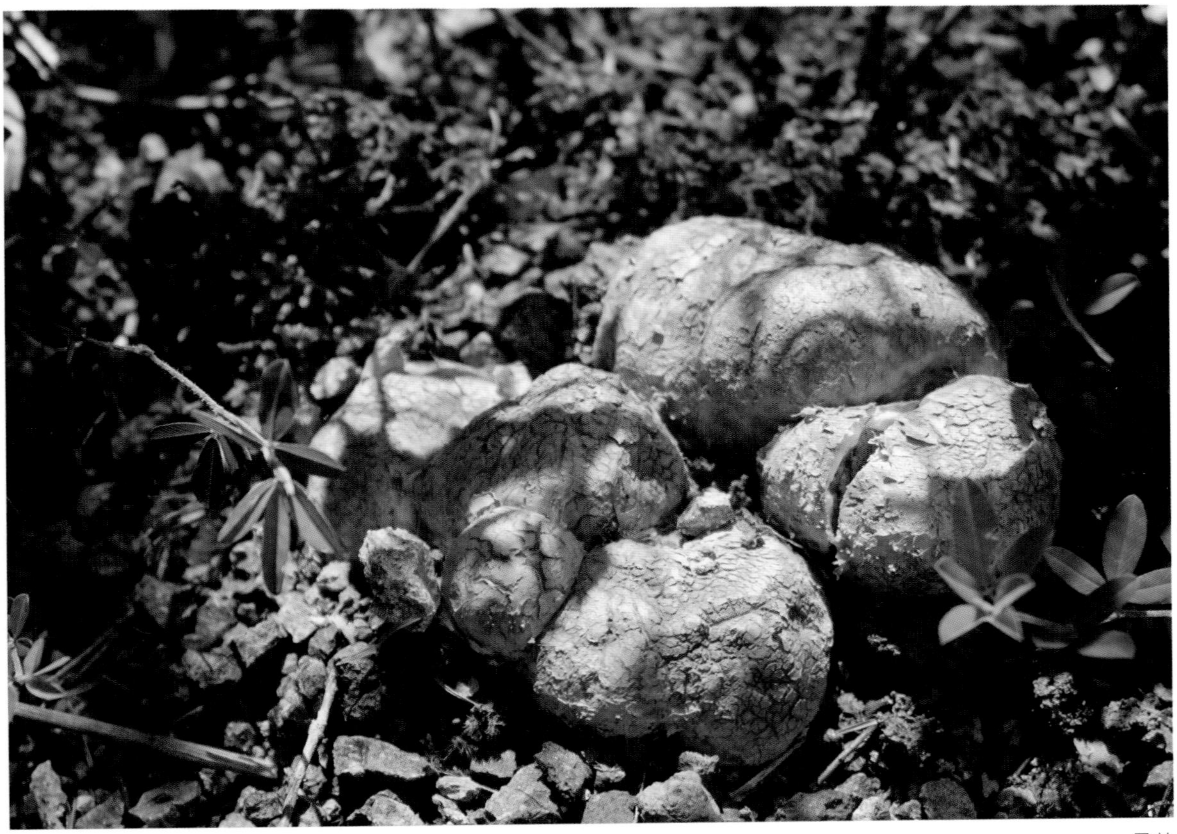

马勃

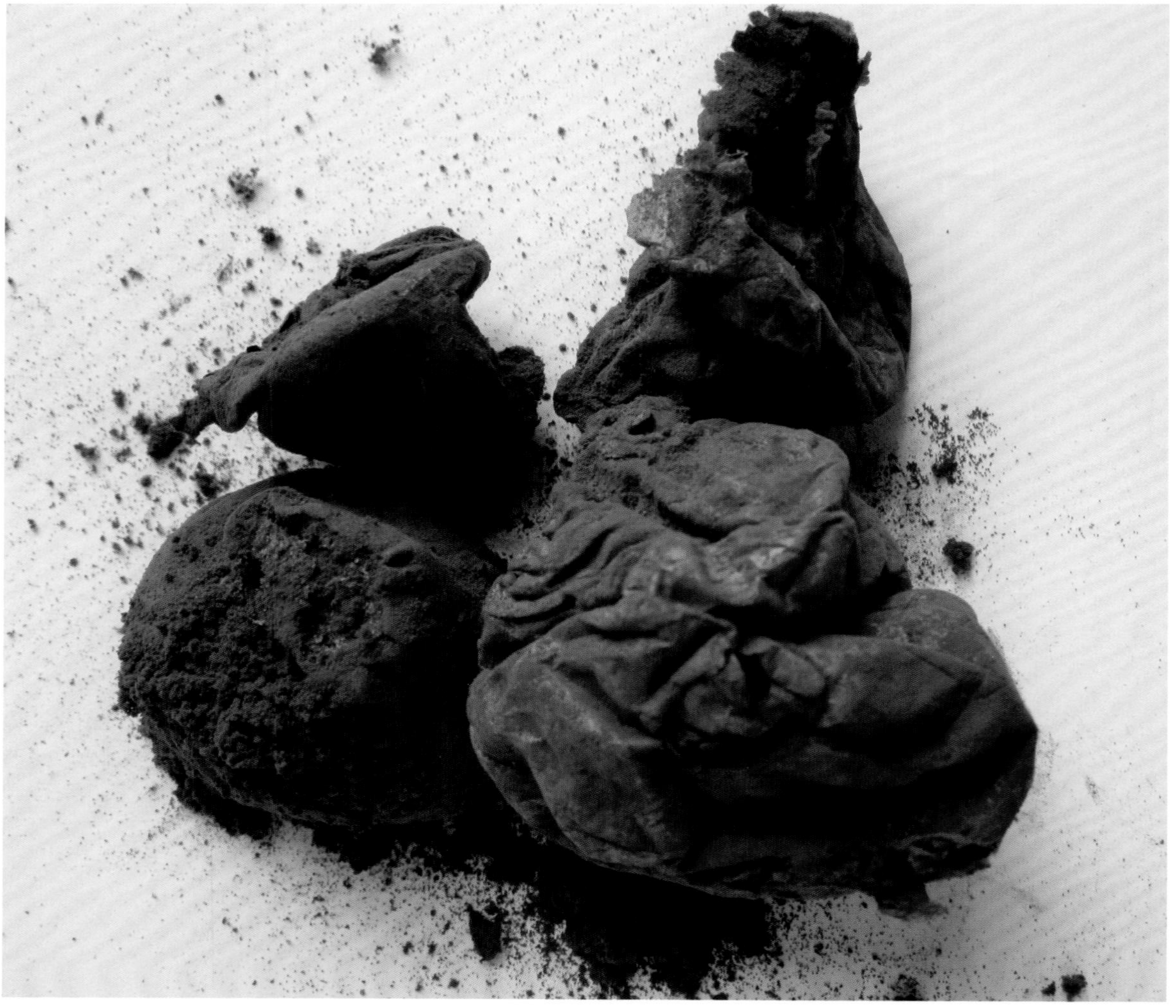

马勃药材

功效主治

清热解毒，利咽，止血。本品味辛质轻，专入肺经，既能宣散肺经风热，又能清泻肺经实火，长于解毒利咽，为治咽喉肿痛之常用药。此外，还有止血之功。

用法用量

内服：3 ~ 6 g，煎服。外用：适量。

民族药方

1．外伤出血，鼻衄，拔牙后出血　马勃适量。撕去皮膜，取内部海绵绒样物压迫出血部位或塞入鼻孔，填充牙龈处。

2．痈疽疮疖　马勃孢子粉适量。以蜂蜜调和涂敷患处。

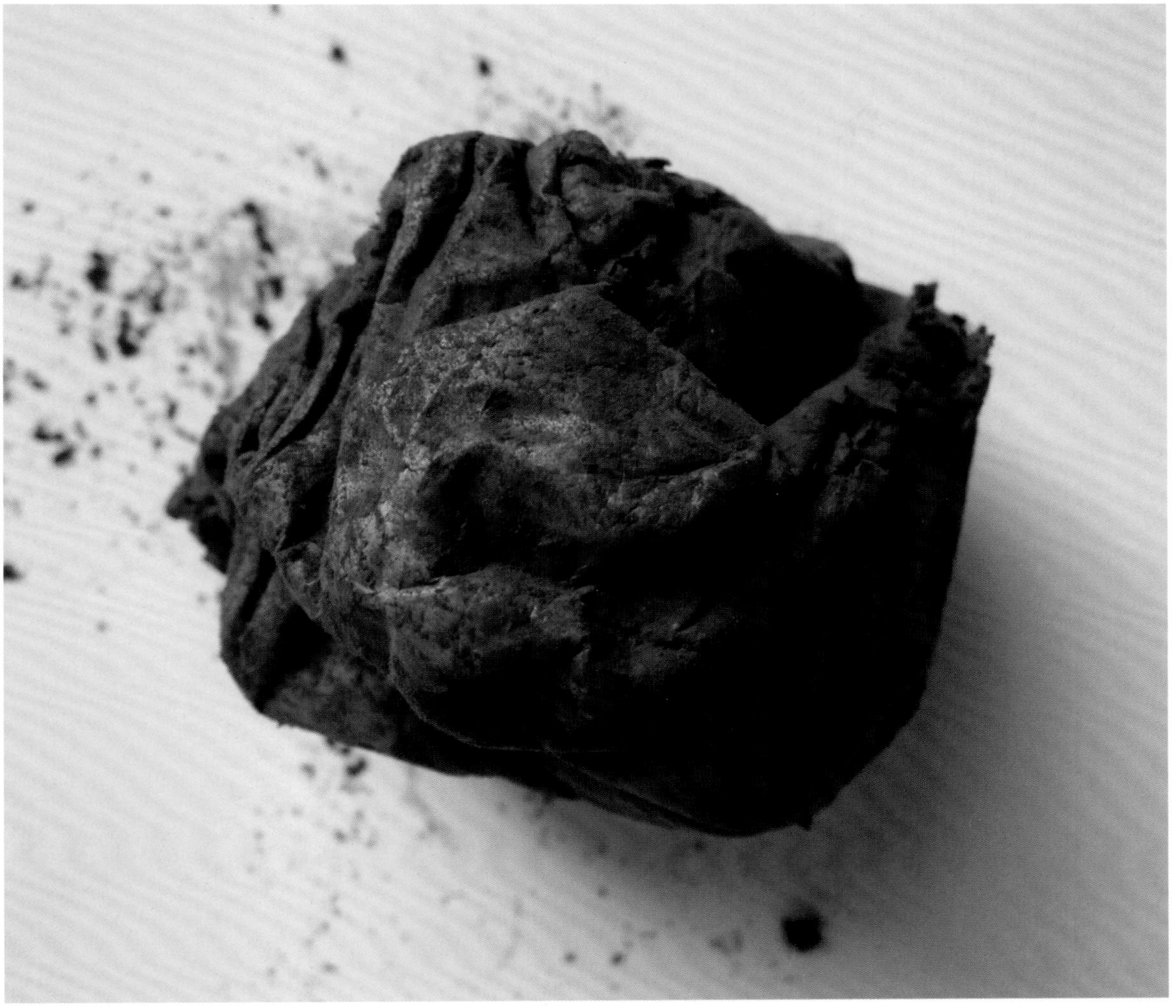

马勃药材

3．咽喉肿痛、不能咽物　马勃 0.5 g，蛇蜕 1 条。烧为末，棉裹 5 g，含咽。

4．妊娠吐血及鼻血　马勃适量。研为细末，浓米汤送服 2.5 g。

5．病毒性心肌炎　马勃、紫草、白薇、玉竹、苦参、防风、白术各 10 g，黄芪 30 g，炙甘草 40 g，蒲公英 20 g，板蓝根、大青叶各 15 g，龙齿 12 g，琥珀（冲服）3 g。水煎取药汁，每日 1 剂，分 2 次服。

6．失音　马勃、芒硝各等份。研为细末，加砂糖和成丸子，如芡子大，噙口内。

7．久咳　马勃适量。研为细末，加蜜做成丸子，如梧桐子大。每次服 20 丸，白汤送下。

使用注意

风寒伏肺、咳嗽失音者禁服。

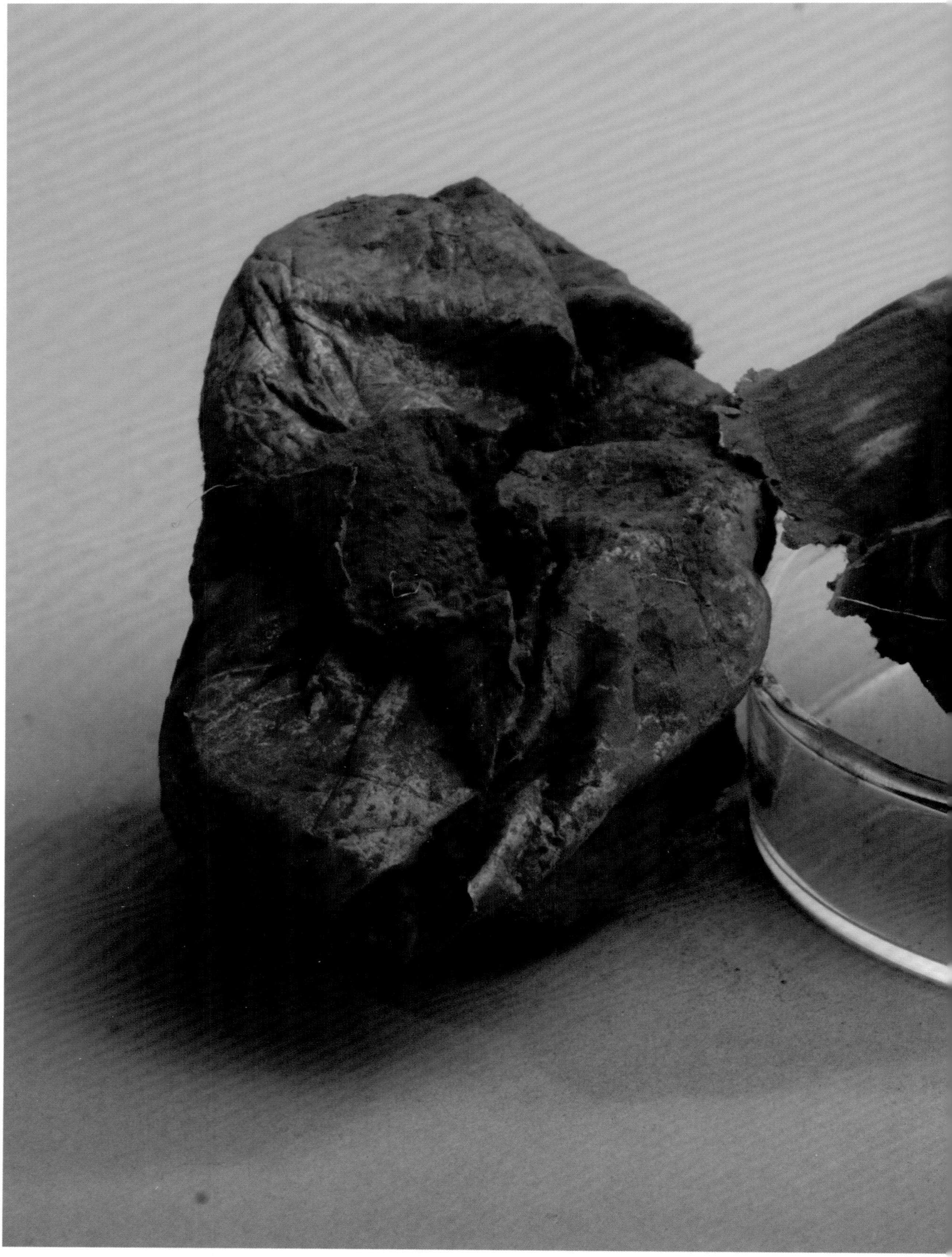

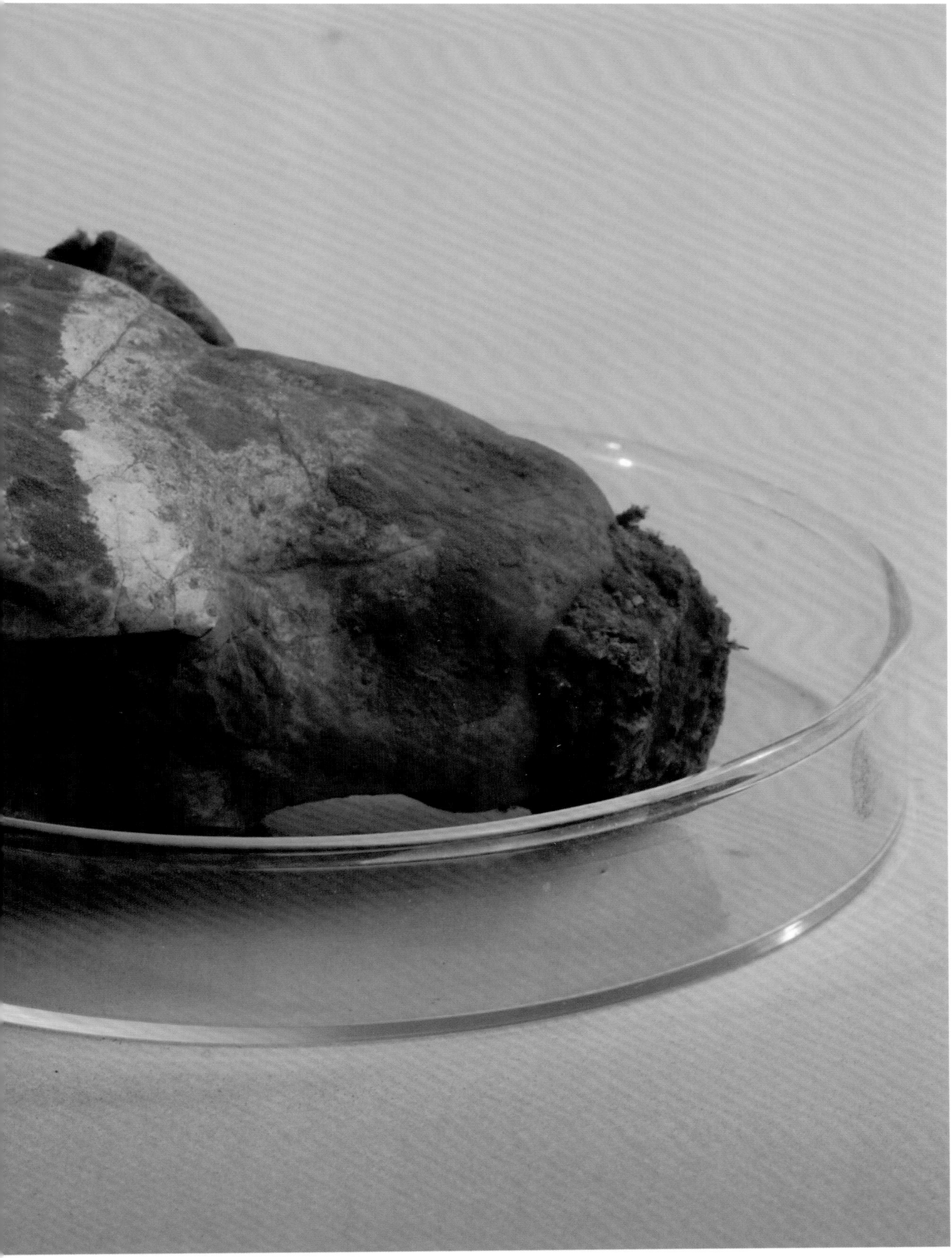

马勃饮片

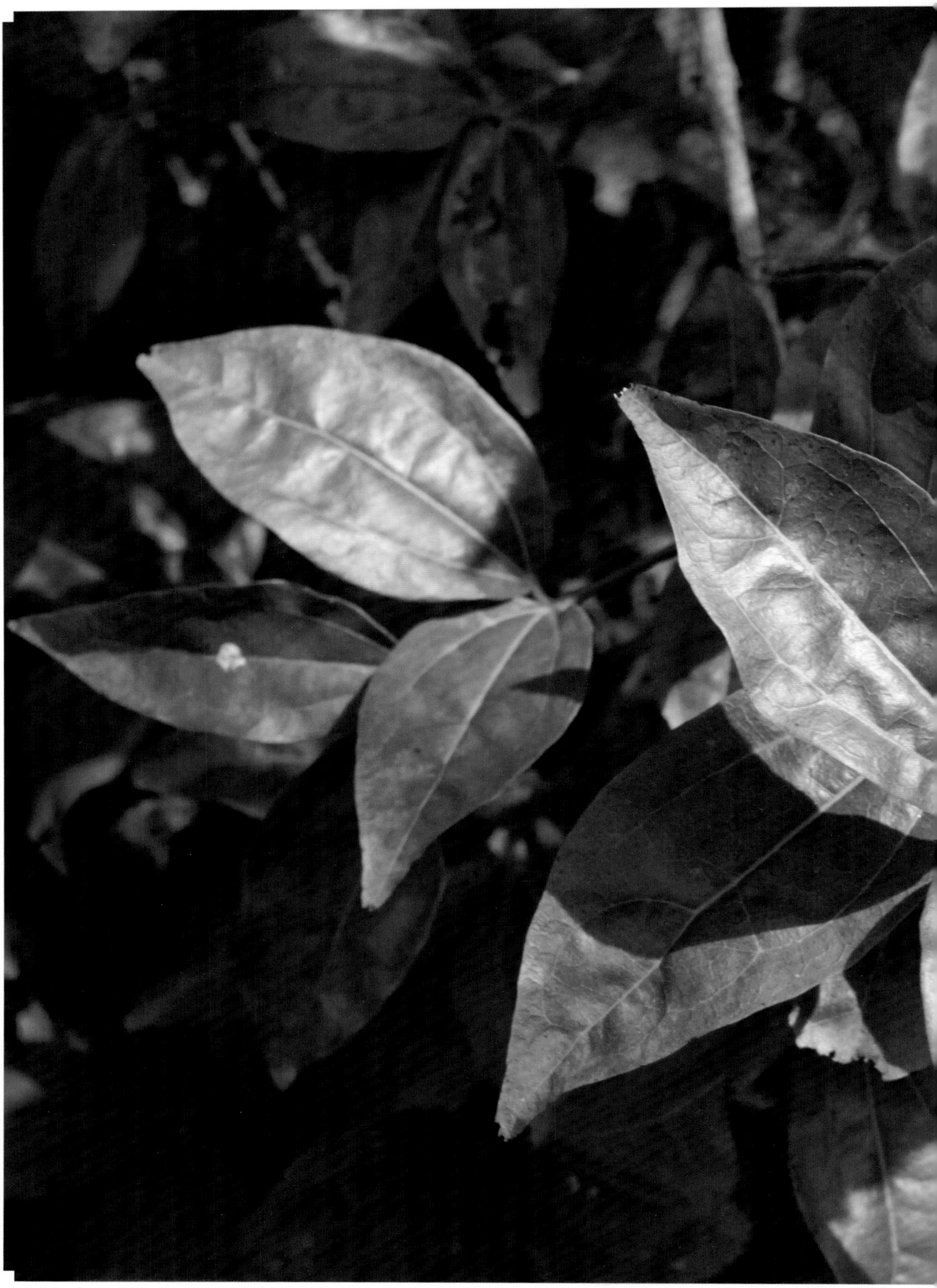

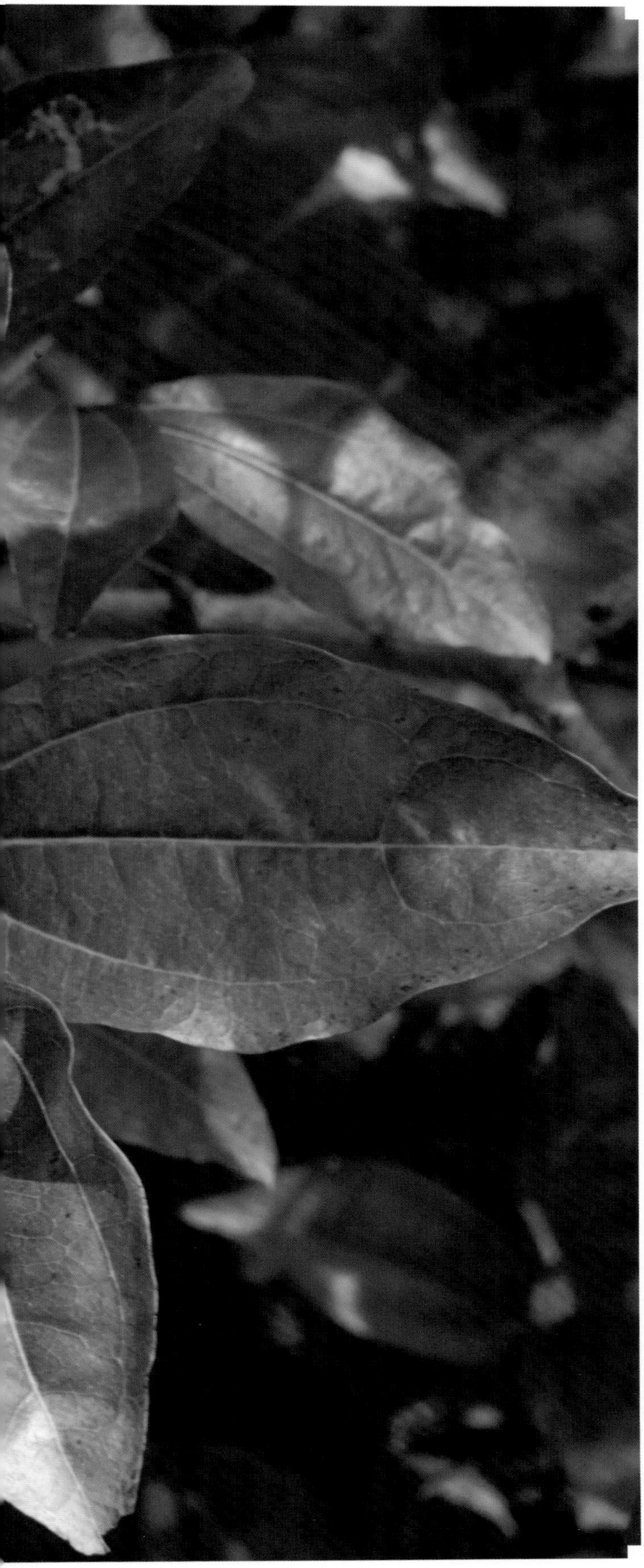

马钱子

【藏药名】郭基拉。

【别　名】敦达、普来、番木鳖、大方八、马前子、夏普来、油马钱子、俄来布见。

【来　源】本品为马钱科植物马钱 *Strychnos nux-vomica* L. 的干燥成熟种子。

【性味归经】苦，寒；有毒。归肝、脾经。

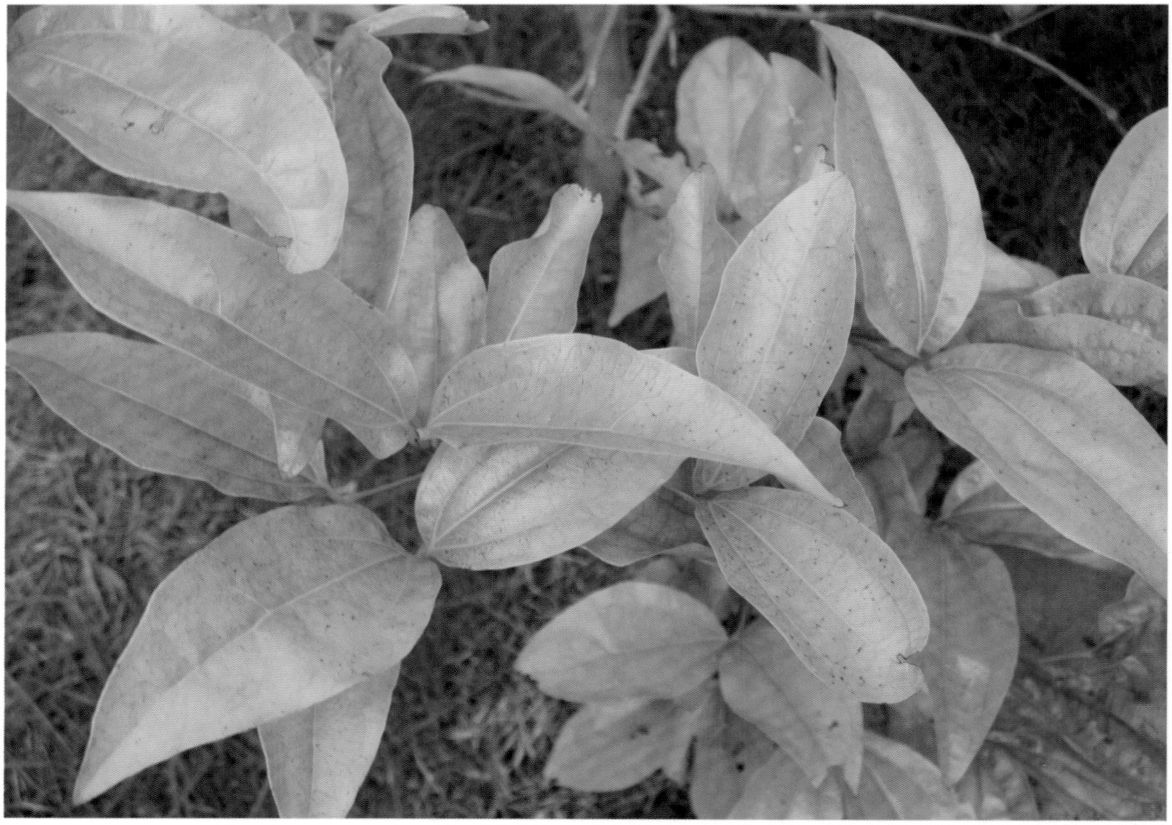

马钱

识别特征

乔木，高 10 ~ 13 m。树皮灰色，具皮孔，枝光滑。叶对生，叶柄长 4 ~ 6 mm；叶片草质，广卵形或近圆形，长 6 ~ 15 cm，宽 3.0 ~ 8.5 cm，先端急尖或微凹，基部广楔形或圆形，全缘，两面均光滑无毛，有光泽，主脉 5 条罕 3 条，在背面凸起，两侧者较短，不达叶端，细脉呈不规则的网状，在叶的两面均明显；叶腋有短卷须。聚伞花序顶生枝端，长 3 ~ 5 cm，直径 2.5 ~ 5.0 cm，被短柔毛；总苞片及小苞片均小，三角形，先端尖，被短柔毛；花白色，几无梗，花萼绿色，先端 5 裂，被短柔毛；花冠筒状，长 10 ~ 12 mm，先端 5 裂，裂片卵形，长 2.5 ~ 4 mm，内面密生短毛；雄蕊 5，花药黄色，椭圆形，无花丝；子房卵形，光滑无毛，花柱细长，柱头头状。浆果球形，直径 6 ~ 13 cm，幼时绿色，成熟时橙色，表面光滑。种子 3 ~ 5 粒或更多，圆盘形，直径 1.5 ~ 2.5 cm，表面灰黄色，密被银色茸毛，柄生于一面的中央，另一面略凹入，有丝光。花期春、夏二季，果期 8 月至翌年 1 月。

生境分布

生长于山地林中。分布于我国云南、广东、海南等省区。

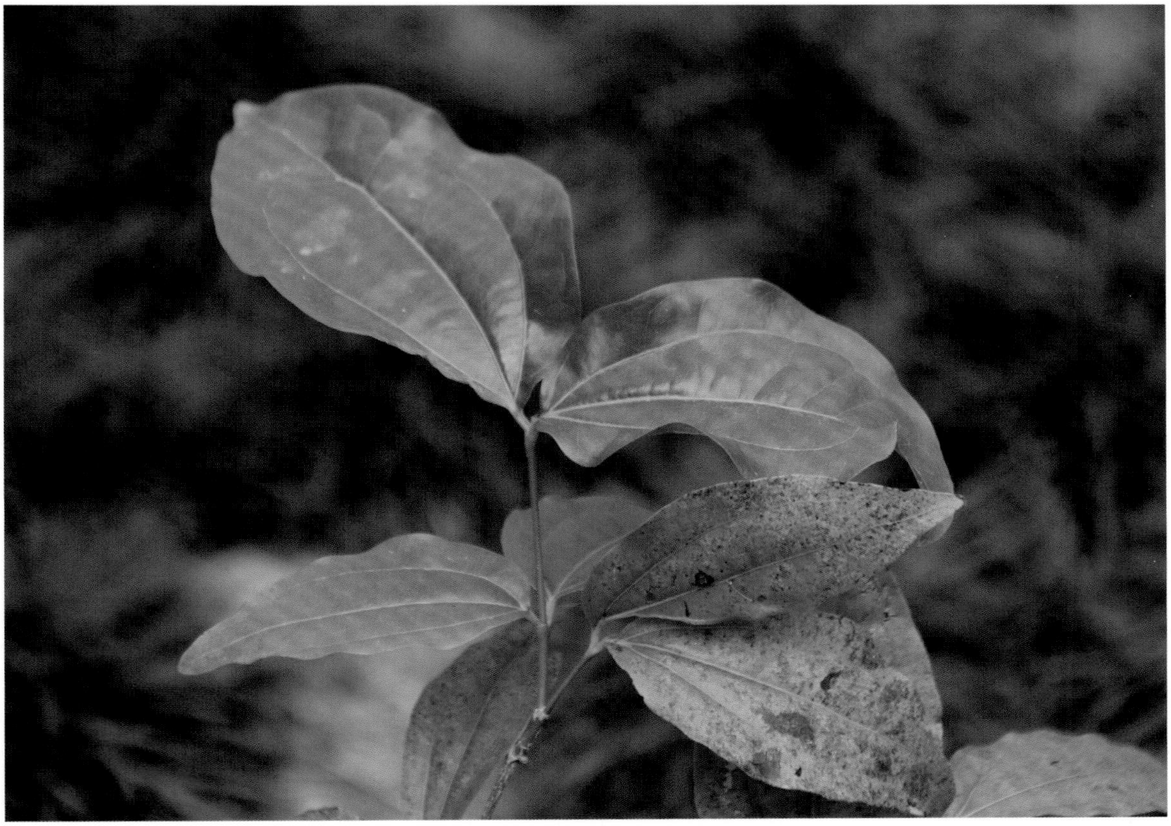

马钱

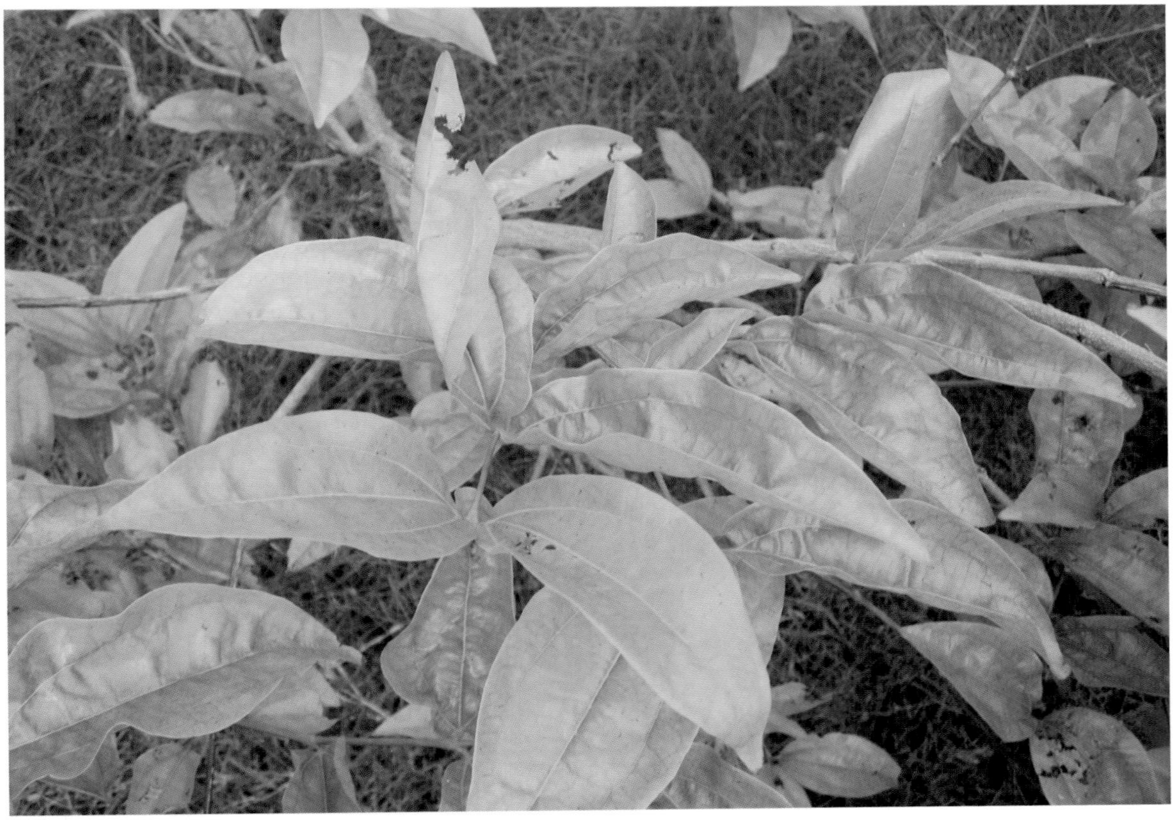

马钱

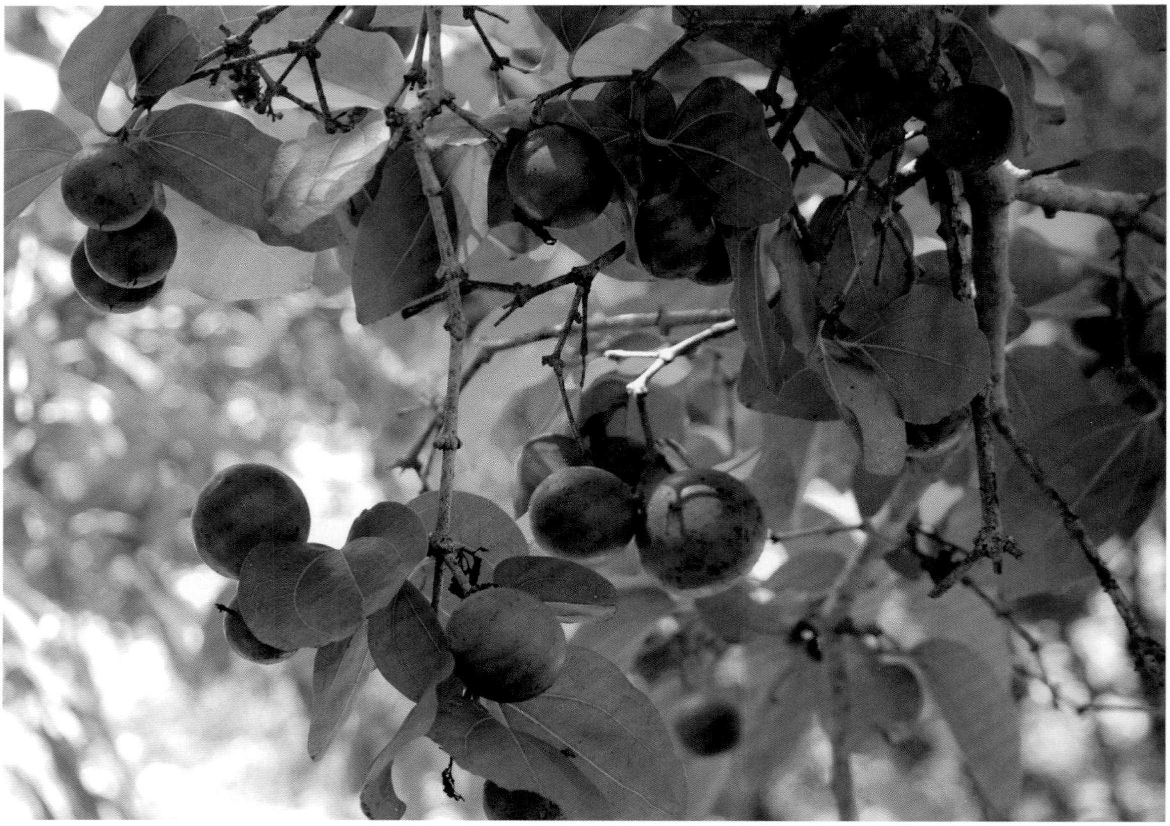

马钱

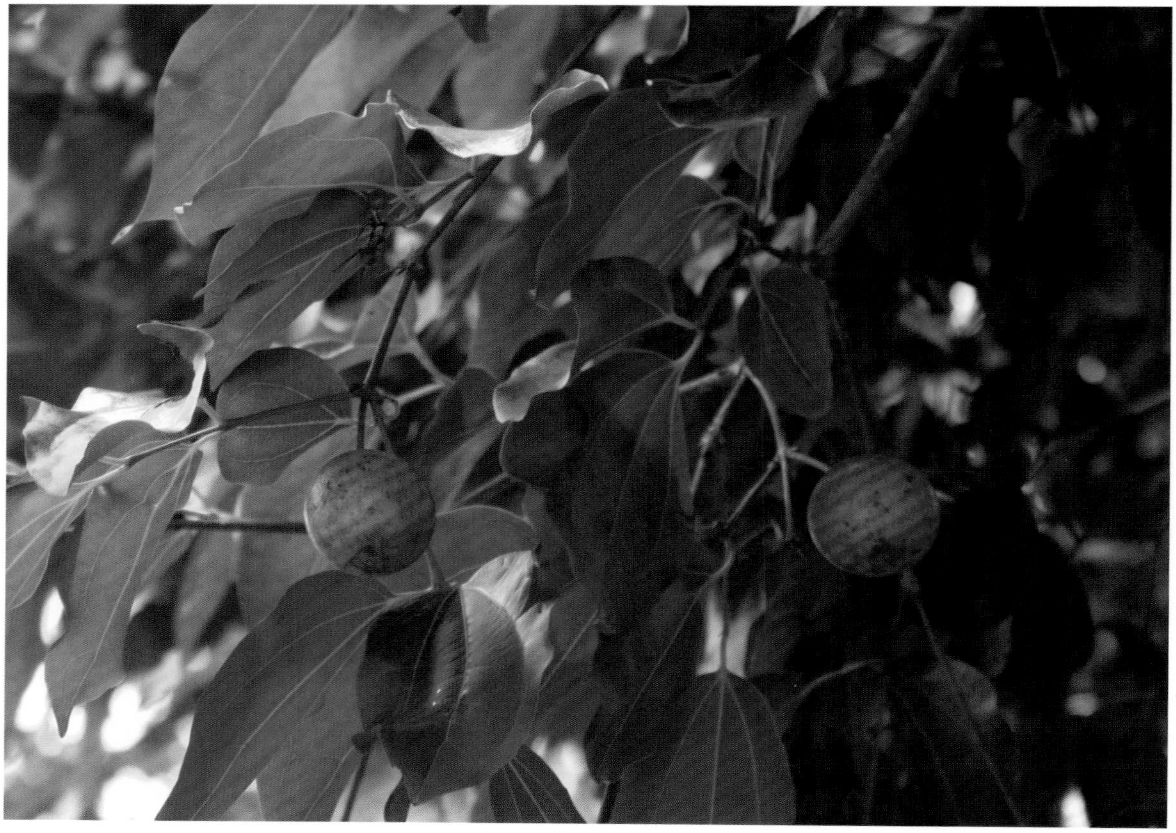

马钱

采收加工

冬季采收成熟果实，取出种子，晒干。

药材鉴别

本品呈扁圆状，中间略鼓起，棕褐色或深棕色。质松脆，味苦。

功效主治

消肿散结，通络止痛。本品味苦性寒，其毒强烈，开通经络，透达关节之力甚捷，兼可攻毒。故具有消肿散结、通络止痛之功。

用法用量

内服：0.3 ~ 0.6 g，入丸、散。外用：适量，研末，吹喉或调涂。

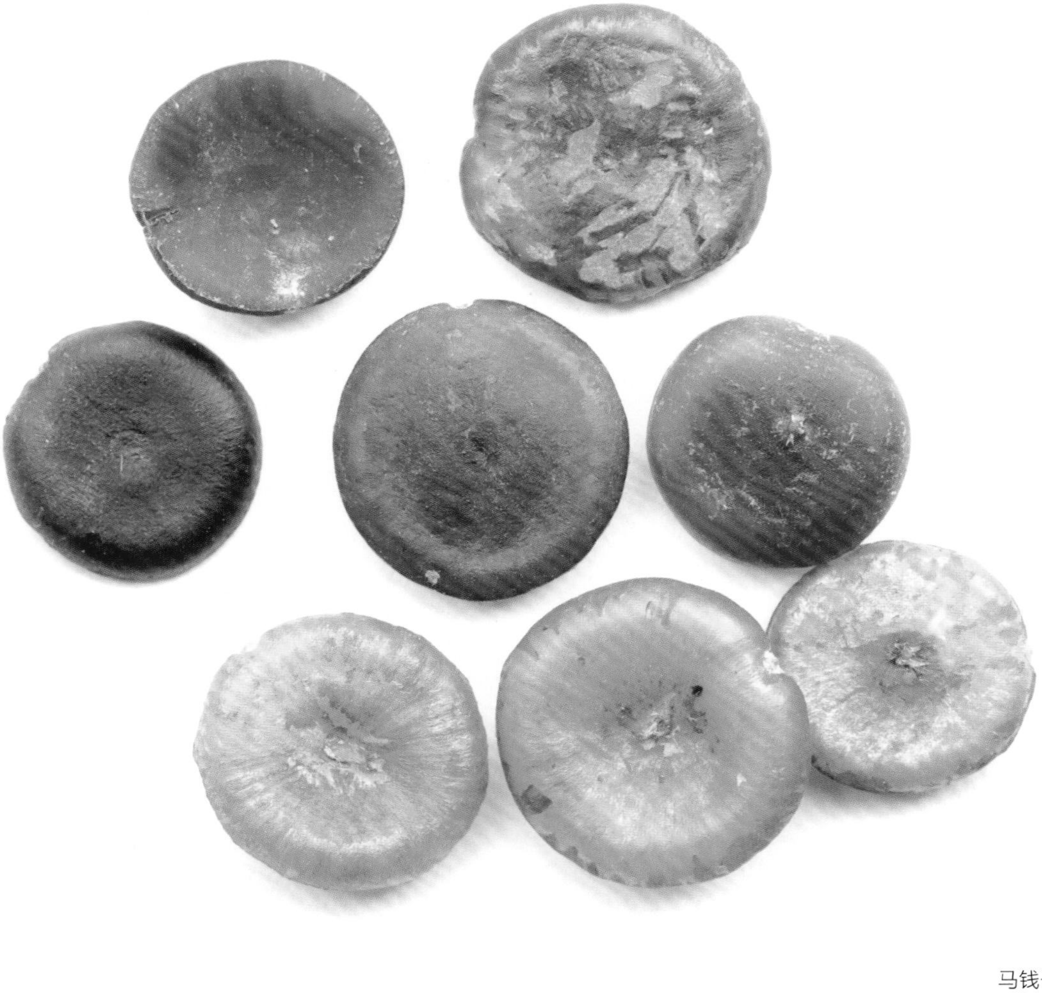

马钱子药材

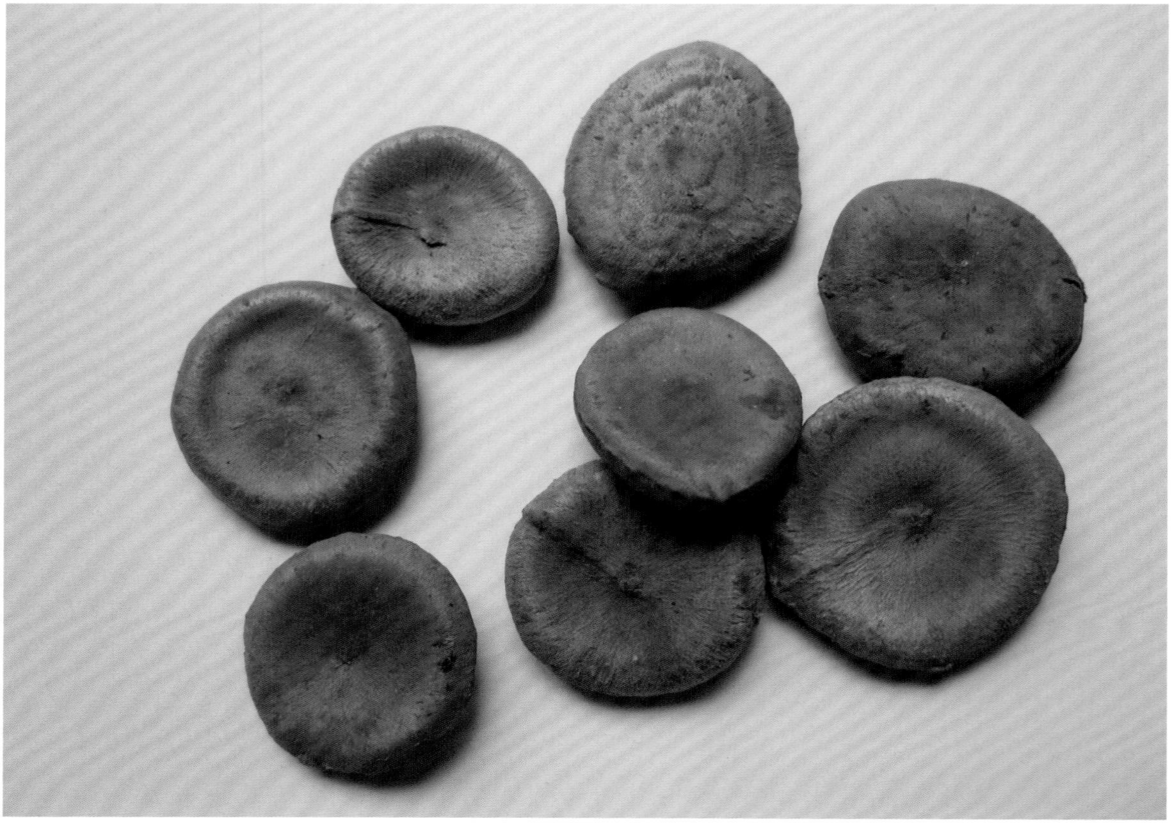

马钱子药材

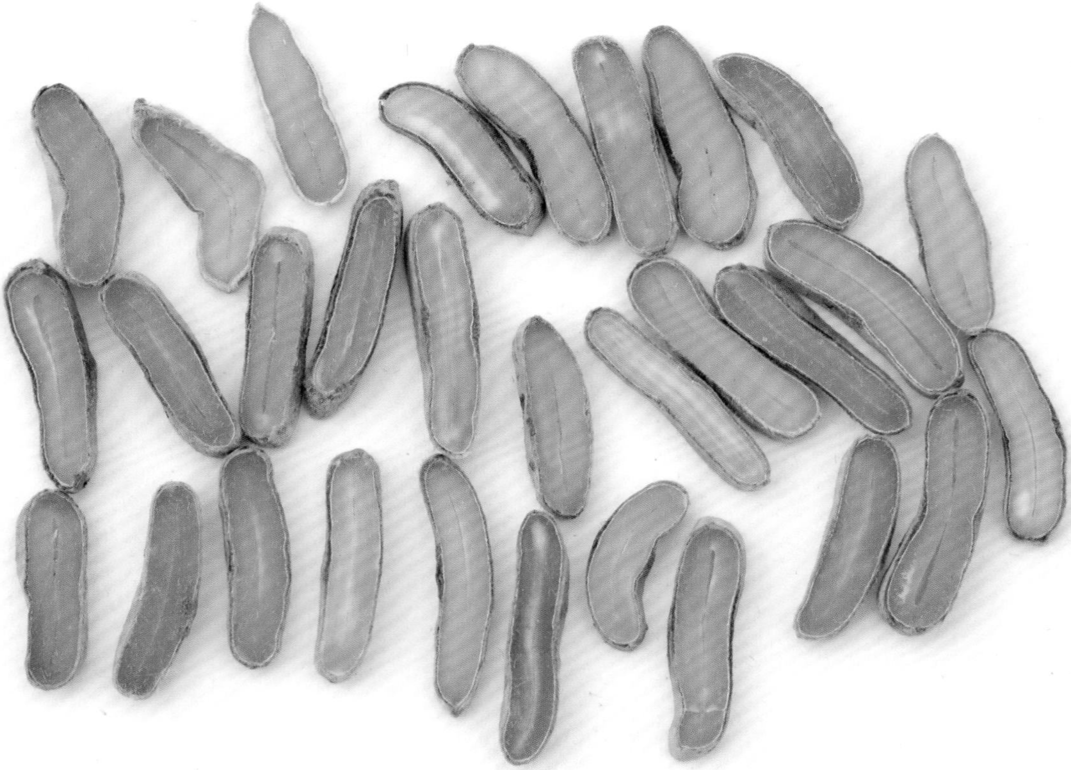

马钱子饮片

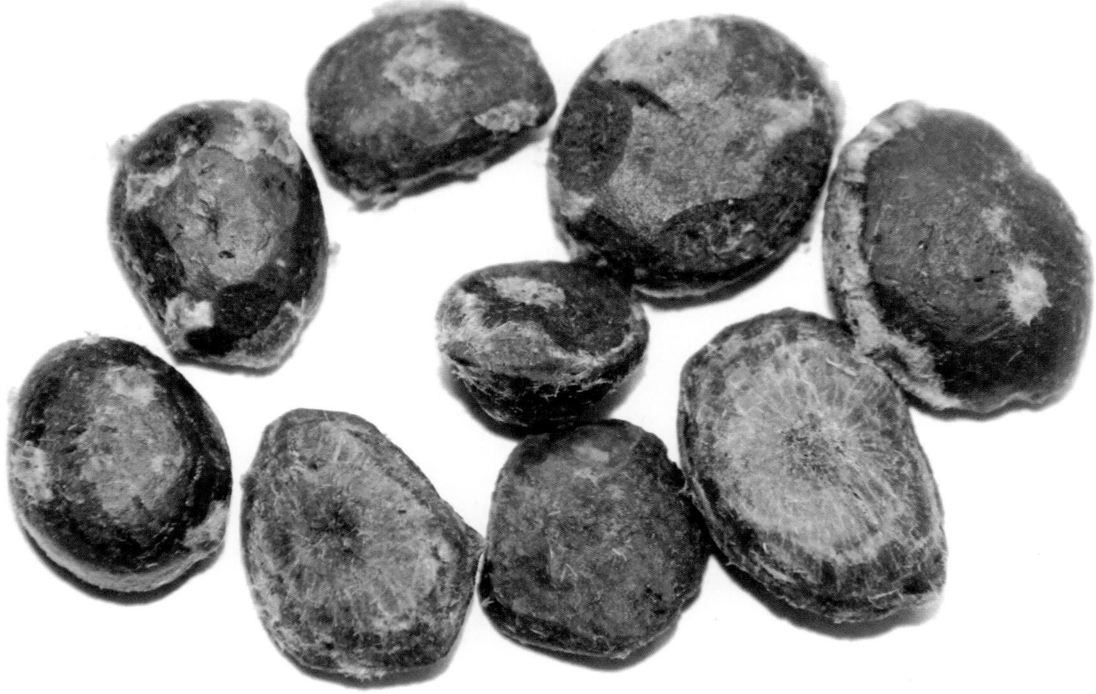

马钱子饮片

民族药方

1．喉炎肿痛　马钱子、青木香、山豆根各等份。研为末，吹入喉中。

2．面神经麻痹　马钱子适量。湿润后切成薄片，6 g可切18～24片，排列于橡皮膏上，贴敷于患侧面部（向左歪贴右，向右歪贴左），7～10日调换1张，至恢复正常为止。

使用注意

本品为行血散瘀之品，不宜久服，凡阴虚火旺、阴虚无瘀者，均应慎用。

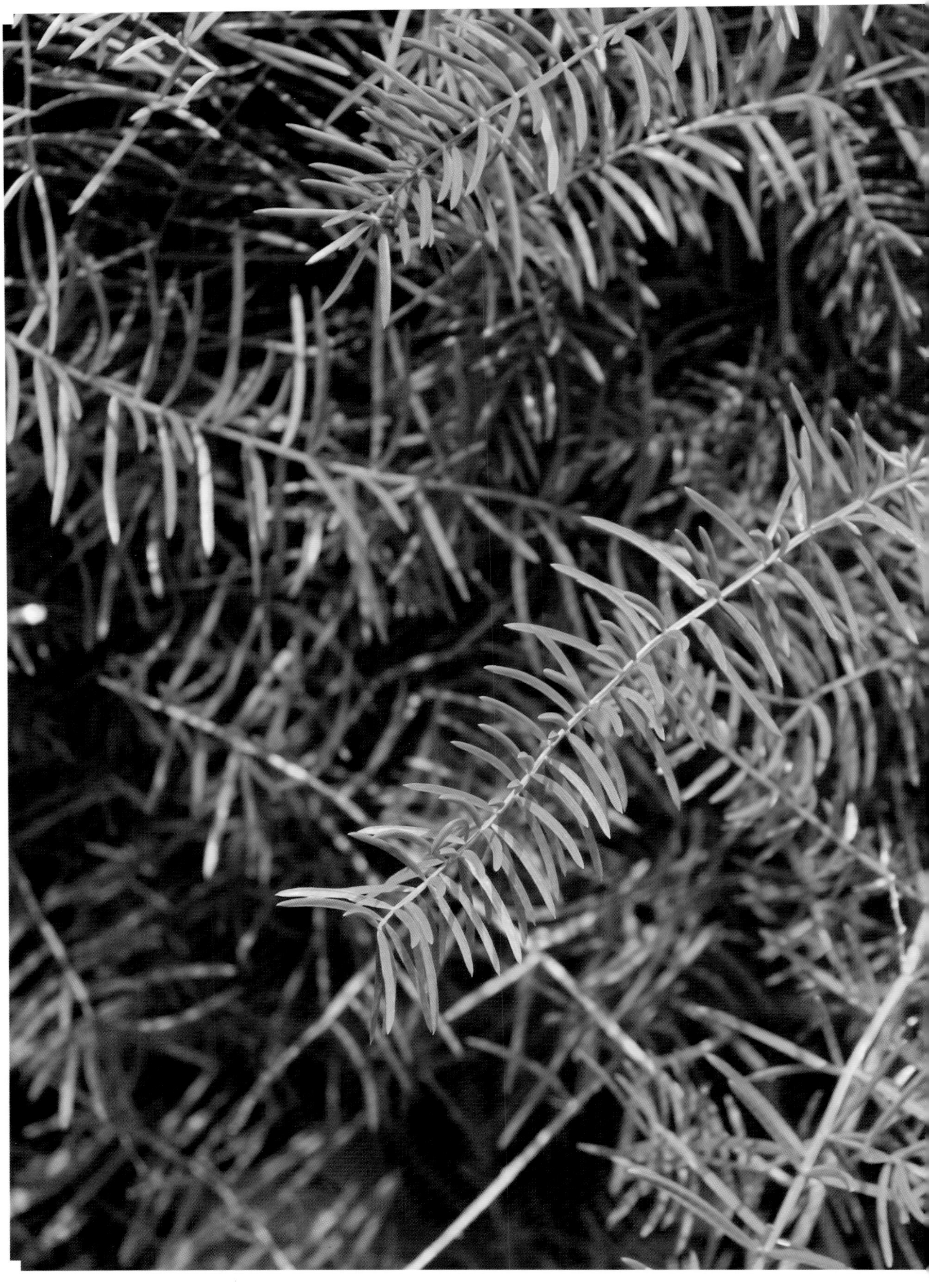

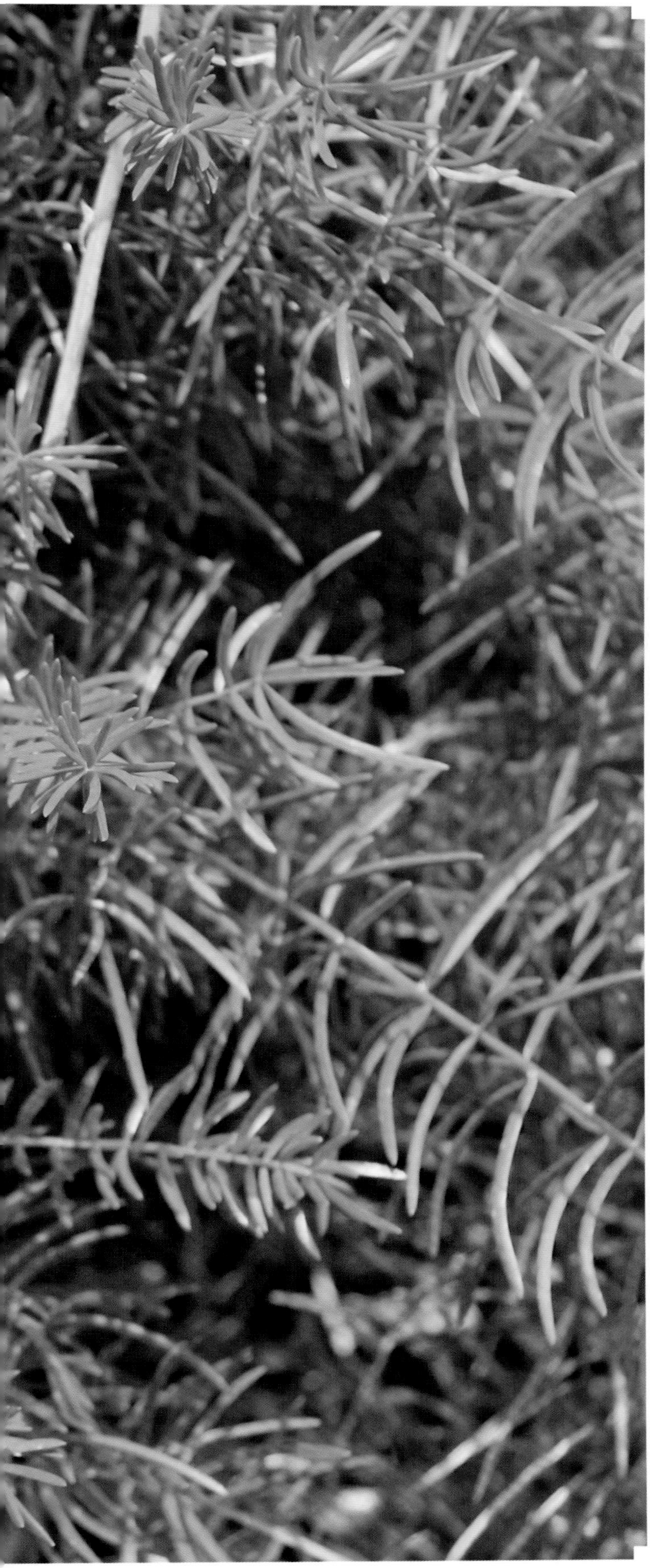

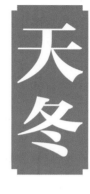

天冬

【藏药名】尼兴。

【别　名】达西、尼加木、明天冬、尼苏合巴。

【来　源】本品为百合科植物天冬 *Asparagus cochinchinensis* (Lour.) Merr. 的干燥块根。

【性味归经】甘、苦，寒。归肺、肾经。

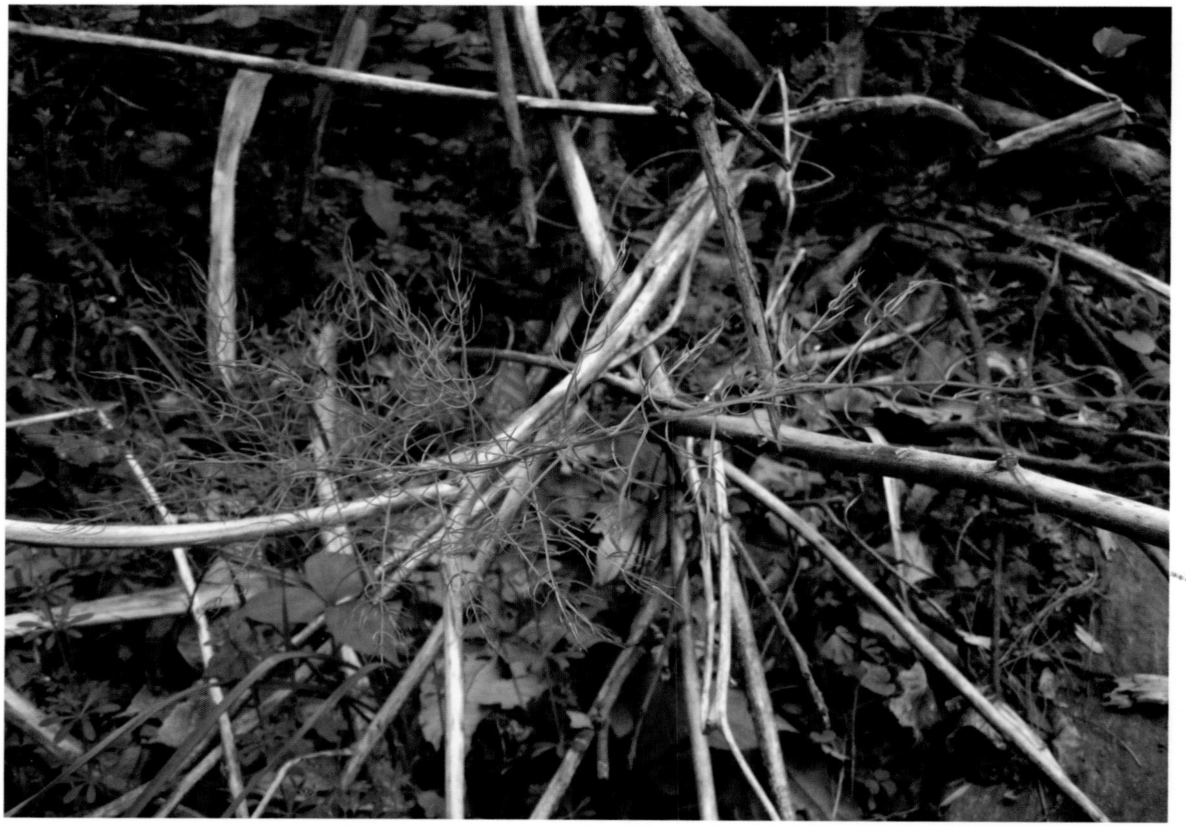

天冬

识别特征

攀缘状多年生草本。块根肉质，簇生，长椭圆形或纺锤形，灰黄色。茎细，常扭曲多分枝，有纵槽纹。主茎鳞片状叶，顶端尖长，叶基部生长为 2.5 ~ 3.0 cm，木质倒生刺，在分枝上的刺较短或不明显，叶状枝 2 ~ 3 枚簇生于叶腋，扁平有棱，镰刀状。花通常 2 朵腋生，淡绿色，单性，雌雄异株，雄花花被 6，雄蕊 6 枚，雌花与雄花大小相似，具 6 枚退化雄蕊。浆果球形，熟时红色，有种子 1 粒。花期 5—7 月，果期 8 月。

生境分布

生长于阴湿的山野林边、山坡草丛或丘陵地带灌木丛中。分布于贵州、四川、广西、浙江、云南等省区，陕西、甘肃、湖北、安徽、河南、江西也产。

采收加工

秋、冬二季采挖，洗净，除去茎基和须根，置沸水中煮或蒸至透心，趁热除去外皮，洗净干燥。

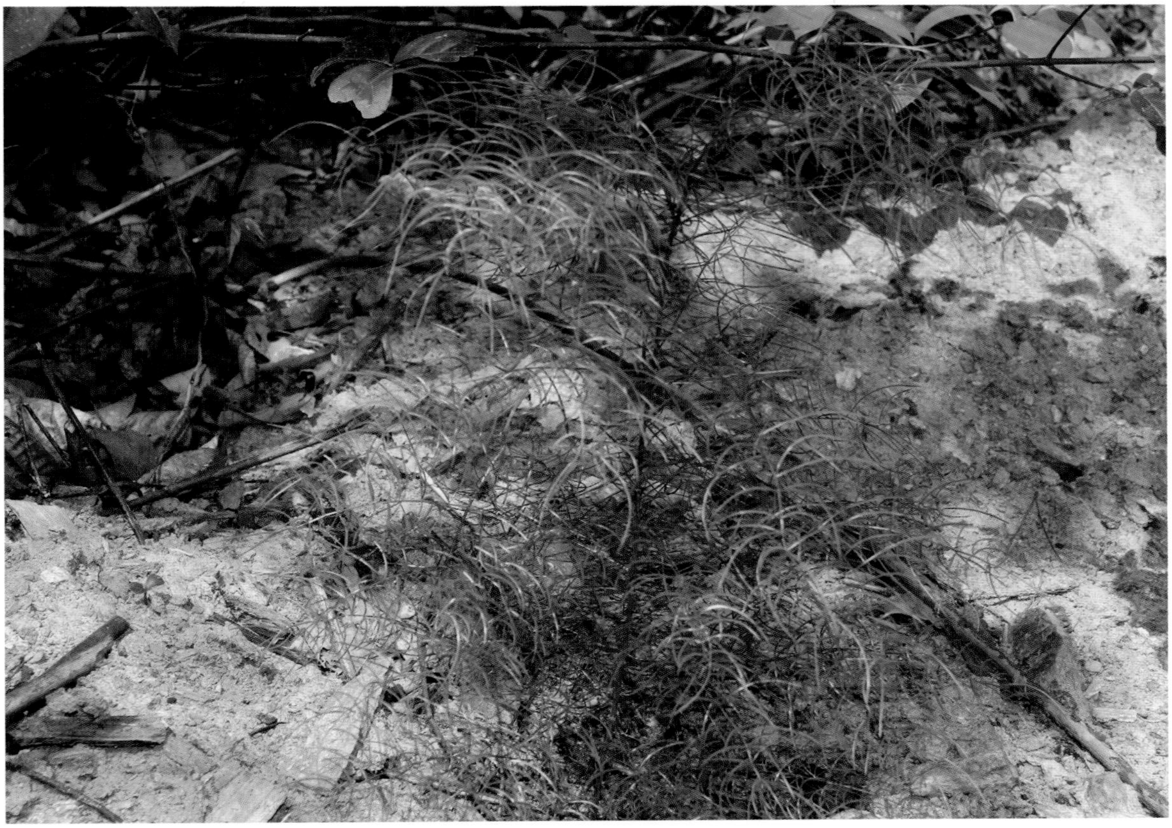

天冬

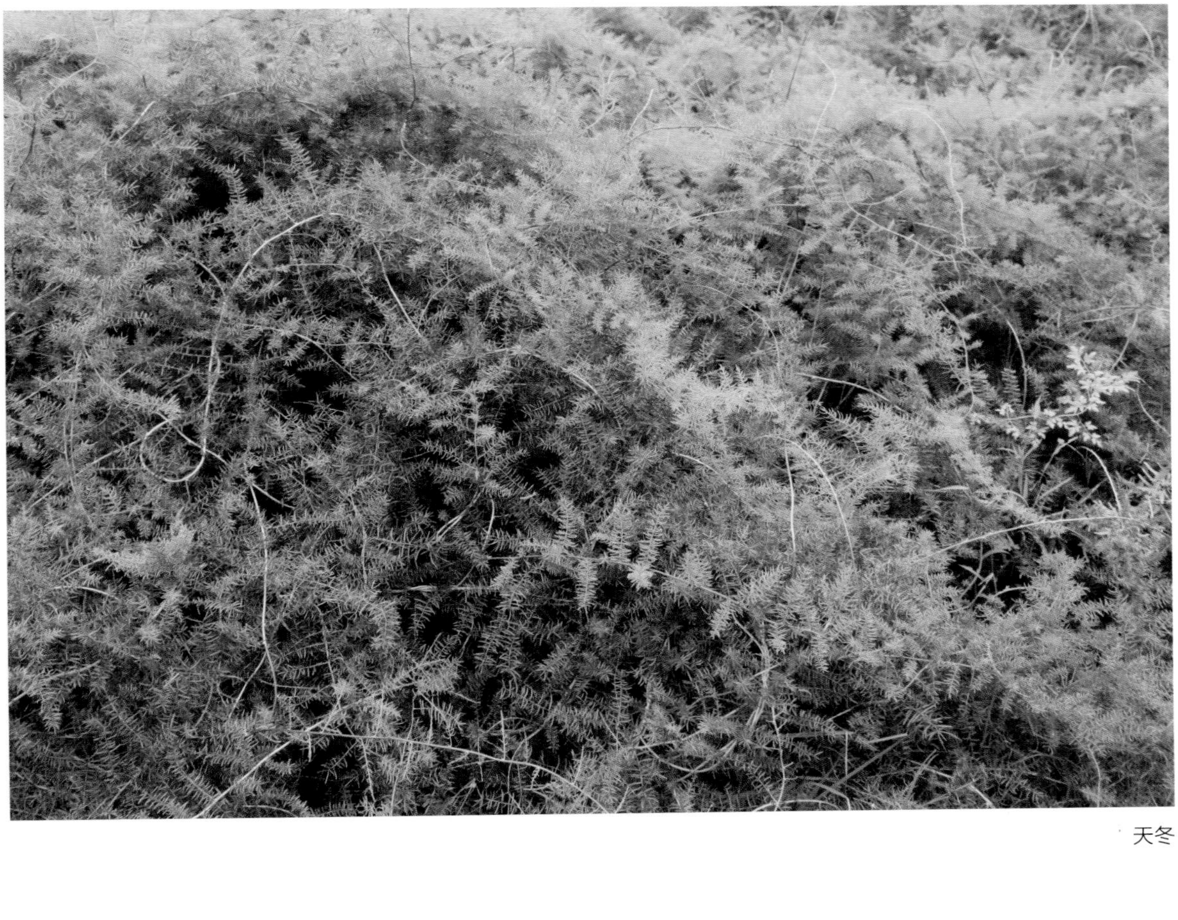

天冬

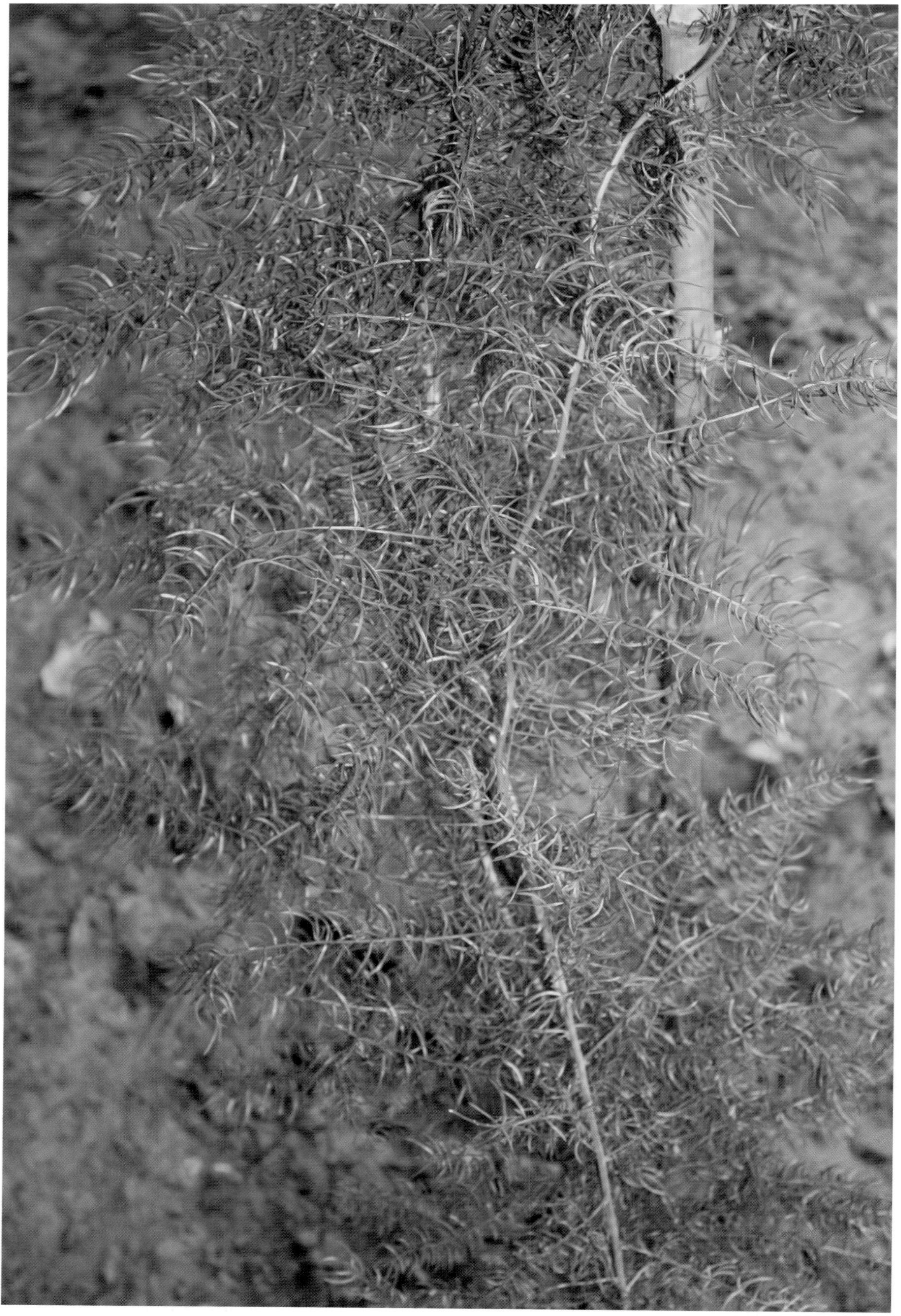

天冬

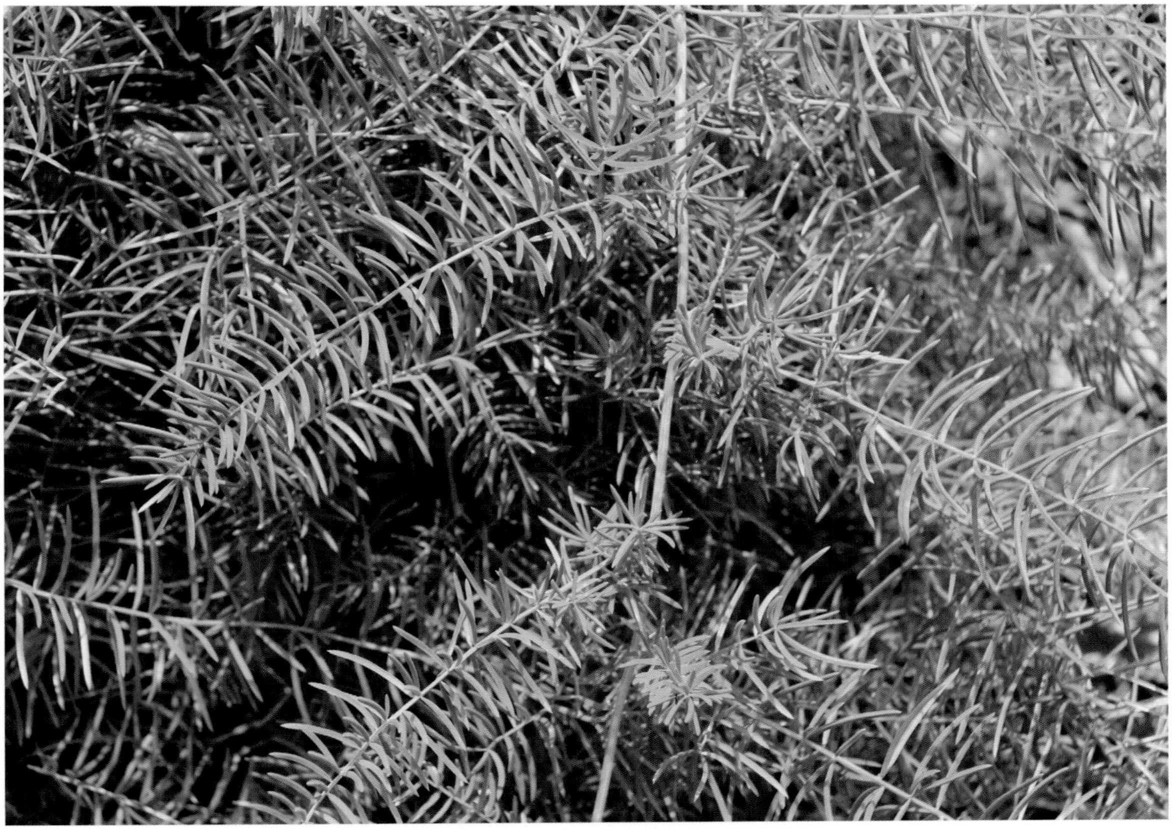

天冬

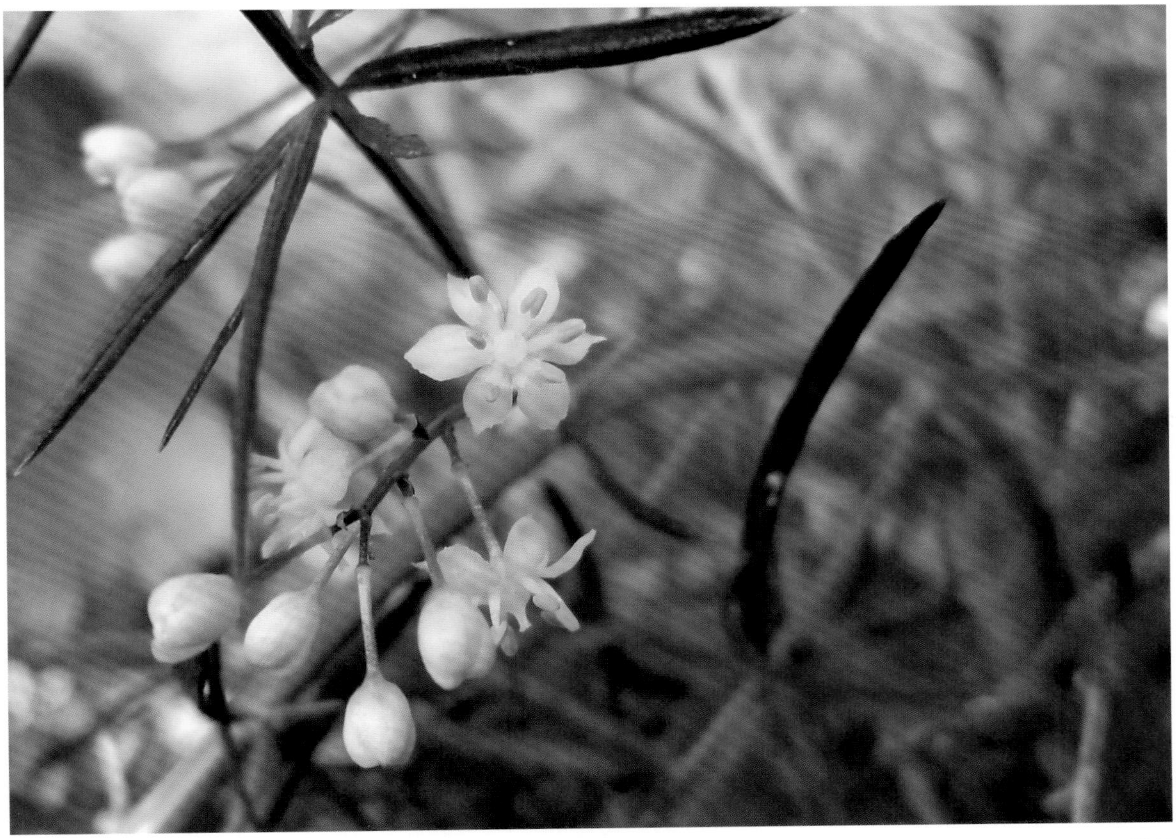

天冬

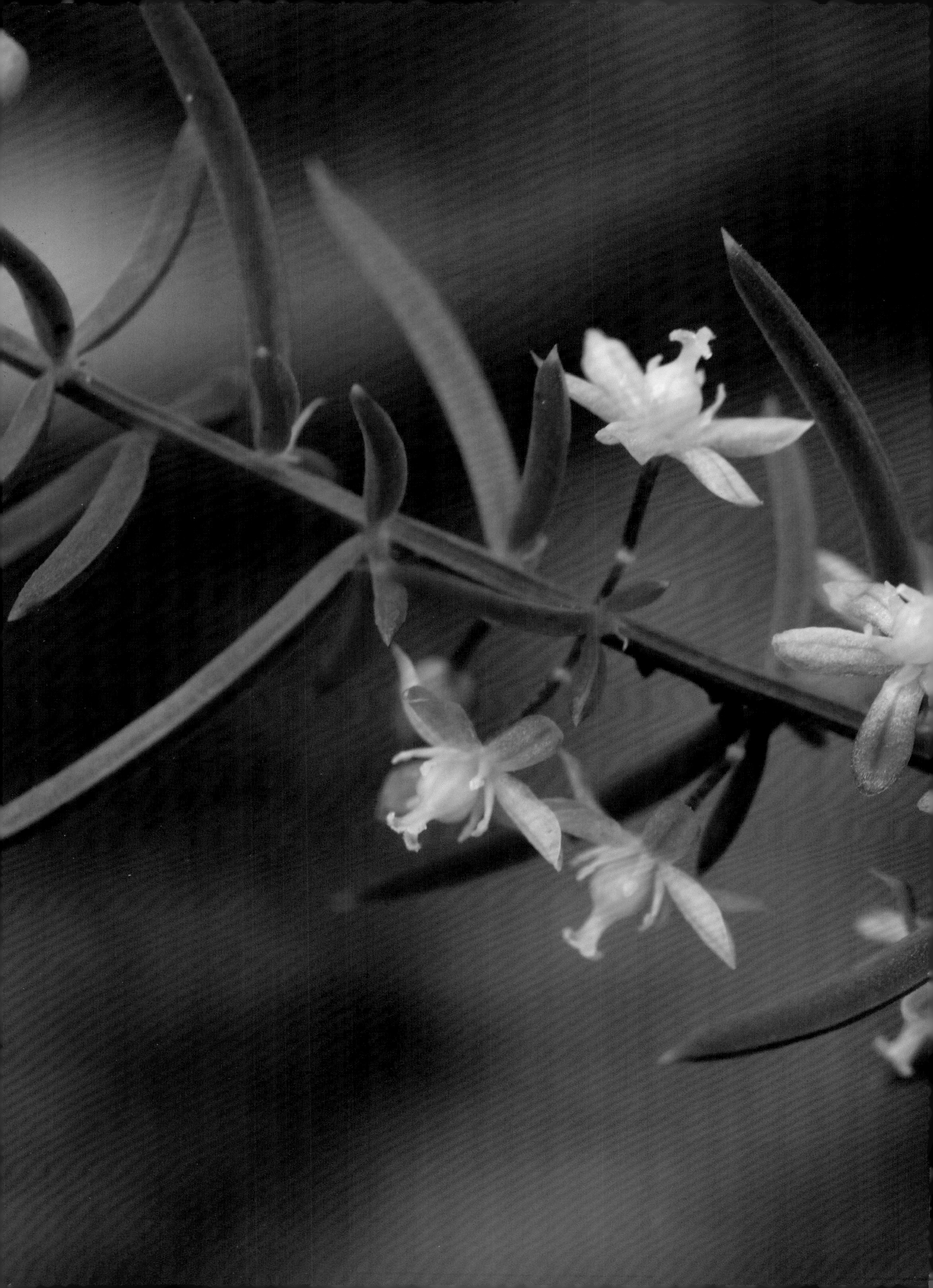

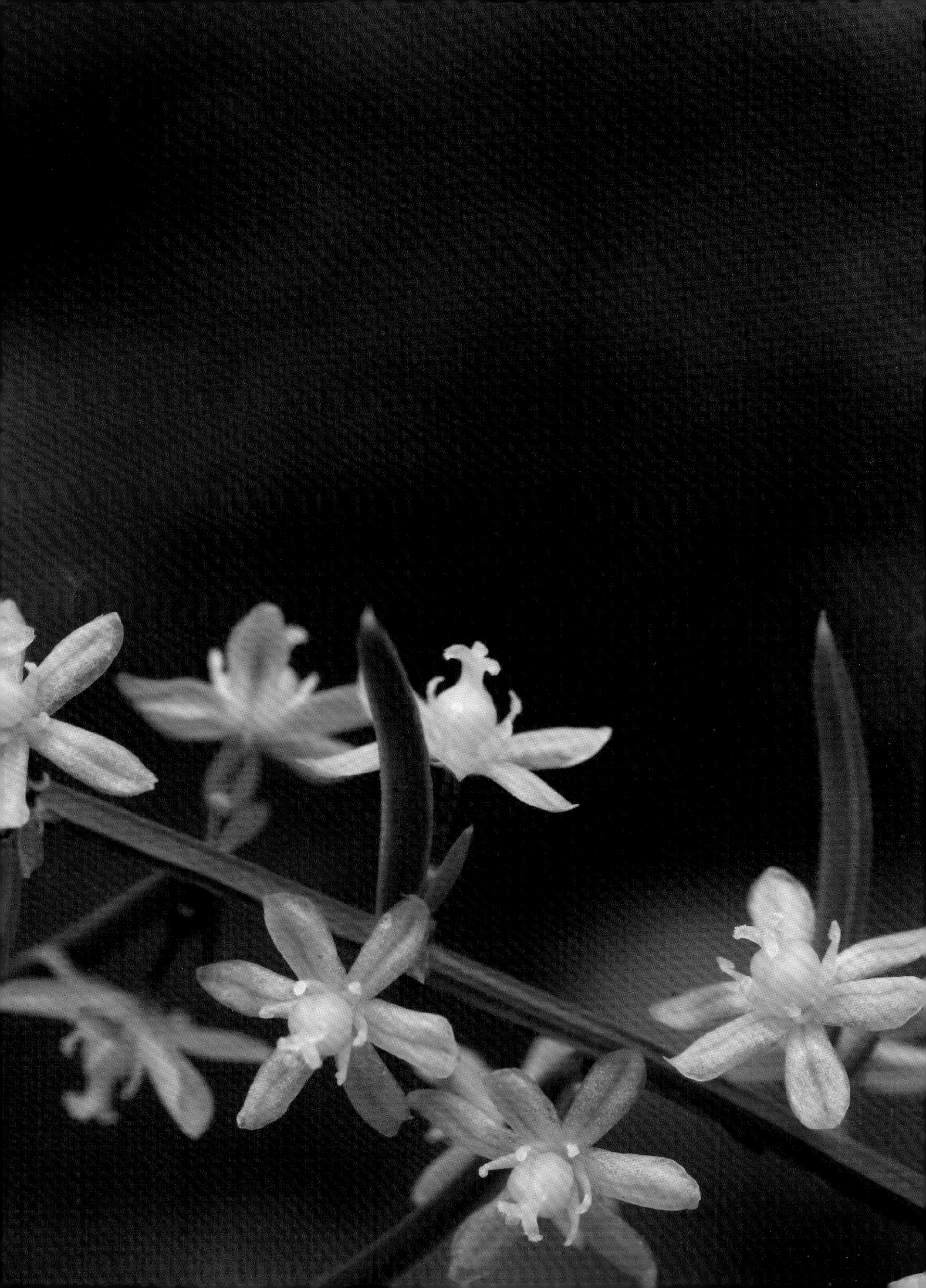

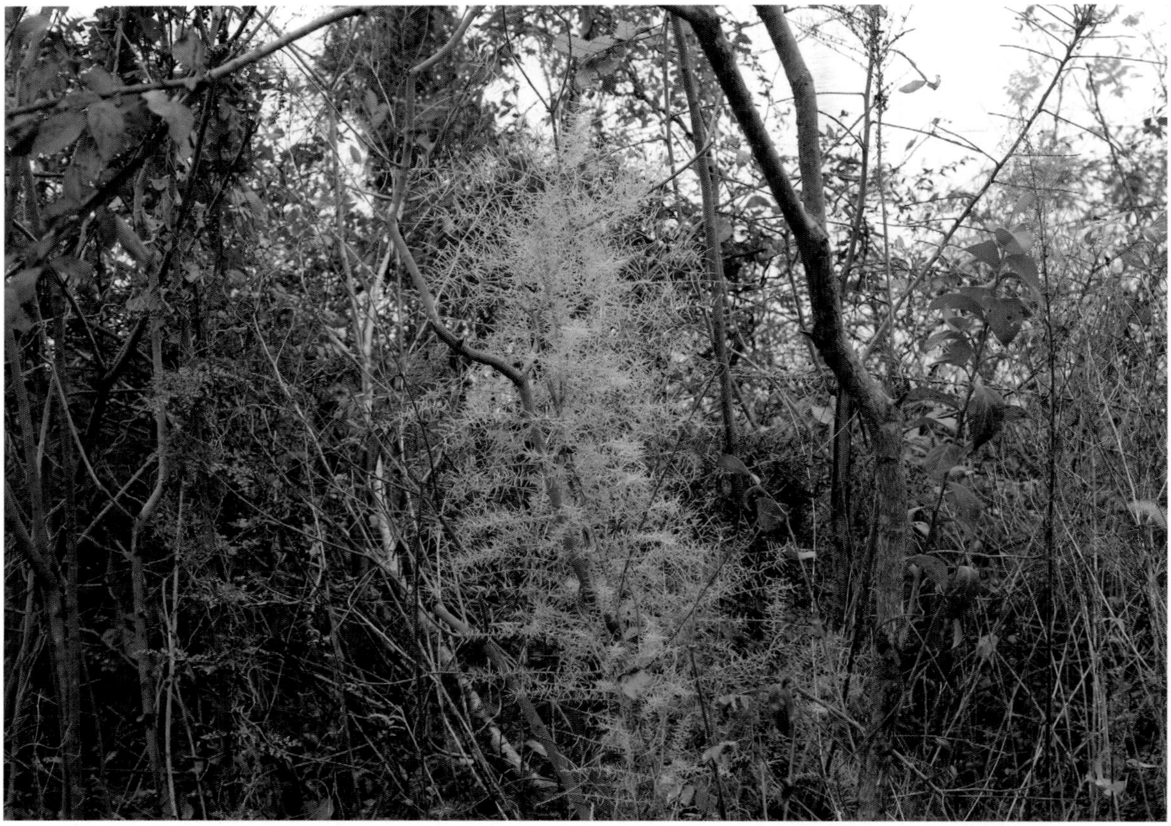

天冬

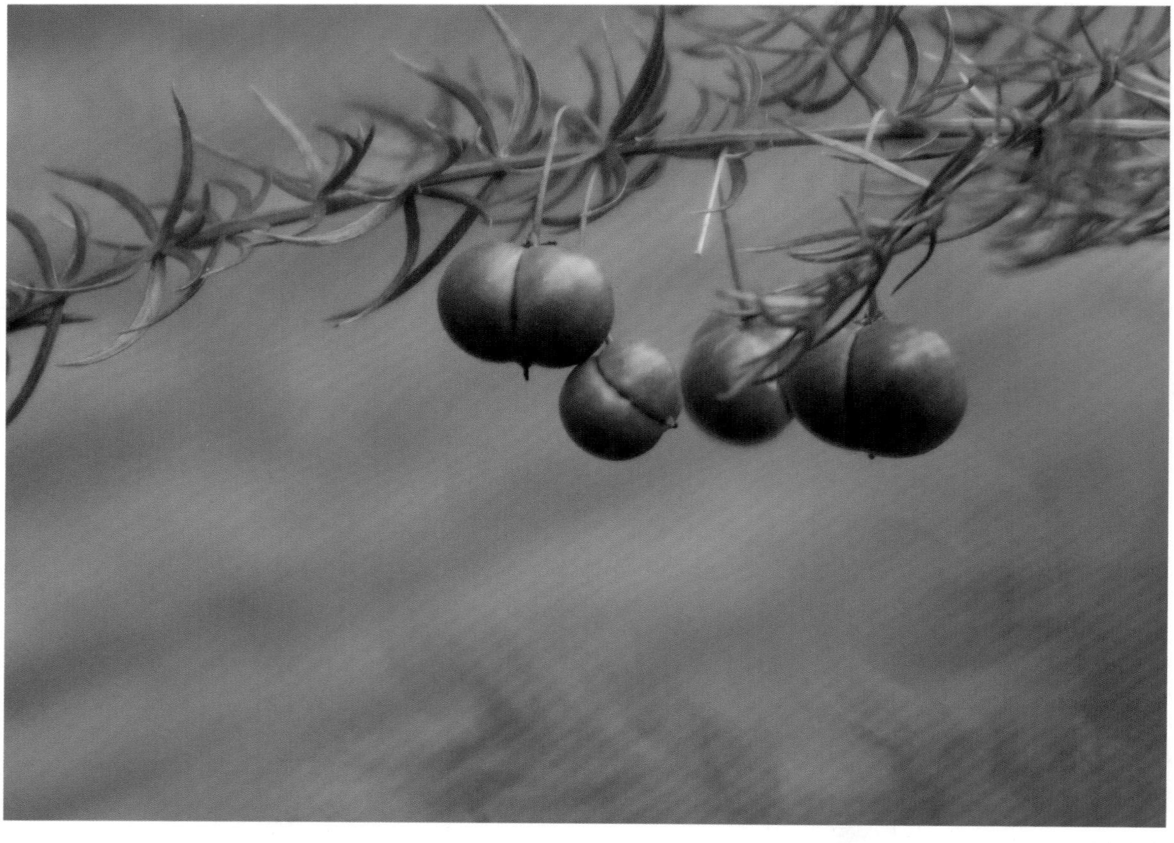

天冬果实

药材鉴别

本品呈长纺锤形，略弯曲。外表皮黄白色至淡黄棕色，半透明，光滑或具深浅不一的纵皱纹，偶有灰棕色外皮残存。质硬或柔润，有黏性，切面角质样，中柱黄白色。气微，味甜、微苦。

功效主治

养阴清热，润肺滋肾。本品甘寒清润，有养阴清热之功，归肺、肾经，既可养阴清肺，又可滋肾润燥。

用法用量

内服：6 ~ 15 g，煎服。

民族药方

1．疝气 鲜天冬 25 ~ 50 g。去皮，水煎服，酒为引。

2．催乳 天冬 100 g。炖肉服。

3．风痫发作（耳如蝉鸣、两胁牵痛） 天冬（去心、皮）适量。晒干，捣为末，每次 1 匙，酒送下，每日 3 次。

4．心烦 天冬、麦冬各 15 g，水杨柳 9 g。水煎服。

5．扁桃体炎，咽喉肿痛 天冬、山豆根、麦冬、桔梗、板蓝根各 9 g，甘草 6 g。水煎服。

6．原发性高血压 天冬、白芍、玄参、龙骨、牡蛎、龟甲各 15 g，赭石、牛膝各 30 g，胆南星 6 g。水煎取汁 250 ml，每日 1 剂，分 2 ~ 4 次服。

7．食管癌放射治疗后引起的放射性食管炎 天冬、金银花各 30 g，蜂蜜 20 g。将天冬、金银花洗净，入锅加水适量，煎煮 30 分钟，去渣取汁，待药汁转温后调入蜂蜜即成。代茶频饮，每日 1 剂。

8．甲状腺功能亢进症 天冬、麦冬、昆布、沙参、海藻、天花粉、生地黄各 15 g，五倍子、浙贝母各 10 g。水煎取药汁，每日 1 剂，分 2 次服。

9．月经过多（血热型） 天冬 15 ~ 30 g，白糖适量。将天冬放入砂锅，加水 500 ml 煎成 250 ml，趁沸加入白糖，调匀即成。月经前每日 1 剂，分 3 次温饮，连服 3 ~ 4 剂。

使用注意

脾胃虚寒、大便溏薄及感冒风寒或痰饮湿浊咳嗽者忌服。

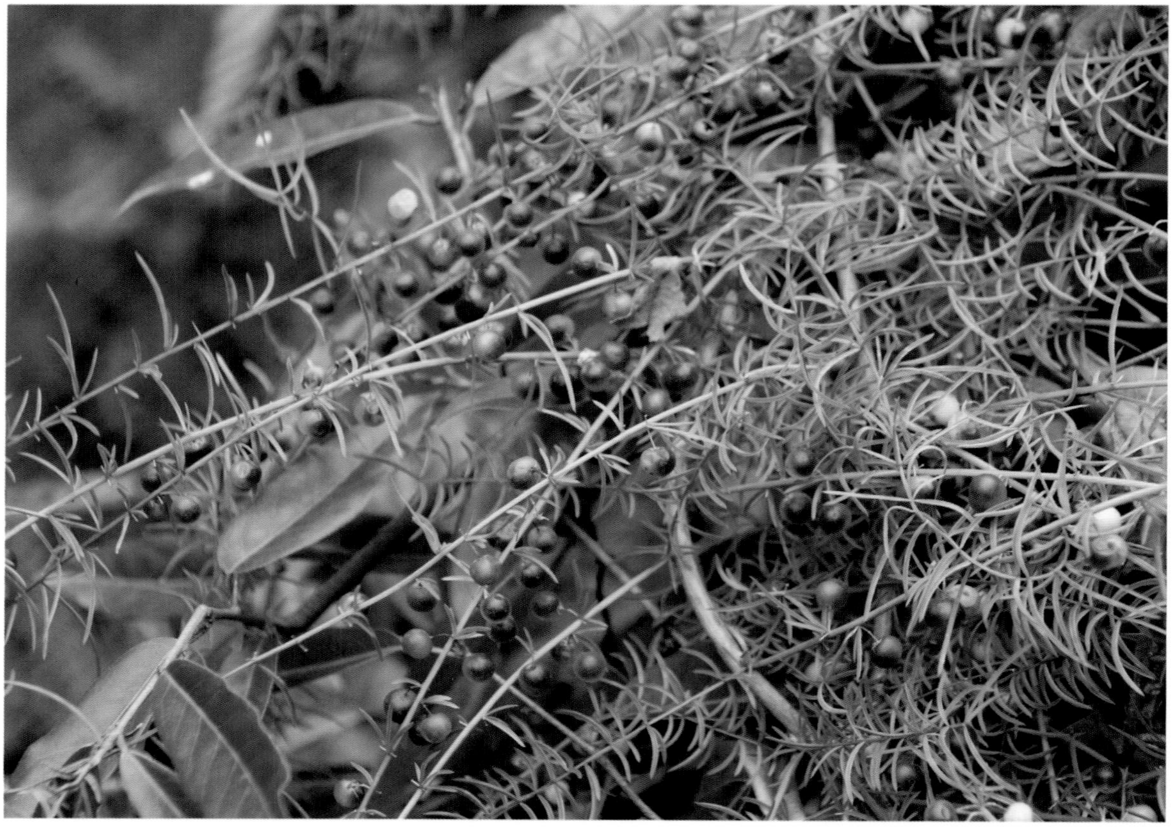

天冬果实

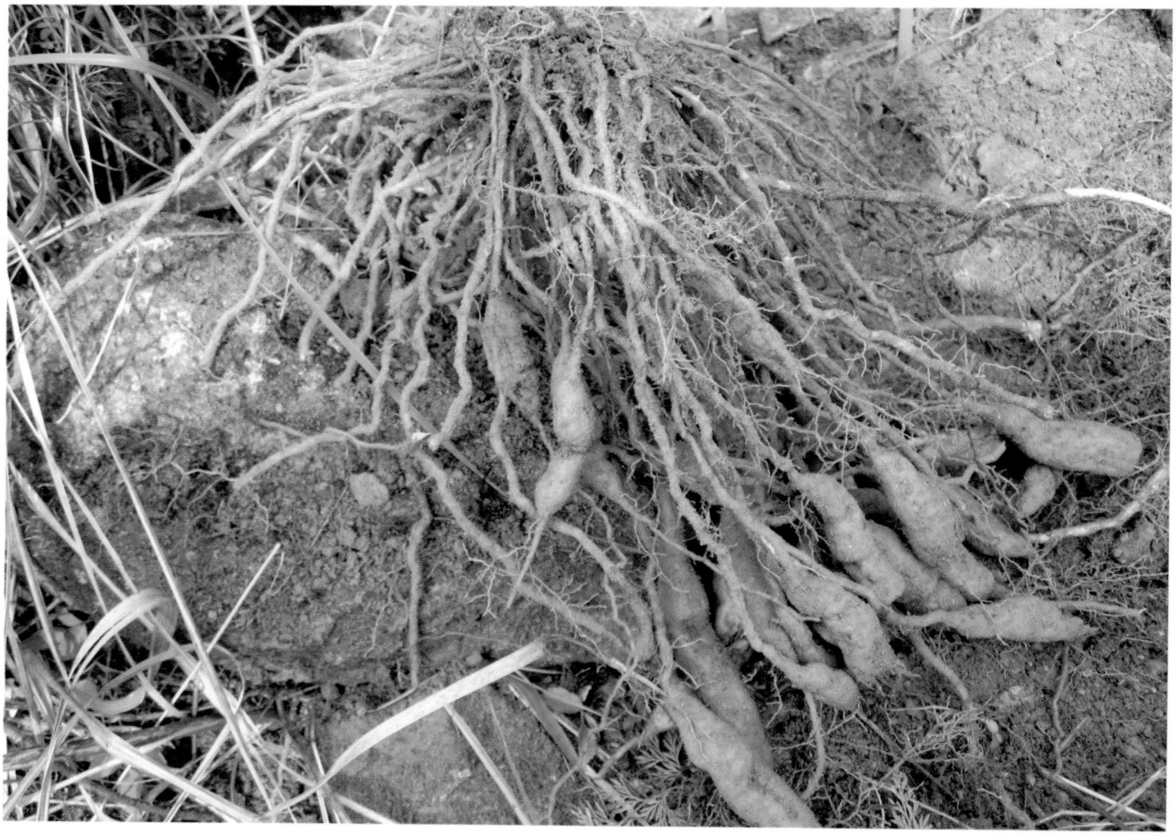

天冬药材

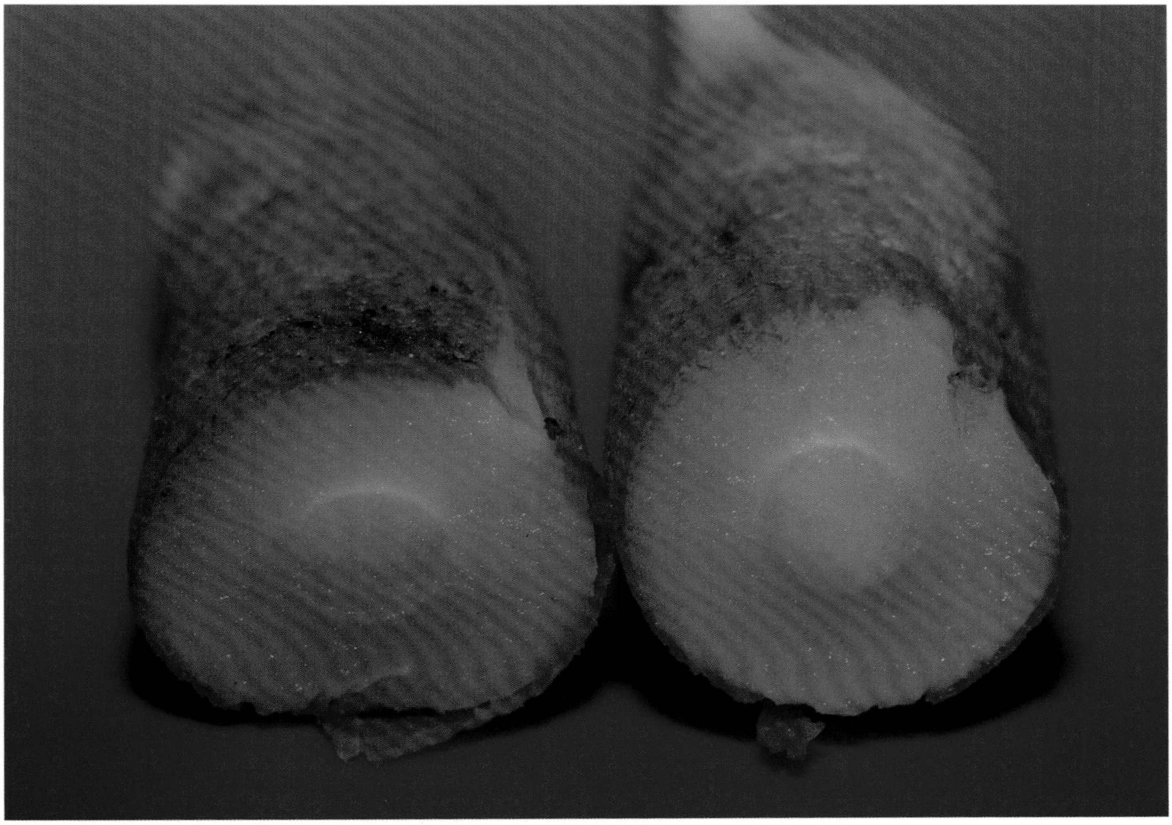

天冬药材

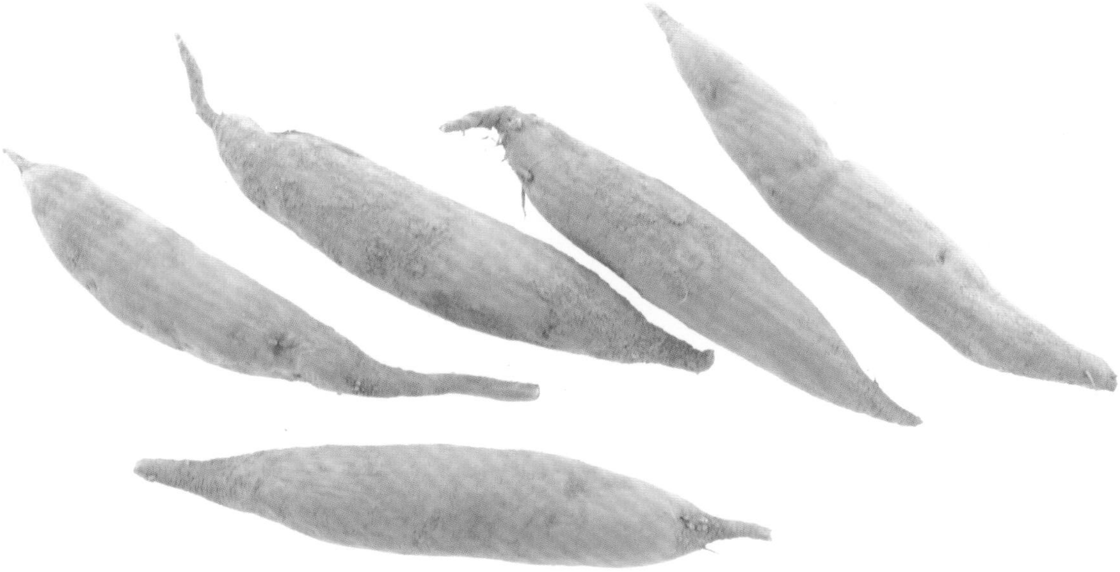

天冬药材

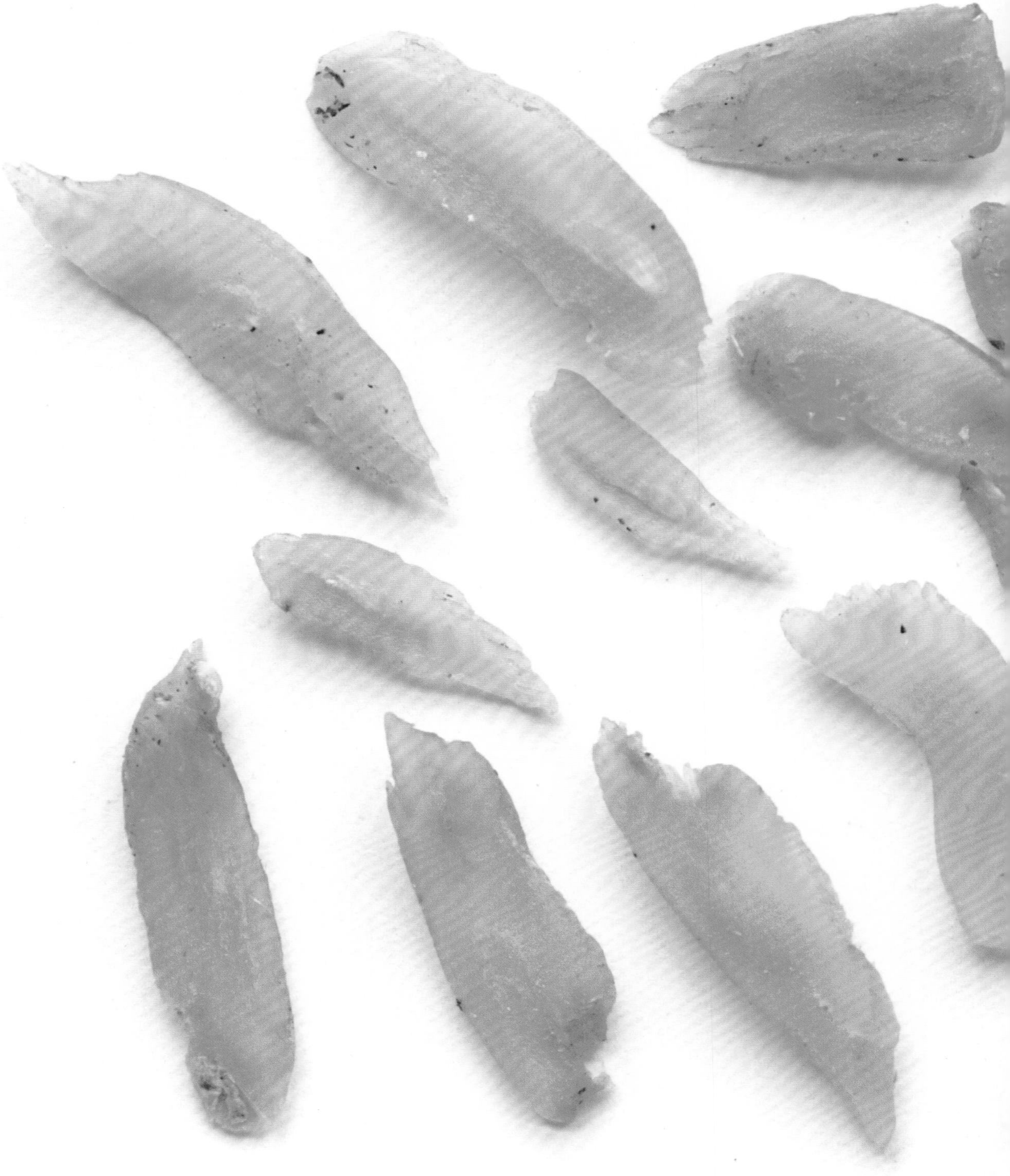

天冬

天冬饮片

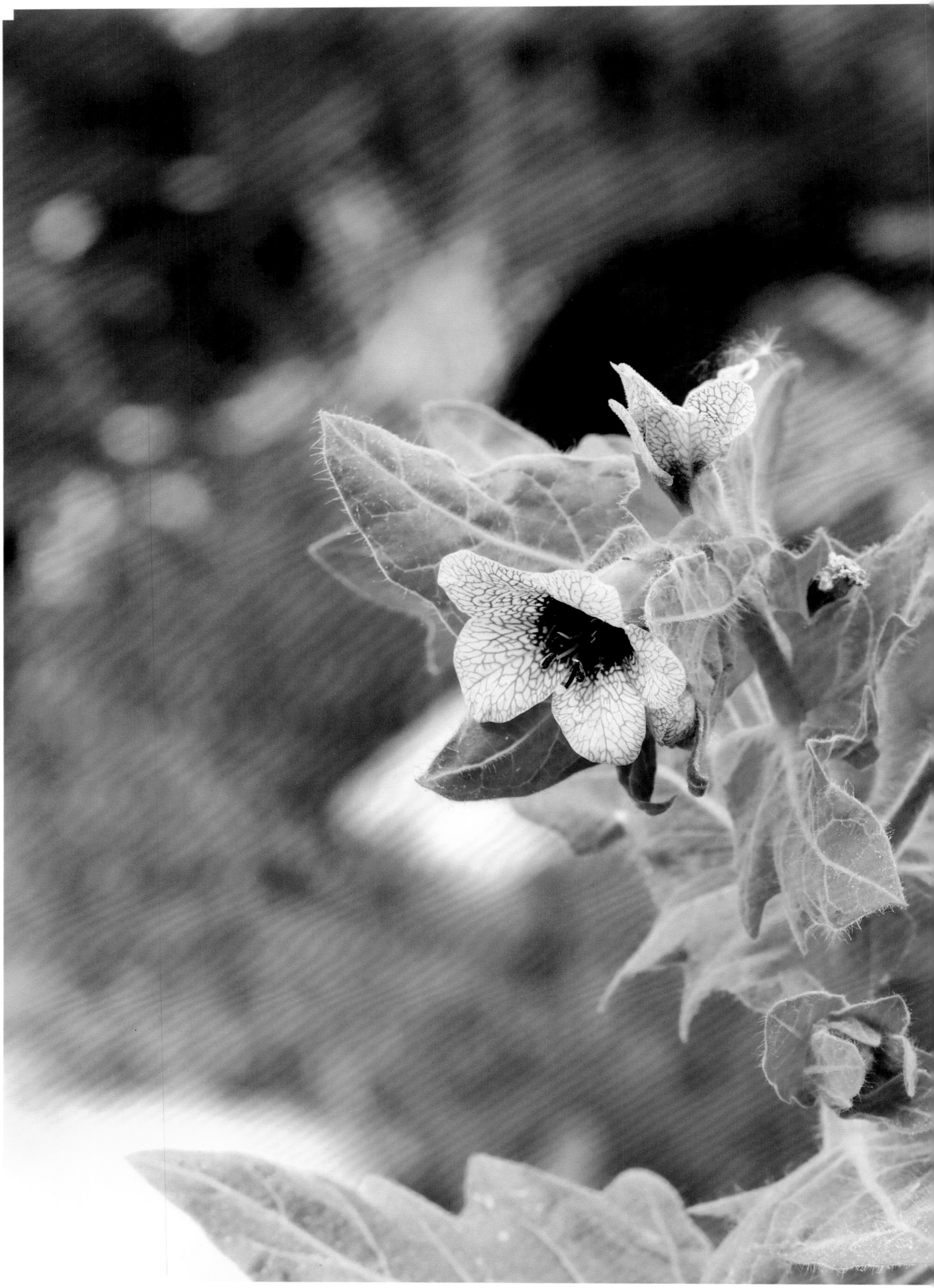

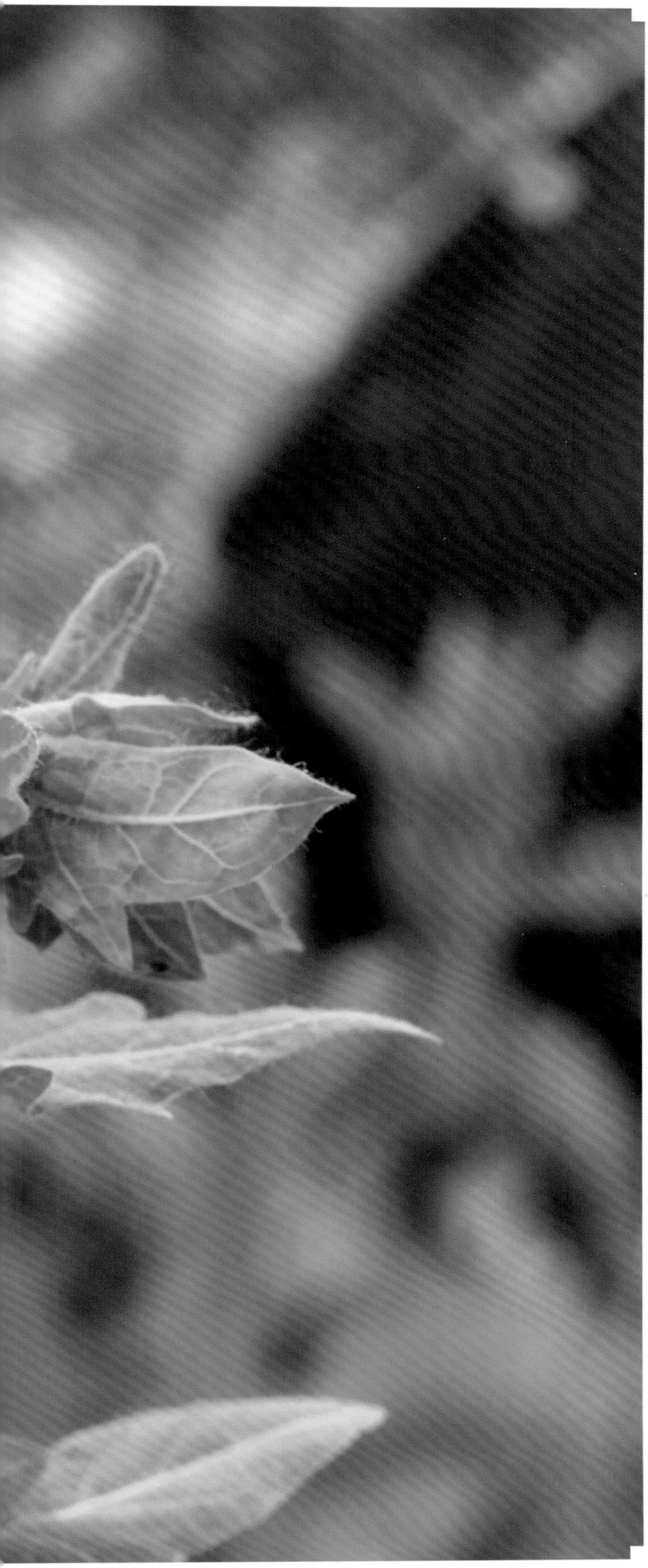

天仙子

【藏药名】汤冲莨菪孜。

【别　名】加汤冲、莨菪子、色布达度热。

【来　源】本品为茄科植物莨菪 *Hyoscyamus niger* L. 的干燥成熟种子。

【性味归经】辛，温。归脾、胃、肾经。

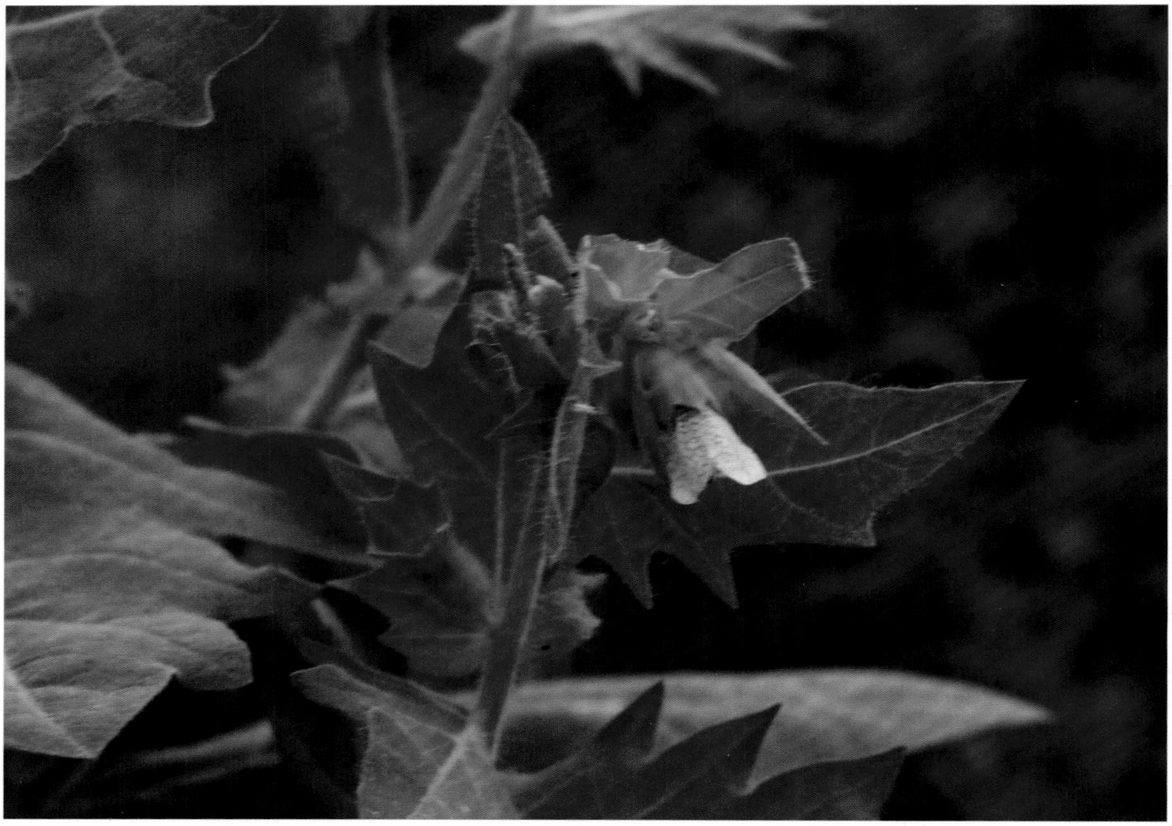

莨菪

识别特征

二年生草本植物，高 15 ~ 70 cm，有特殊臭味，全株被黏性腺毛。根粗壮，肉质，茎直立或斜上伸。密被柔毛。单叶互生，叶片长卵形或卵状长圆形，顶端渐尖，基部包茎，茎下部的叶具柄。花淡黄绿色，基部带紫色；花萼筒状钟形；花冠钟形；花药深紫色；子房略呈椭圆形。蒴果包藏于宿存萼内。种子多数，近圆盘形，淡黄棕色。花期 6—7 月，果期 8—9 月。

生境分布

生长于海拔 1700 ~ 2600 m 的山坡、林旁和路边。分布于华北、东北、西北地区，如河南、河北、辽宁等省区。

采收加工

夏、秋二季果实成熟、果皮变黄色时割取全株或果枝，曝晒，打下种子，筛去枝梗、果皮，晒干。

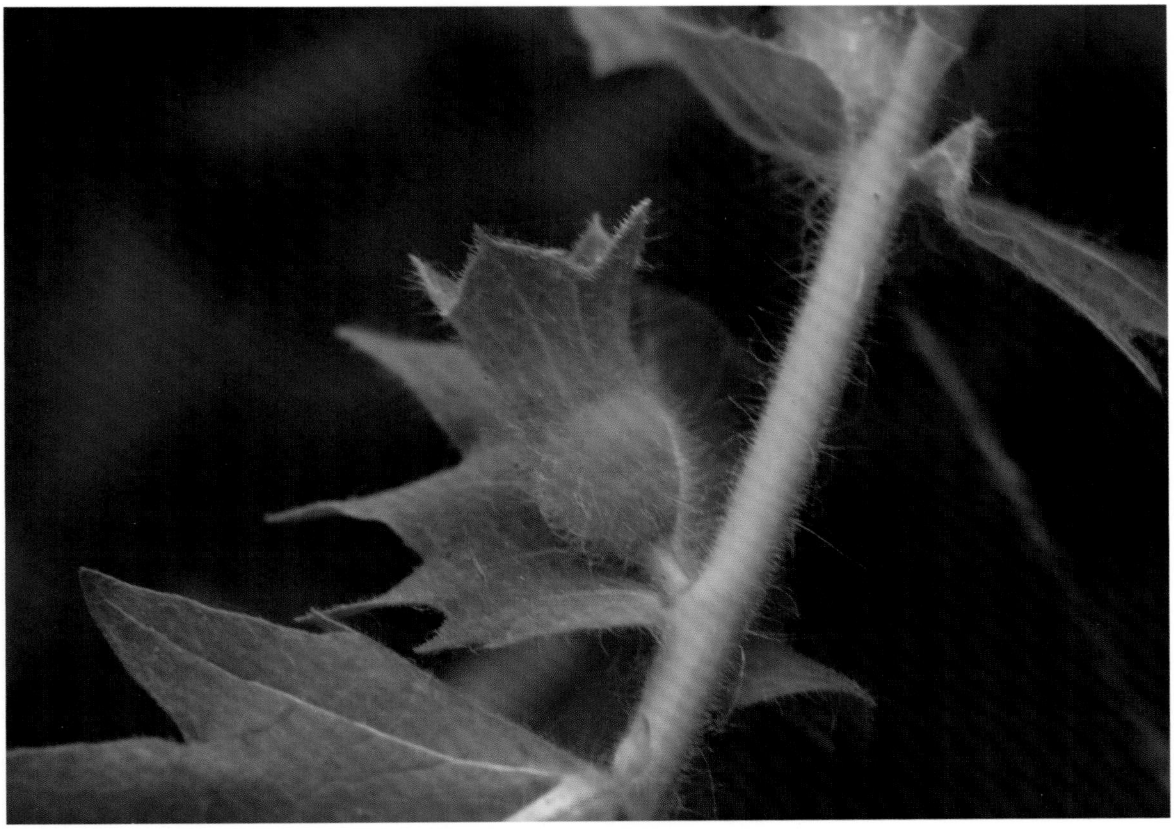

莨菪

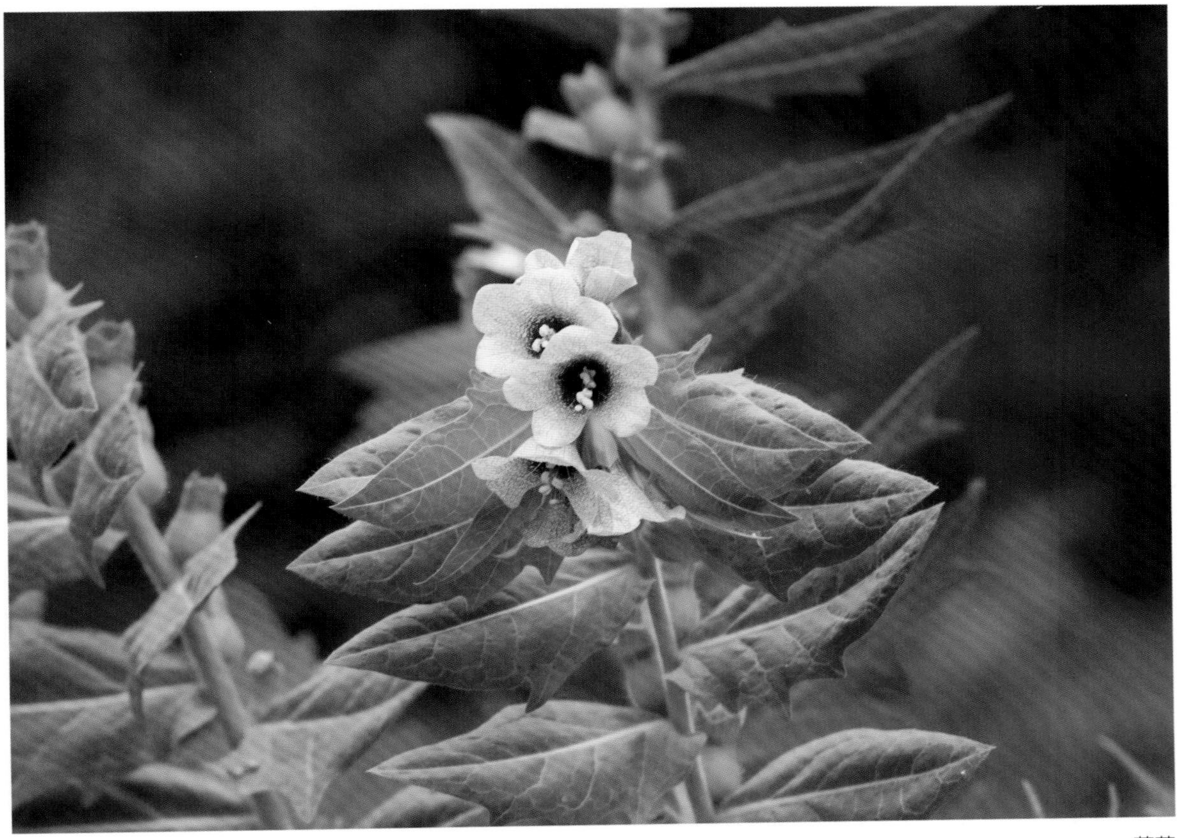

莨菪

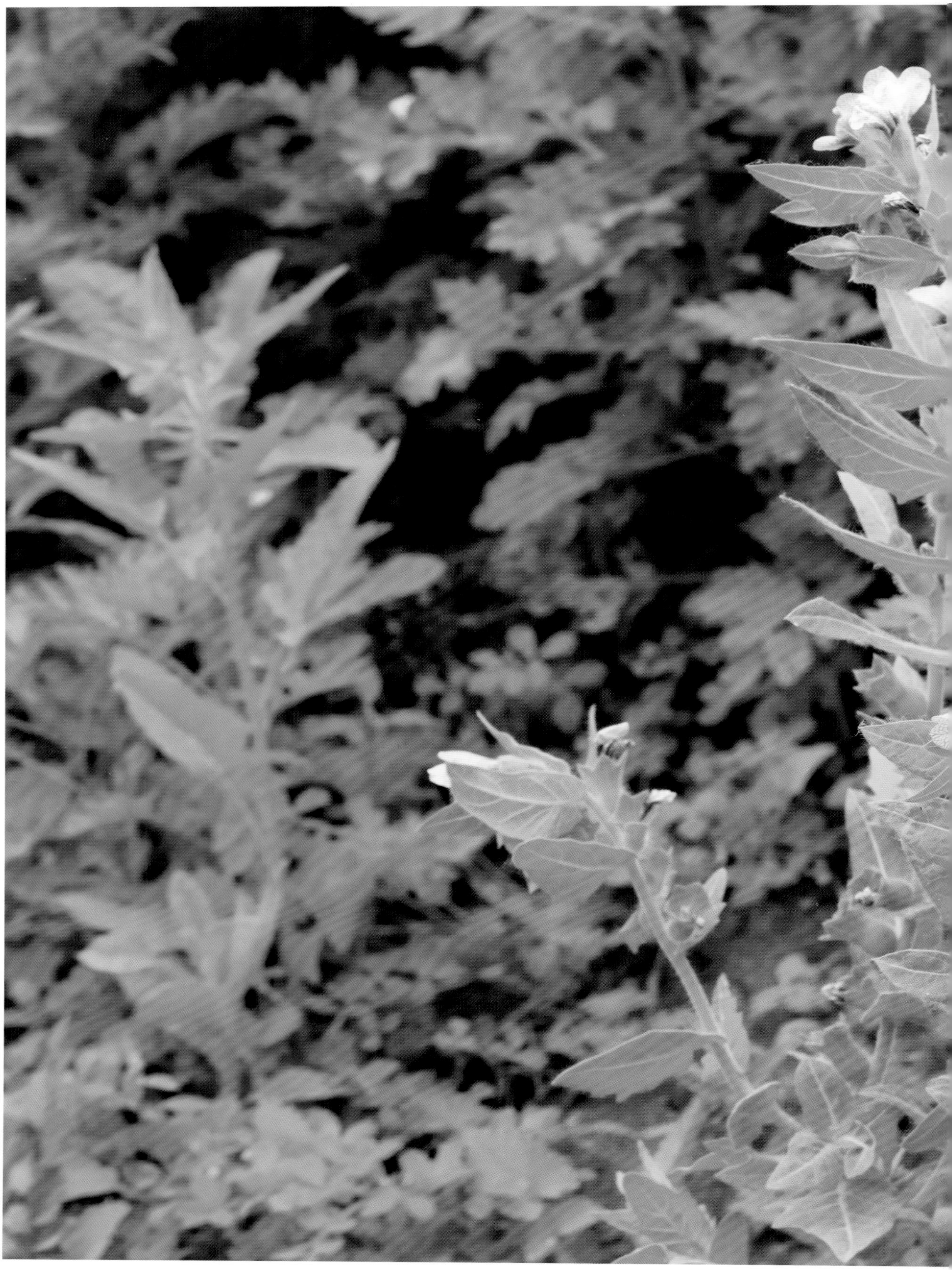

天仙子

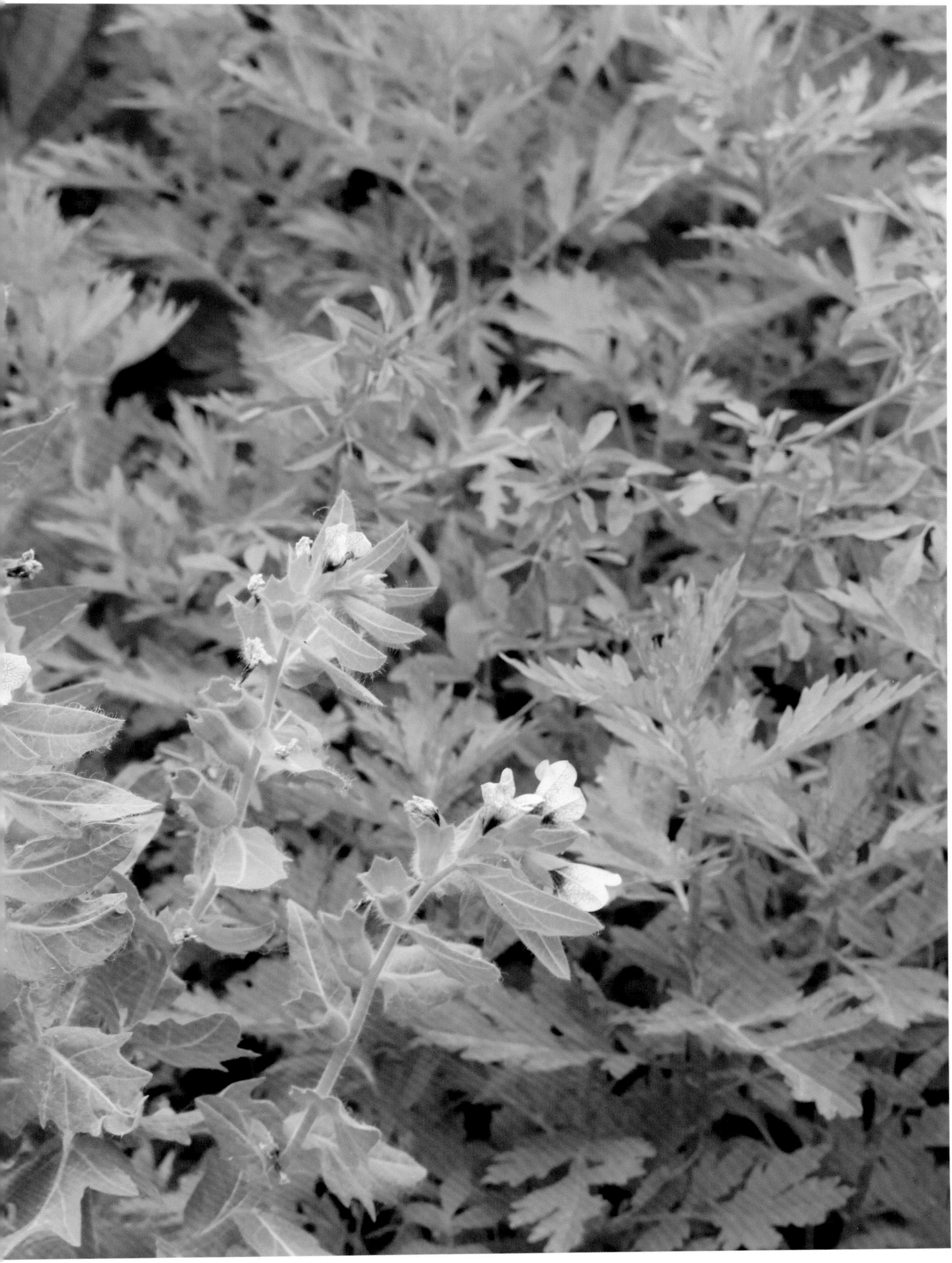

莨菪

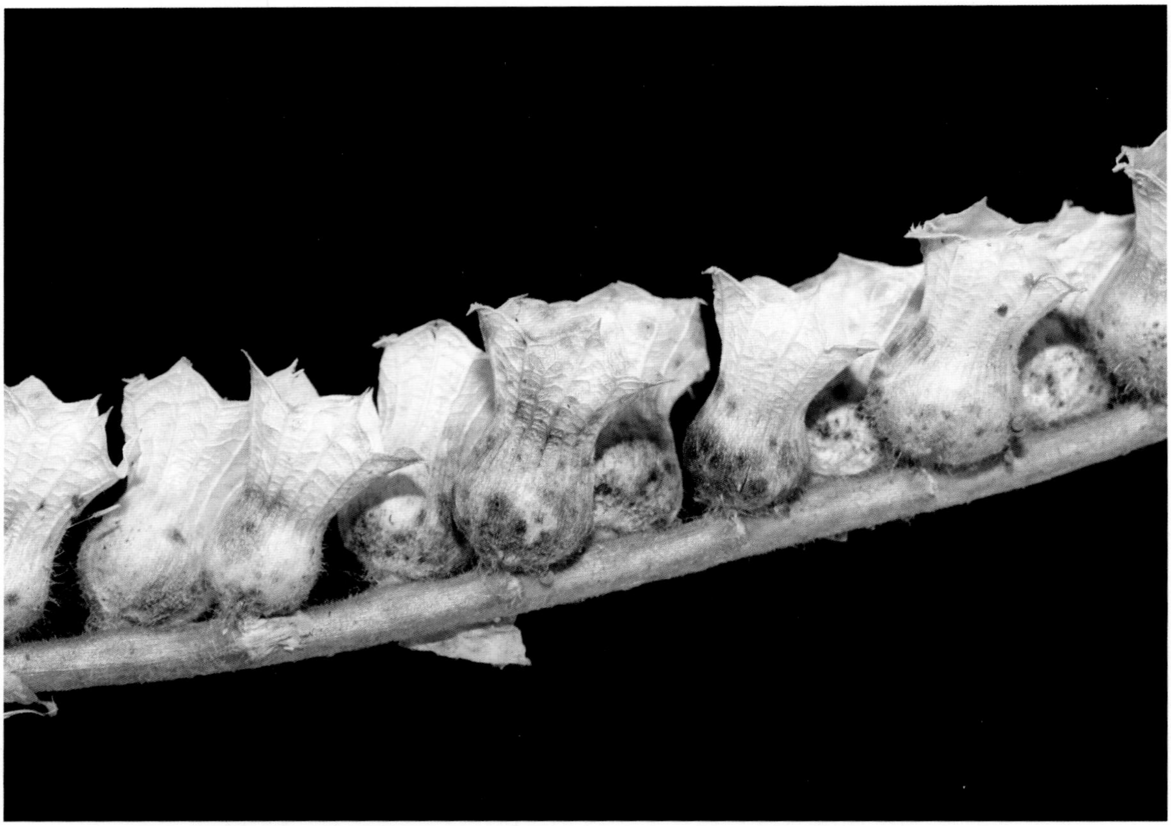

莨菪果实

药材鉴别

本品呈类扁肾形或扁卵形，直径约 1 mm。表面棕黄色或灰黄色，有细密的网纹，略尖的一端有点状种脐。剖面灰白色，油质，有胚乳，胚弯曲。无臭，味微辛。

功效主治

解痉止痛，安心定痫。主治脘腹疼痛，风湿痹痛，风虫牙痛，跌打伤痛，喘嗽不止，泻痢脱肛，癫狂，惊痫，痈肿疮毒。

用法用量

内服：0.06 ~ 0.6 g，研末服。外用：适量，煎水外洗或研末调敷。

民族药方

1. 恶疮似癞者 莨菪子适量。烧末调敷。

2. 风痹厥痛 天仙子（炒）15 g，大草乌头、甘草各 25 g，五灵脂 50 g。研为细末，糊丸，梧桐子大，以螺青为衣，每服 10 丸，男以菖蒲酒下，女以芫花汤下。

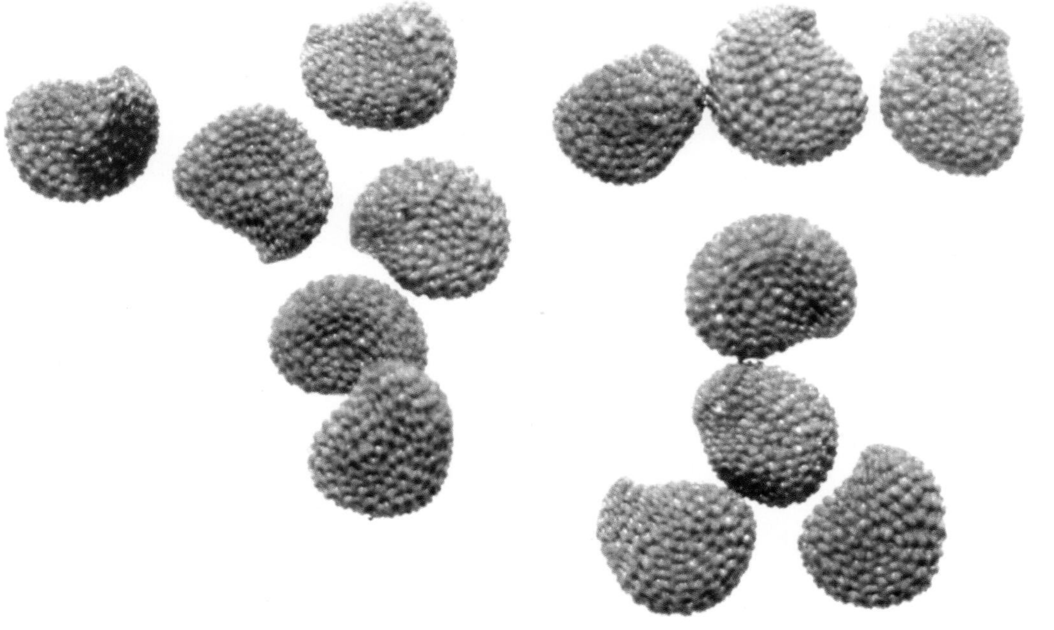

天仙子药材

3．积冷痃癖、不思饮食、四肢羸困　莨菪子（水淘去浮者）1.5 g，大枣49枚。上药以水3 L相和，煮至水尽，取枣去皮核，每于饭前吃1枚，也可用粥饮下，觉热即止。

4．石痈坚如石、不作脓者　醋和莨菪子末，敷头上。

5．赤白痢，脐腹疼痛，肠滑后重　莨菪子50 g，大黄25 g。捣罗为散，每次5 g，饭前以米饮调服。

6．胃病　莨菪子粉末0.6 g。温开水送服，每日2次。

7．慢性气管炎　20%莨菪液（醇提取注射每2 ml含生药莨菪子0.4 g）2 ml加10%葡萄糖2 ml，注射于定喘（左、右）及肺俞（左、右），每日交叉取两穴注射，10次为1个疗程。

8．龋齿痛（蛀牙）　莨菪子粉末0.3 g。装烟袋中吸烟熏牙，但不要咽下唾液。

9．痈疖肿毒　莨菪子适量。捣烂敷患处。

使用注意

本品大毒，内服宜慎重，不能过量或持续服用。心脏病、青光眼、肺热痰稠者和孕妇忌服。

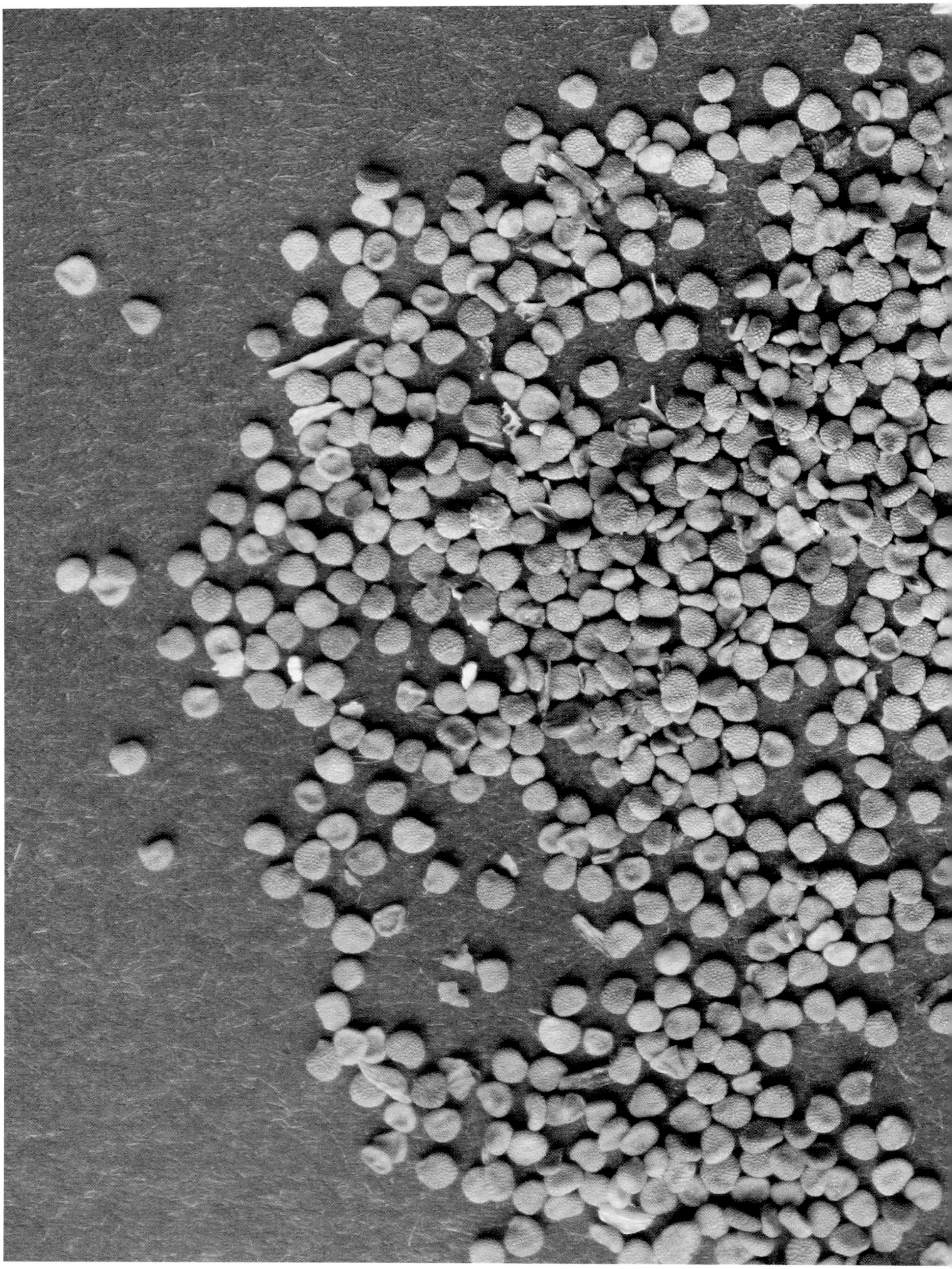

天仙子

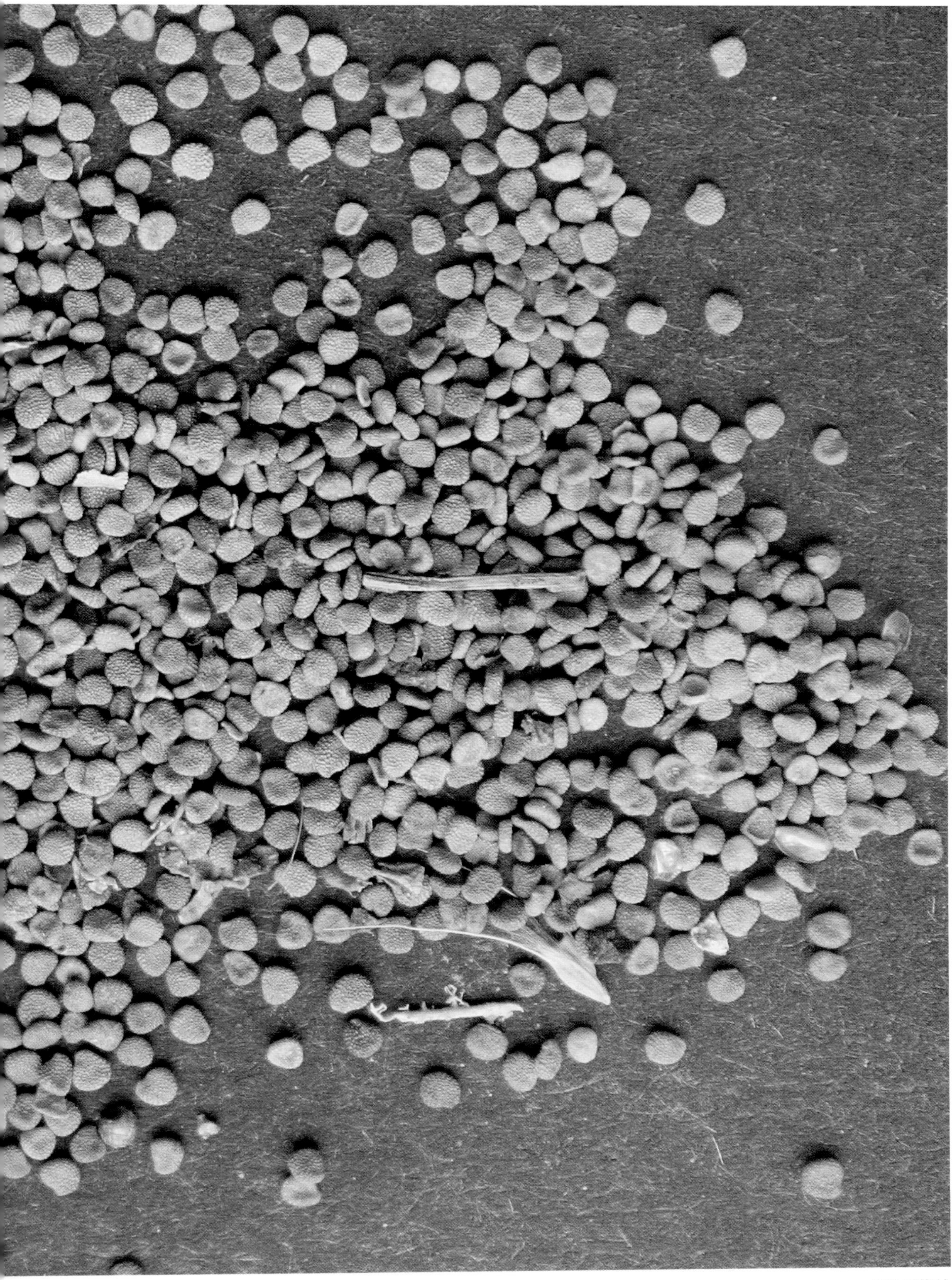

天仙子饮片

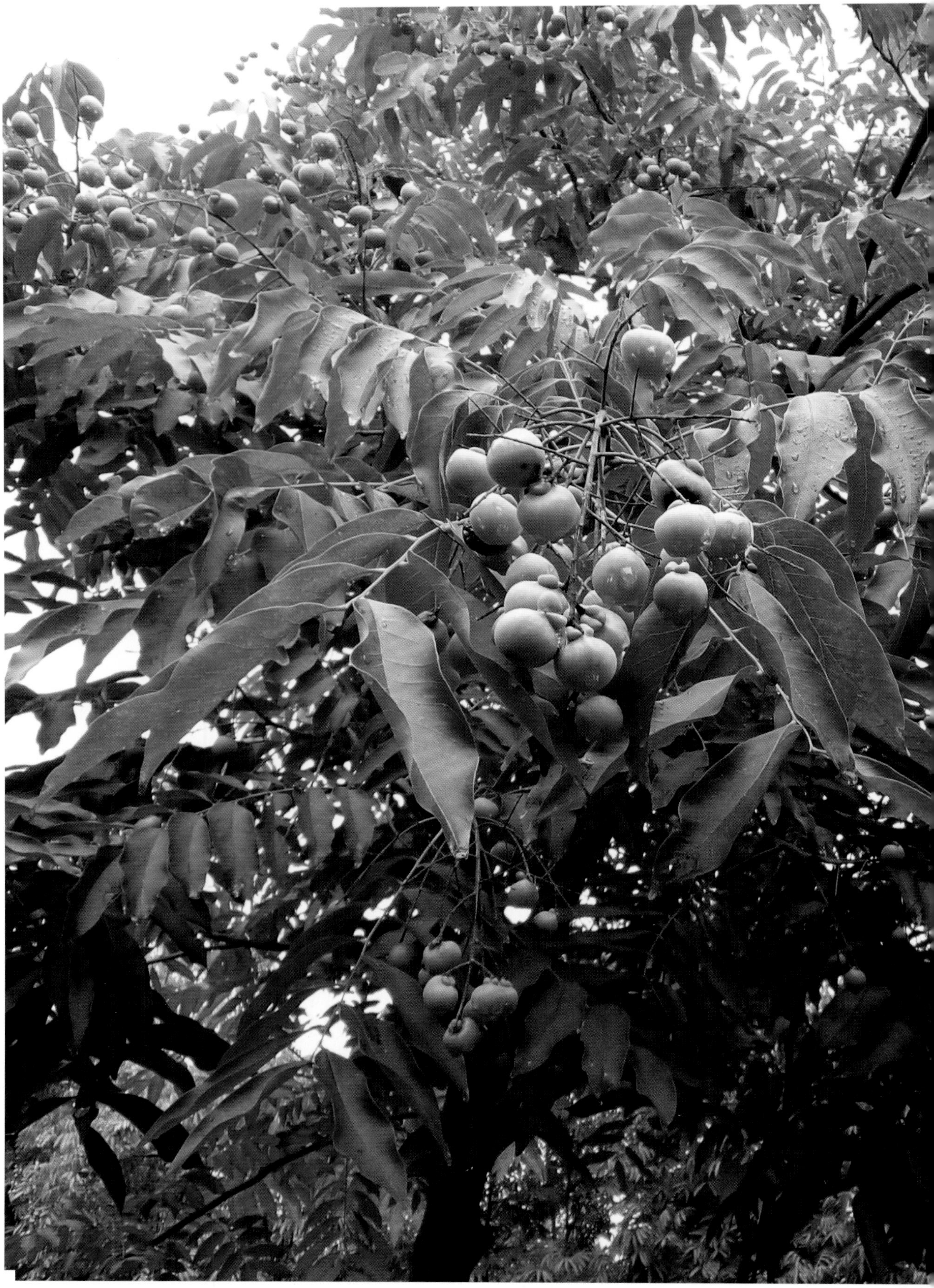

无患子

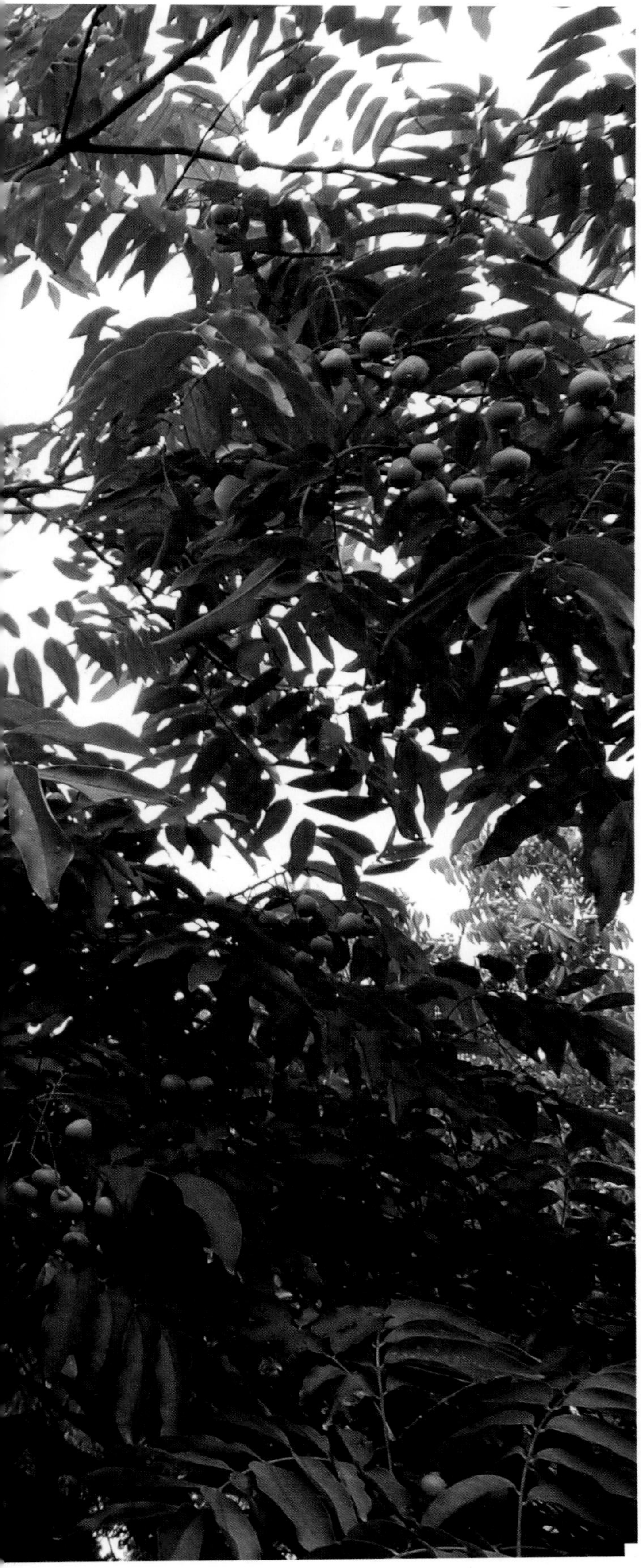

【藏药名】布苏恰。

【别　名】苏恰、那嘎扁代、龙东米。

【来　源】本品为无患子科植物无患子 *Sapindus mukorossi* Gaertn. 的种子。

【性味归经】味甘、辛，性温。归心、肺经。

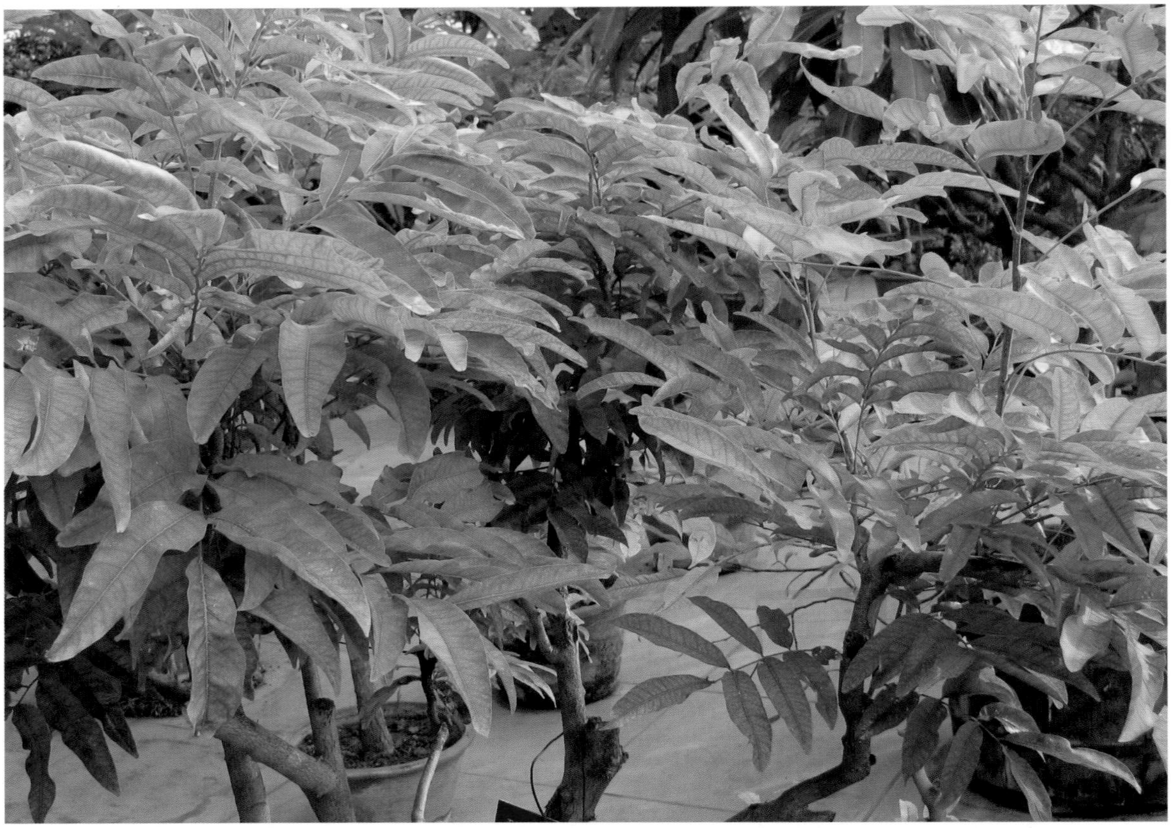

无患子

识别特征

落叶乔木，高 10 ~ 25 m。树皮黄褐色。偶数羽状复叶，连柄长 20 ~ 45 cm，互生。小叶 4 ~ 8 对，互生或近对生，纸质，卵状披针形至长圆状披针形，长 7 ~ 15 cm，宽 2 ~ 5 cm，无毛。圆锥花序顶生，长 15 ~ 30 cm，有茸毛；花小，通常两性，萼片与花瓣各 5，边有细睫毛，雄蕊 8，花丝下部生长柔毛。核果肉质，球形，有棱，直径约 2 cm，熟时黄色或橙黄色；种子球形，黑色，坚硬。花期 6—7 月，果期 9—10 月。

生境分布

多生长于温暖、土壤疏松而稍湿润的疏林中。分布于台湾、湖北西部及长江以南各地。

采收加工

9—10 月采摘成熟果实，除去果肉，取种子，晒干。

药材鉴别

本品呈球状，直径达 14 mm。外表黑色，光滑，种脐线形，周围附有白色茸毛。种皮骨质，坚硬。无胚乳，子叶肥厚，黄色，胚粗壮，稍弯曲，气微，味苦。

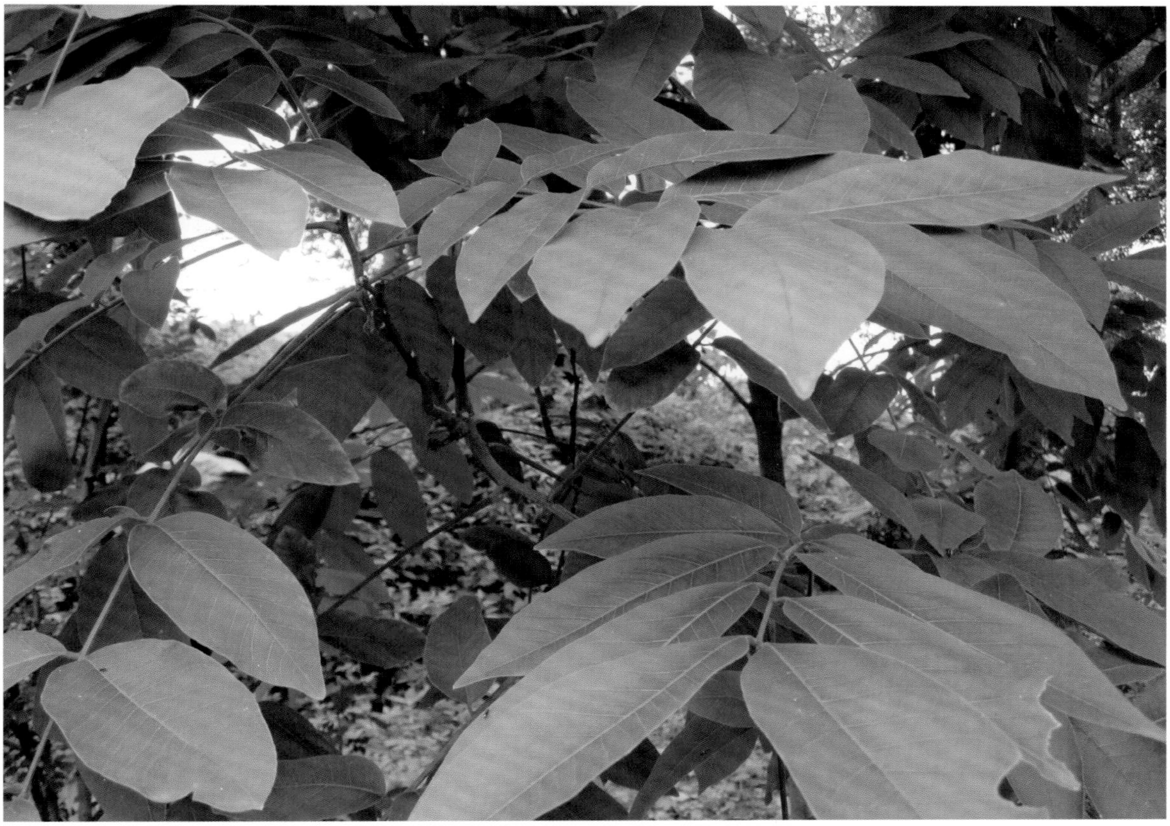

无患子

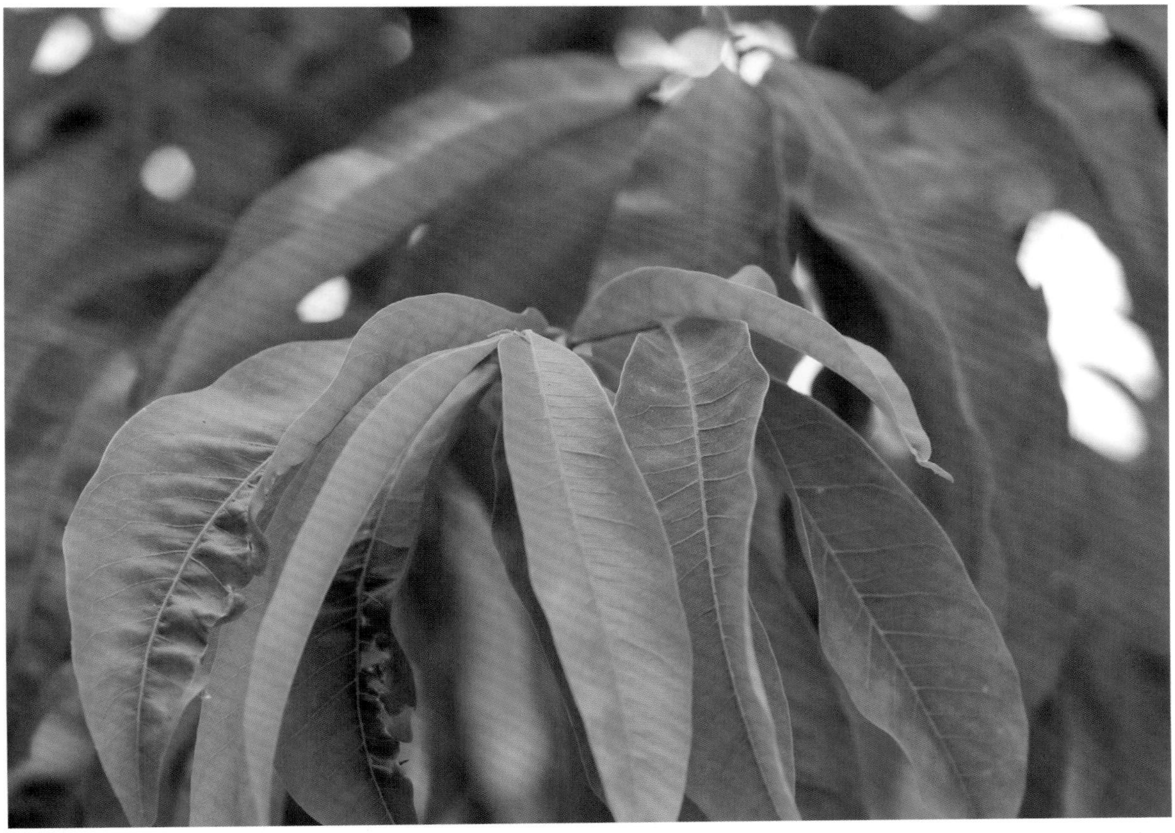

无患子

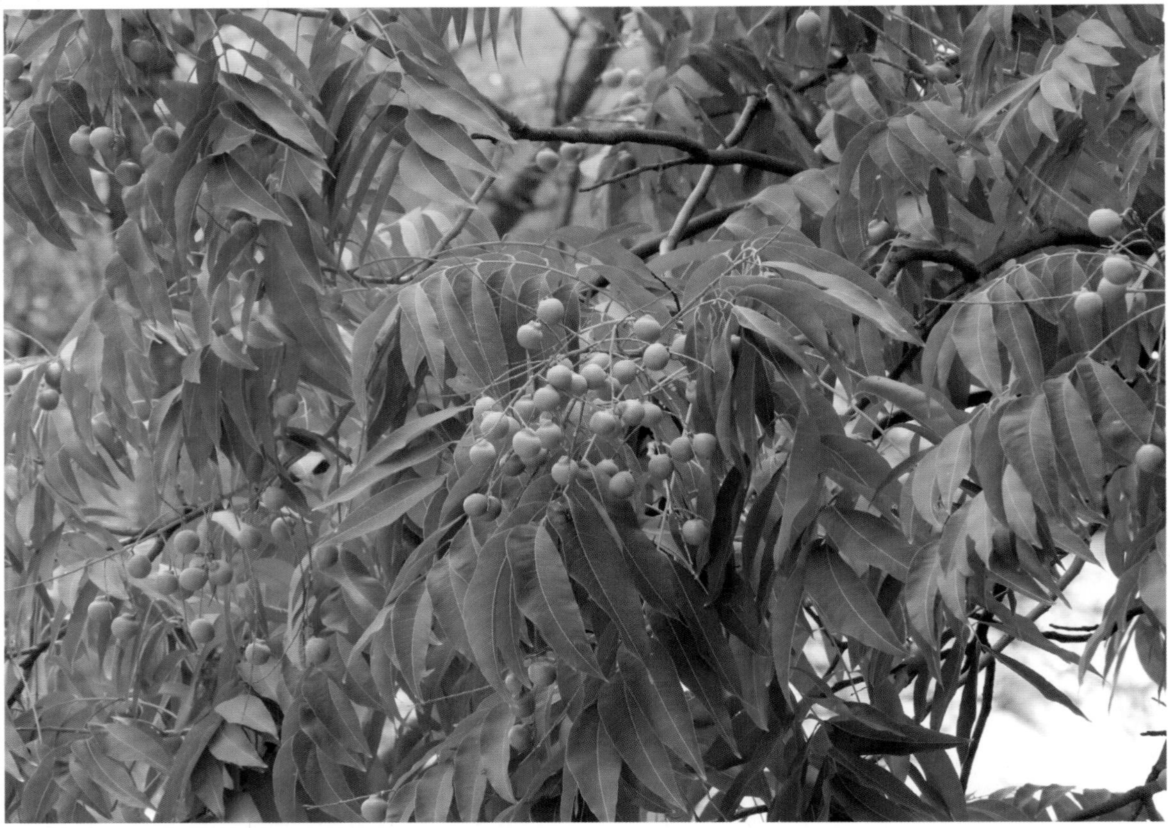

无患子

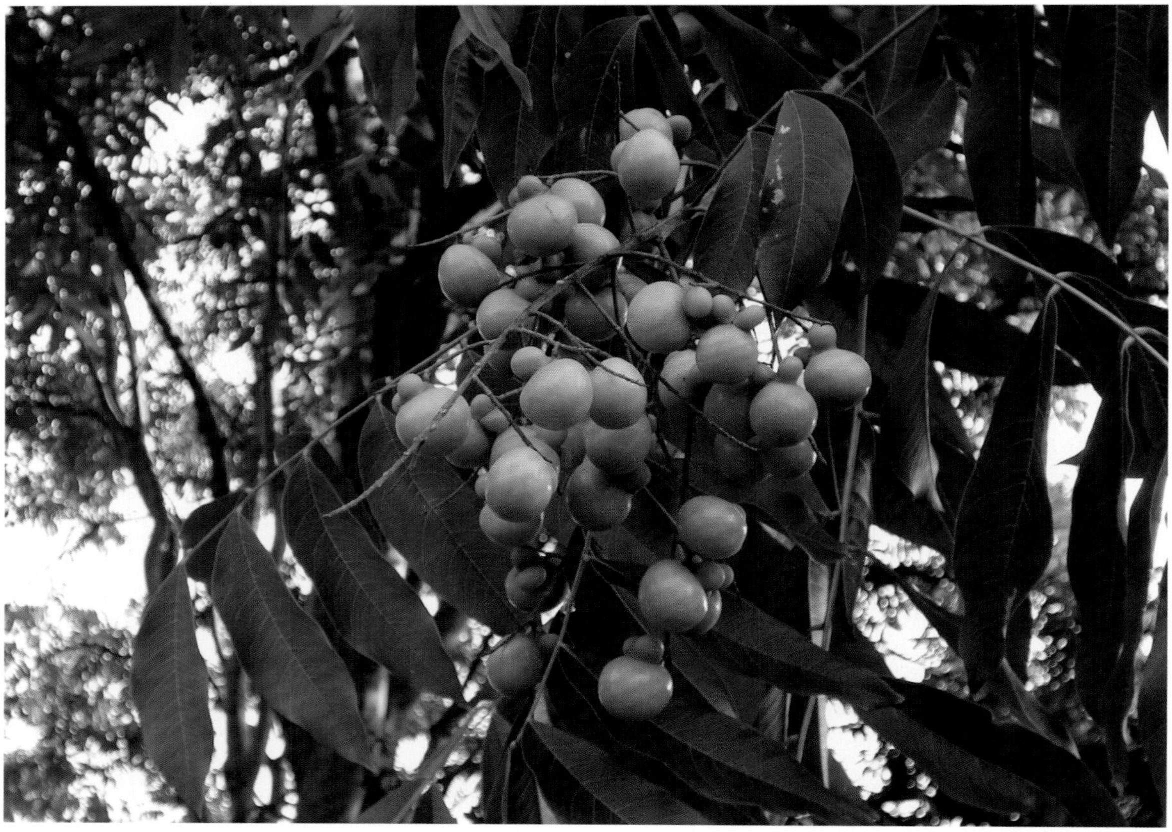

无患子

无患子

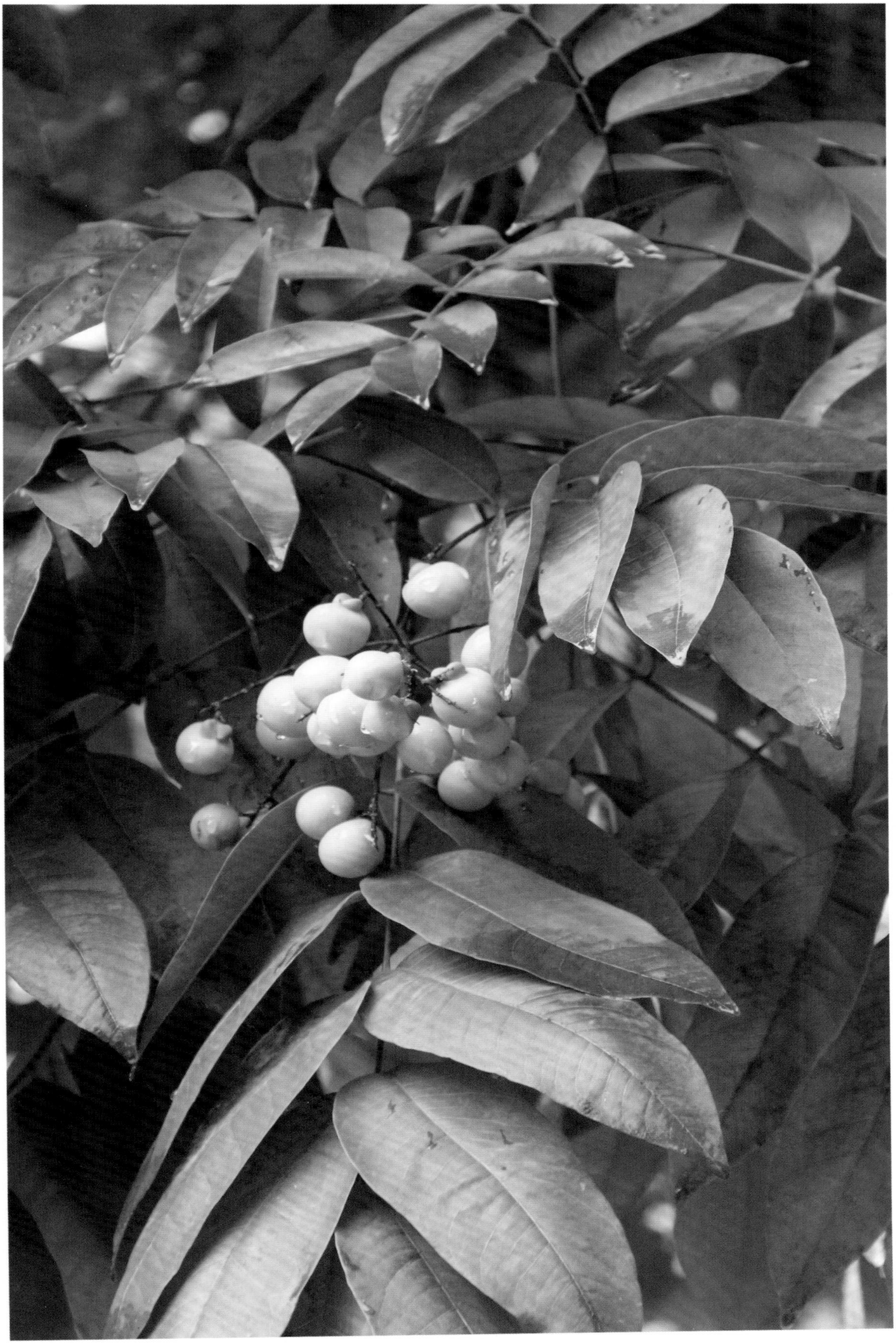

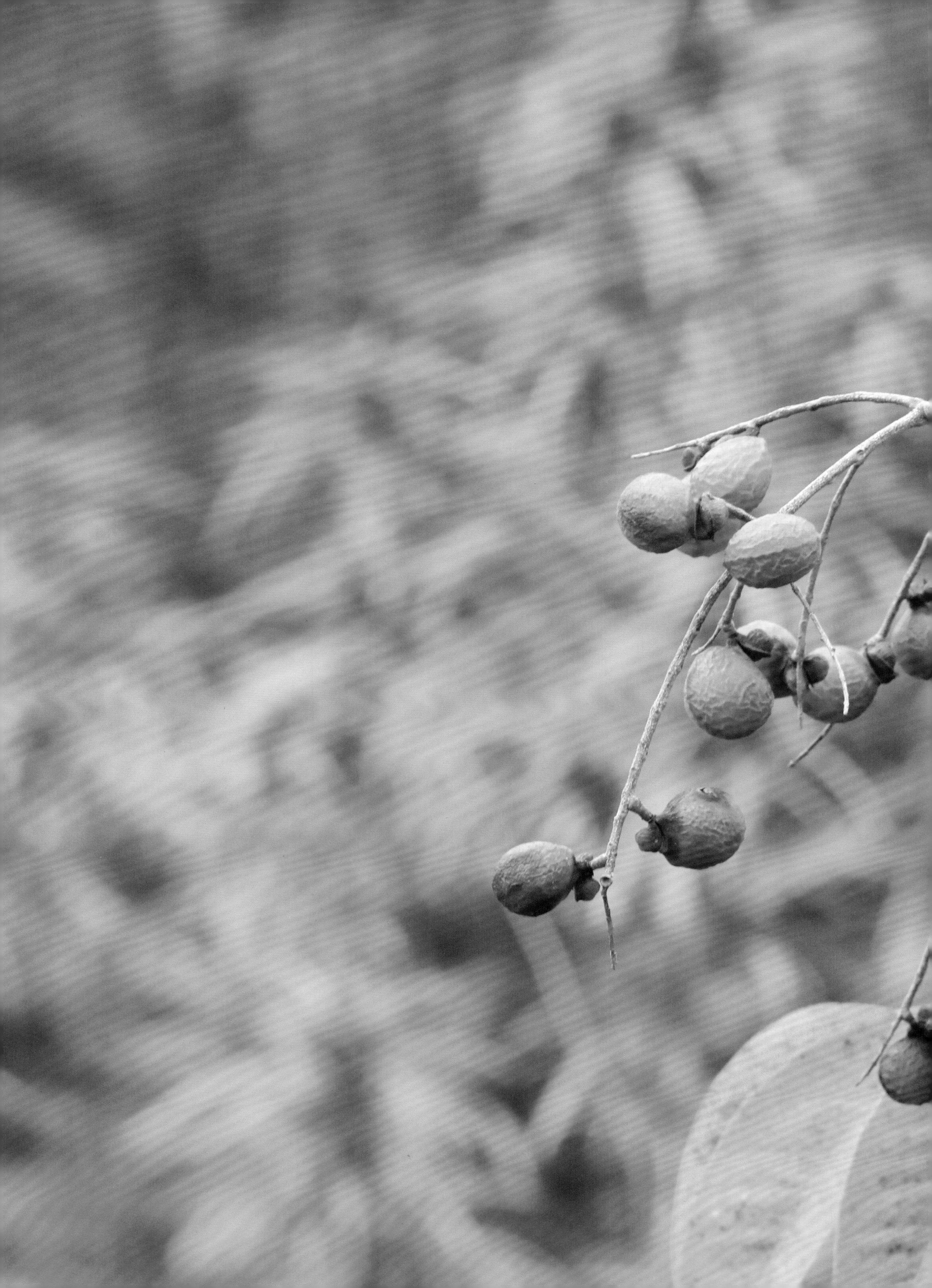

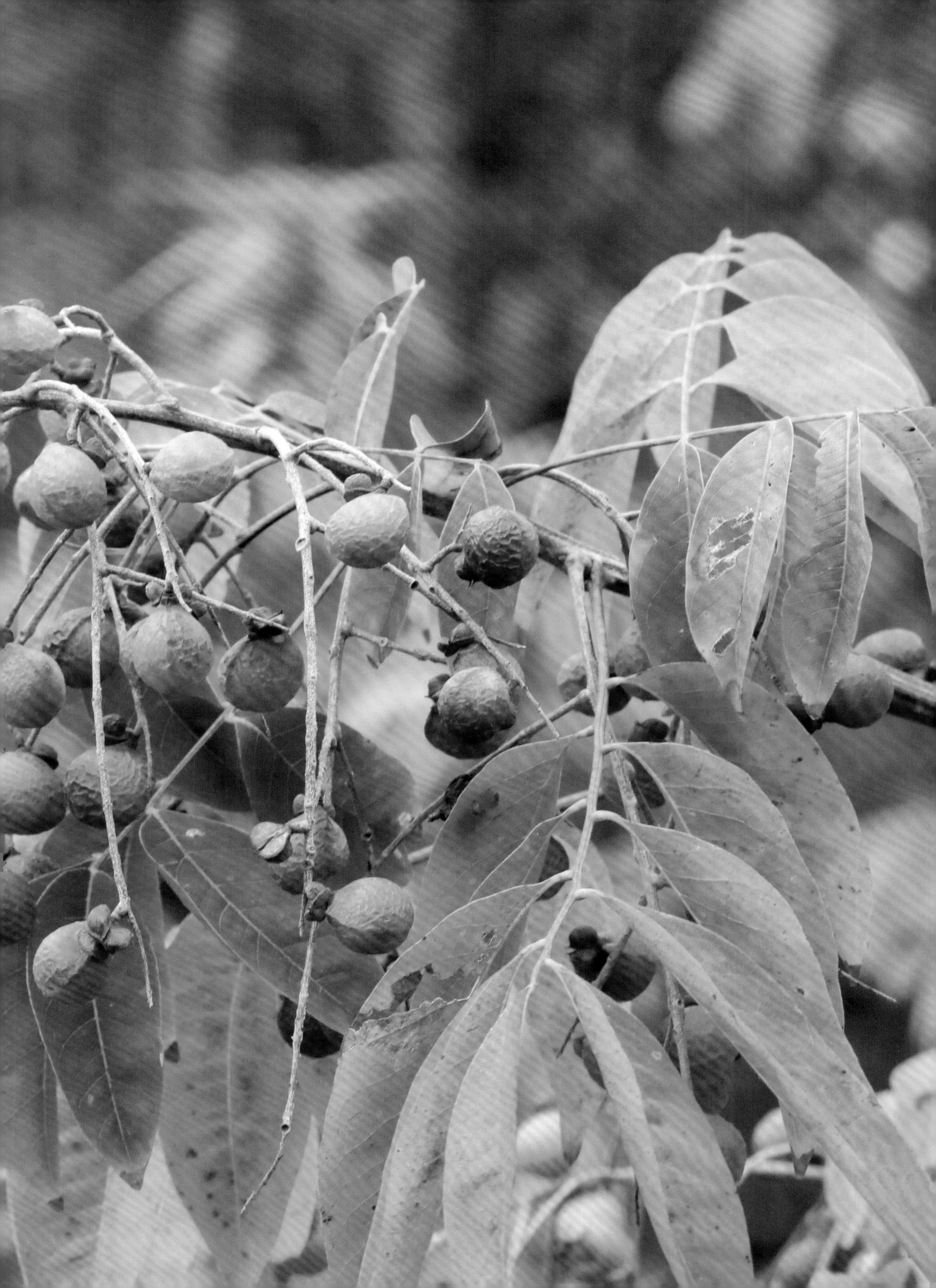

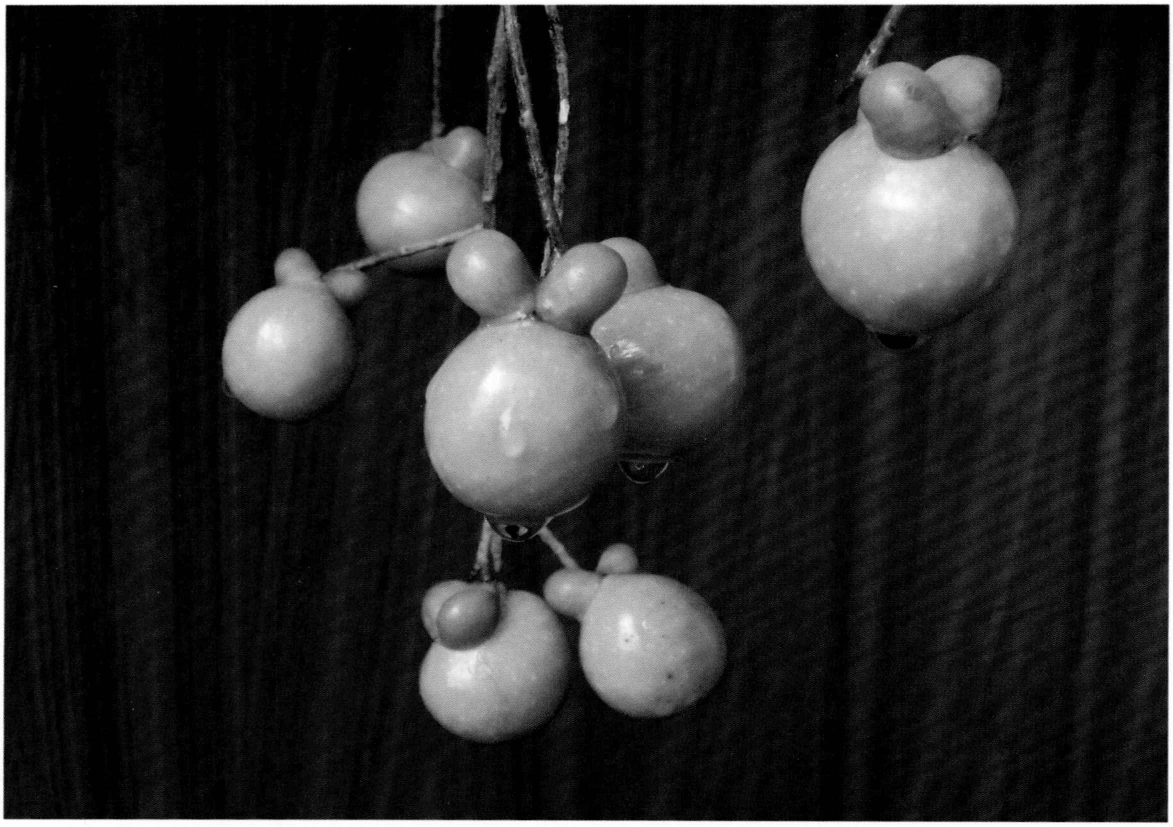

无患子

功效主治

催吐，益精。主治“培根”病。

用法用量

内服：研末，5 ~ 9 g；或入丸、散。

民族药方

1．催吐“培根”病 无患子、荜茇、菖蒲、黄帚橐吾、飞廉各 25 g，喜马拉雅大戟 15 g，光明盐 5 g。以上 7 味药粉碎成粗粉，煎汤服用，每日 1 次。

2．催吐 无患子、木鳖子、江才嘎保、黄帚橐吾、菖蒲各等份。共研为细末，用蜂蜜泛丸，每次 0.5 ~ 2.5 g，每日 1 次。

无患子

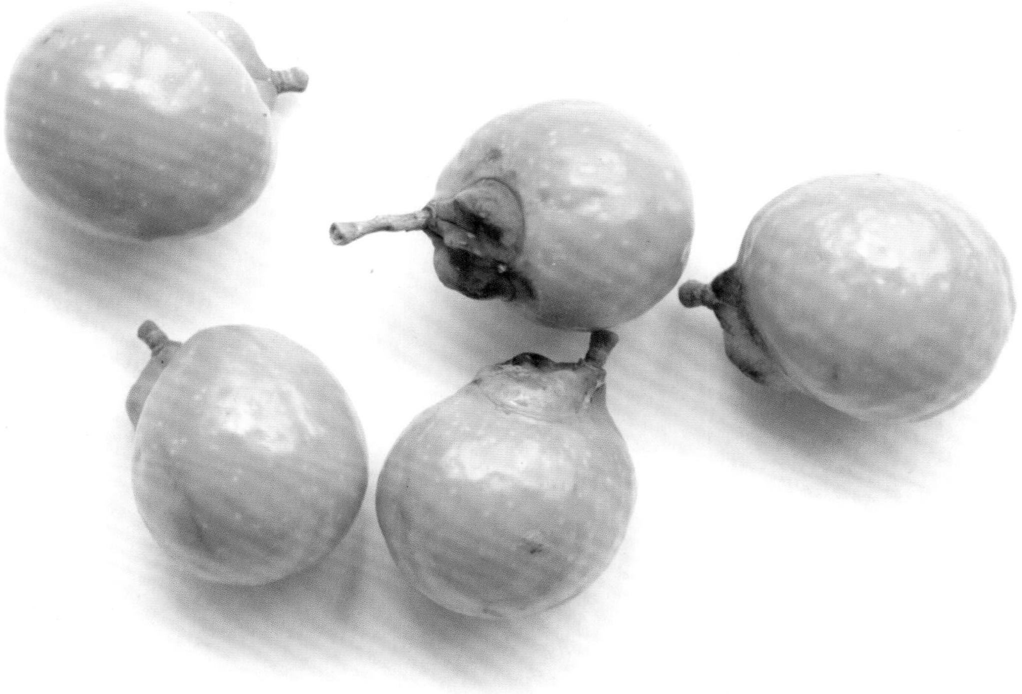

无患子

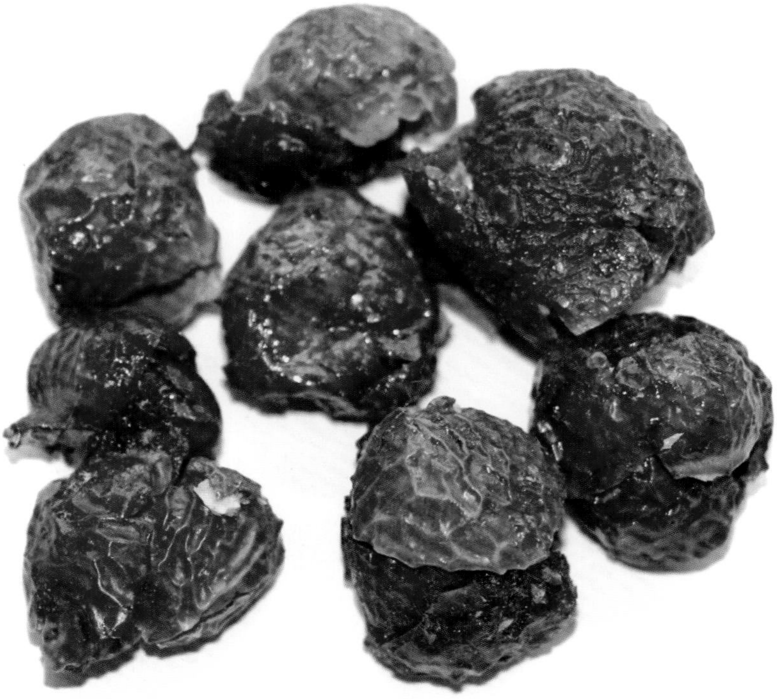

无患子

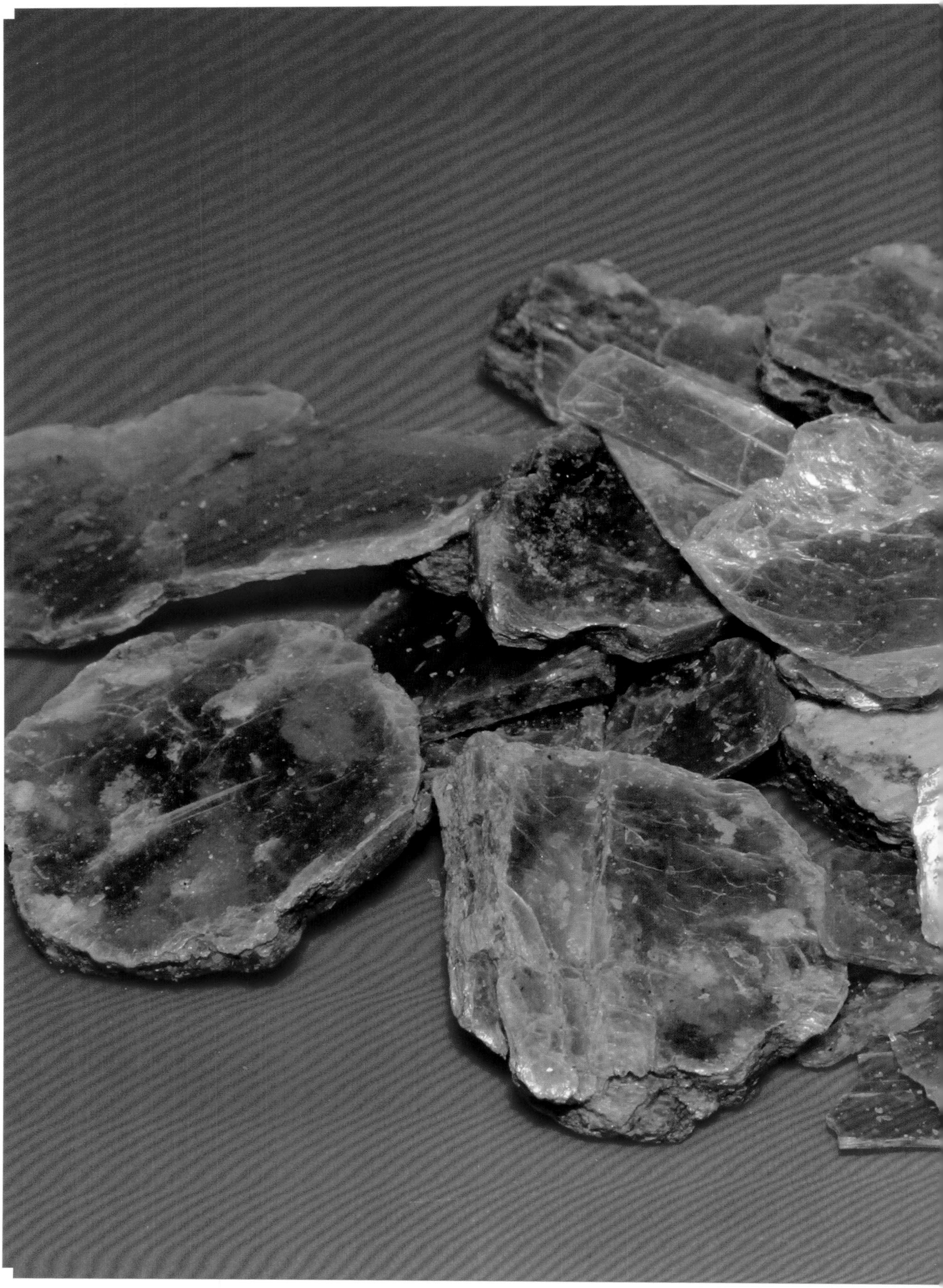

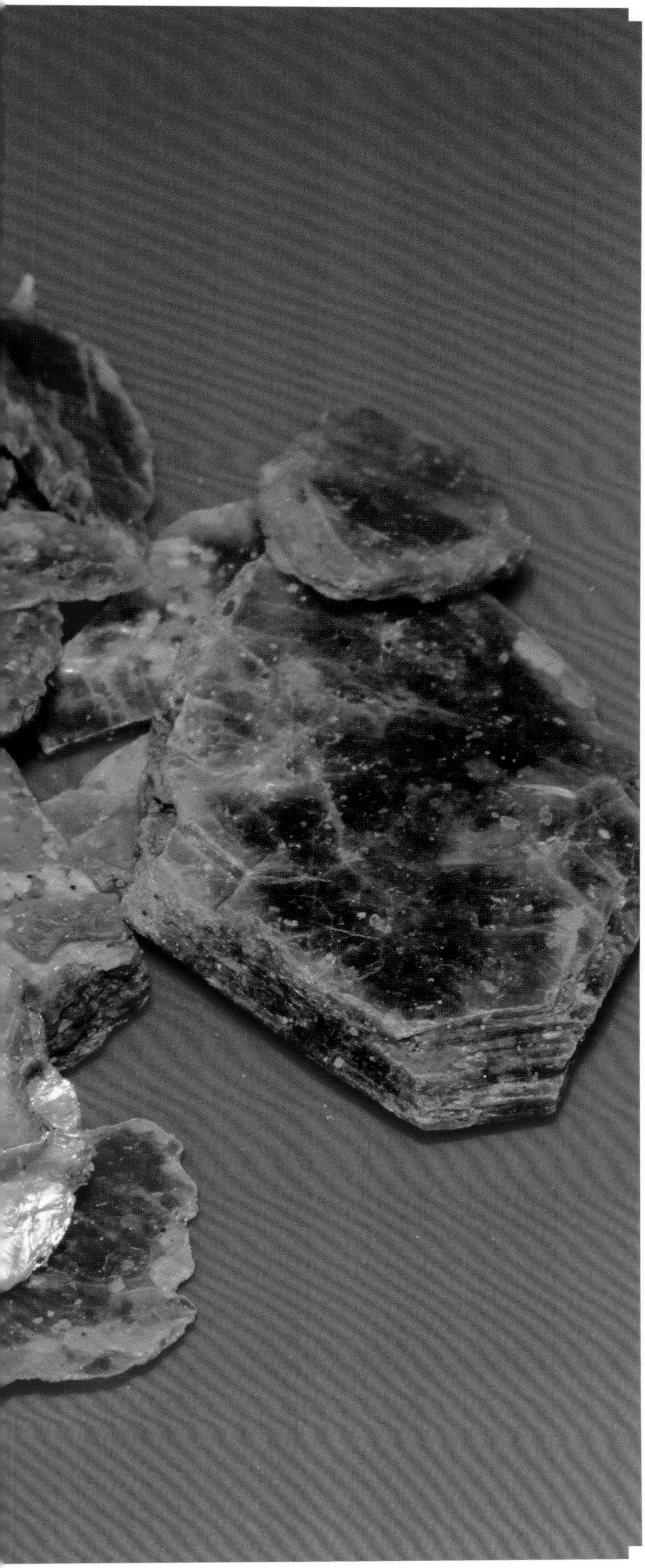

云母

【藏药名】朗才逆。

【别　名】多系、阿巴哈热拿布。

【来　源】本品为硅酸盐矿石云母族矿物，以白云母 Muscovite 为主。

【性味归经】味甘、辛，消化后味甘，性平。归肺、脾、膀胱经。

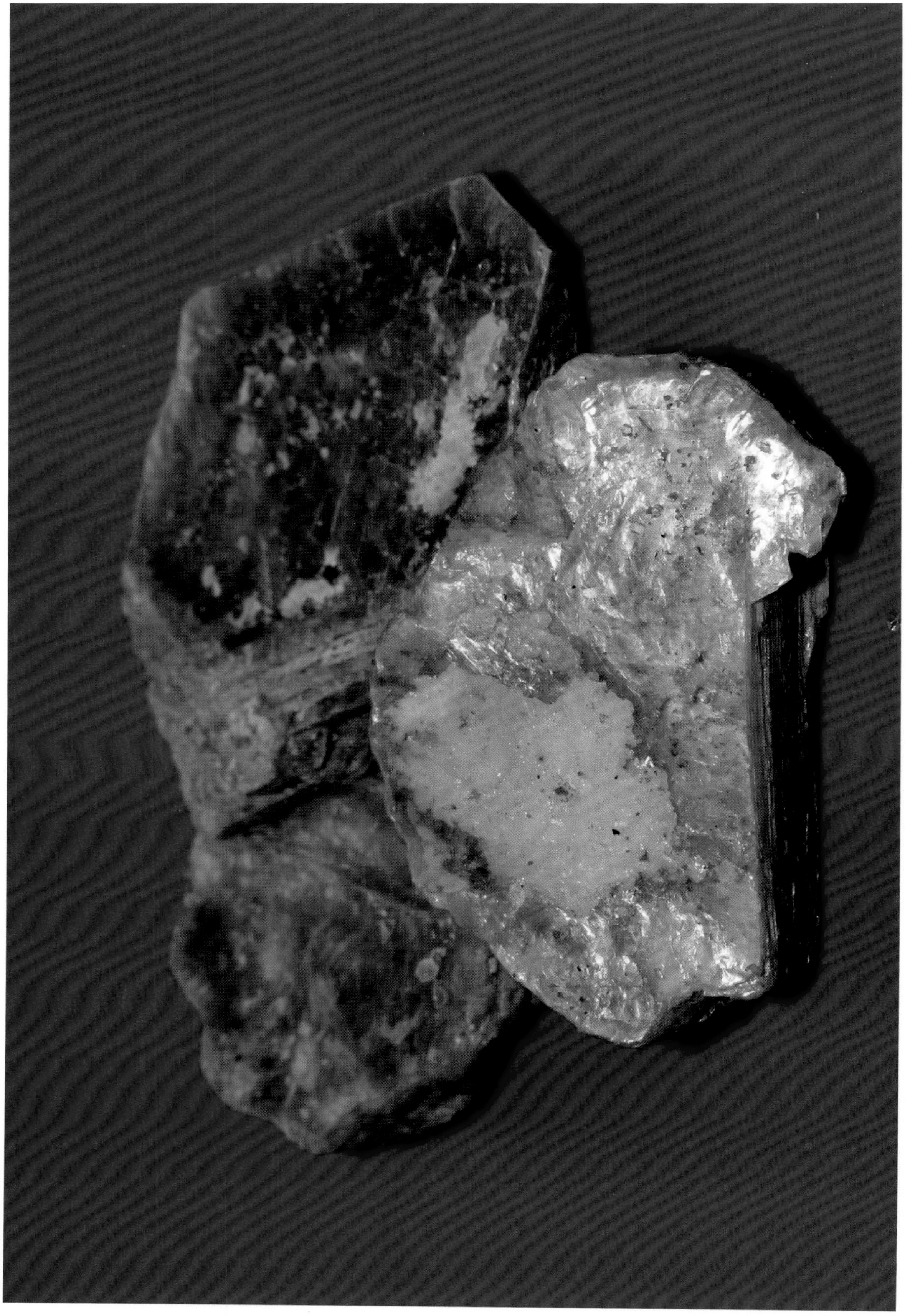

云母

识别特征

白色片状集合体，片体大小不等，产于伟晶岩中者片体粗大。常呈多数薄片叠成。具玻璃光泽，相对密度2.82，硬度2.5～3.0。属单斜晶系，具二轴晶负光性，光轴角15°～30°。粗大的白云母片层层剥离，薄片表面平滑，透明如玻璃纸，有弹性，能弯曲，不易折断。

生境分布

常见于变质岩、沉积岩及岩浆岩中，以伟晶岩中产出的白云母质量最优。主要分布于山南、那曲等西藏大部分地区。

采收加工

全年可采，采得后洗净泥土，除去杂石。

药材鉴别

白云母呈不规则片状，数层或数十层叠合在一起，大小为1～7 cm。工业碎料多为单层薄片，无色、绿色、灰绿色，透明。易剥离成薄片，表面光滑，具珍珠样或玻璃样光泽。质韧而有弹性，可以折叠而不折断，有土腥气，无味。

功效主治

补益，解毒，愈疮。主治疮伤，中毒症等。

用法用量

内服：研末1 g；常入丸、散。外用：适量，研粉撒或调敷。

民族药方

疮伤，丘疹，浮肿　云母、黄连、乳香、皱叶醉鱼草各15 g，硫黄20 g，金矿石2.5 g，牛黄1.5 g。以上7味捣罗为细粉，再与藏酒糟或酸奶或清油混匀，适量涂在疮伤处，每日2次。

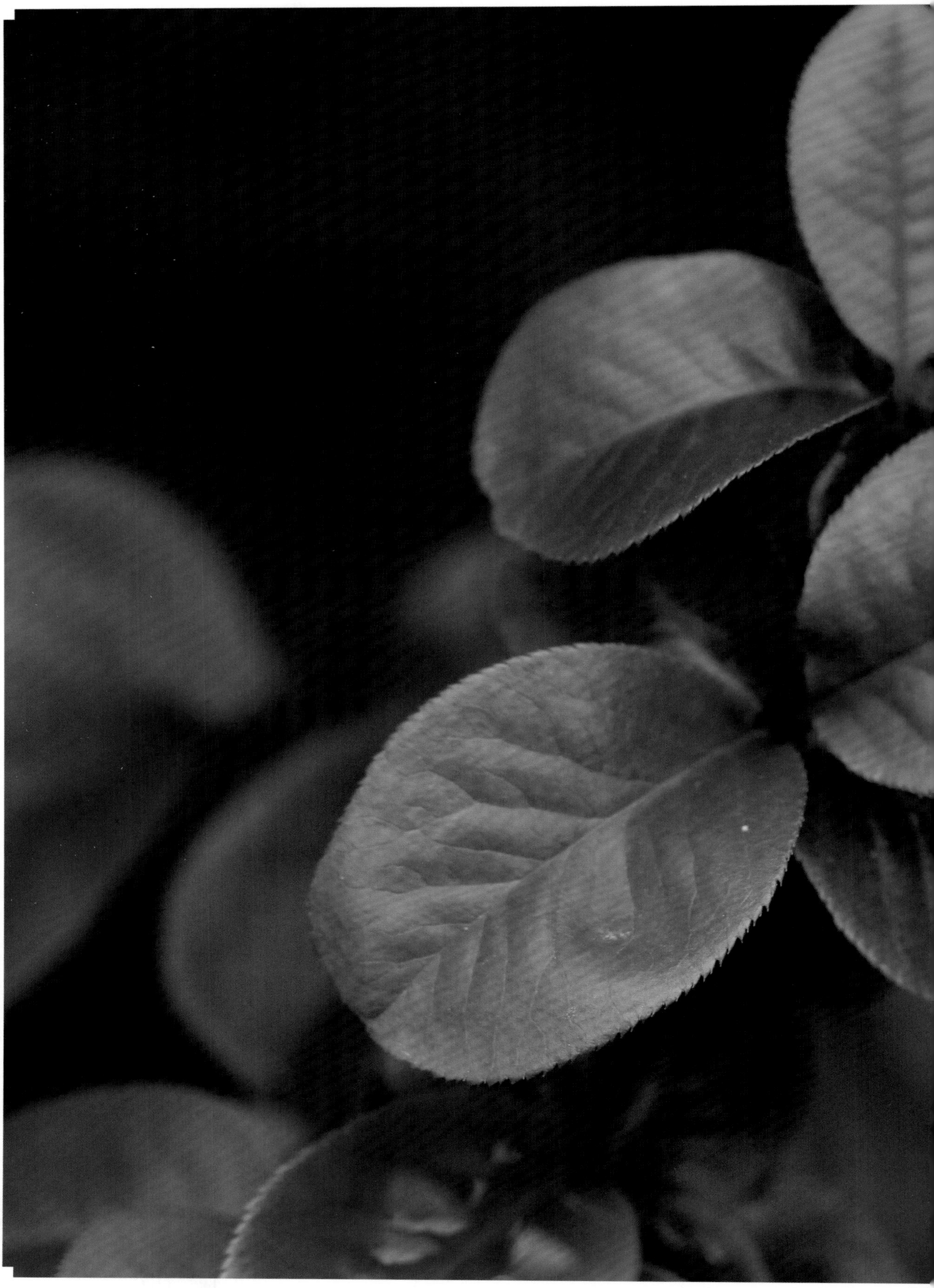

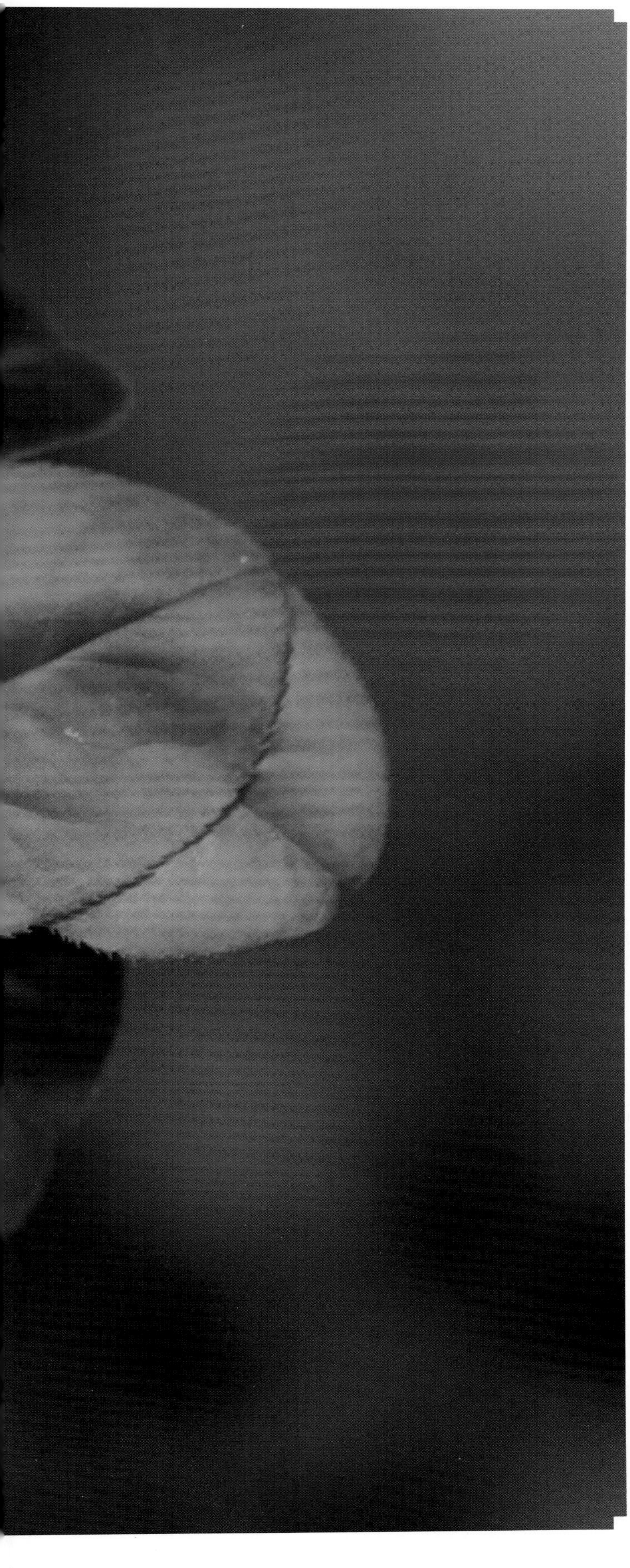

木瓜

【藏药名】塞压。

【别　名】志嘎、陈木瓜、孜孜呢、宣木瓜、干木瓜、炒木瓜、查娃厅来。

【来　源】本品为蔷薇科落叶灌木贴梗海棠 *Chaenomeles speciosa* (Sweet) Nakai 的干燥近成熟果实。

【性味归经】酸，温。归肝、脾经。

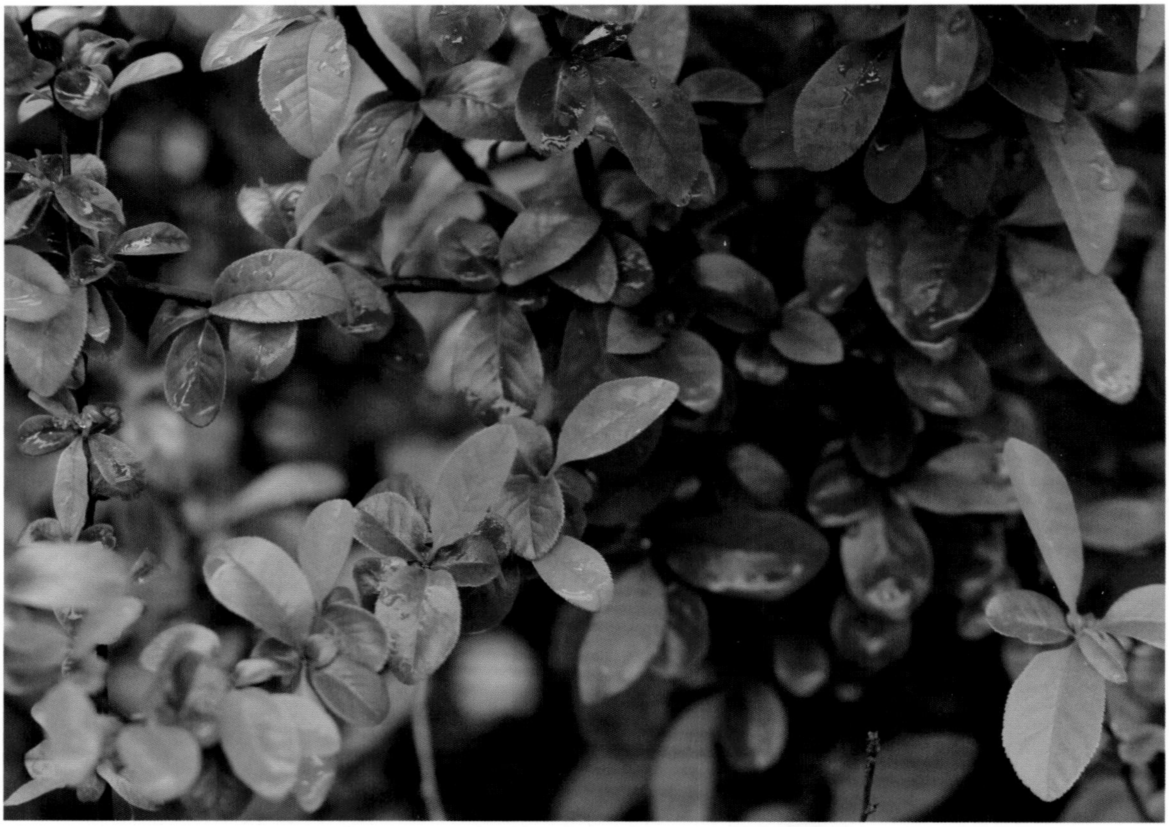

贴梗海棠

识别特征

落叶灌木，高达 2 m，小枝无毛，有刺。叶片卵形至椭圆形，边缘有尖锐重锯齿；托叶大，肾形或半圆形，有重锯齿。花 3 ~ 5 朵簇生于二年生枝上，先于叶开放，绯红色，稀淡红色或白色；萼筒钟状，基部合生，无毛。梨果球形或长圆形，木质，黄色或黄绿色，干后果皮皱缩。花期 4 月，果期 9—10 月。

生境分布

生长于山坡地、田边地角、房前屋后。分布于山东、河南、陕西、安徽、江苏、湖北、四川、浙江、江西、广东、广西等省区。

采收加工

夏、秋二季果实绿黄时采摘，置沸水中煮 5 ~ 10 分钟，捞出，晒至外皮起皱时纵剖为 2 块或 4 块，再晒至颜色变红为度。若日晒夜露经霜，则颜色更为鲜艳。

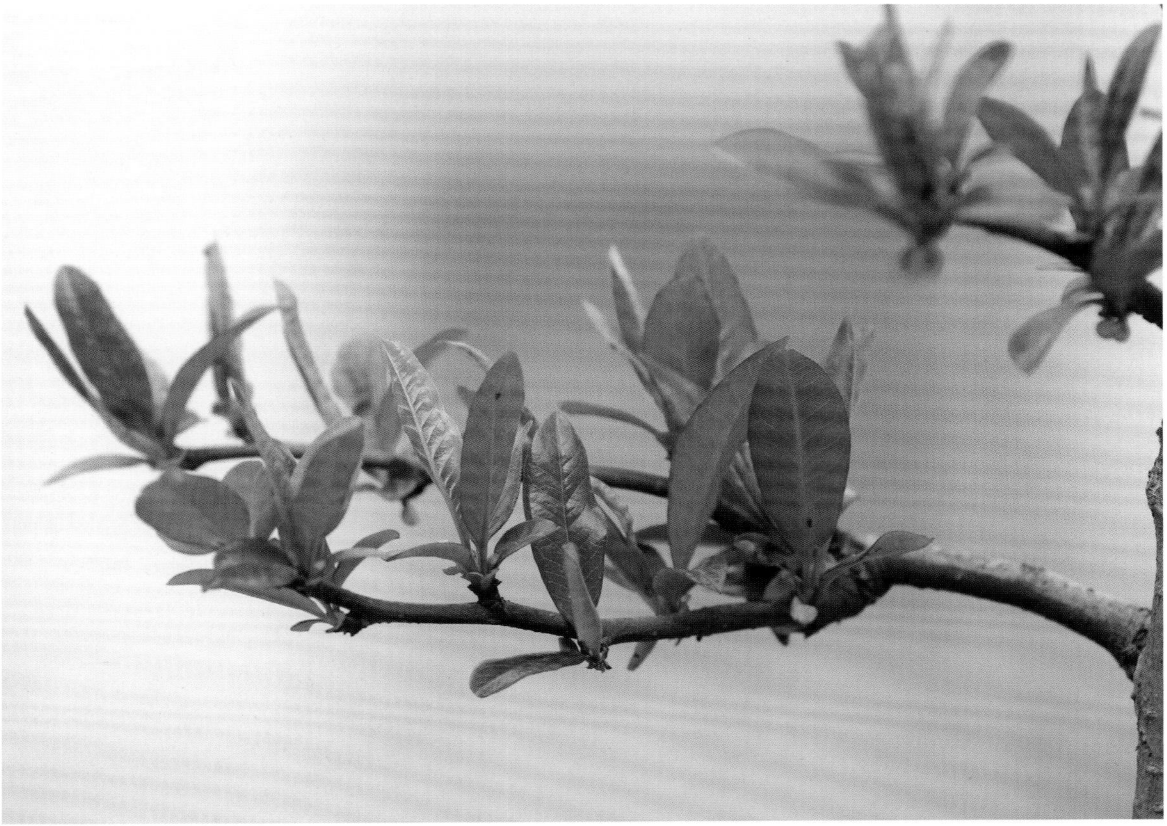

贴梗海棠

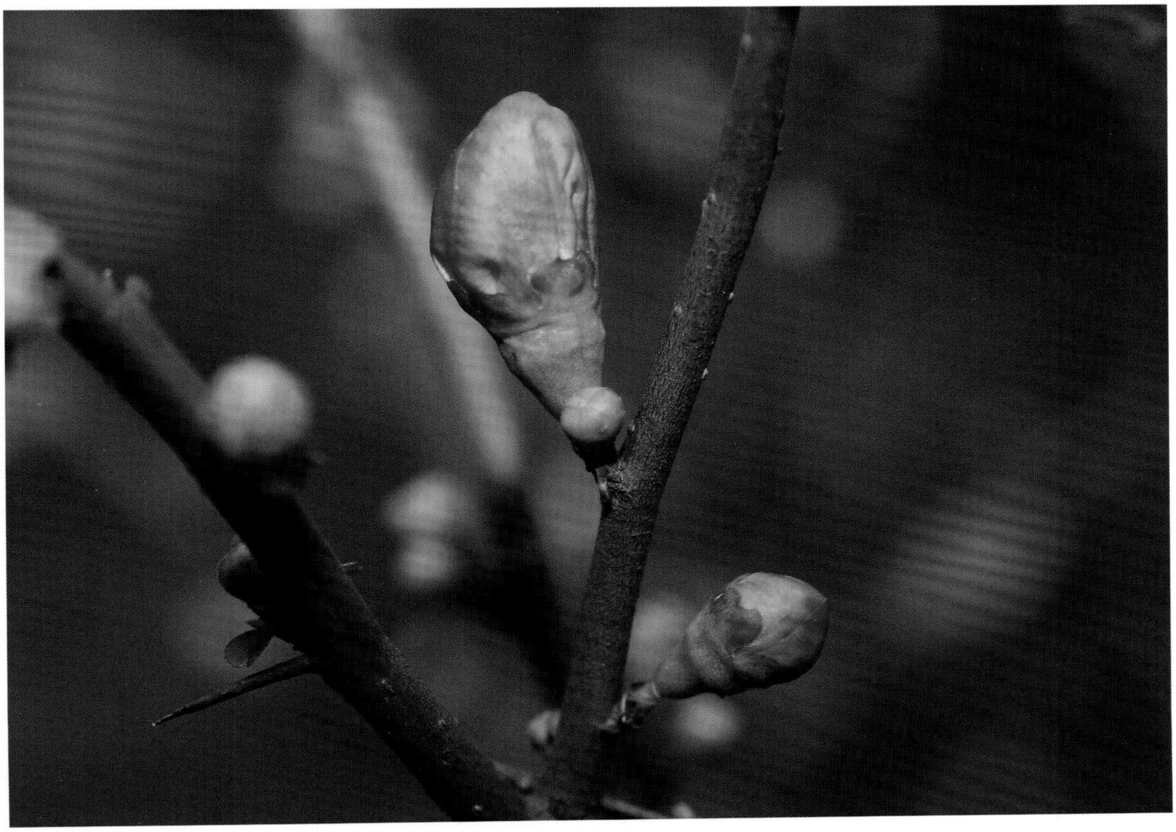

贴梗海棠

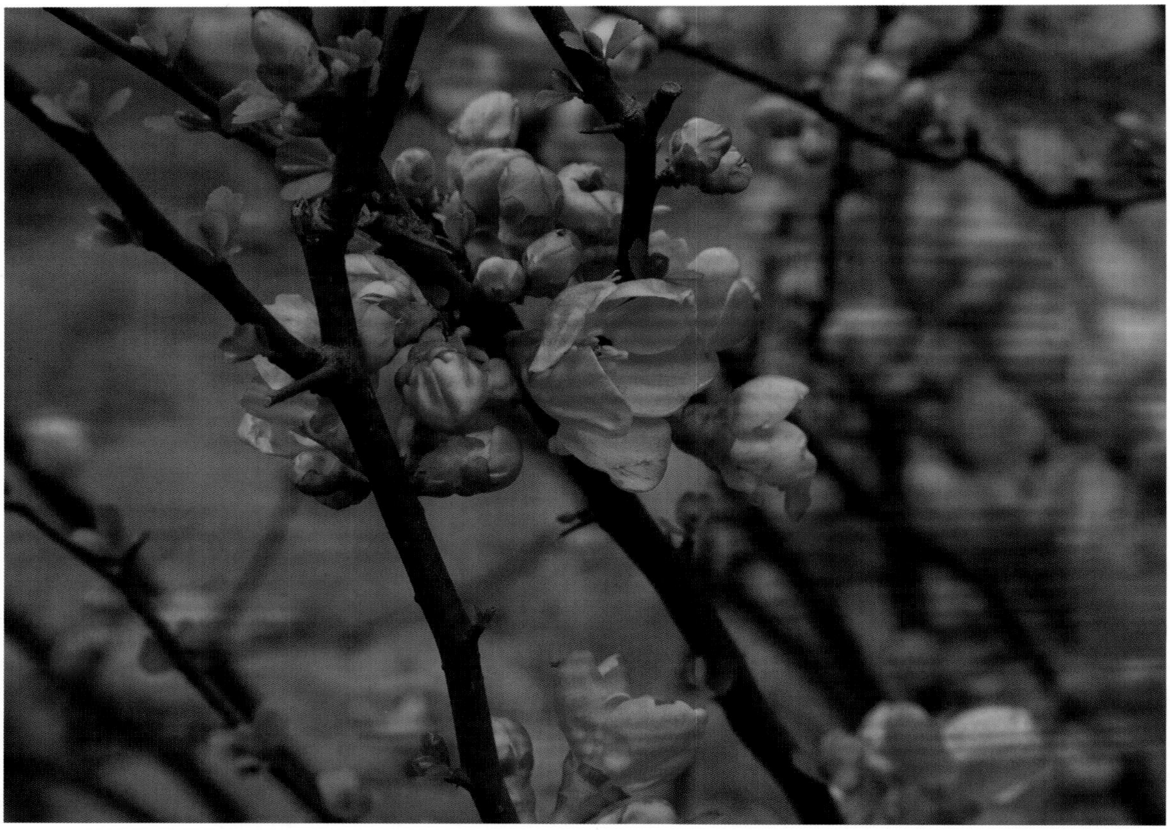

贴梗海棠

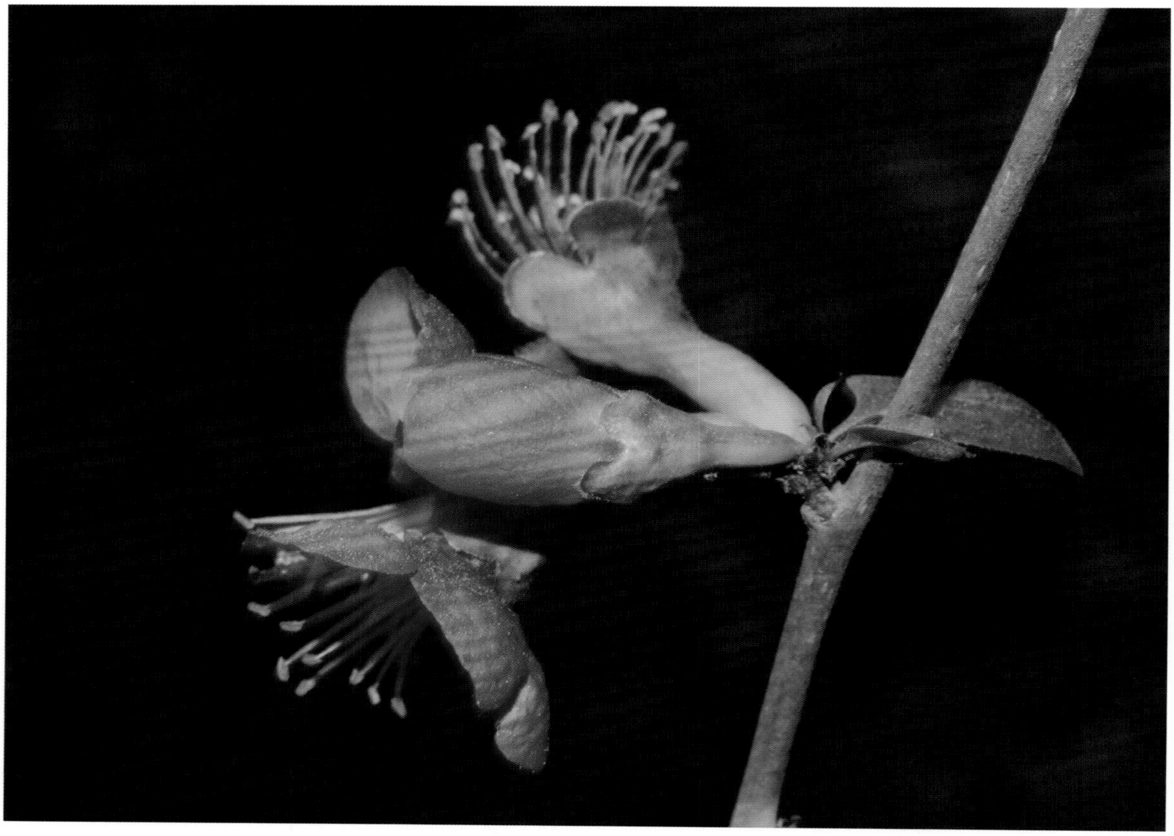

贴梗海棠

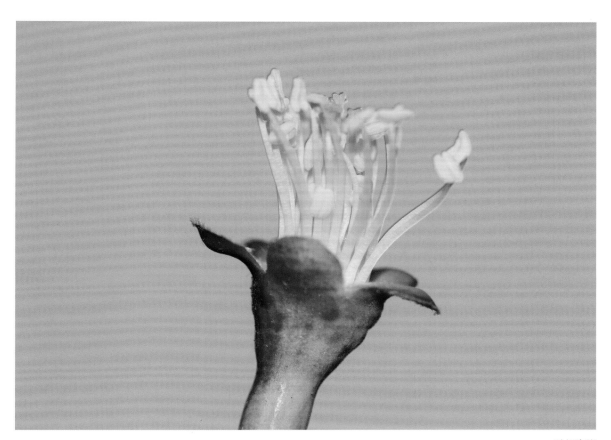

贴梗海棠

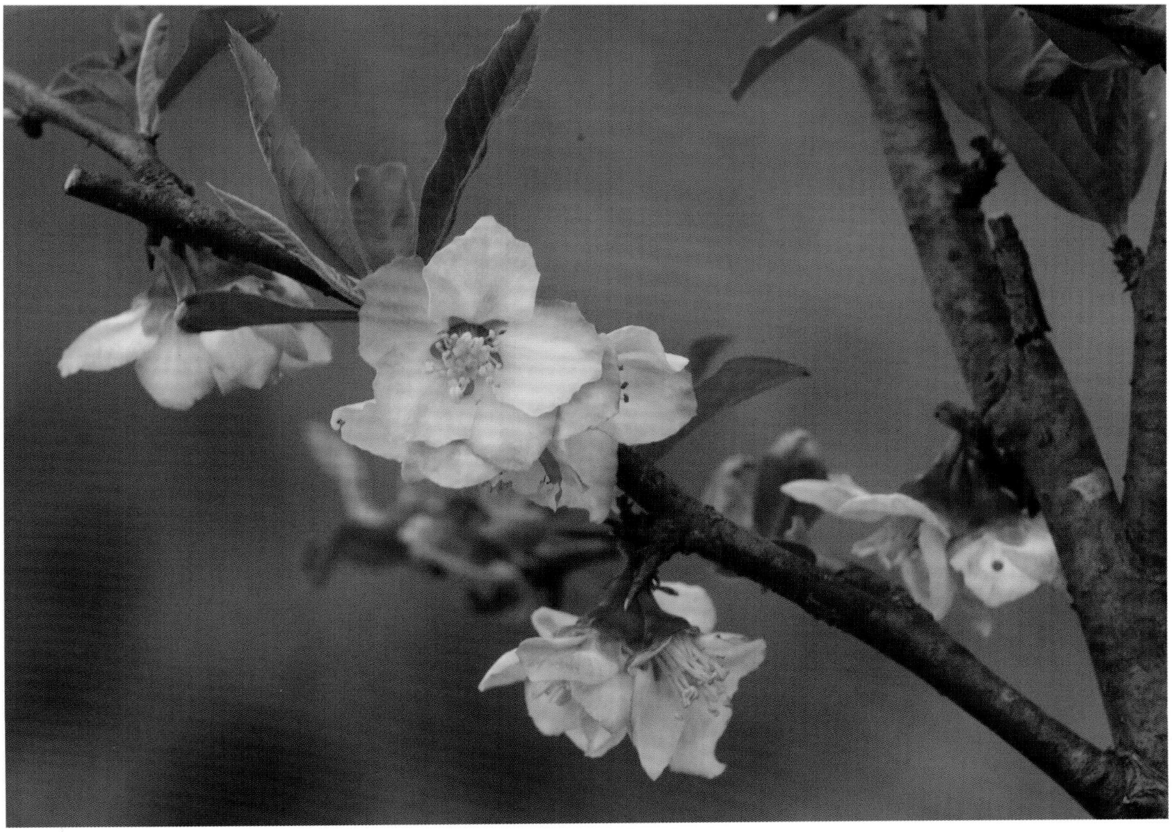

贴梗海棠

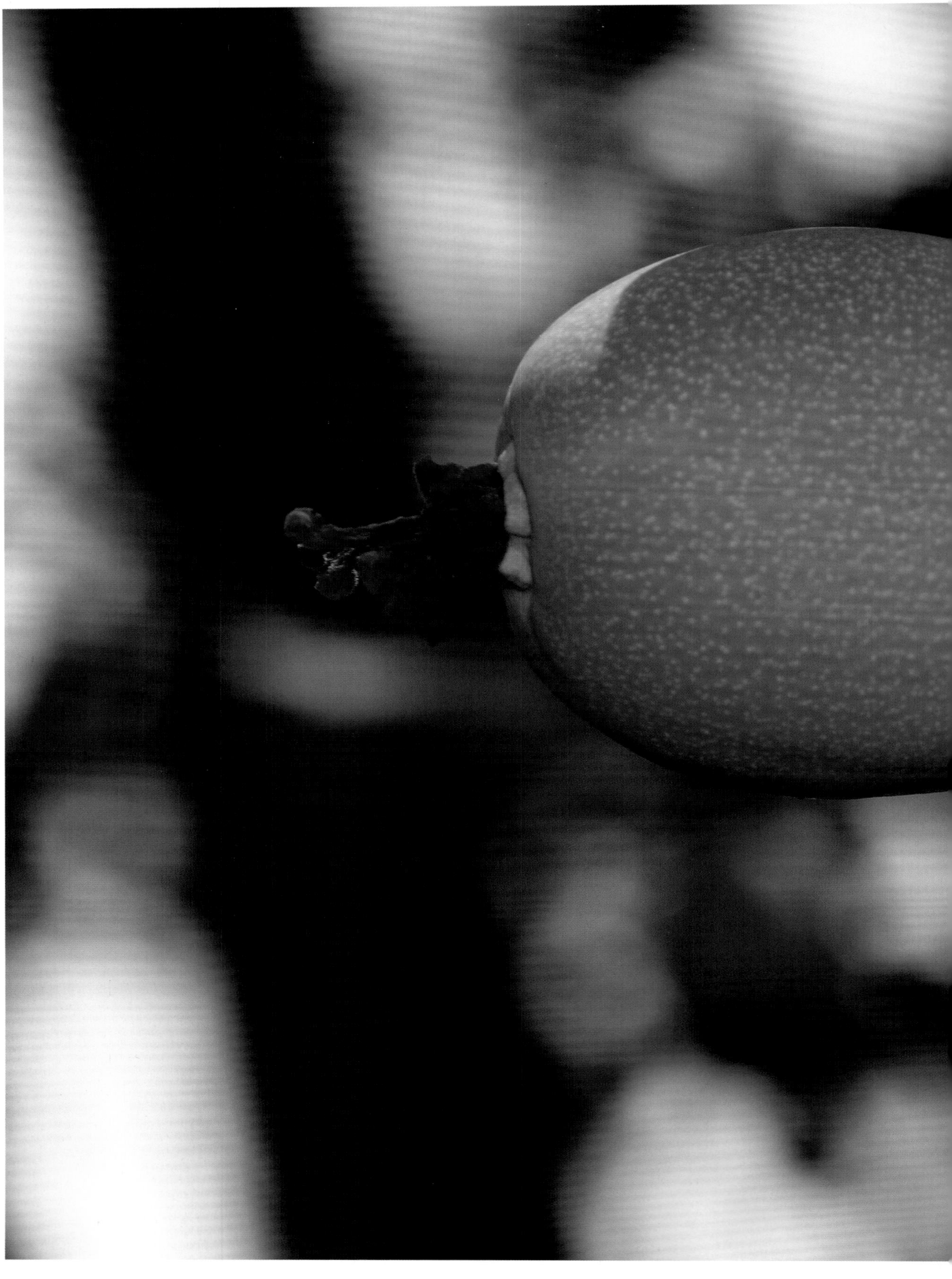

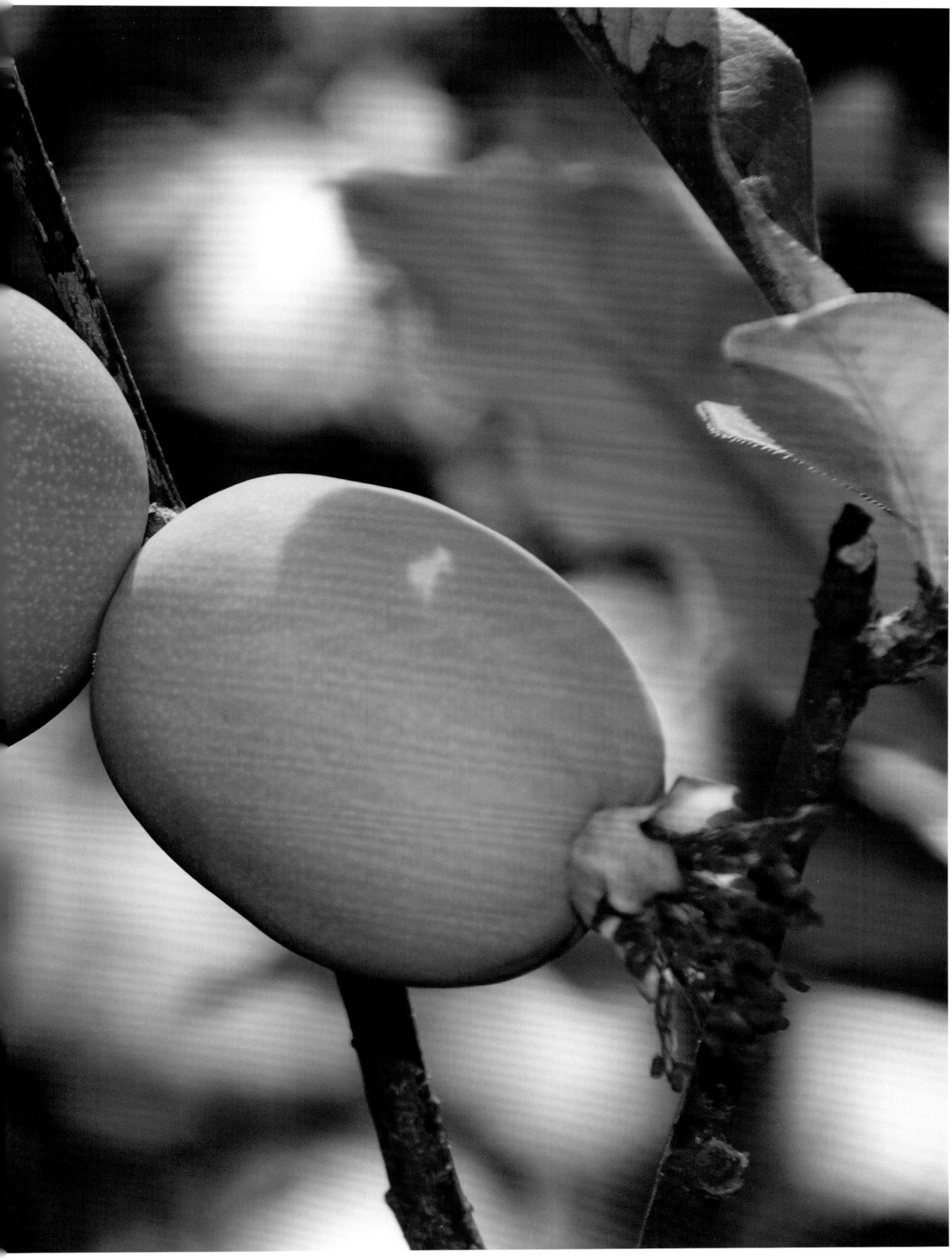

贴梗海棠

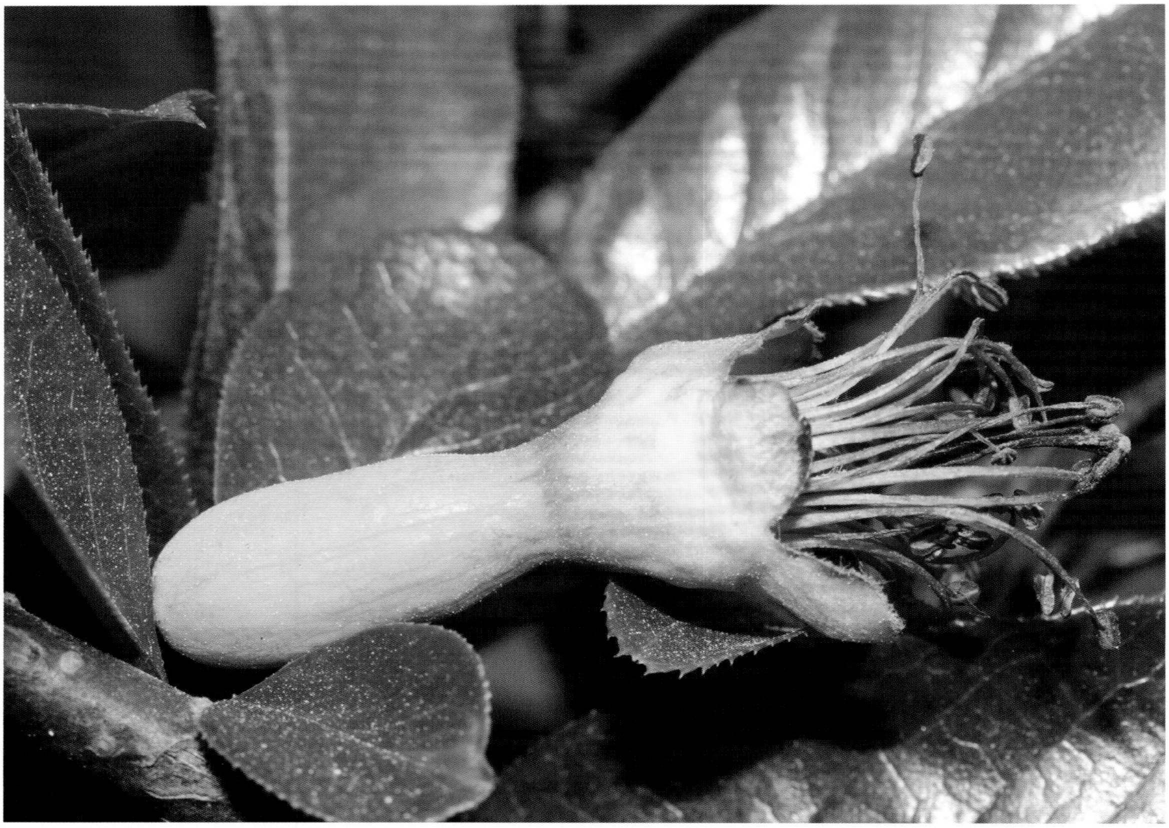
贴梗海棠

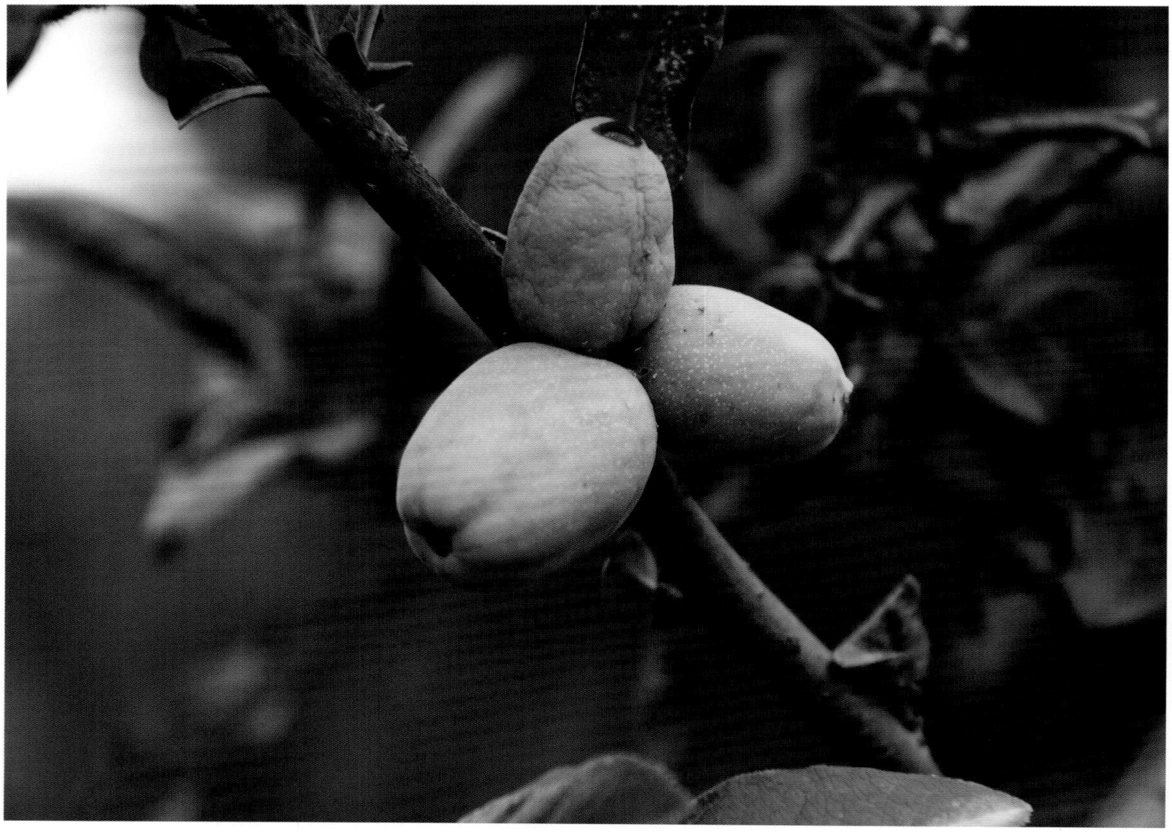
贴梗海棠

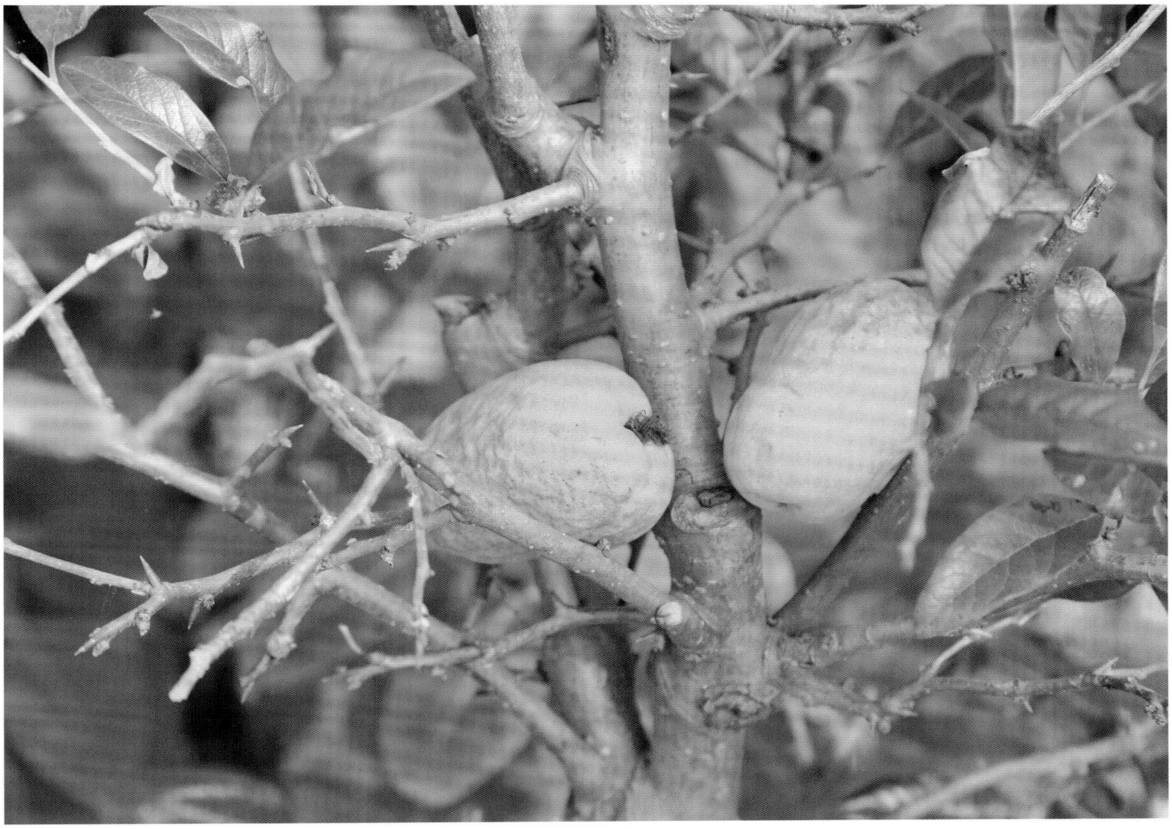

贴梗海棠

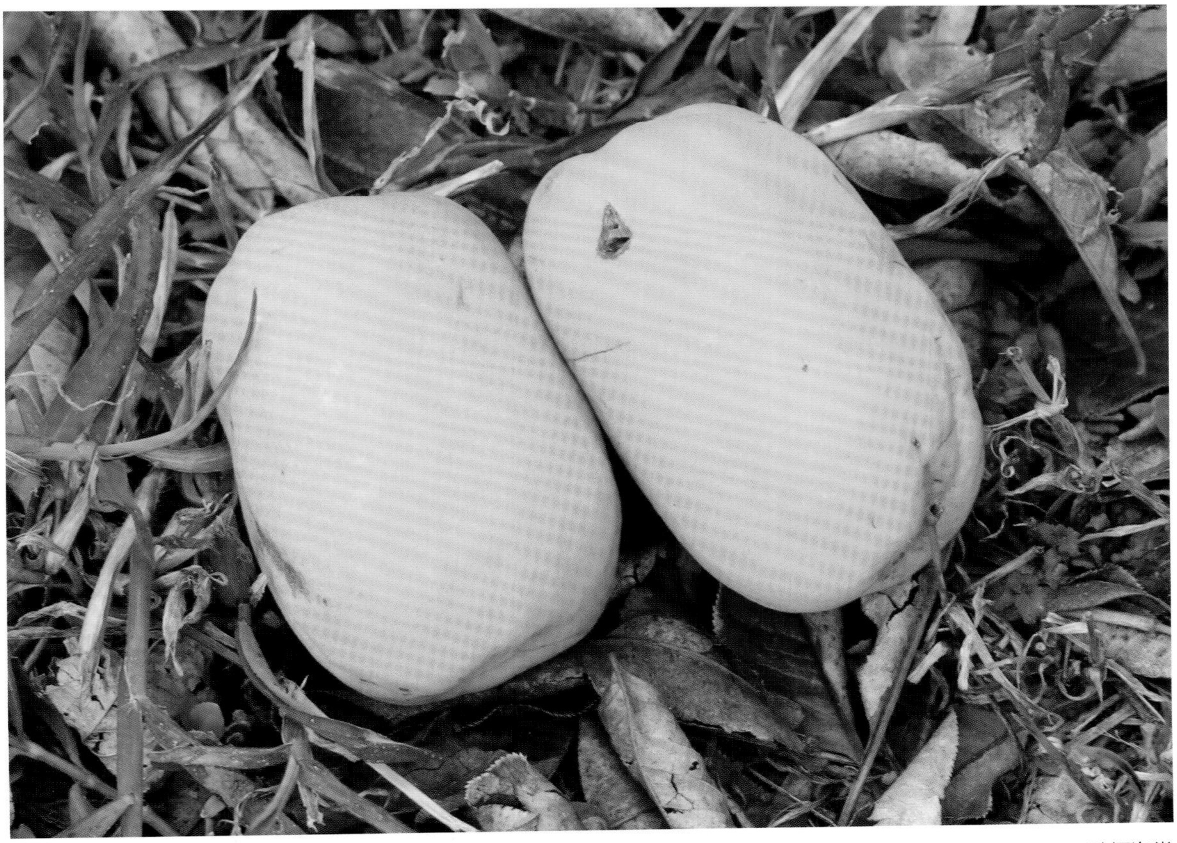

贴梗海棠

药材鉴别

本品呈类月牙形薄片。外表紫红色或棕红色，有不规则的深皱纹。切面棕红色。质坚实，气微清香，味酸。以外皮抽皱、肉厚、内外紫红色、质坚实、味酸者为佳。

功效主治

舒筋活络，除湿和胃。本品性温气香，归脾助阳而和胃化湿，脾和则肝旺，加之香则走窜（肝主筋脉），故又能舒筋活络。

用法用量

内服：10 ~ 15 g，煎服，或入丸、散剂。外用：适量，煎水熏洗。

民族药方

1. 消化不良 木瓜 10 g，麦芽、谷芽各 15 g，木香 3 g。水煎服。

2. 产后体虚、乳汁不足 鲜木瓜 250 g，切块，猪蹄 500 g。加水适量，炖熟，再将鲜木瓜放入汤中，炖至烂熟，食用即可。

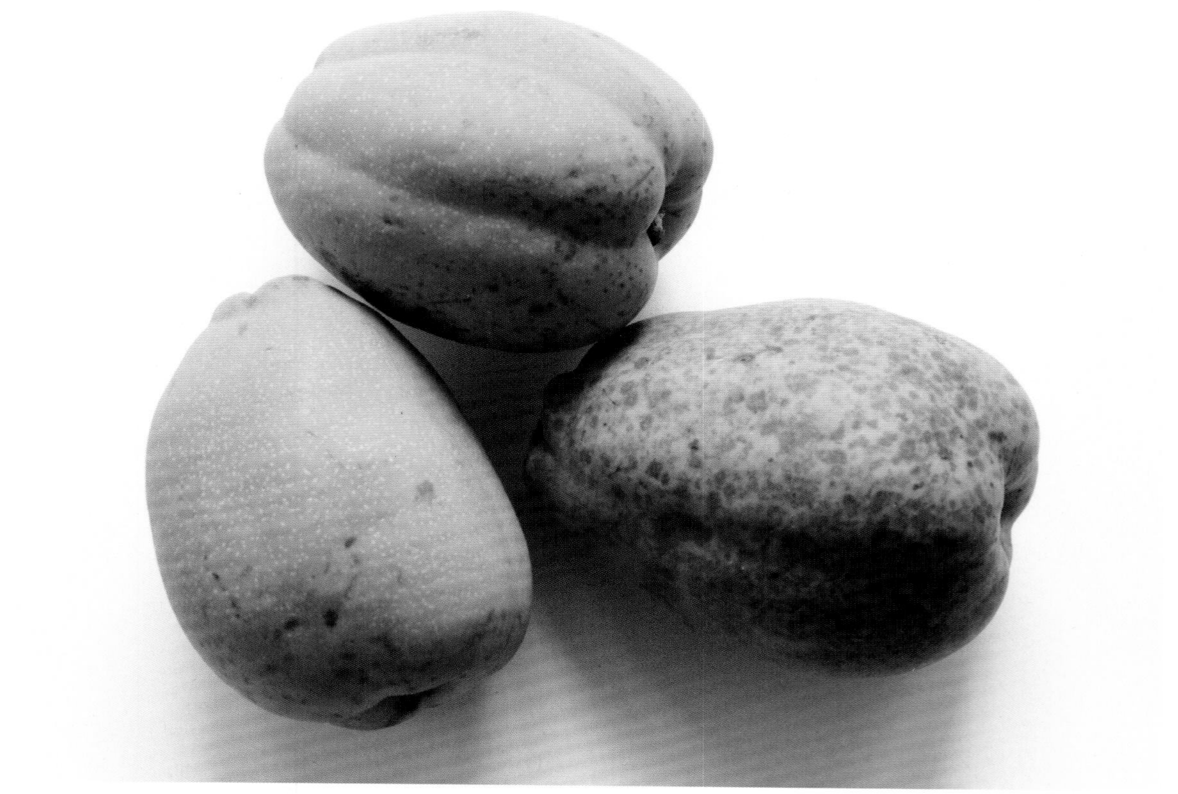

木瓜药材

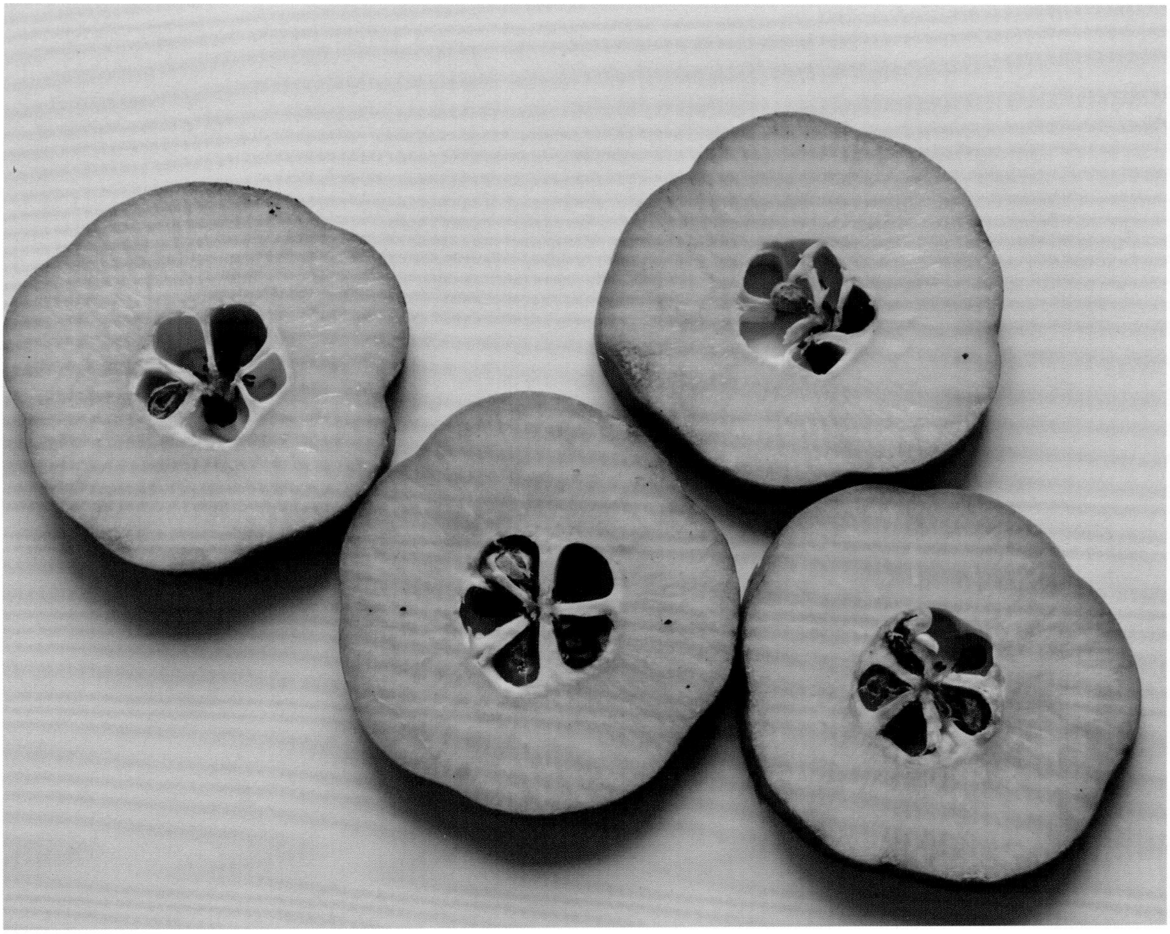

木瓜药材

3．脚气　干木瓜 1 个，明矾 50 g。水煎，趁热熏洗。

4．荨麻疹　木瓜 18 g。水煎，分 2 次服，每日 1 剂。

5．银屑病　木瓜片 100 g，蜂蜜 300 ml，生姜 2 g。加水适量共煮沸，改小火再煮 10 分钟，吃瓜喝汤。

6．风湿性关节炎　木瓜、豨莶草、老鹳草各 15 g。水煎服。

7．支气管肺炎　木瓜、草豆蔻、百合、乌梅各 6 ~ 9 g，青黛 3 g，银杏 4 ~ 6 g。水煎取药汁，每日 1 剂，分 2 次服，3 ~ 5 日为 1 个疗程，一般需 1 ~ 2 个疗程。

8．肩周炎，腰背劳损疼痛　木瓜、桑寄生各 30 g，红花 15 g。放入盛有开水的保温瓶内，浸泡 20 分钟。取汁代茶饮用，每日 1 剂，分服，连服 15 ~ 30 日。

使用注意

本品味酸收敛，凡表证未解、痢疾初期，或胃酸过多者不宜用。

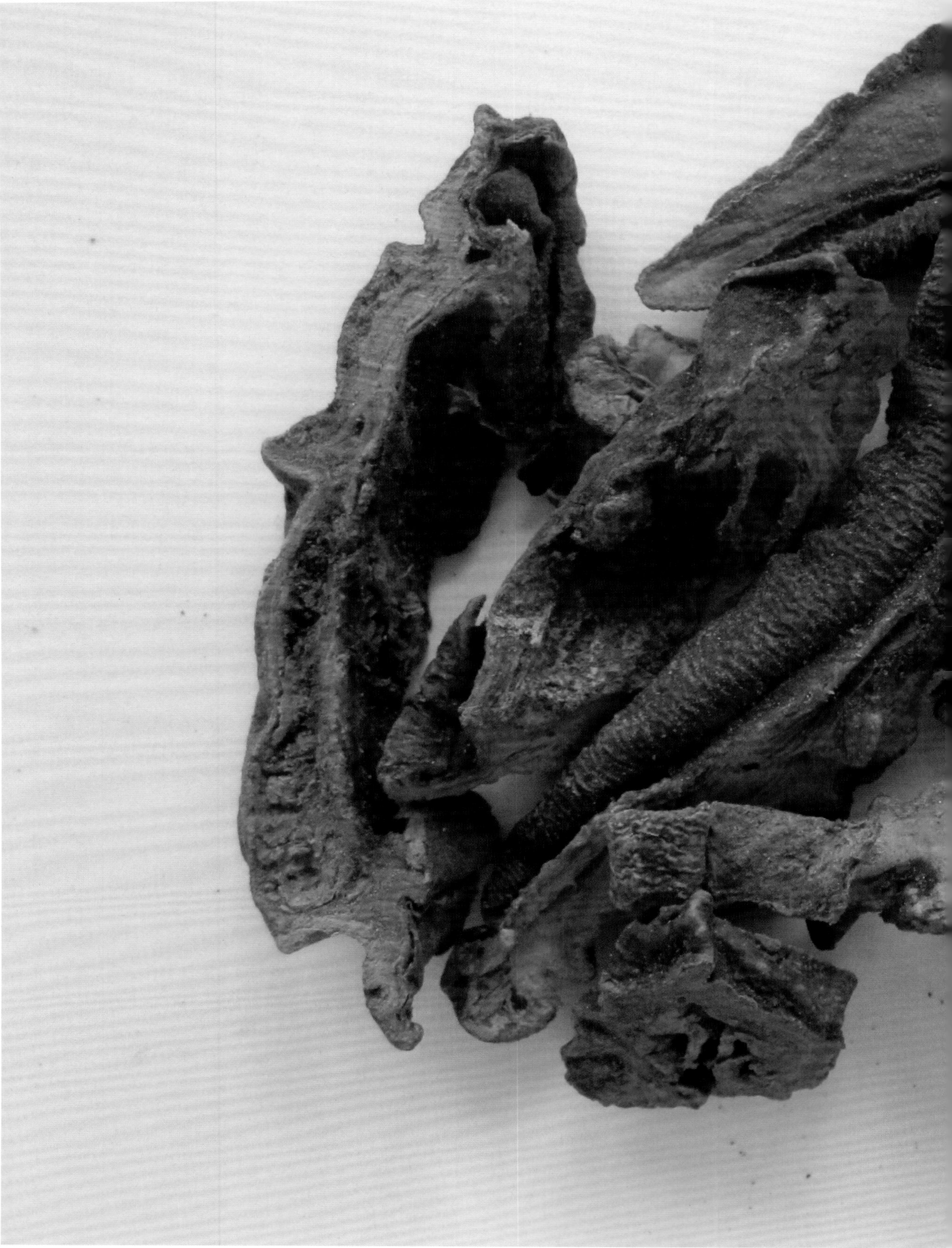

木瓜

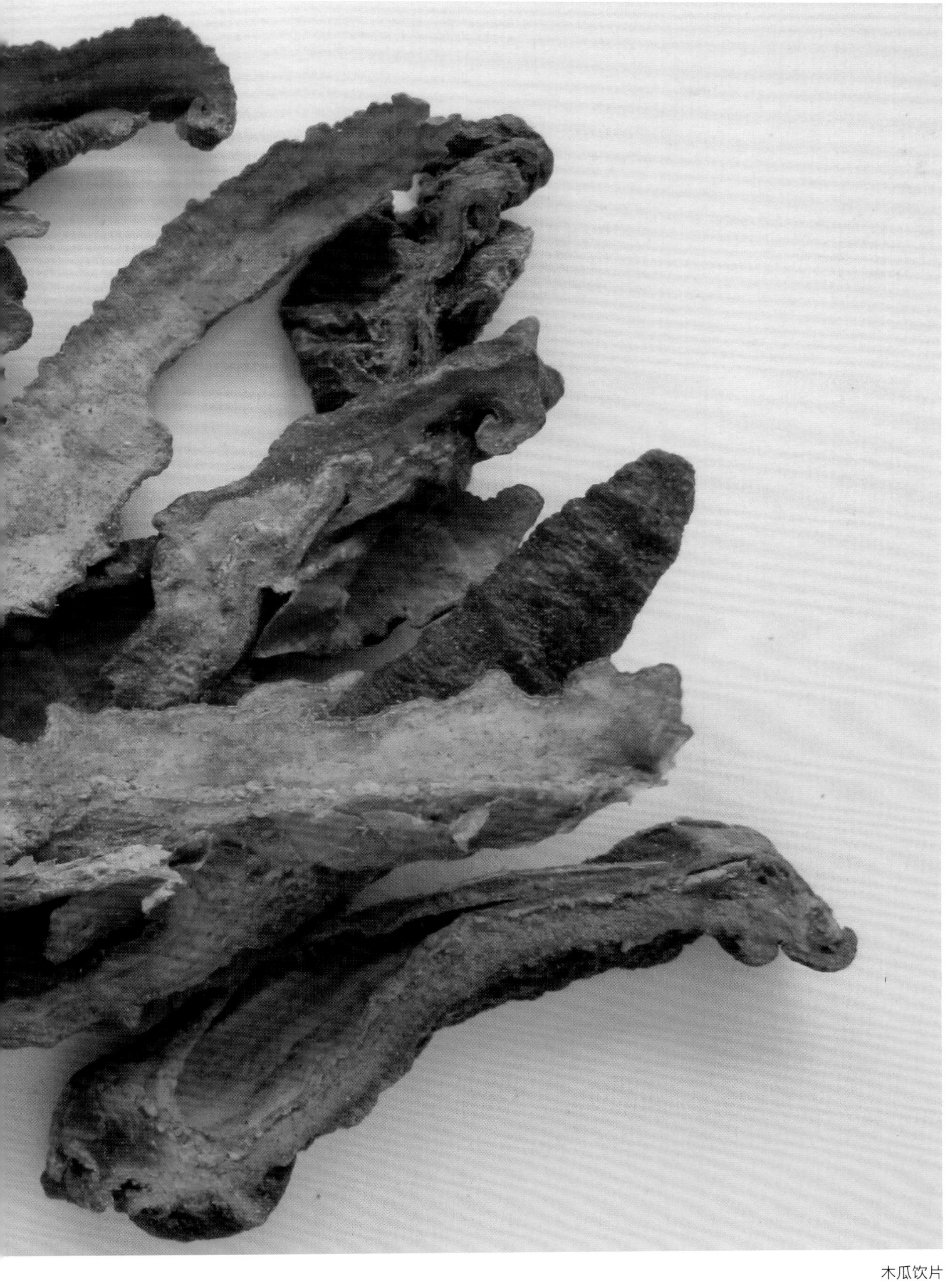

木瓜饮片

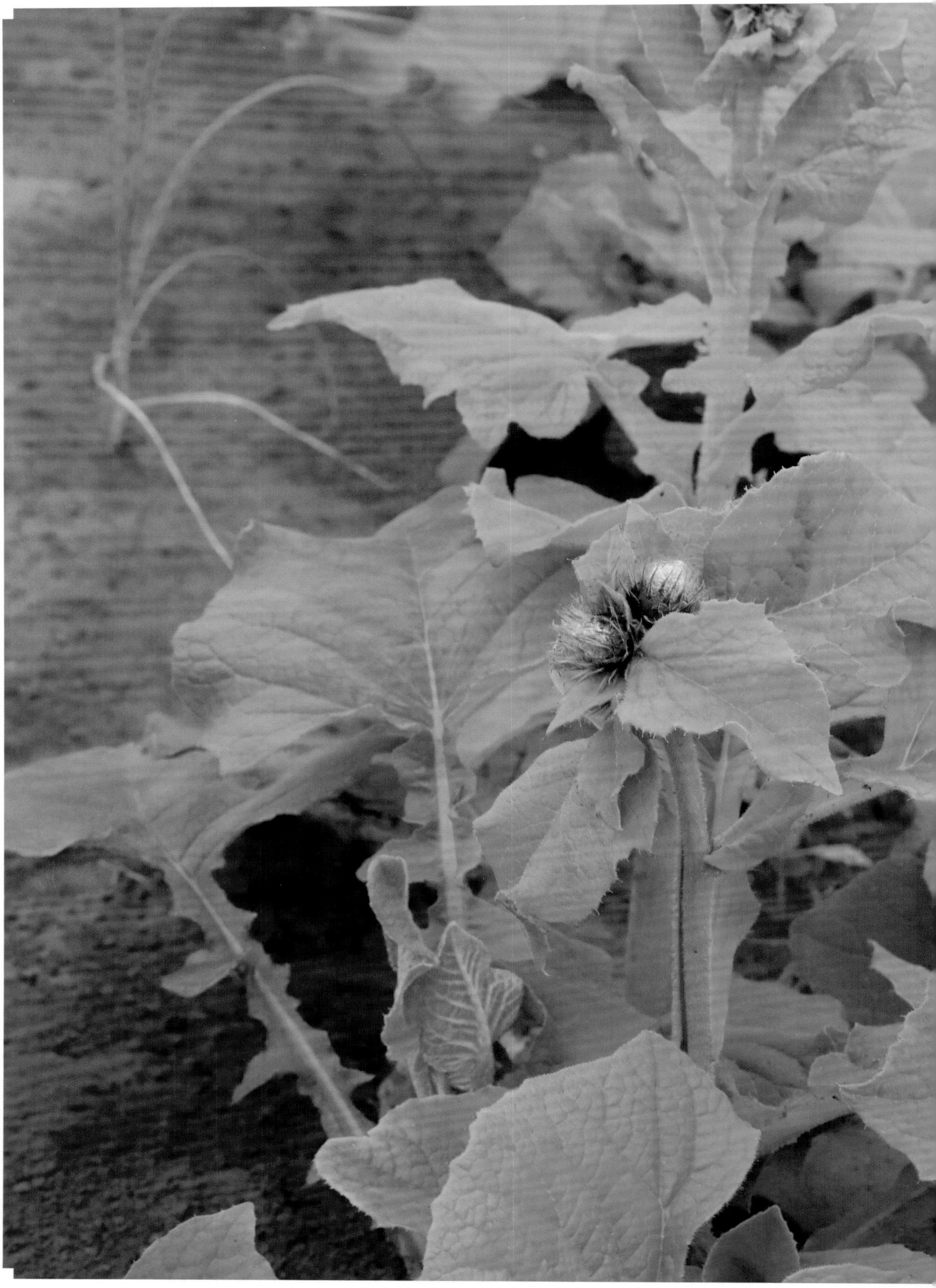

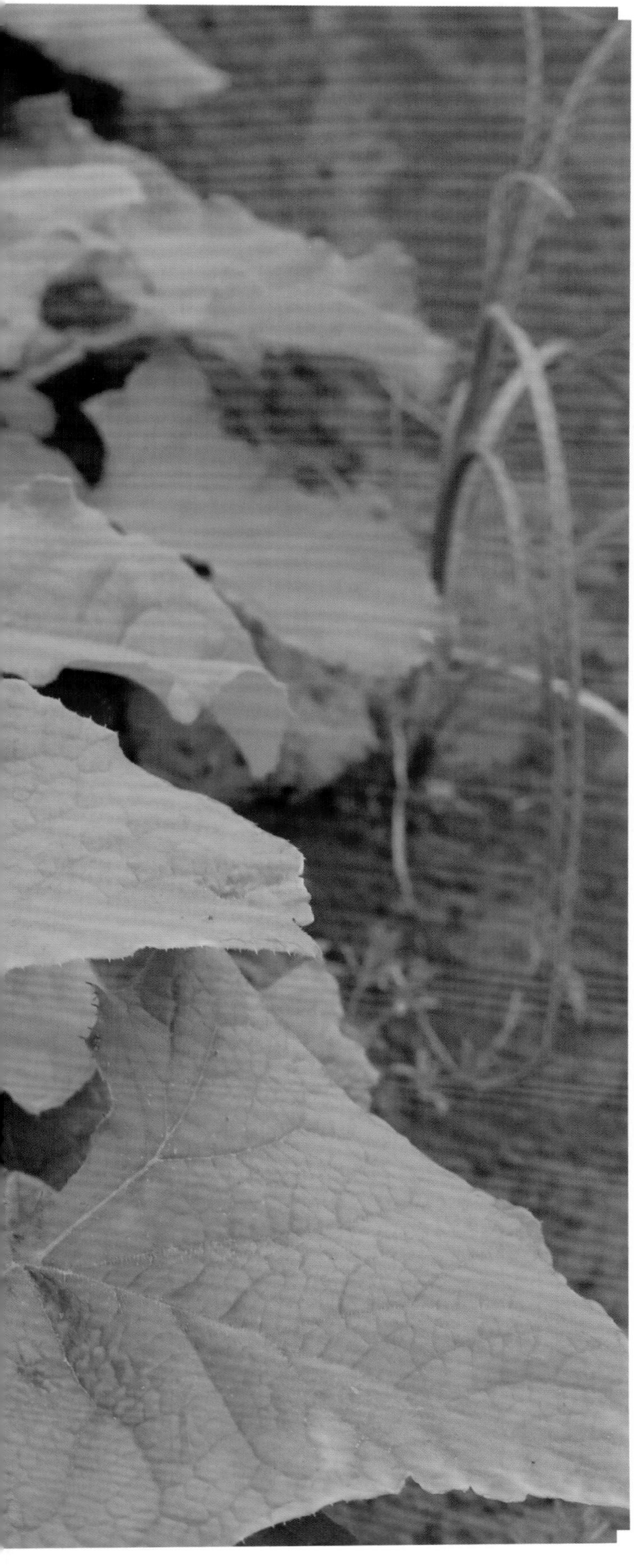

木香

【藏药名】库斯台。

【别　名】广木香、川木香、云木香、煨木香。

【来　源】本品为菊科植物木香 *Aucklandia lappa* Decne. 的干燥根。

【性味归经】辛、苦，温。归脾、胃、大肠、胆、三焦经。

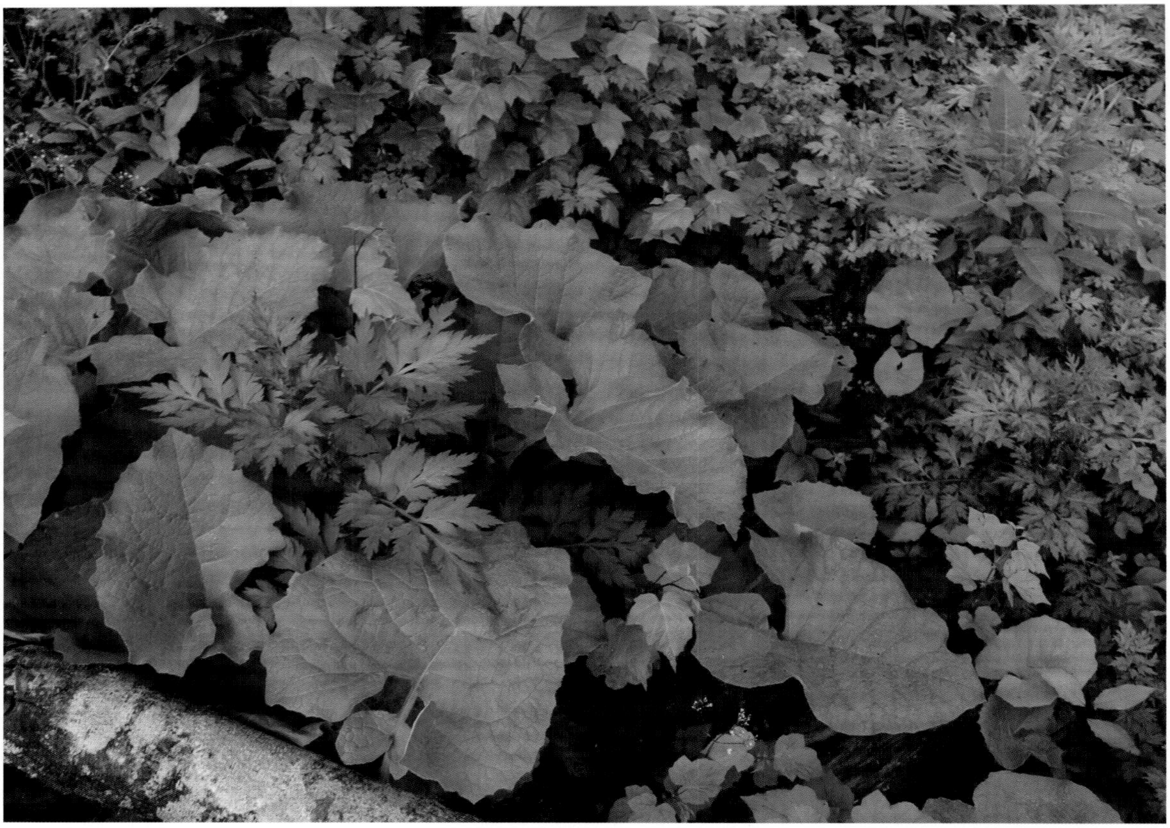

木香

识别特征

多年生草本，高 1 ~ 2 m。主根粗壮，圆柱形。基生叶大型，具长柄，叶片三角状卵形或长三角形，基部心形，边缘具不规则的浅裂或呈波状，疏生短刺；基部下延成不规则分裂的翼，叶面被短柔毛；茎生叶较小，呈广椭圆形。头状花序 2 ~ 3 个丛生于茎顶，叶生者单一，总苞由 10 余层线状披针形的薄片组成，先端刺状；花全为管状花。瘦果线形，有棱，上端着生一轮黄色直立的羽状冠毛。花期夏、秋二季，果期 9—10 月。

生境分布

生长于高山草地和灌木丛中。木香分布于云南、广西者，称为“云木香”；分布于印度、缅甸者，称为“广木香”；川木香分布于四川、西藏等省区。

采收加工

秋、冬二季采挖，除去泥土及须根，切段，大的再纵剖成瓣，干燥后撞去粗皮。

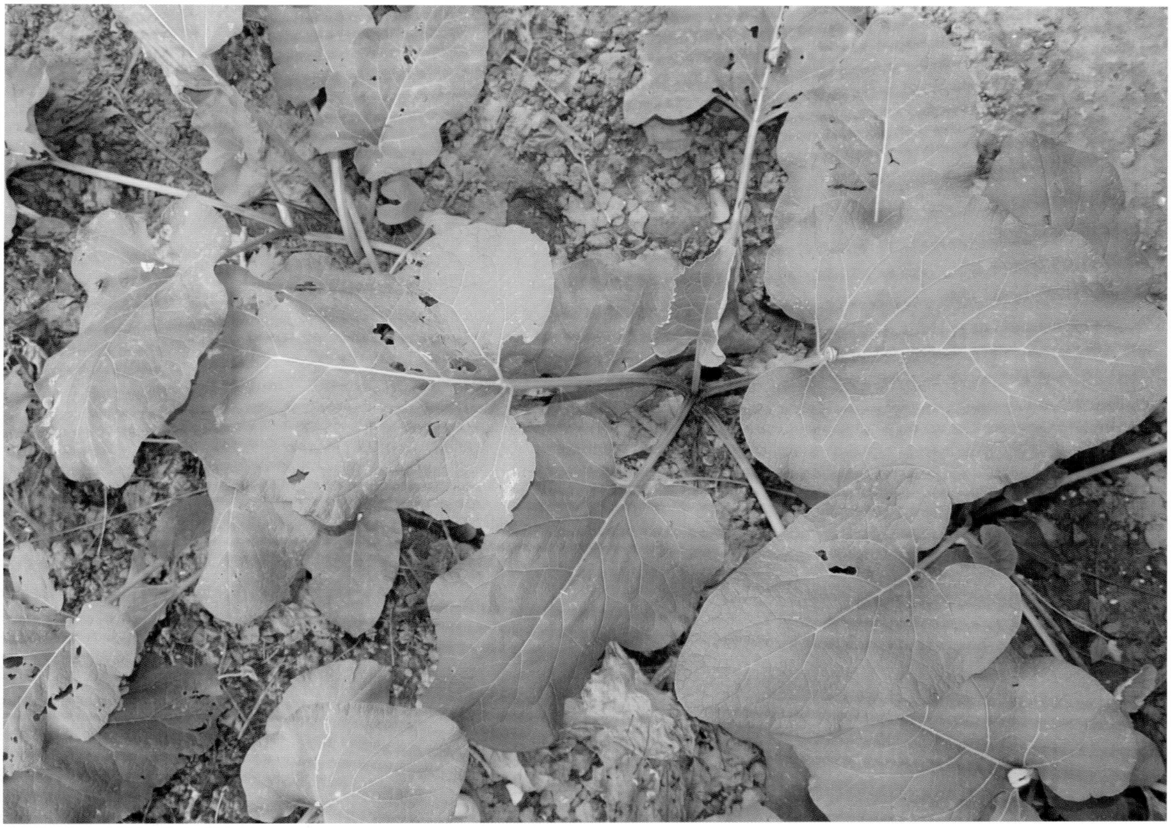

木香

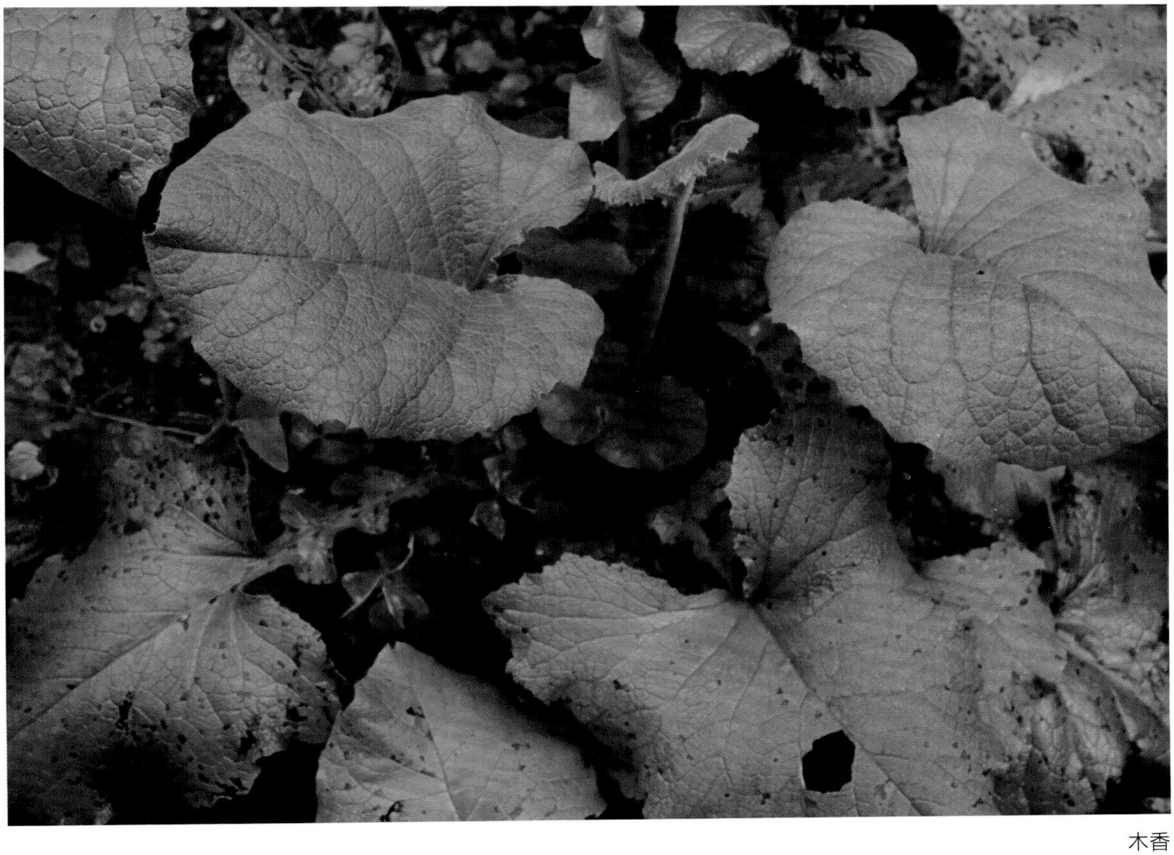

木香

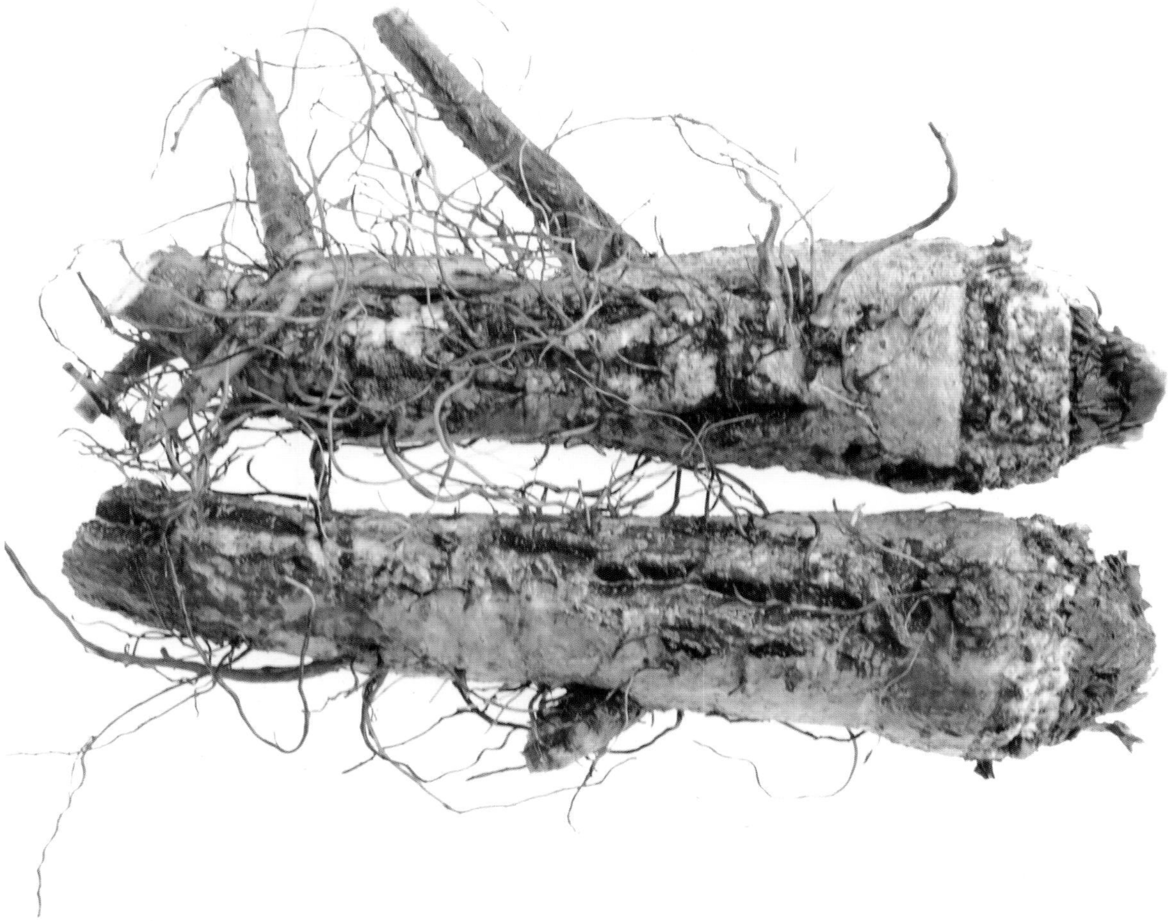

木香药材

药材鉴别

本品为类圆形或不规则形的厚片。外表皮黄棕色至灰褐色，有明显的皱纹、纵沟及侧根痕。质坚，不易折断。切面棕黄色至暗褐色，中部有明显菊花心状的放射纹理，形成层环棕色，褐色油点（油室）散在。气香特异，味微苦。

功效主治

行气止痛。本品辛行苦降温通，芳香气烈而味厚，为脾、胃、大肠经之主药。又能通行三焦气分，故有行气止痛之效。

用法用量

内服：3 ~ 10 g，煎服。生用行气力强，煨用行气力缓而多用于止泻。

民族药方

1．一切气不和 木香适量。温水磨浓，热酒调下。

2．肝炎 木香适量。研细末，每日 9 ~ 18 g，分 3 ~ 4 次服。

3．痢疾腹痛 木香 6 g，黄连 12 g。水煎服。

4．糖尿病 木香 10 g，川芎、当归各 15 g，黄芪、葛根、山药、丹参、益母草各 30 g，苍术、赤芍各 12 g。水煎服。

5．便秘 木香、厚朴、番泻叶各 10 g。用开水冲泡，当茶饮。

6．胃气痛 木香 0.9 g，荔枝核（煅炭）2.1 g。共研细末，烧酒调服。

7．脾虚气滞久泻 木香 9 g，大枣 10 枚。先将大枣煮沸，入木香再煎片刻，去渣温服。

8．胆绞痛 木香 10 g，生大黄 10 ~ 20 g。加开水 300 ml 浸泡 10 分钟，频频饮服。

使用注意

阴虚、津液不足者慎用。

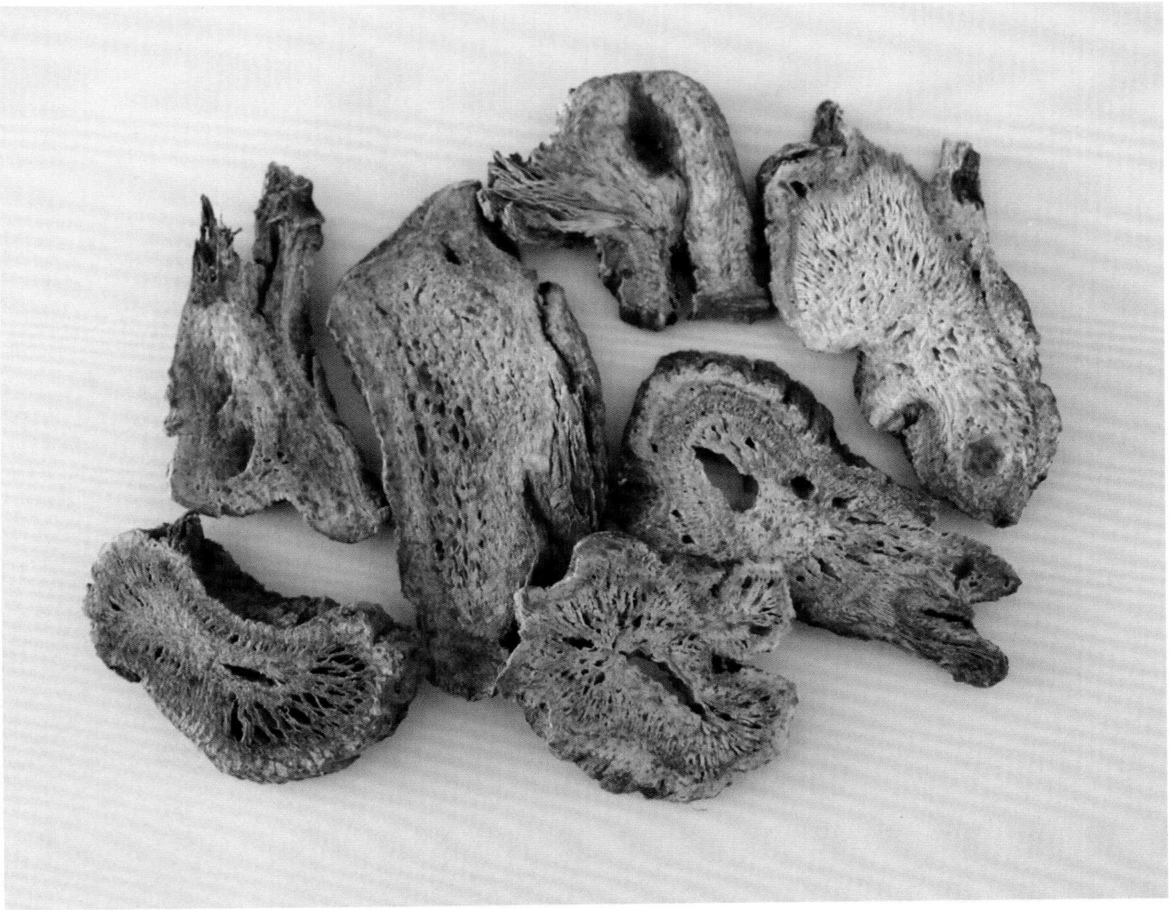

木香饮片

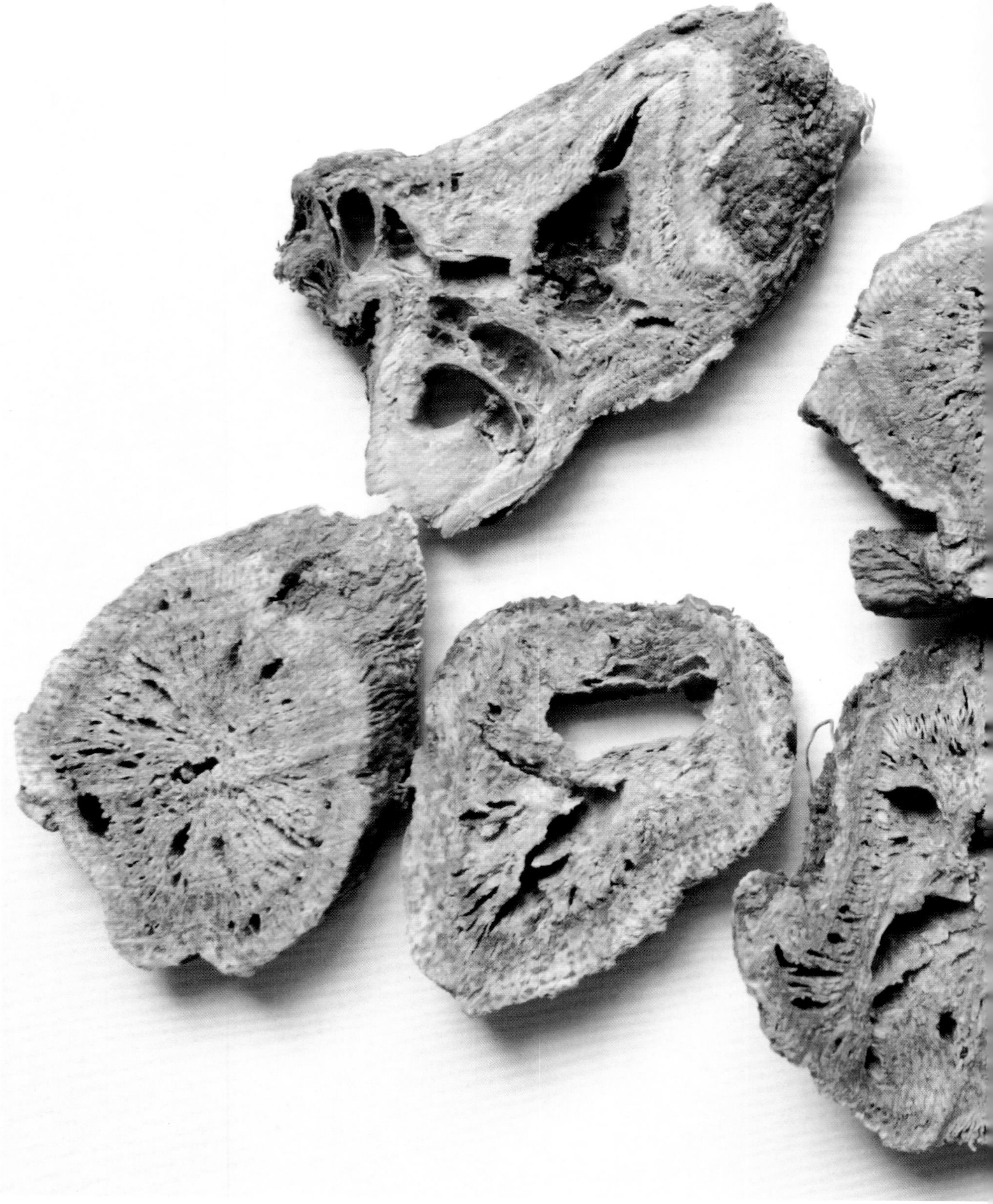

木香

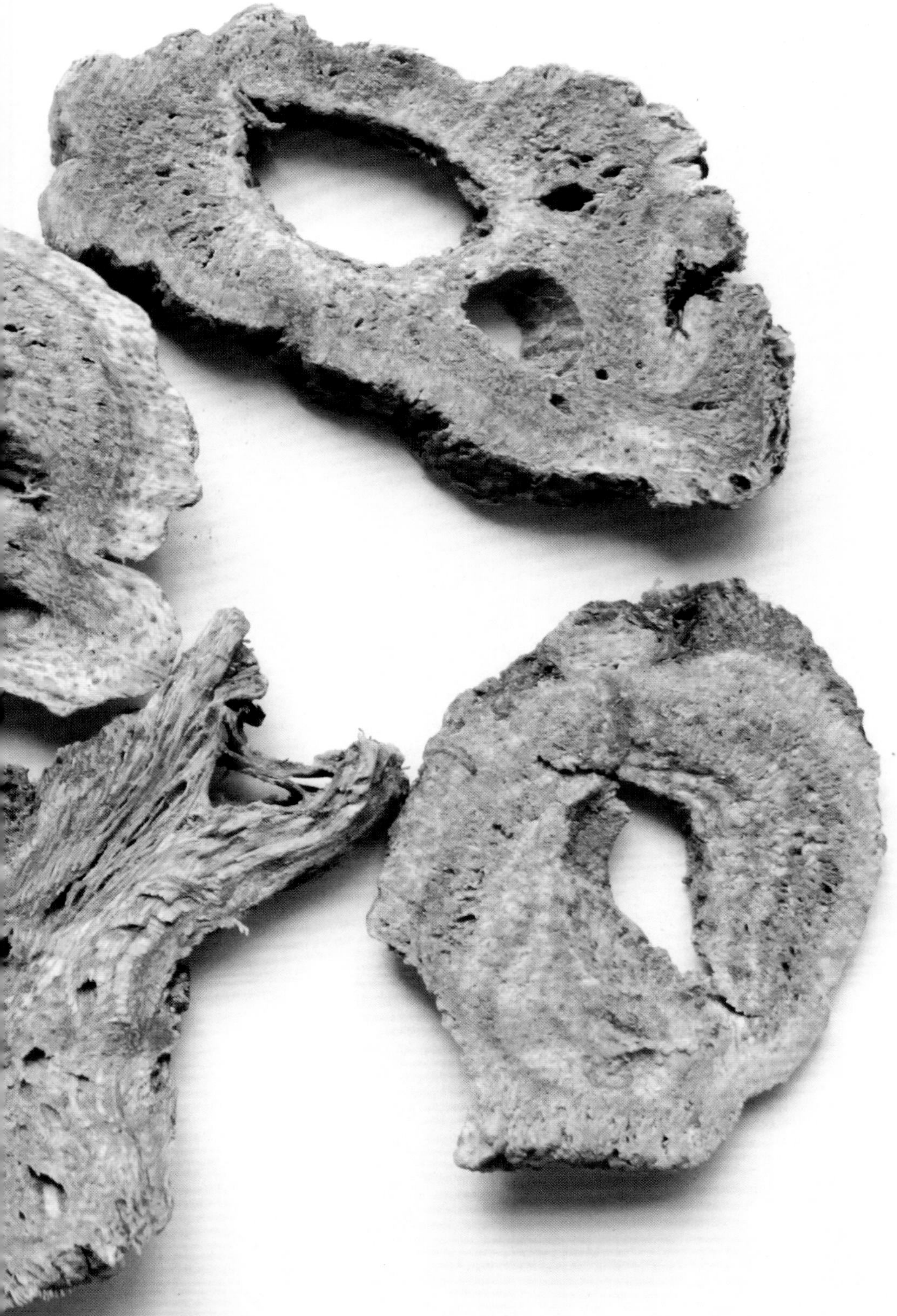

木香饮片

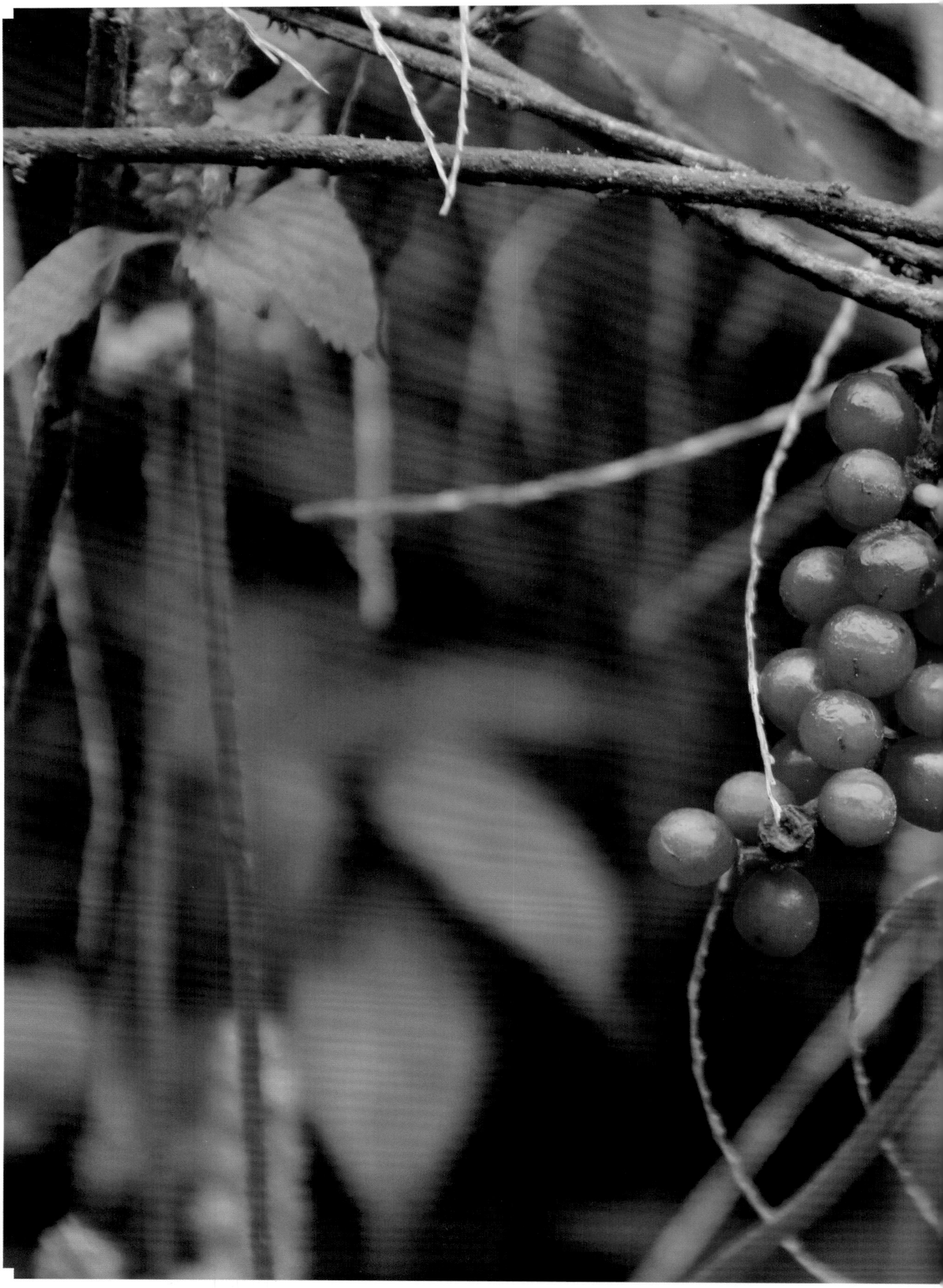

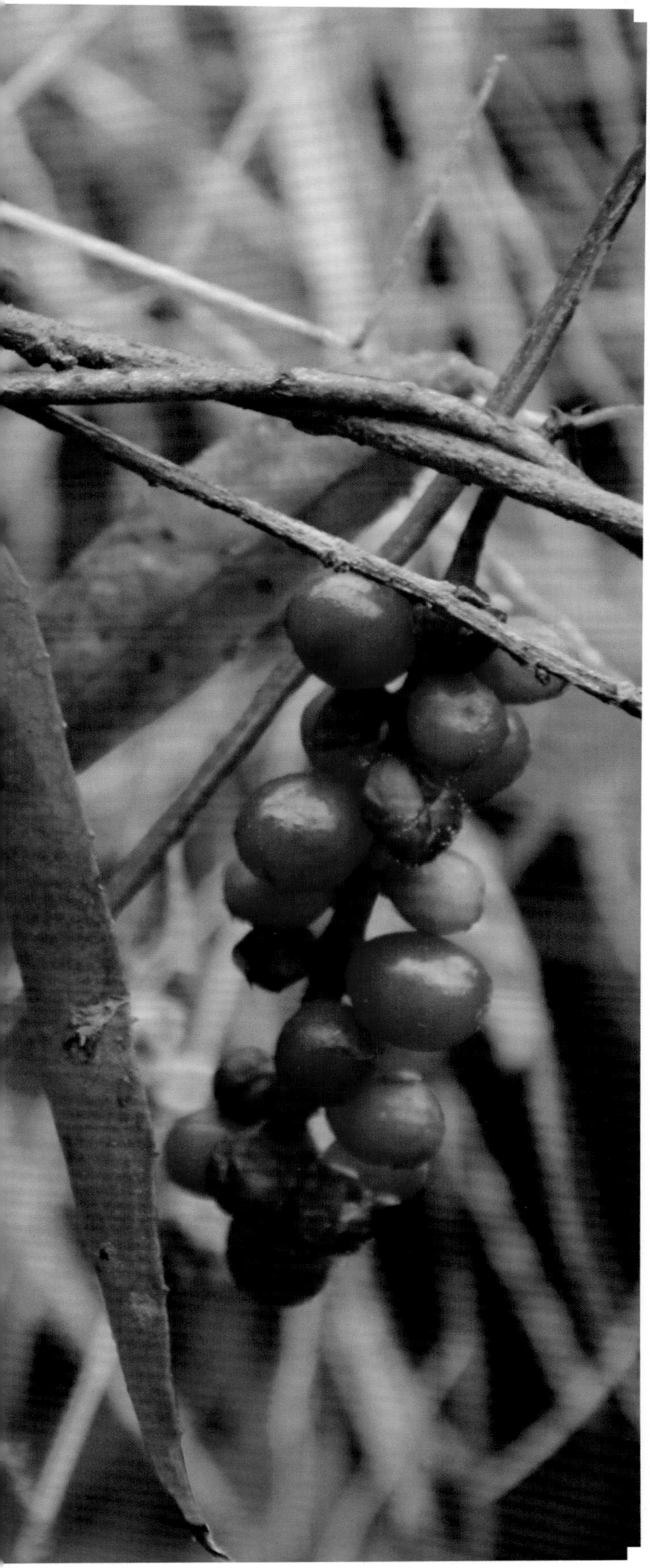

五味子

【藏 药 名】塔之。

【别　　名】久母、索孜、阿比亚、北五味子。

【来　　源】本品为木兰科植物五味子 *Schisandra chinensis* (Turcz.) Baill. 的干燥成熟果实。

【性味归经】酸，温。归肺、肾、心经。

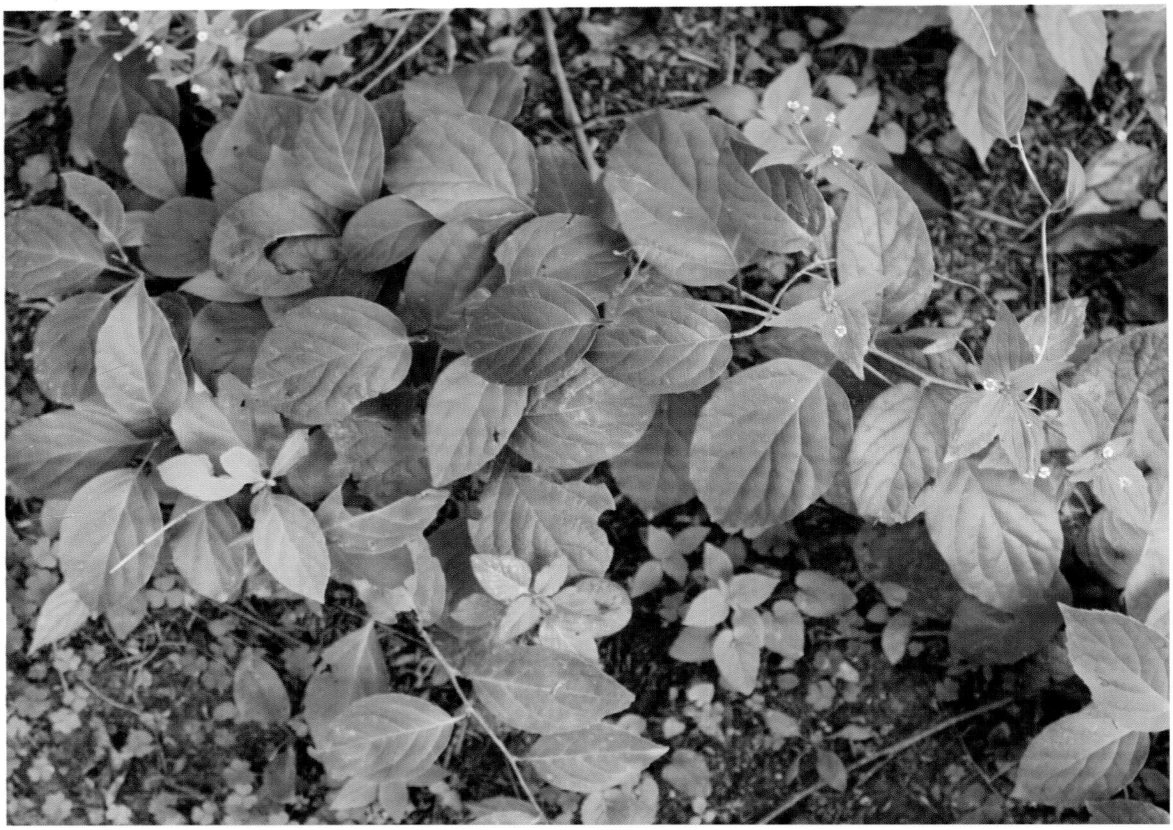

五味子

识别特征

落叶木质藤本，长达 8 m。茎皮灰褐色，皮孔明显，小枝褐色，稍具棱角。叶互生，柄细长，叶片薄而带膜质，卵形、阔倒卵形至阔椭圆形，长 5 ~ 11 cm，宽 3 ~ 7 cm，先端尖，基部楔形、阔楔形至圆形，边缘有小齿牙，上面绿色，下面淡黄色，有芳香。花单性，雌雄异株。雄花具长梗，花被 6 ~ 9，椭圆形，雄蕊 5，基部合生。雌花花被 6 ~ 9，雌蕊多数，螺旋状排列在花托上，子房倒梨形，无花柱，授粉后花托逐渐延长成穗状。浆果球形，直径 5 ~ 7 mm，成熟时呈深红色，内含种子 1 ~ 2 枚。花期 5—7 月，果期 8—9 月。

生境分布

生长于半阴湿的山沟、灌木丛中。北五味子分布于东北地区以及内蒙古、河北、山西等省区，南五味子多分布于长江流域以南及西南地区。

采收加工

秋季果实成熟时采收，拣去枝梗，晒干，备用。

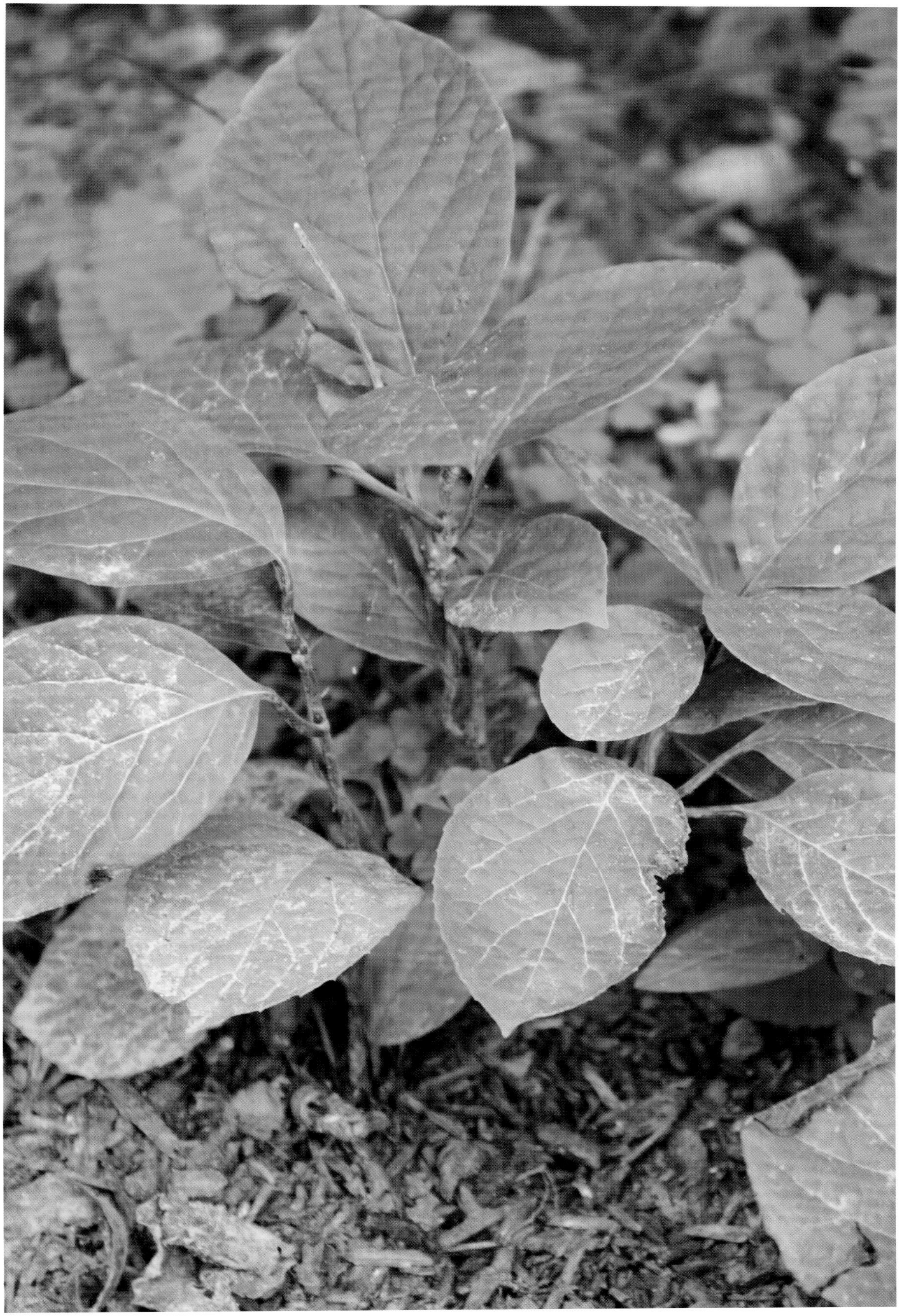

五味子

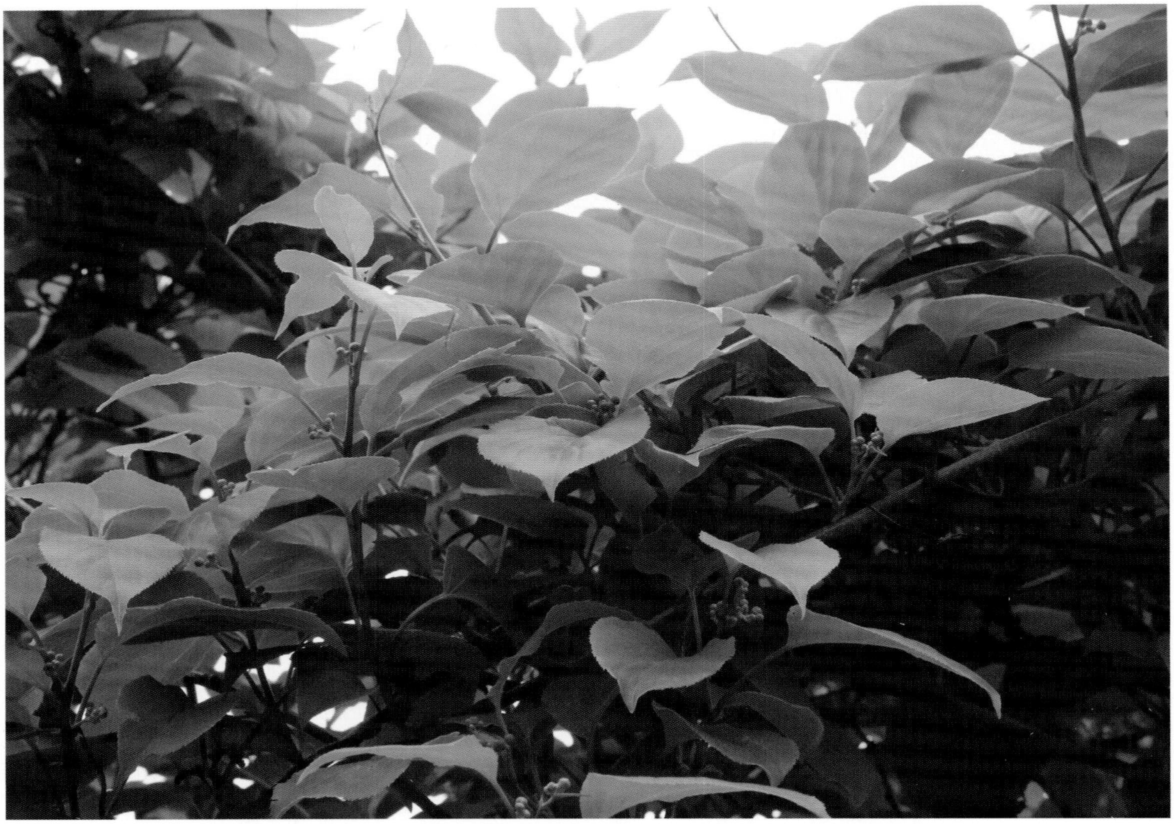

五味子

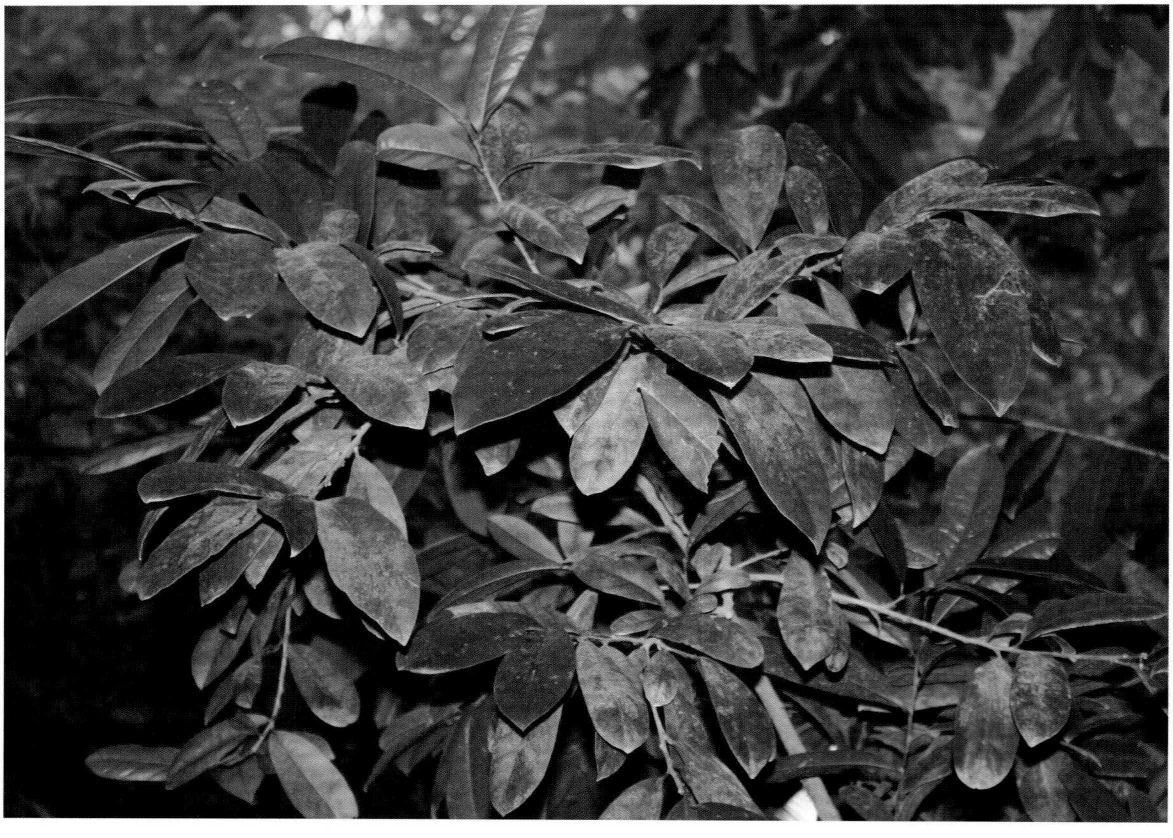

五味子

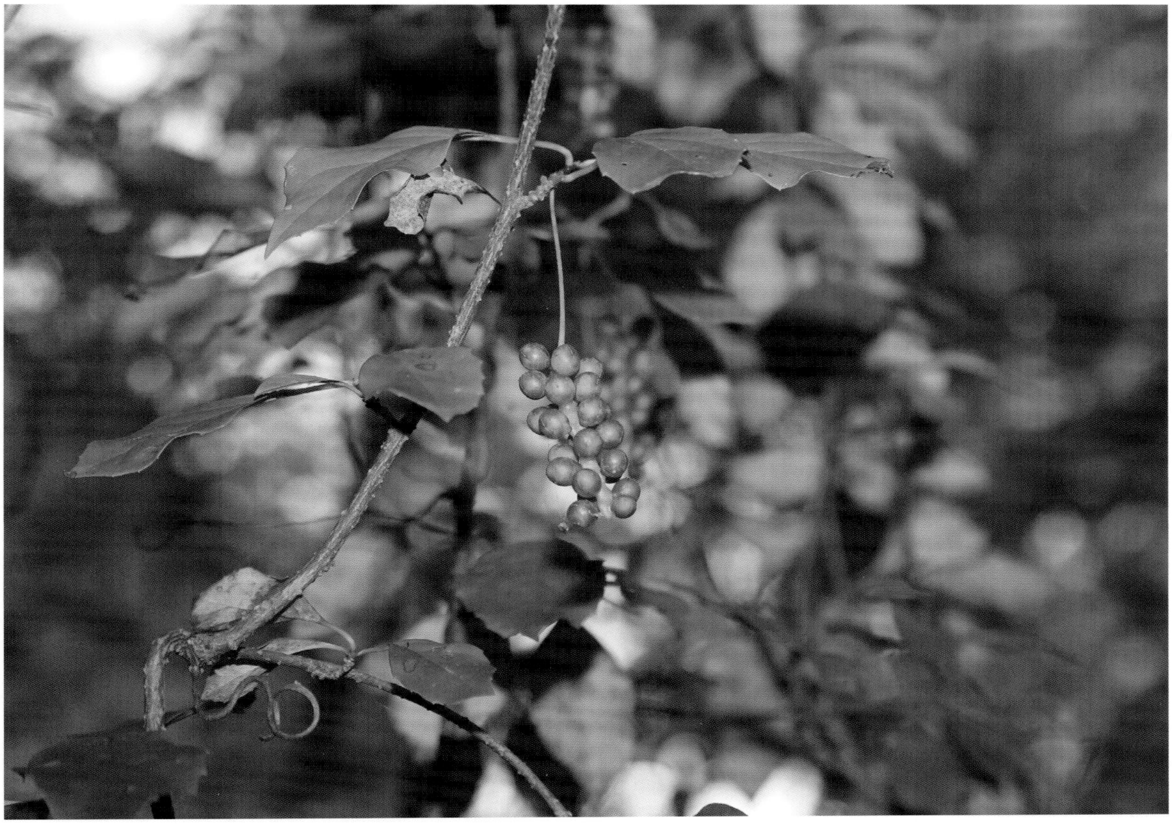

五味子

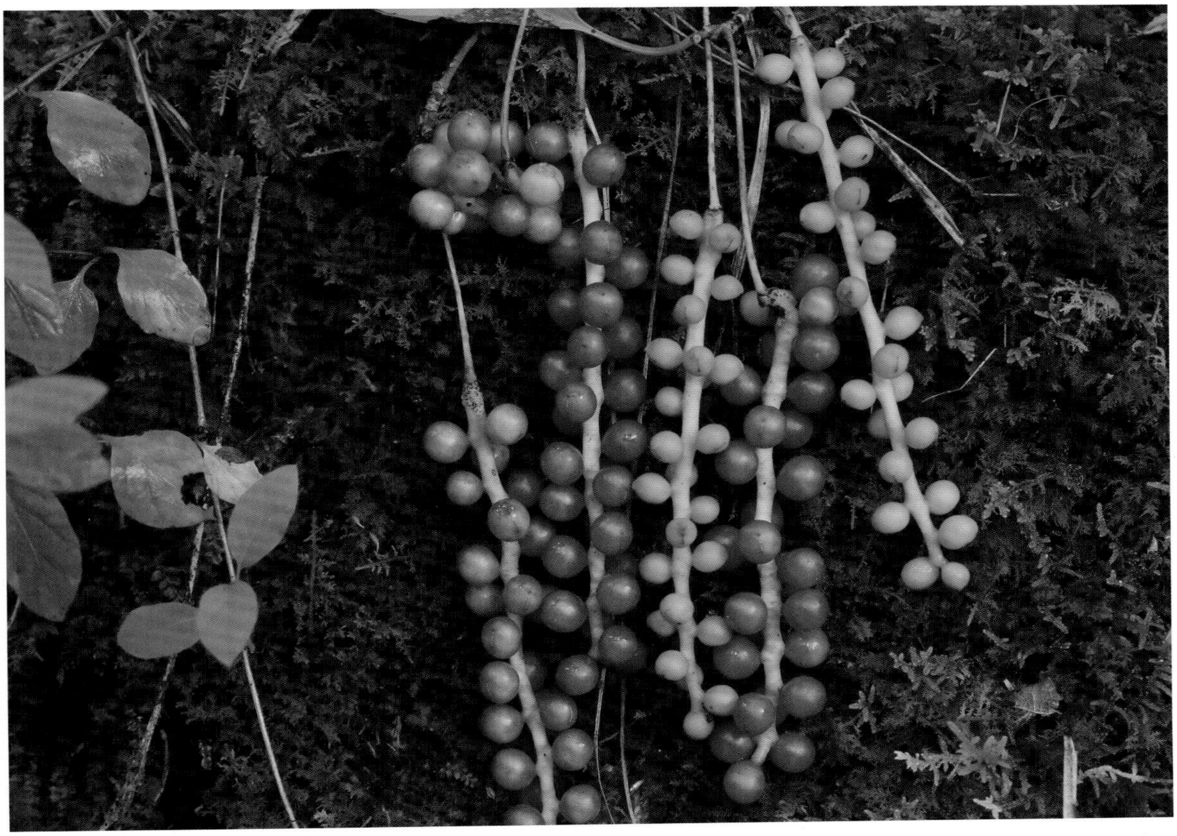

五味子

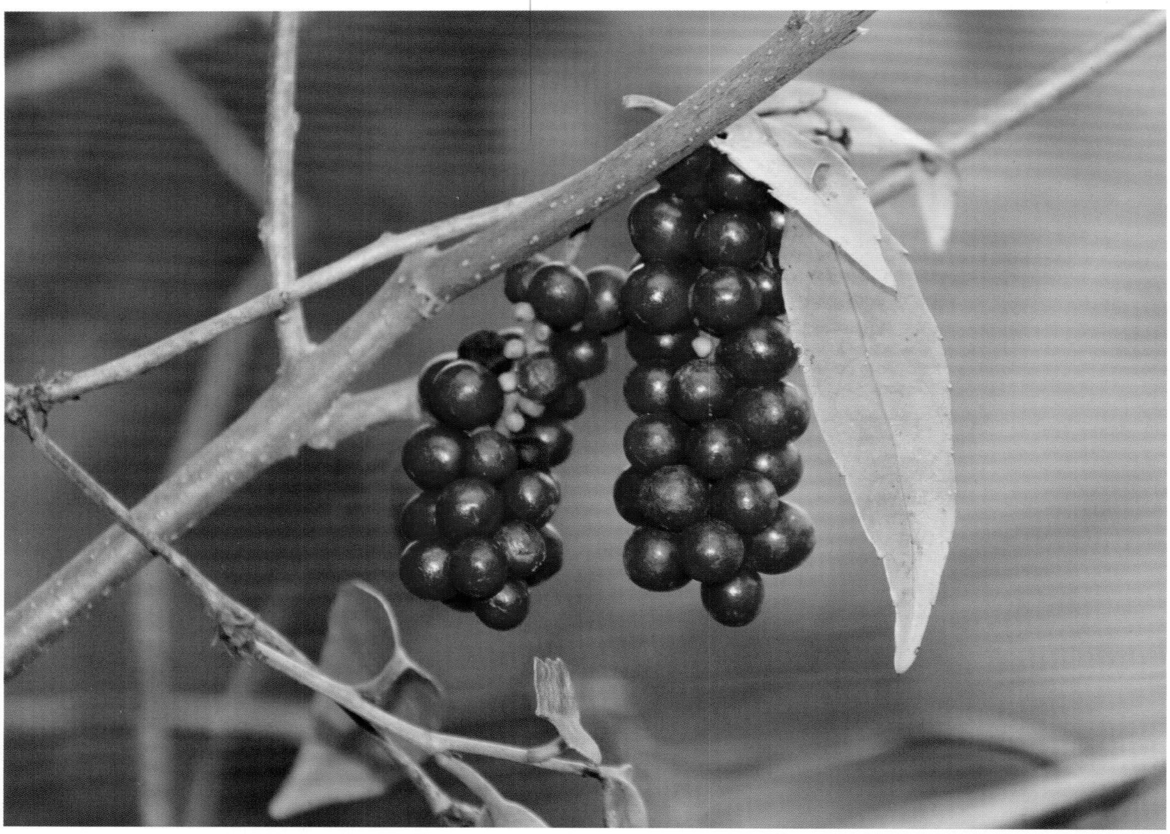

五味子

药材鉴别

本品呈类球形，直径 3 ~ 8 mm。外表面棕黑色或黑色，皱缩，果肉稍厚，略显油润，有的表面显黑红色或出现“白霜”。内有种子 1 ~ 2 枚，种皮薄而脆。肾形，红棕色，有光泽，质坚脆。气微，味酸、微辛。

功效主治

敛肺滋肾，涩精止泻，生津敛汗，宁心安神。本品酸能收敛，性温而润，归肺、肾、心三经。上能敛肺气而止咳、止汗，收心气而宁心安神，下能滋肾阴而涩精、止泻。

用法用量

内服：3 ~ 9 g，煎服。敛肺止咳用 3 ~ 6 g；滋肾宁心用 6 ~ 9 g。研末，每次服 1 ~ 3 g。

民族药方

1. 肾虚遗精，滑精，虚羸少气 五味子 250 g。加水适量，煎熬取汁，浓缩成稀膏，加适量蜂蜜，以小火煎沸，待凉备用。每次服 1 ～ 2 匙，空腹时沸水冲服。

2．失眠 五味子 6 g，丹参 15 g，远志 3 g。水煎服，午休及晚上睡前各服 1 次。

3．耳源性眩晕 五味子、山药、当归、酸枣仁各 10 g，龙眼肉 15 g。水煎 2 次，取汁 40 ml，分早、晚 2 次服。

4．变应性鼻炎 五味子、乌梅、柴胡、防风各 12 g，甘草 8 g。水煎取药汁，每次饮用时加 15 g 蜂蜜，每日 1 剂，分 2 次服。

5．肾衰竭所致的肺气肿 五味子、熟地黄、山茱萸、补骨脂、核桃仁各 9 g，肉桂（后下）2.5 g。水煎取药汁，每日 1 剂，分 2 次服。

6．肺结核咳嗽 五味子、丹参、川芎、葛根、黄芪、桔梗、羌活各 15 g。水煎取药汁，每日 1 剂，分 2 次服。

7．低血压症 五味子 25 g，肉桂、桂枝、甘草各 15 g。水煎取药汁，口服，每日 1 剂。

使用注意

本品酸涩收敛，新病、实邪者不宜用。

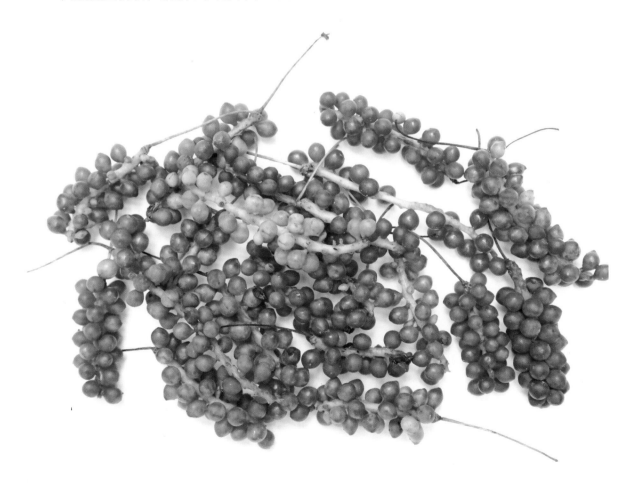

五味子药材

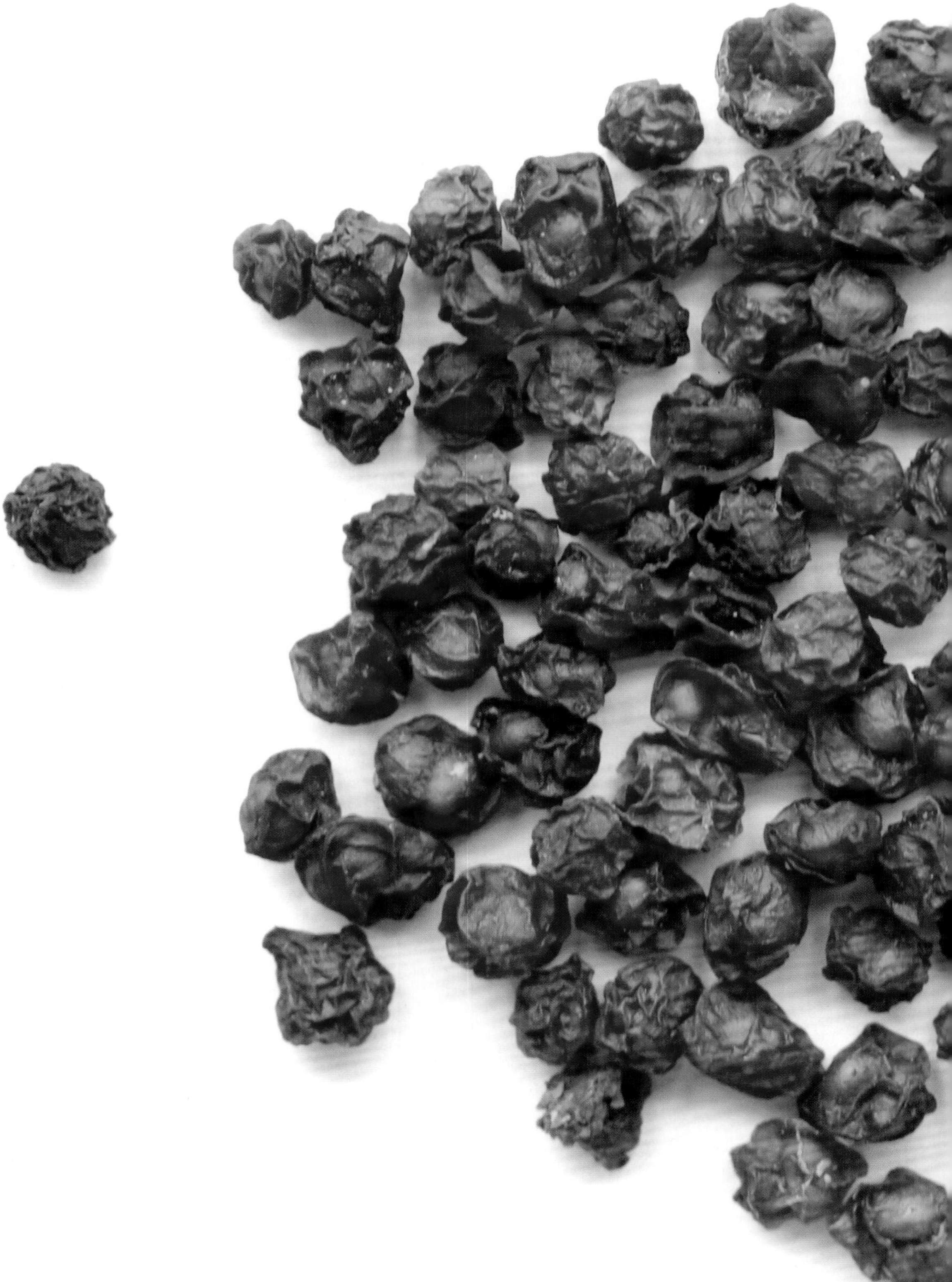

五味子

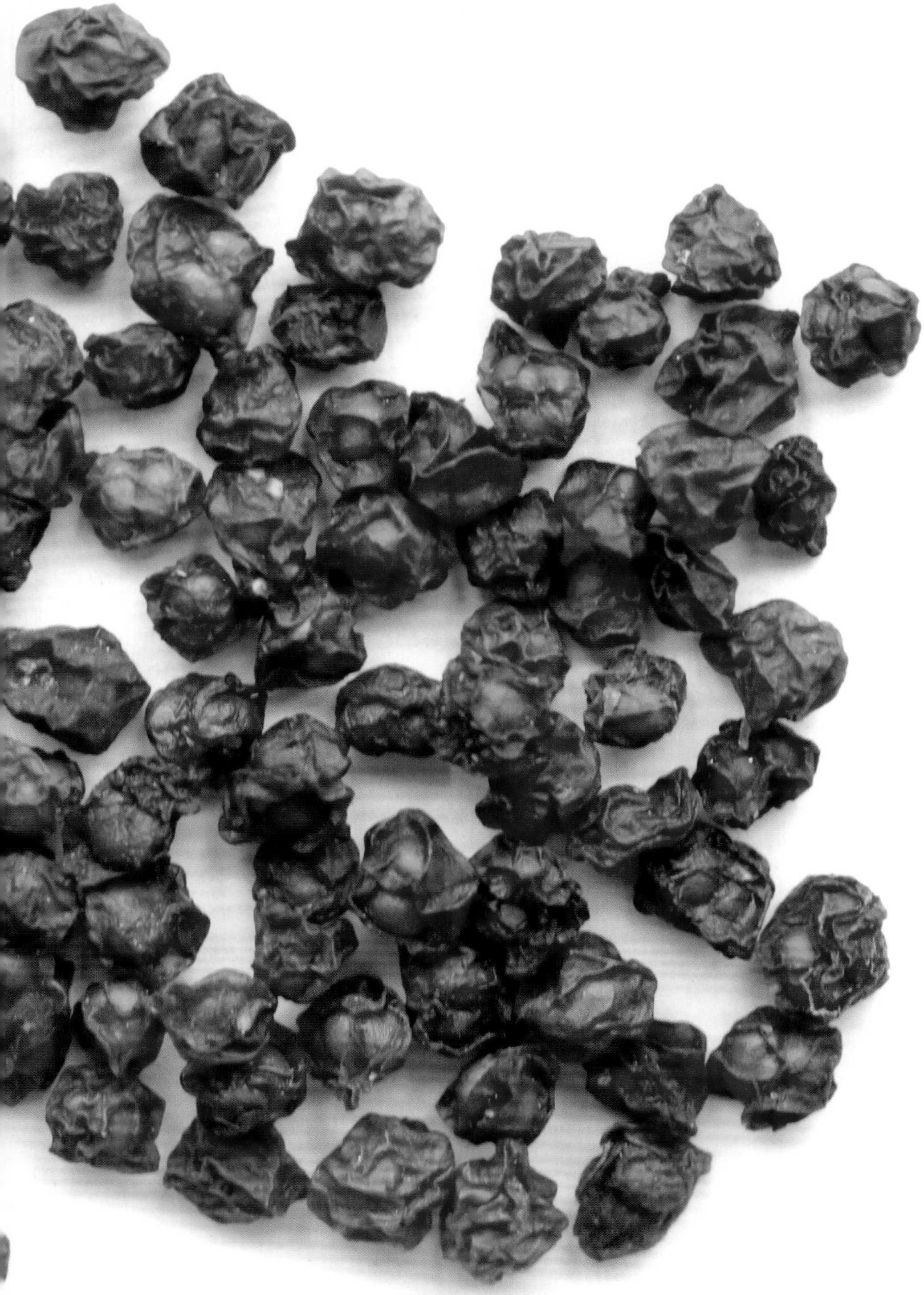

五味子饮片

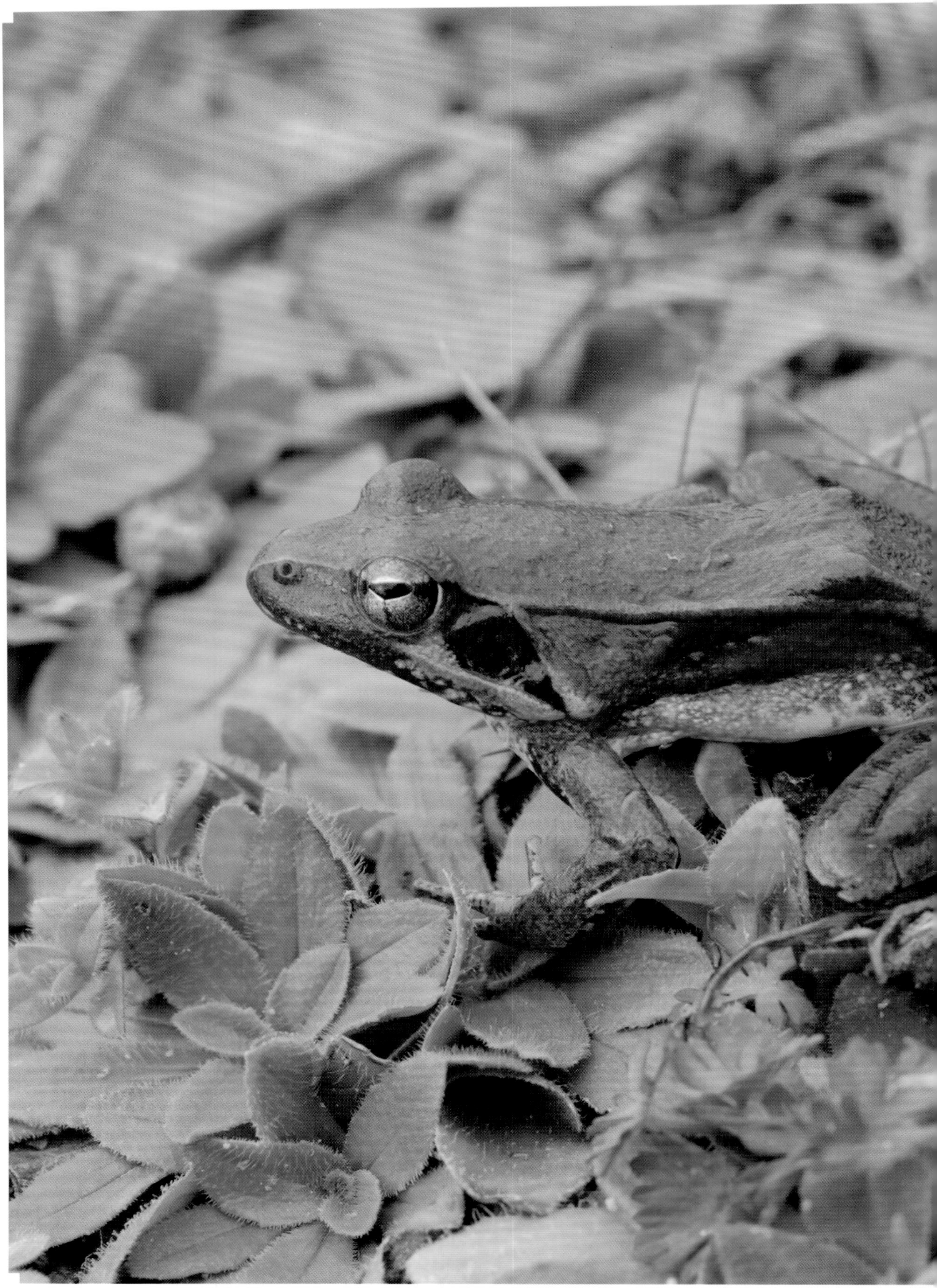

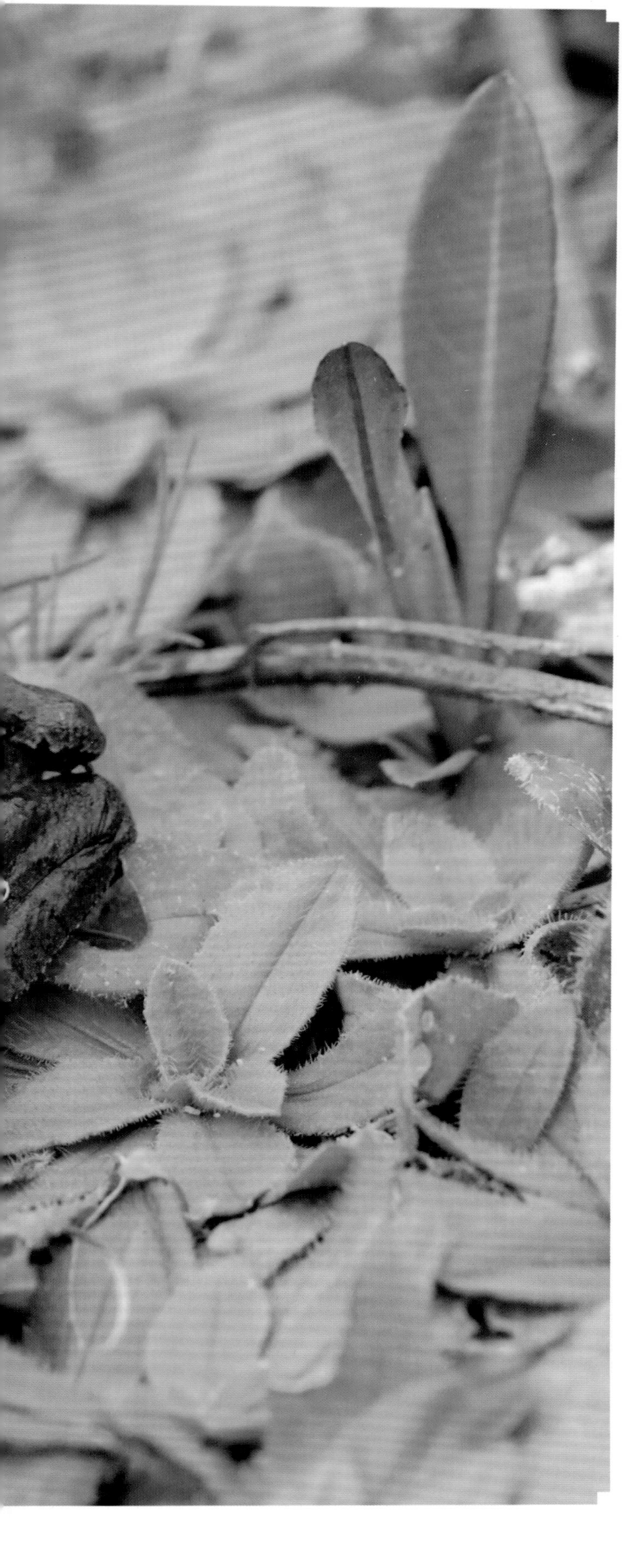

中国林蛙

【藏药名】白吧。

【别　名】济米、哈日、帕肘、瓦热格庆。

【来　源】本品为蛙科动物中国林蛙 *Rana chensinensis* David. 的全体。

【性味归经】味甘，性温。归肺、肾经。

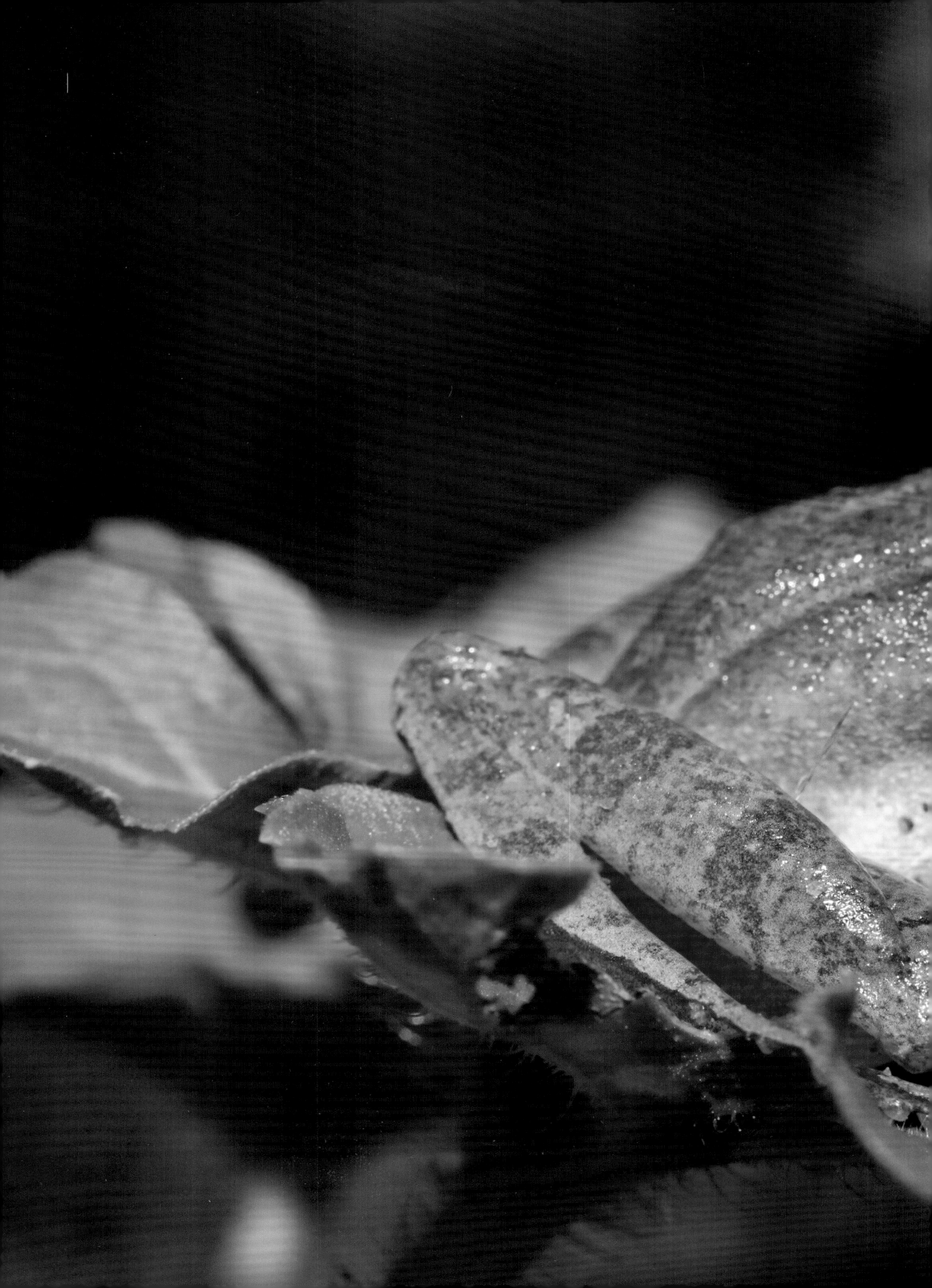

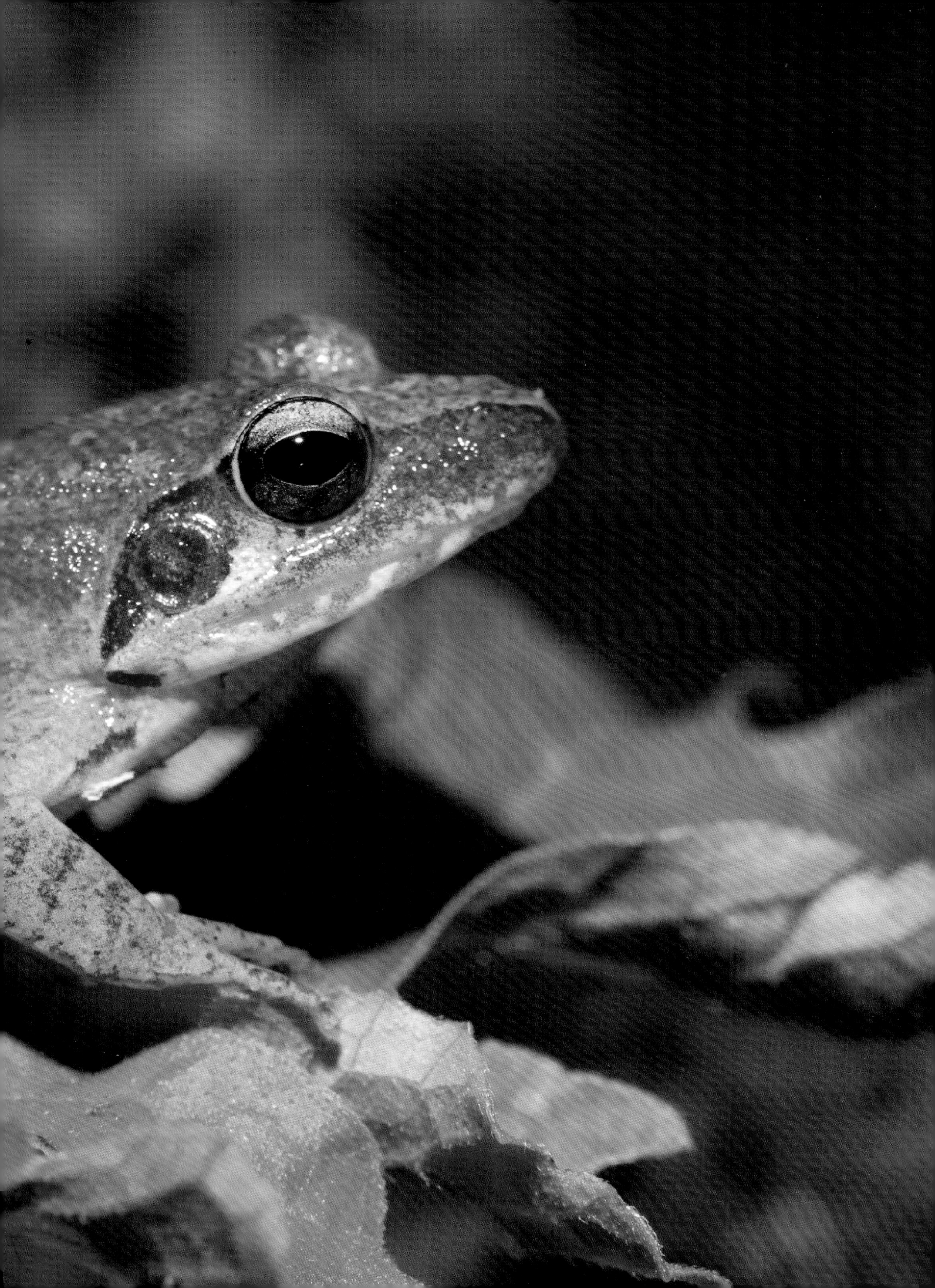

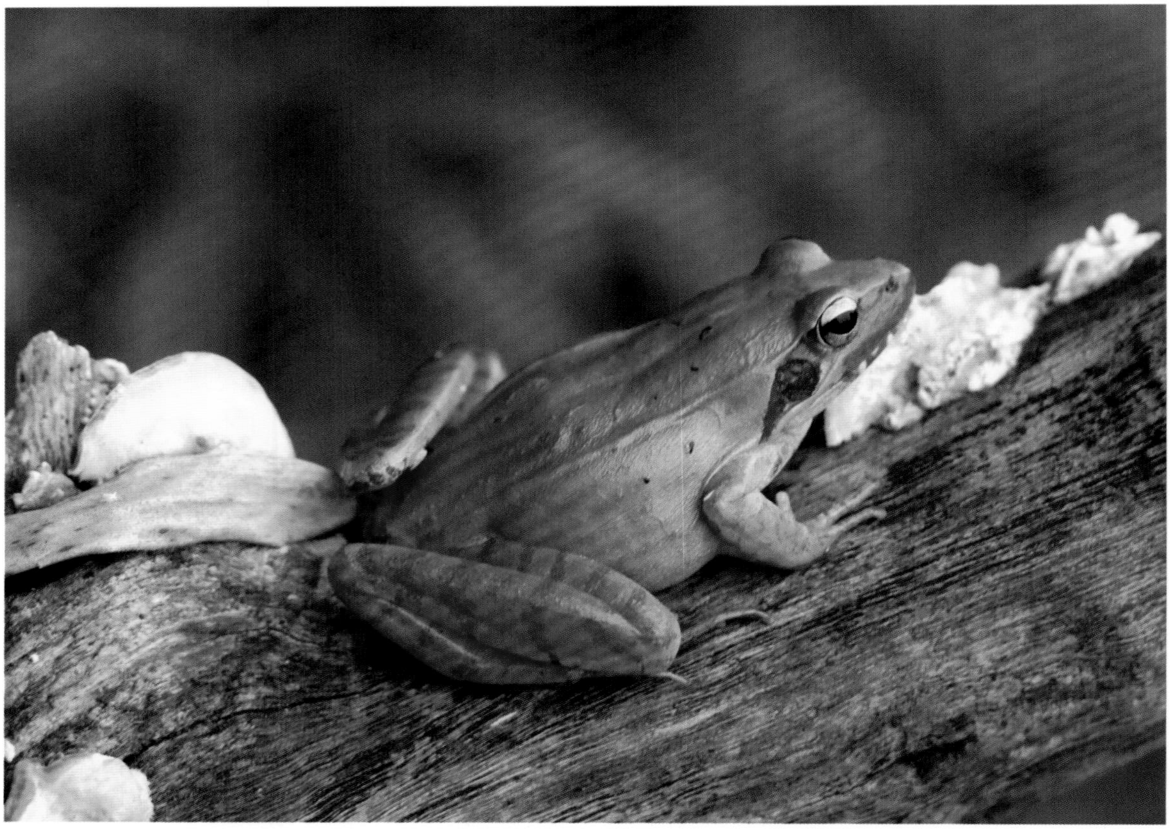

中国林蛙

识别特征

体长 50 ~ 65 mm，体较宽短，头扁平，吻端钝圆，吻棱较钝。鼻孔在吻与眼中间，瞳孔为圆形，鼓膜明显；上颌具细齿，犁骨齿略呈椭圆形，舌后端缺刻深。指、趾关节下瘤明显，末端钝圆。后肢较长，胫跗关节前伸达鼓膜或眼，左右跟跖部相遇或略重叠，足比胫长，趾间蹼发达，蹼缘缺刻较深，外侧跖间蹼不发达，内跖突椭圆形。背部及体侧有小圆疣或长疣，背侧褶呈曲折状，颌腺长达肢基部。腹部光滑，仅股基有密集扁平小疣，后足各具 2 明显跗褶。体色变异较大，背面棕红、棕褐或灰褐色，散有黄色、红色或黑色斑点，鼓膜的三角形黑褶色斑清晰，四肢背面具黑横纹，雄体腹面多为污白色，雌体棕红色。雄体前背粗壮，有灰色婚垫、声囊和红色雄性线；雌体无，有输卵管。

生境分布

从 4 月下旬至 9 月下旬栖息于山溪附近和高原沼泽地，或在潮湿的山坡树林中。9 月底至翌年 3 月底营水栖生活；冬季群集在河水深处的大石块下进行冬眠。3—4 月为产卵繁殖季节。食物主要为鞘翅类昆虫，也食蜘蛛类动物。分布于西藏各地区，甘肃、云南、辽宁、吉林、黑龙江等省区也有分布。

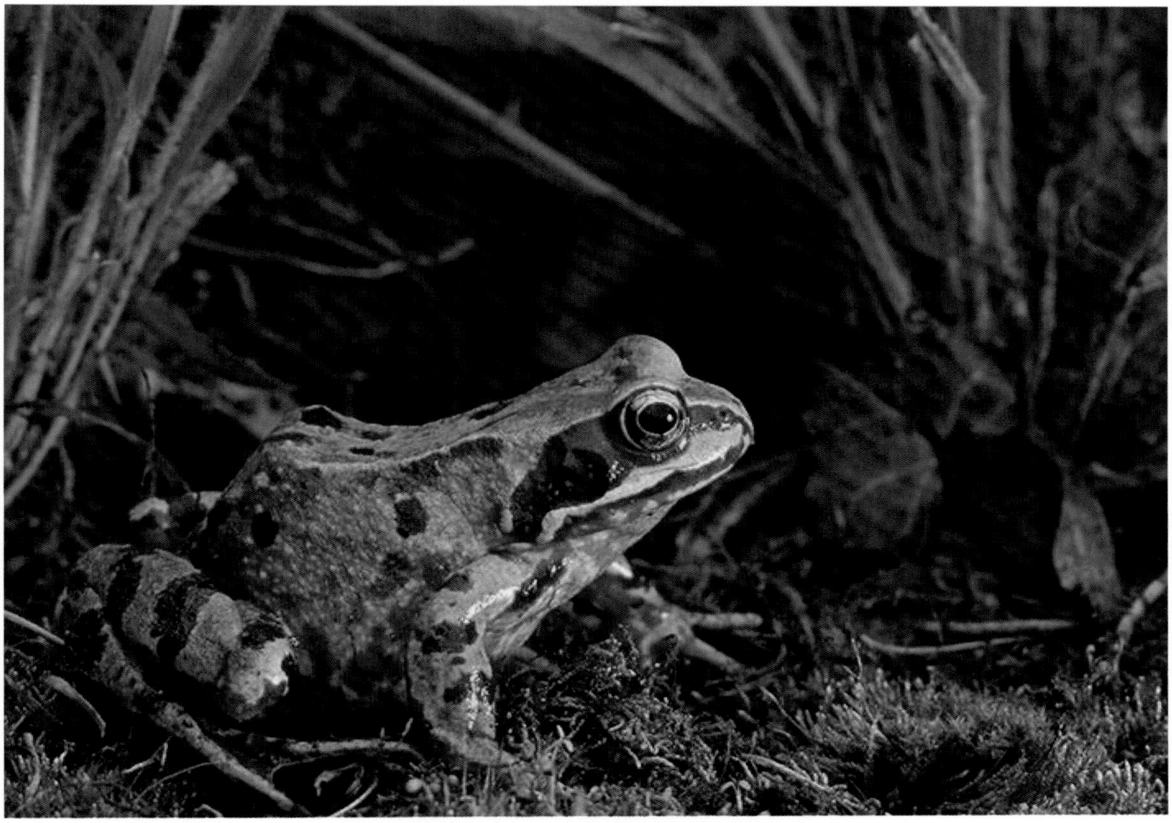

中国林蛙

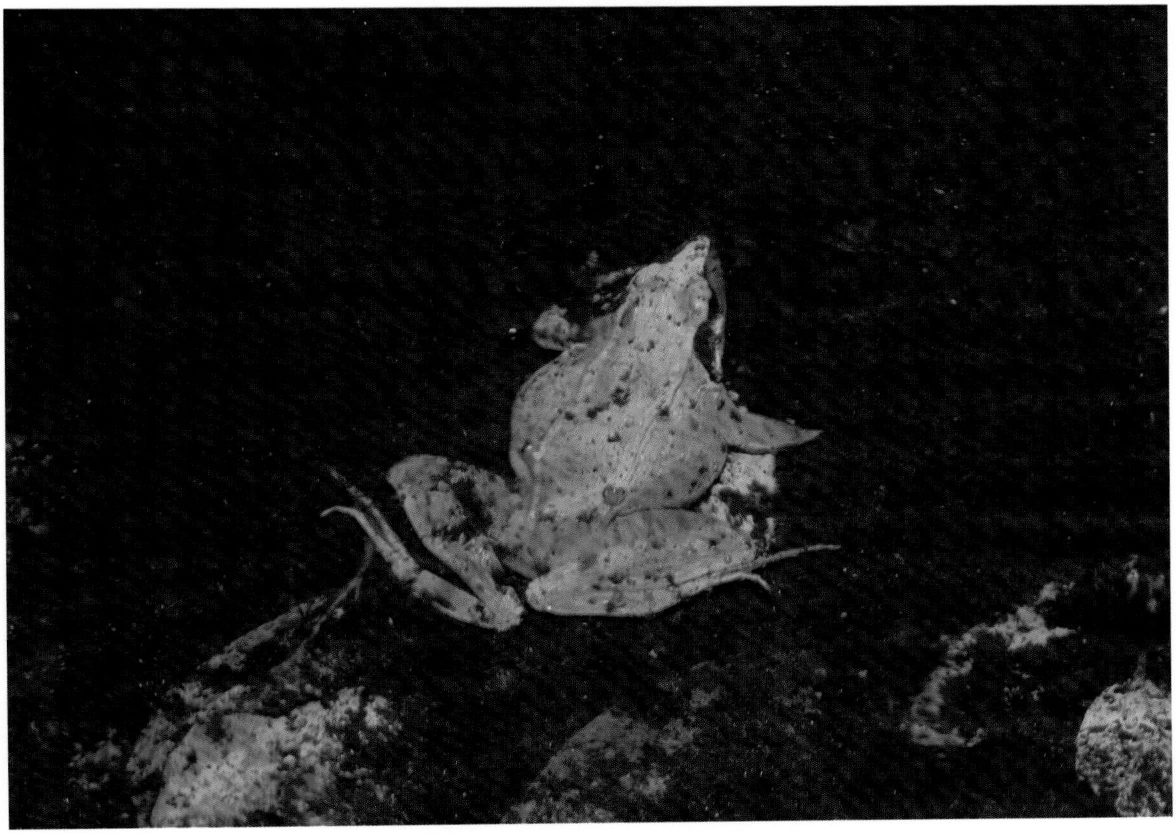

中国林蛙

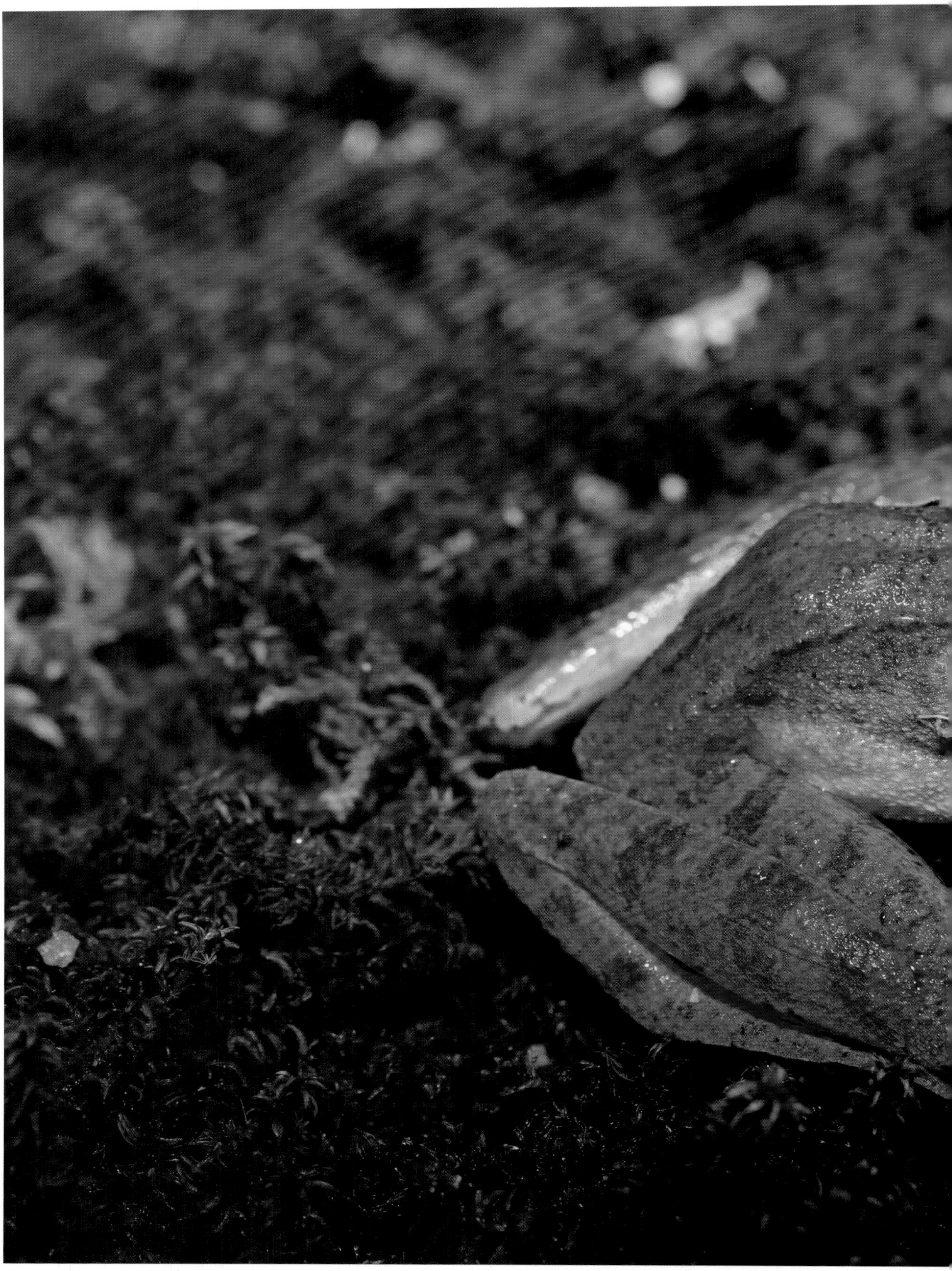

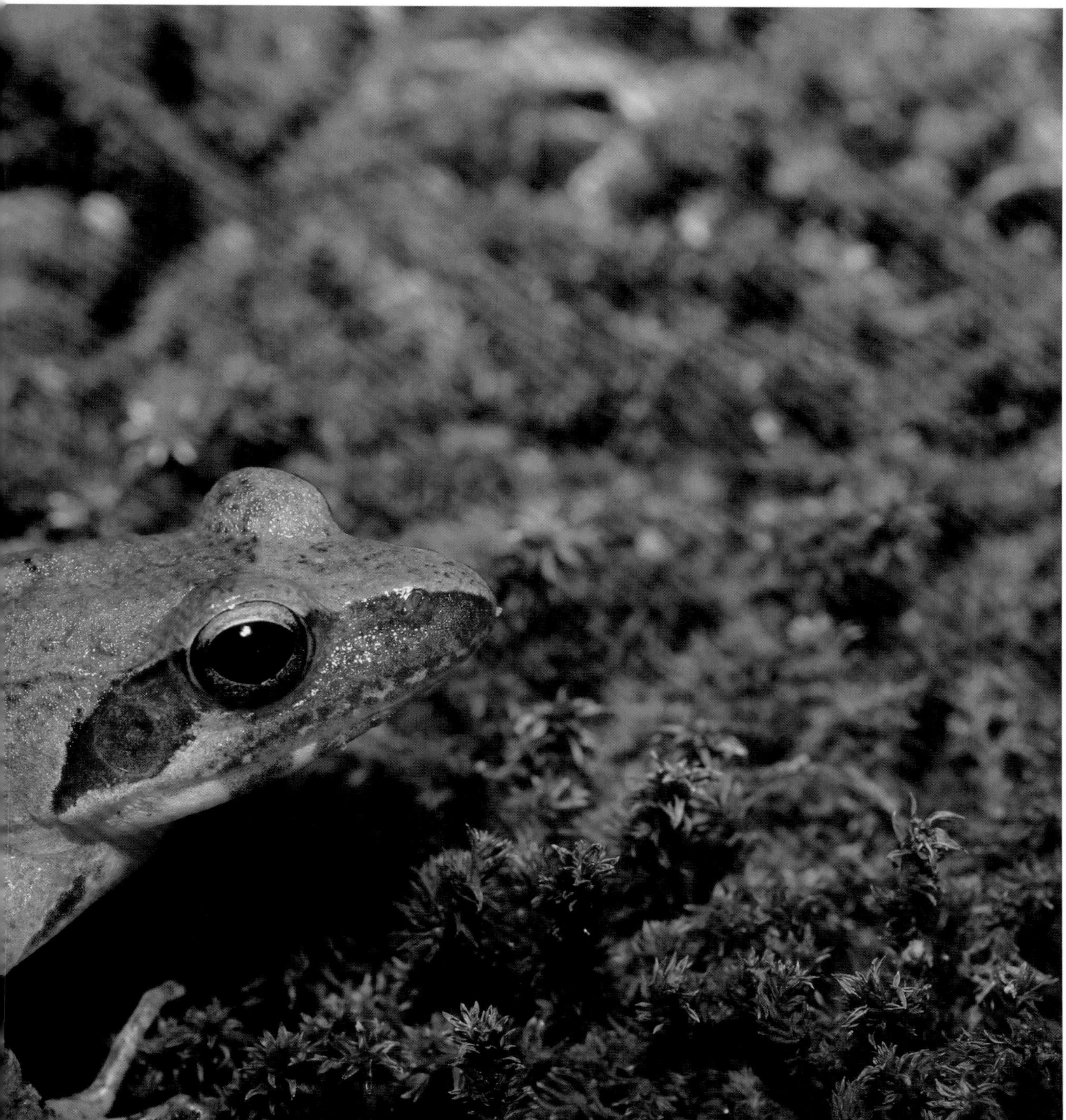

中国林蛙

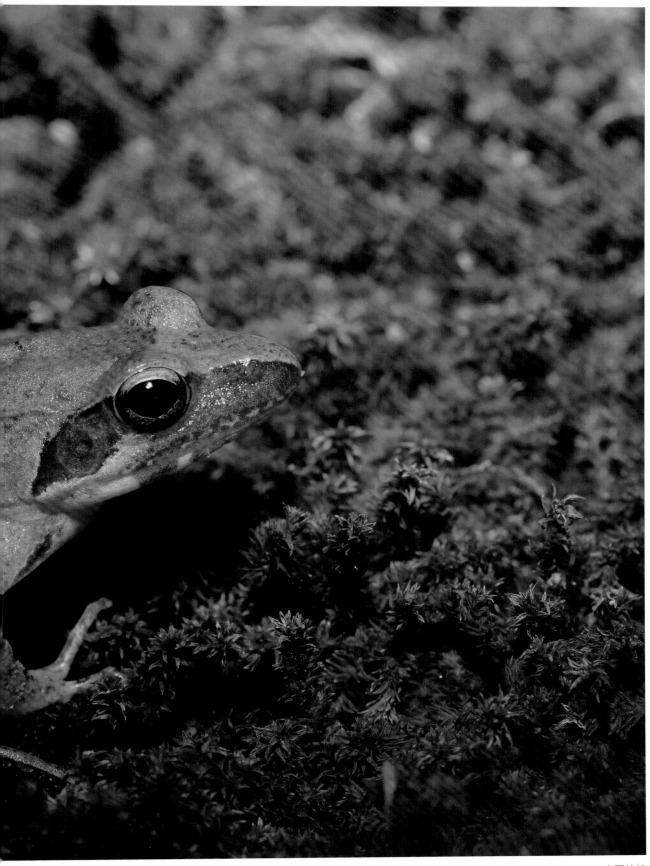

采收加工

9月前后捕捉，捕得后即剖腹除去内脏，洗净，挂通风处晾干或晒干。

药材鉴别

本品干燥林蛙全身僵直，有紫褐色斑点。腹部黄白色，微带红色，且空。后肢腹面常呈淡红色，肉质干枯，体质轻。气腥。

功效主治

补肾，解毒。主治肾病，精力耗损，神经衰弱，喉蛾，中毒症，舌肿，麻风病等。

用法用量

内服：煎煮，2 ~ 3 g；或入丸、散。

民族药方

1．舌部象皮病及舌肿 中国林蛙肉、绿矾、黄矾各 10 g，狼舌 20 g，硇砂、中尼大戟各 5 g，龙涎香 0.5 g。同捣罗为细粉，混匀，制散，每次用 4 g 药粉用小布包紧，再放置于舌肿部位，每日 2 次。

2．舌肿，喉肿，流涎 中国林蛙肉 12.5 g，高原毛茛、亚大黄各 15 g，肉桂、中尼大戟各 10 g，硇砂 5 g，麝香 1 g。同捣罗为细粉，过筛，混匀制散，内服，早、晚各服 1.5 g。

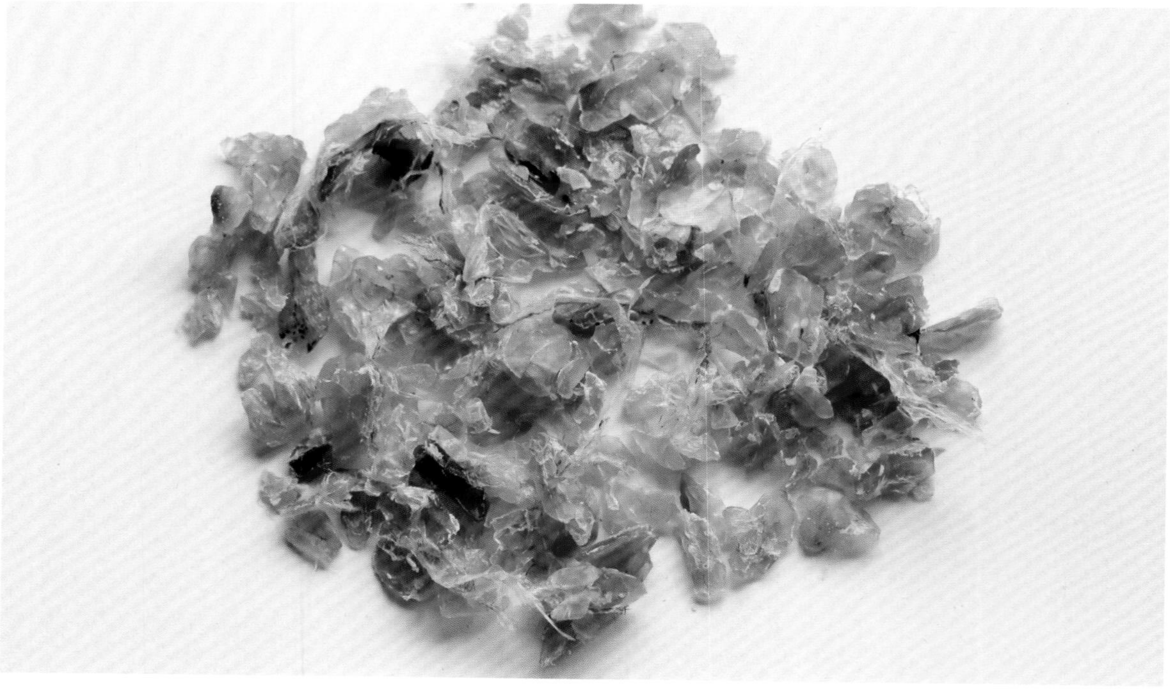

中国林蛙饮片

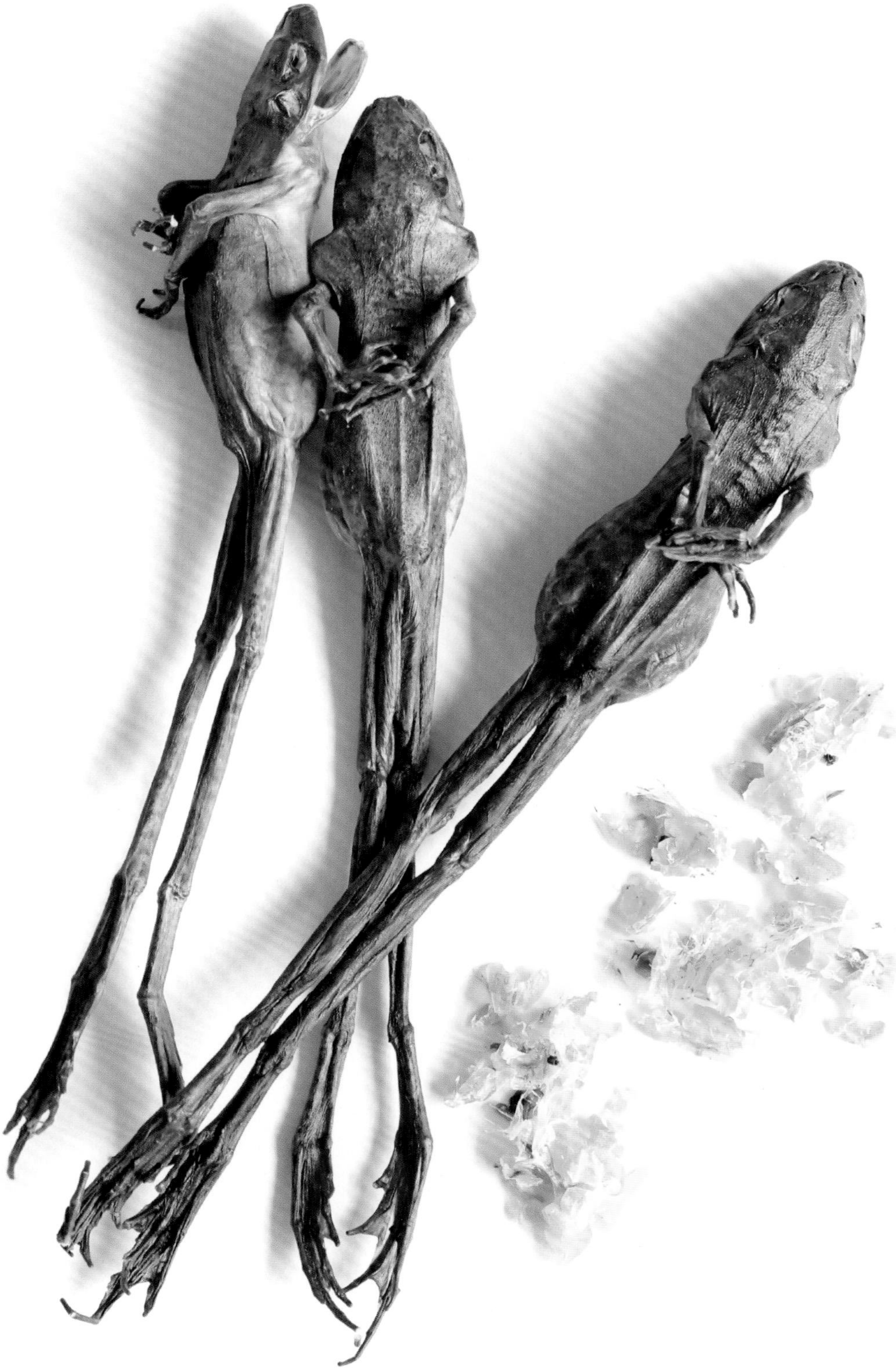

中国林蛙药材

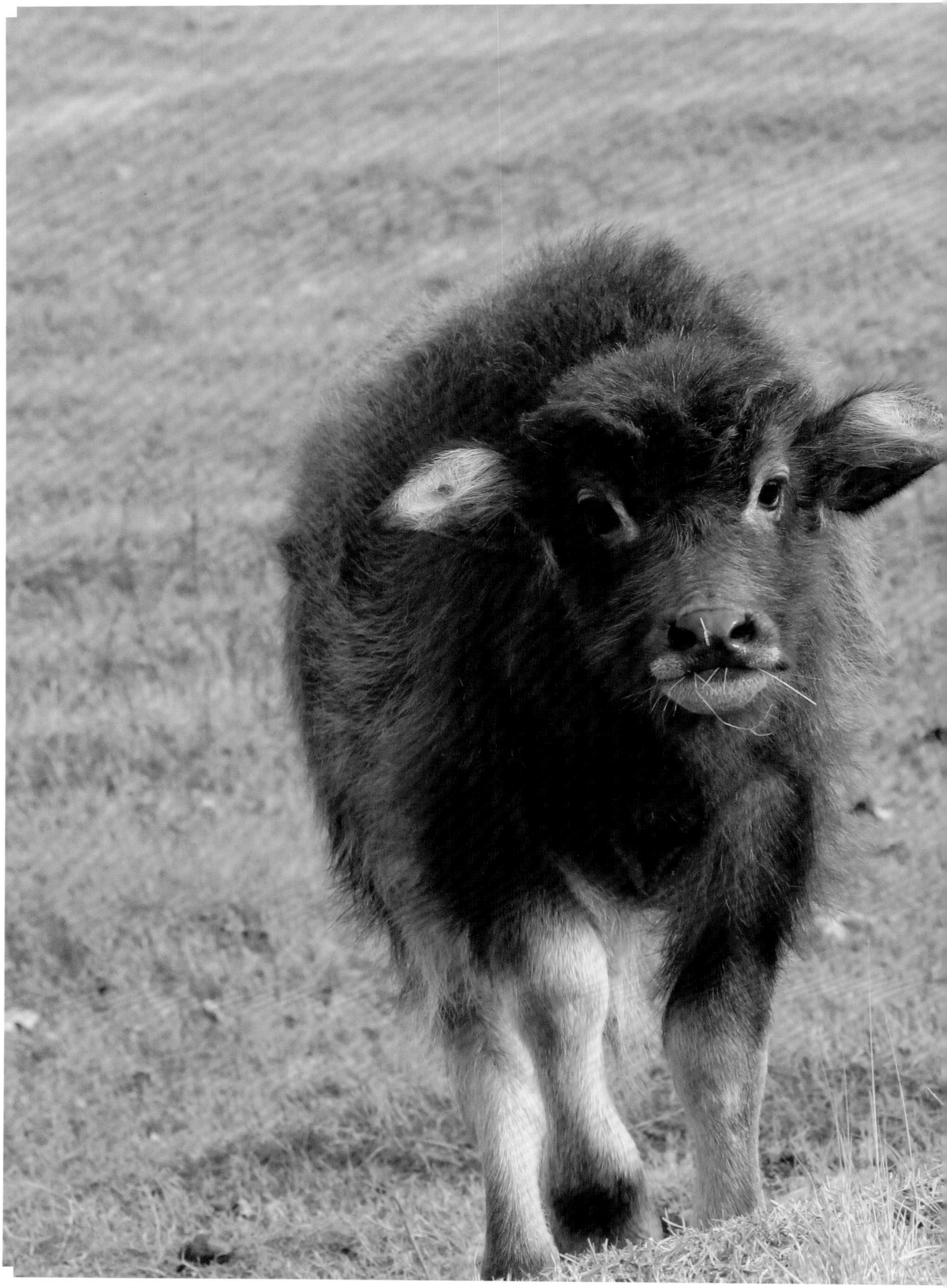

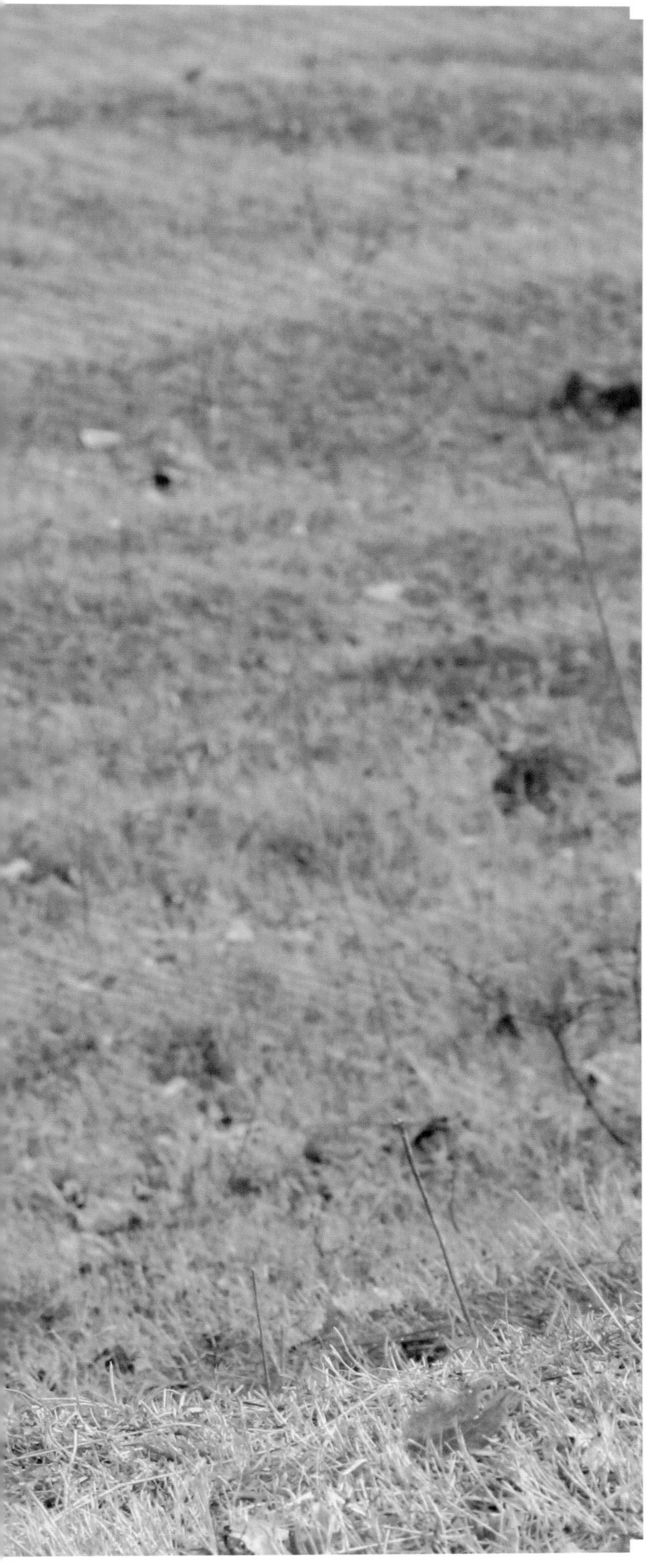

水牛

【藏 药 名】马黑。

【别　　名】秋确、萨捏、索日把、命马儿、球如知、吉巴久巴。

【来　　源】本品为牛科动物水牛 *Bubalus bubalis* Linnaeus 的肉、角、奶、酥油。

【性味归经】肉：味甘，消化后味甘，性润而温。角：味涩、咸，消化后味苦，性凉，效锐。奶：味甘，消化后味甘，性凉，效重。酥油：味甘，消化后味甘，效润、重而平。

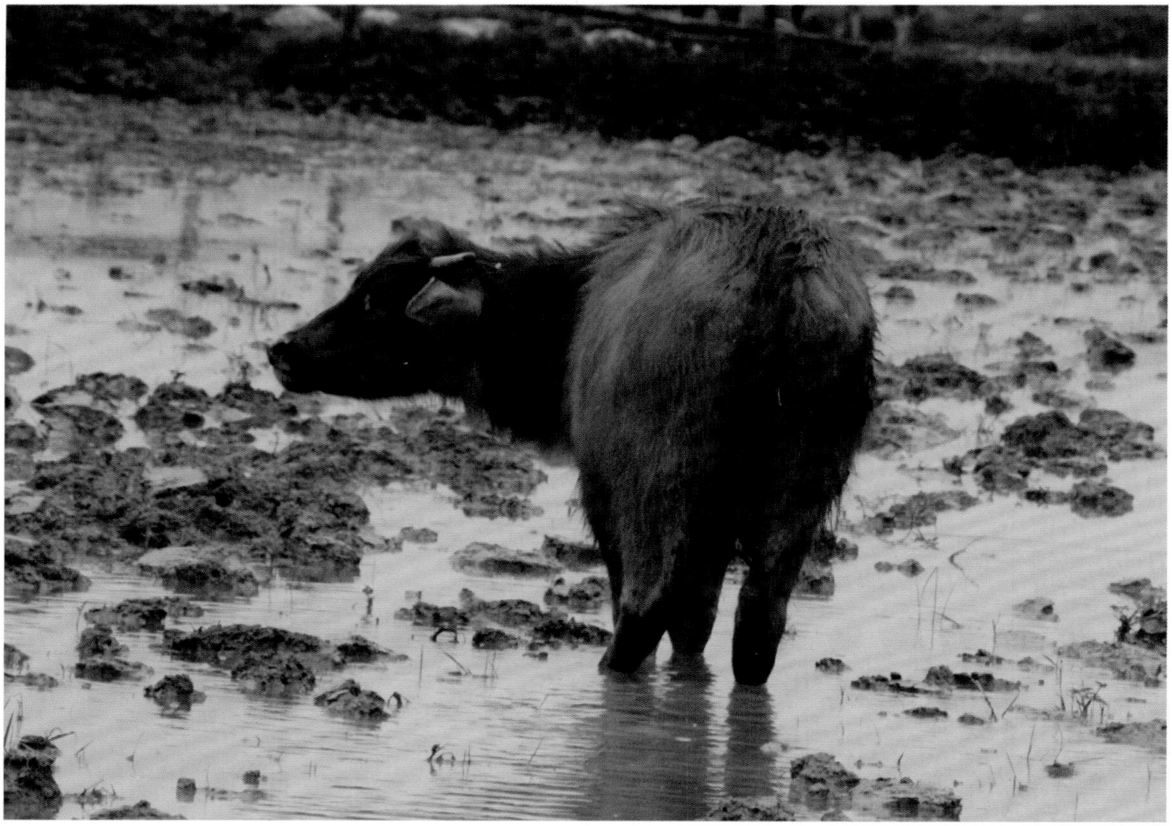

水牛

识别特征

大型家畜之一，体长 2.5 m 以上，体粗壮，额方，鼻宽，嘴向前伸。雌雄均有角 1 对。角较长而扁，弧形较短，蹄较大。皮厚无汗腺，毛粗而短，体前部较密，后背及胸腹各部较稀疏。体色大多灰黑，偶有黄褐色或白色者。

生境分布

生活于海拔较低的热带地区，原系野生。原产于印度，后为人类所驯养，以杂草和粮食为食。分布于我国南方大部分地区及西藏东部地区。

采收加工

全年均可采收。肉鲜用或晾干备用，角劈成细丝，水牛奶兑水后煮开使用。

药材鉴别

角呈弧形弯曲，中空；根部略呈三角形，一侧表面有多数平行的凹纹，上部渐尖，有纵纹；质坚硬，不易劈开，纵剖面纹理较细，不清晰，丝不顺直，多有裂丝翘起，气腥。

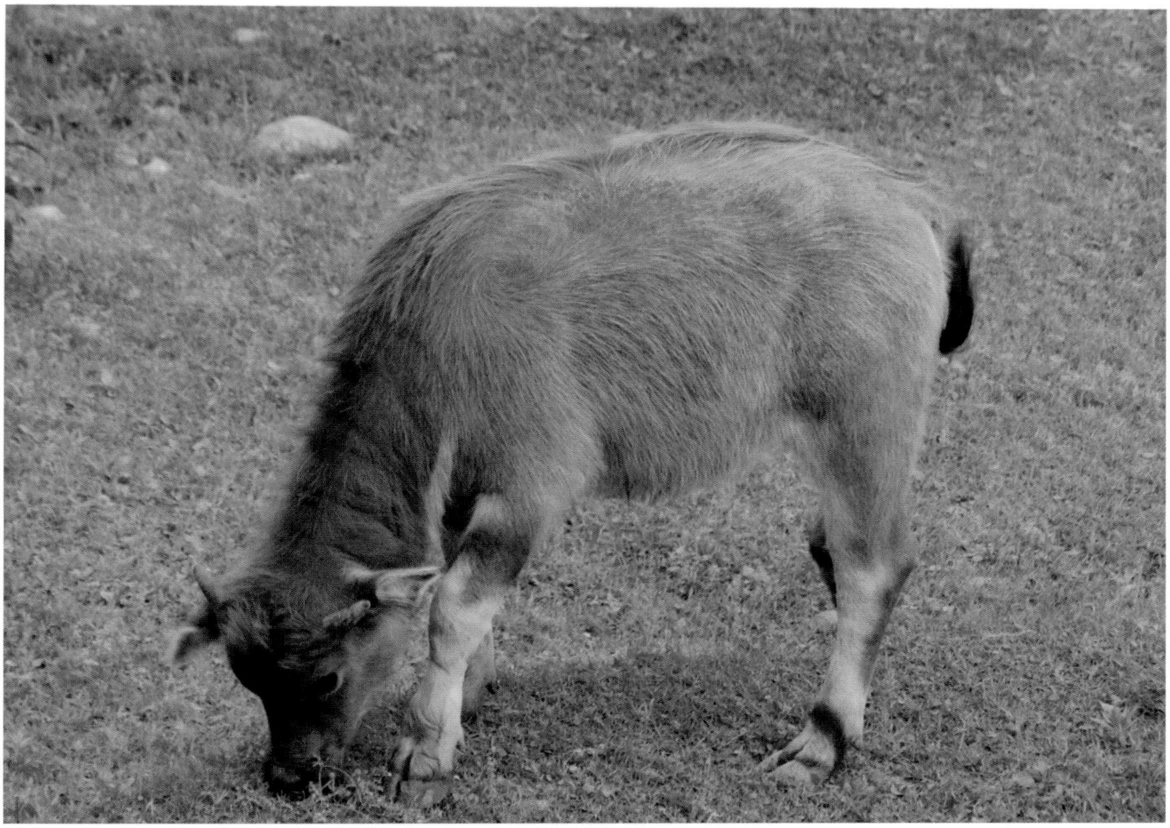

水牛

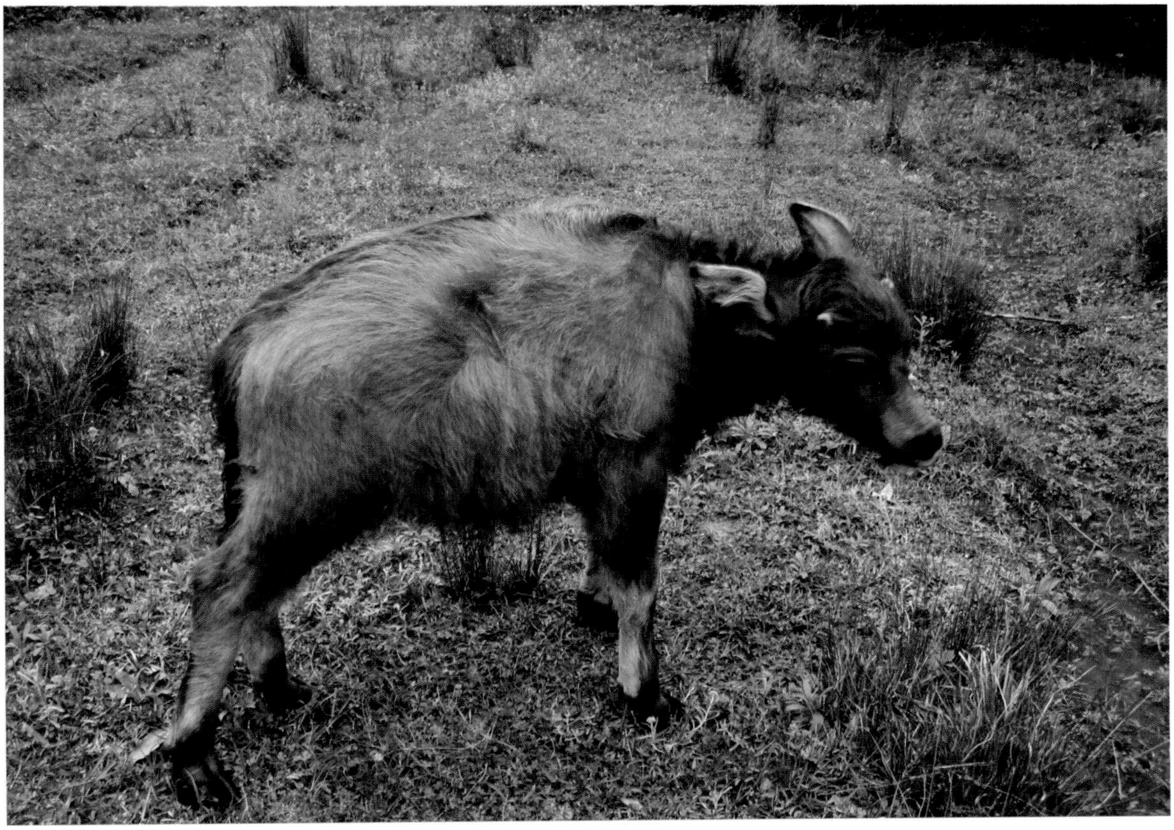

水牛

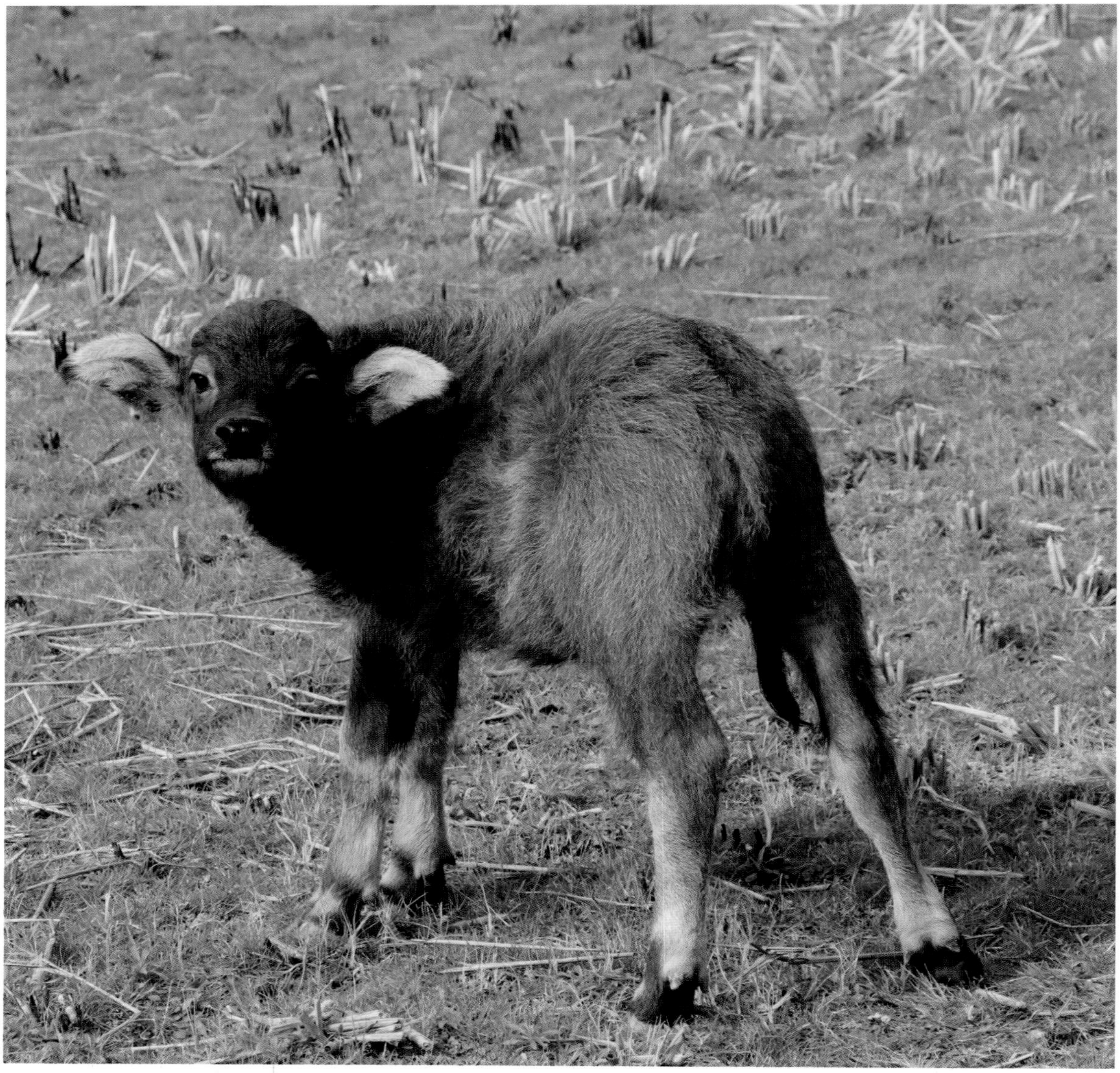

水牛

功效主治

肉：滋补强身，催眠。主治身体消瘦及失眠症。角：利尿消肿，生头发。主治寒、热两种引起的水肿及头发脱落症。奶及酥油：治“龙”病及失眠症。

用法用量

内服：常用配方用角，3 ~ 6 g；肉、奶及酥油适量。

民族药方

各种头发脱落症　水牛角25 g，久如50 g。同碎成粗粉，加3倍量水，煎煮至熟，过滤，取药渣火煅成灰后，加入滤液中混匀成糊状，每日擦 1 次。

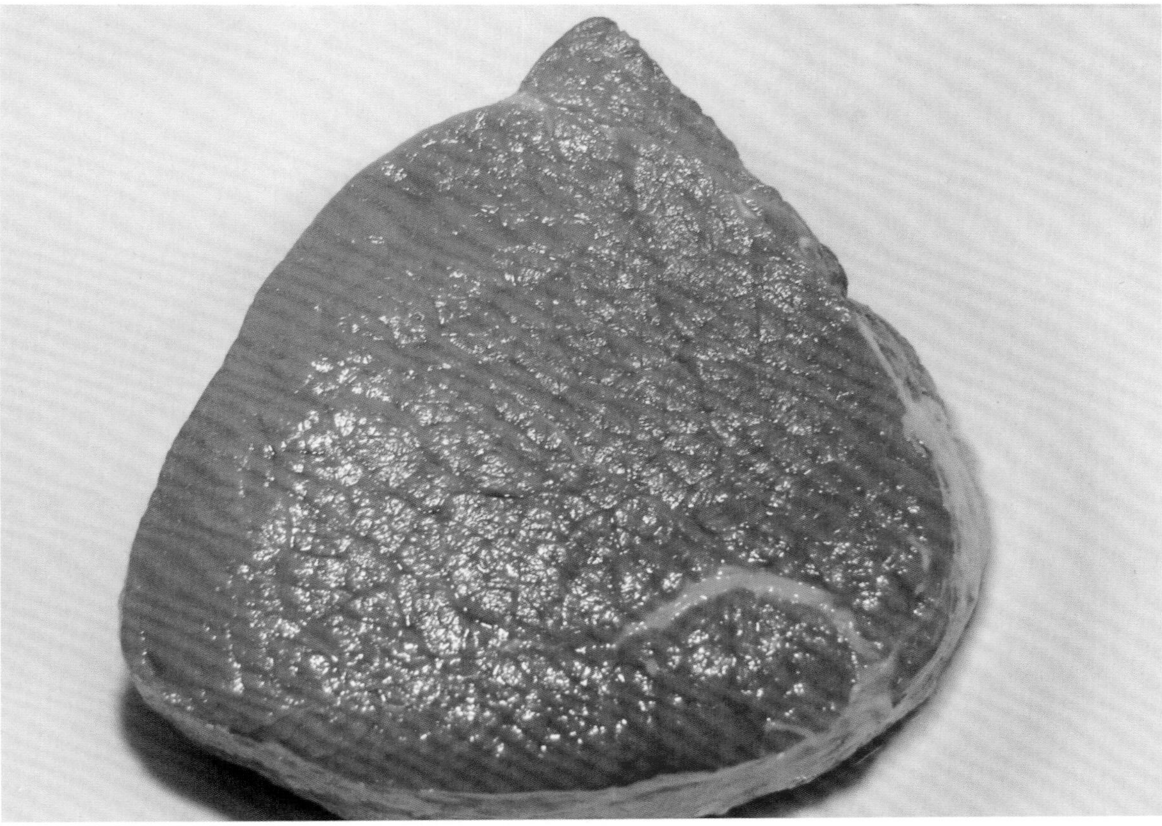
水牛肉

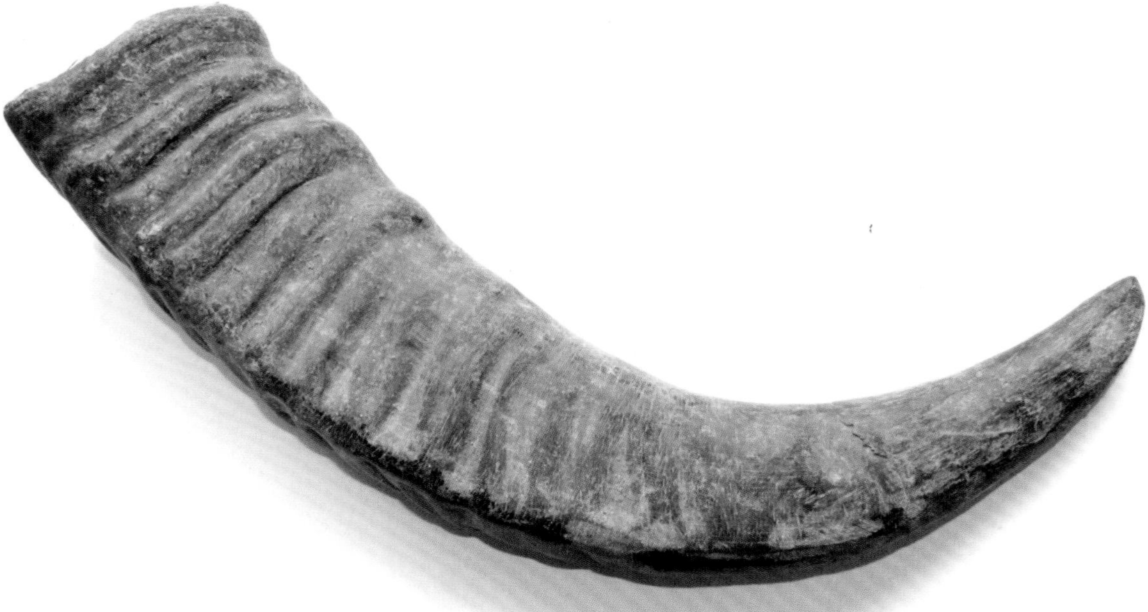
水牛角

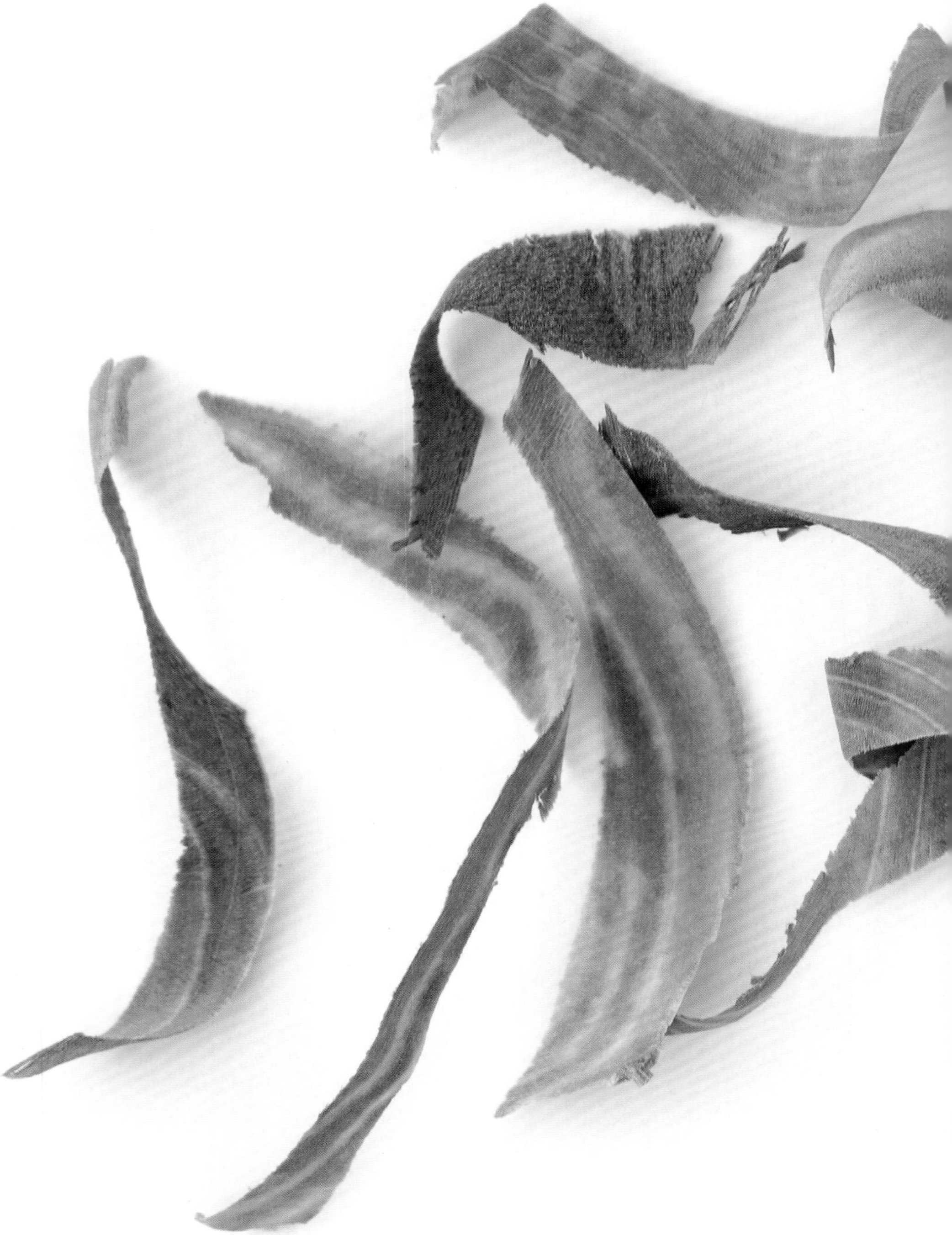

水牛

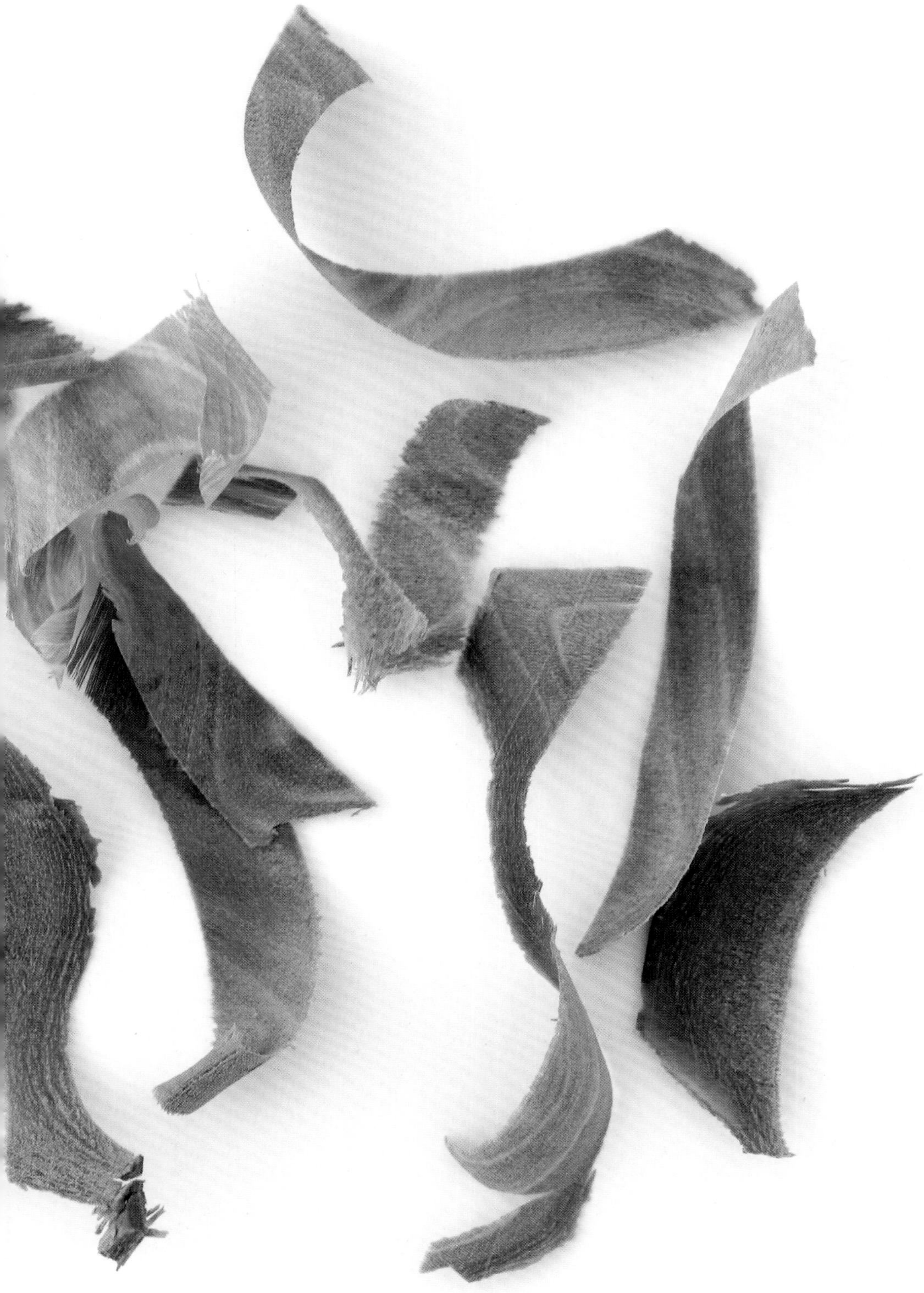

水牛角饮片

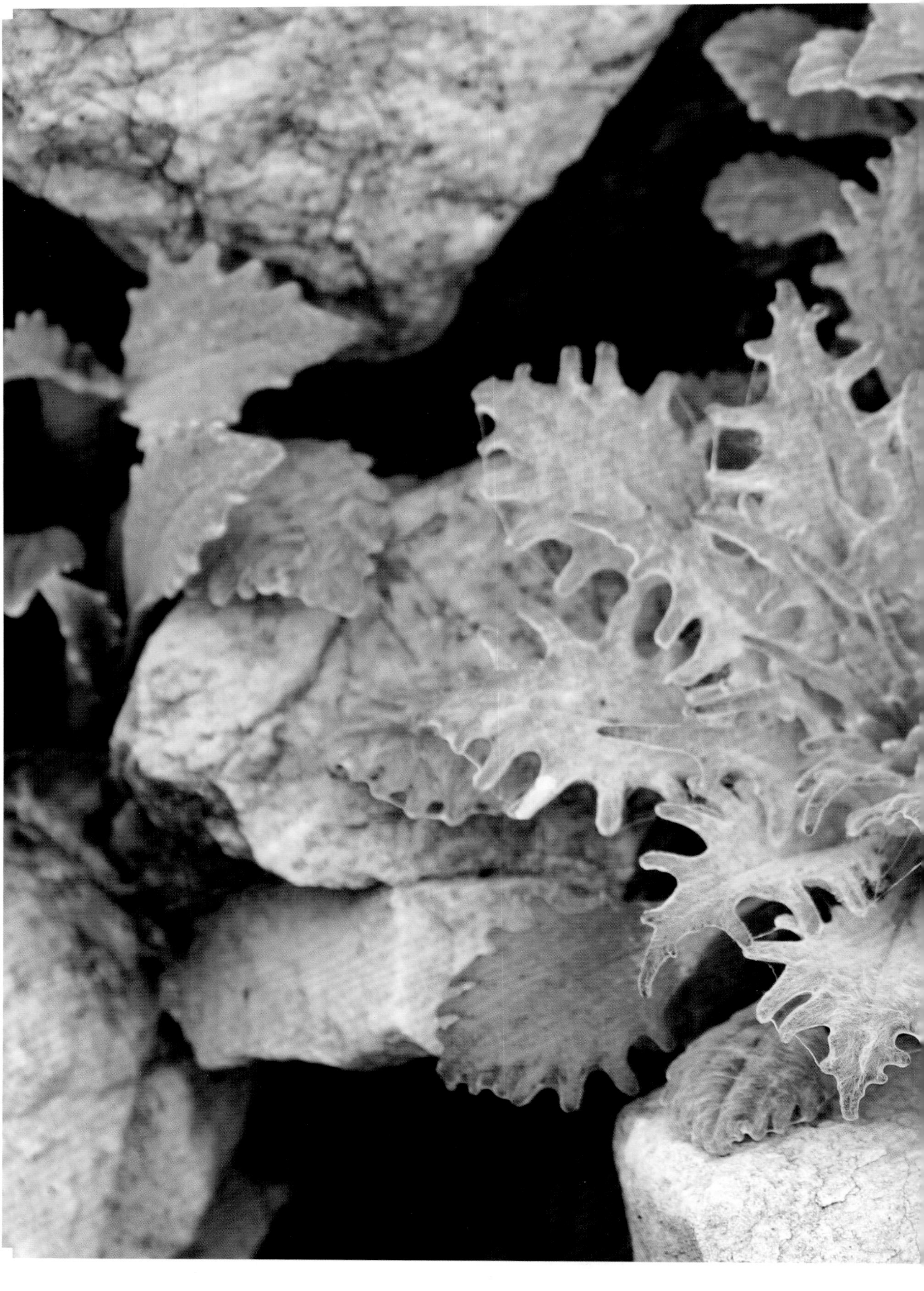

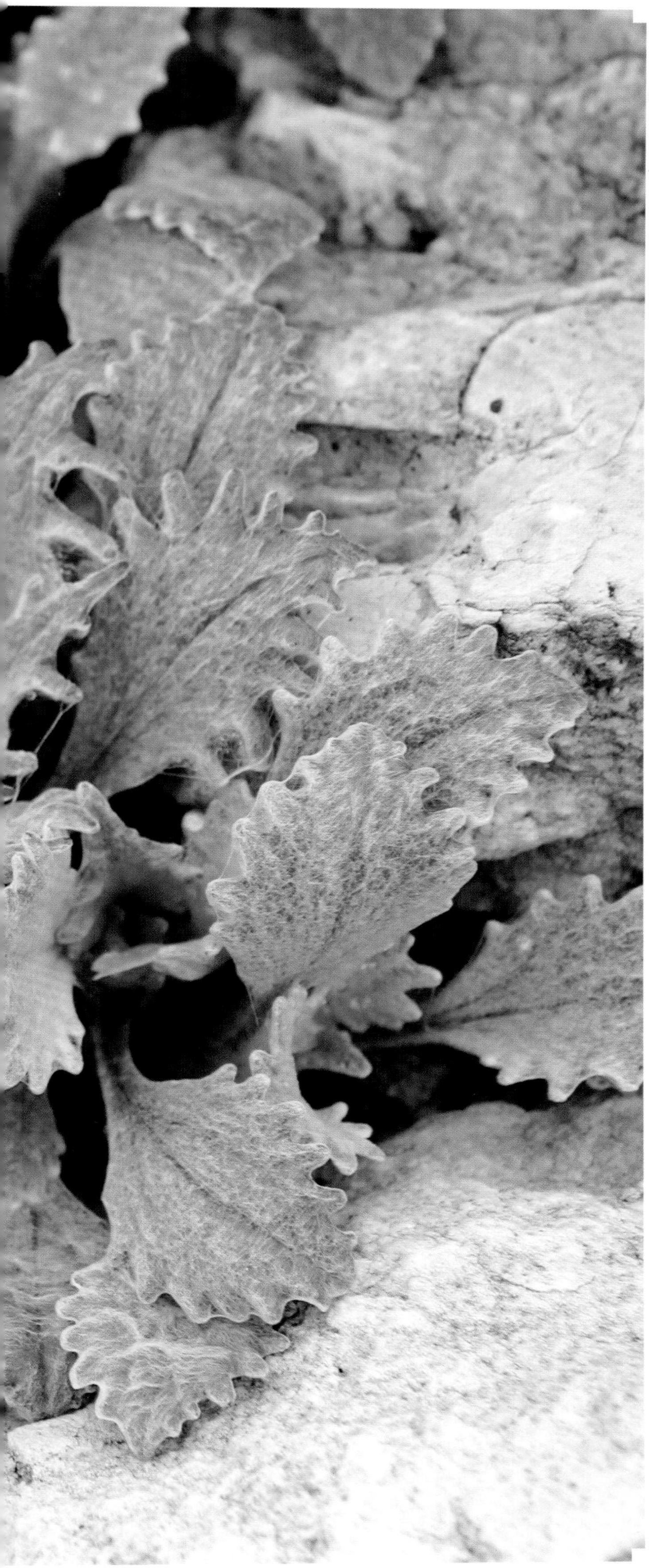

水母雪莲花

【藏药名】西称掐规素巴。

【别　名】蔷敌秦、拉退嘎布、他其嘎布、杰布拉退间。

【来　源】本品为菊科植物水母雪莲花 *Saussurea medusa* Maxim. 的全草。

【性味归经】味苦，消化后味苦，性凉。归肝、肾经。

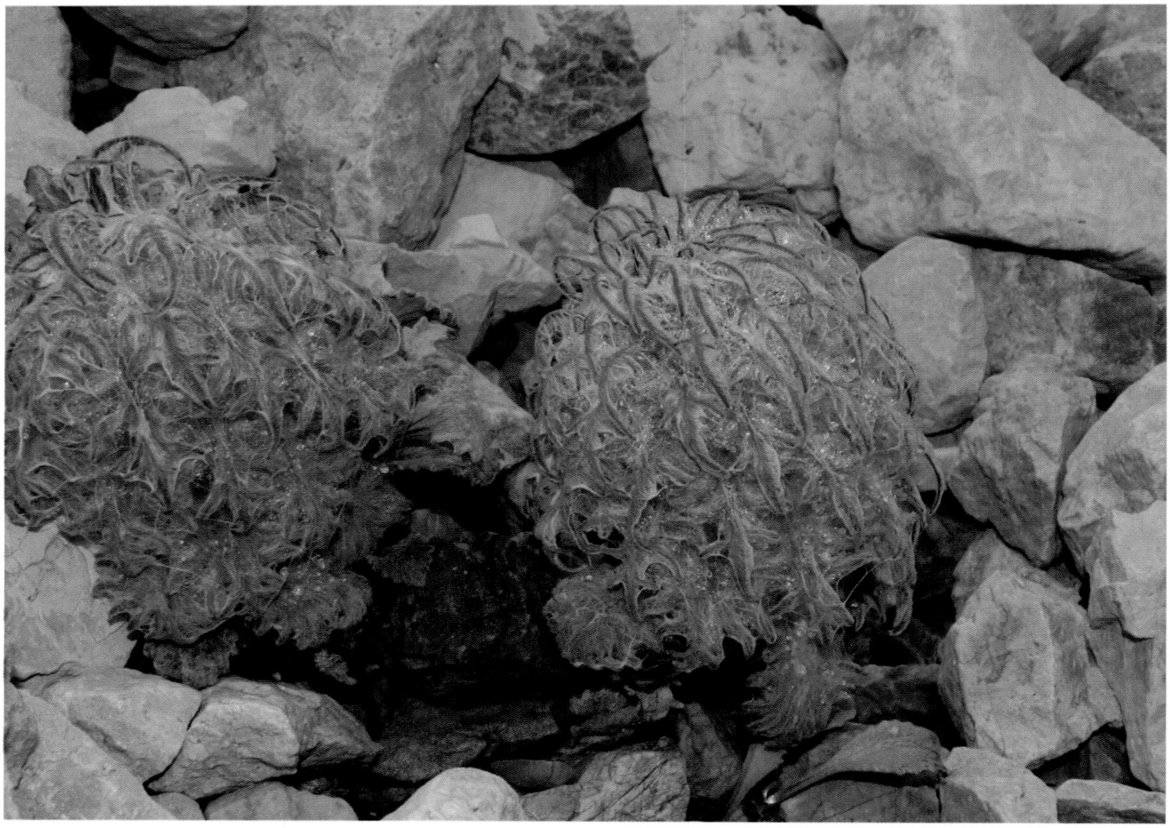

水母雪莲花

识别特征

多年生草本，高 5 ~ 20 cm。全株密被白色绵毛。根肉质，粗壮，茎直立，顶端稍膨大；基部和地下部被褐色枯存叶柄，直径约 1 cm。茎中、下部叶具长柄，叶片圆形或扇形，长宽几相等，长 2 ~ 2.5 cm，茎上部叶菱形或披针形，羽状裂，下反；最上部叶线形。头状花序多数，在茎端密集成半球形，总苞筒状，宽约 5 mm，总苞片多层，膜质，线状长圆形，近等长，先端黑紫色，钝或急尖。小花全部管状，红紫色，花药基部有尾。瘦果线状倒披针形，长约 9 mm，黑褐色，光滑，冠毛白色，2 层，外层短，粗毛状，内层羽毛状，与小花等长或稍长。花、果期 7—9 月。

生境分布

生长于海拔 3900 ~ 5600 m 的高山流石滩。分布于西藏、青海、四川、云南、甘肃等省区。

采收加工

7—9 月采收带根全草，洗净晾干。

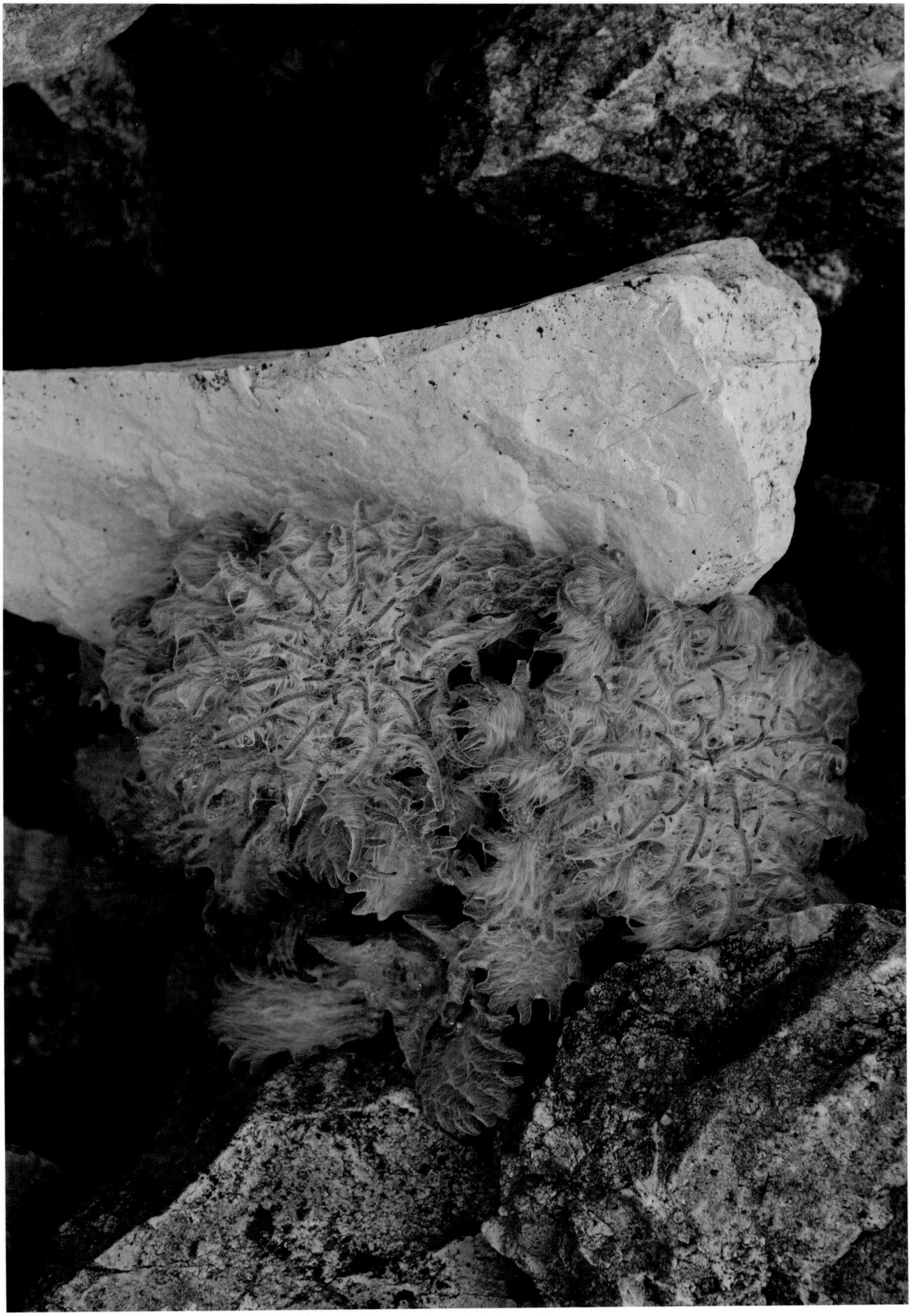

水母雪莲花

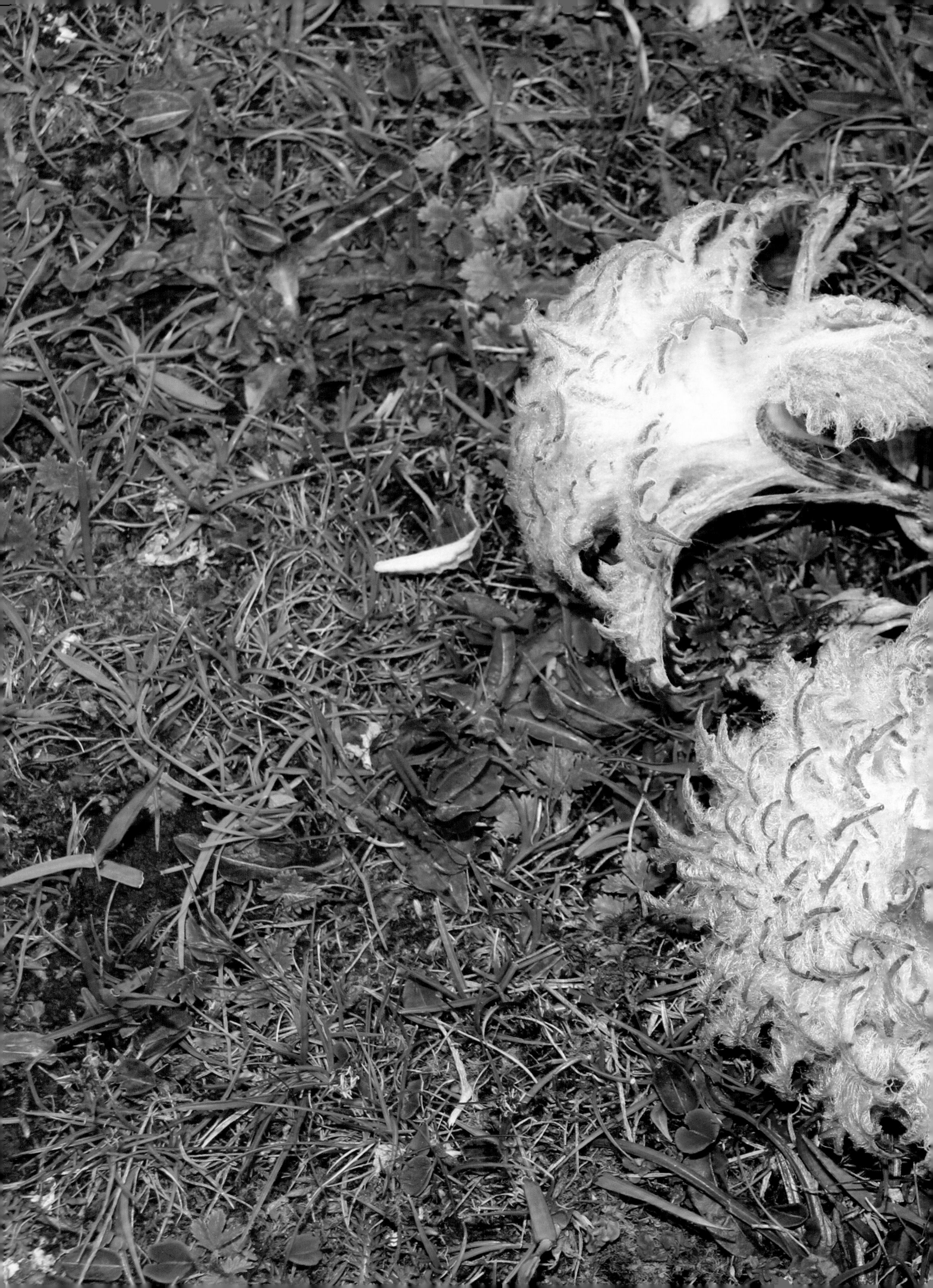

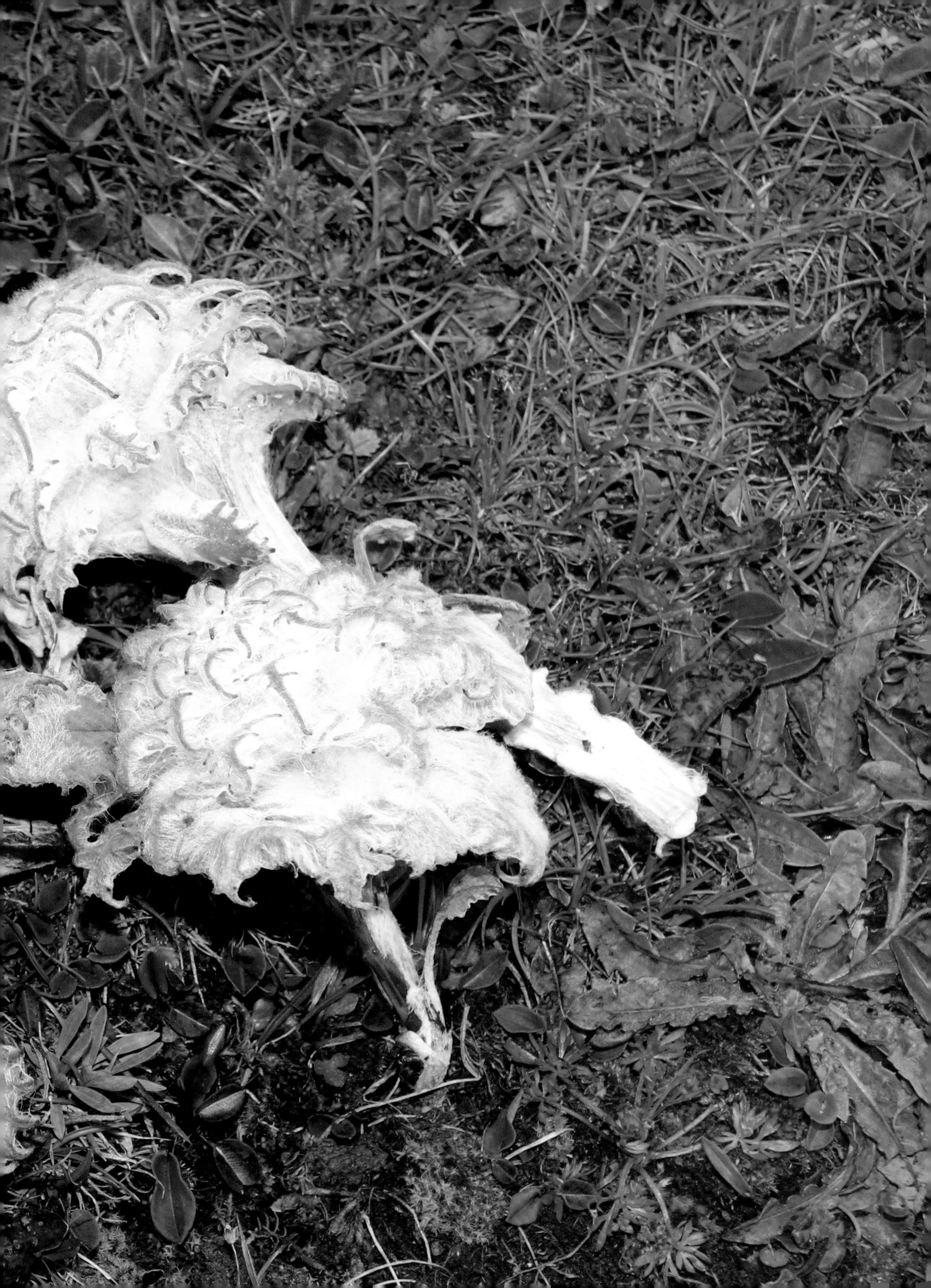

药材鉴别

全草外形似棉球状、圆柱状或圆锥形，表面黄褐色、灰褐色或深灰色，茎长 7 ~ 25 cm，基部有残存的黑色叶基，呈覆瓦状密集排列，膜质，茎中部至顶端的叶片密集，皱缩卷曲，密被白色或黑色茸毛。完整叶片卵圆形、匙形、倒披针形或狭倒卵形，边缘近全缘或齿状，头状花序集生茎顶，呈半圆球形，花冠紫色、白色或红紫色。稀见瘦果，具白色或黑褐色冠毛，密集成毡状，形似灰白色绒球，可见紫红色或紫黑色的花柱栓或柱头长于冠毛外，组成紫灰相间的斑点，气淡，味微苦，涩。

功效主治

清热解毒，消肿止痛。主治头部创伤，炭疽，热病痛症，风湿病，黄水病，脑卒中。

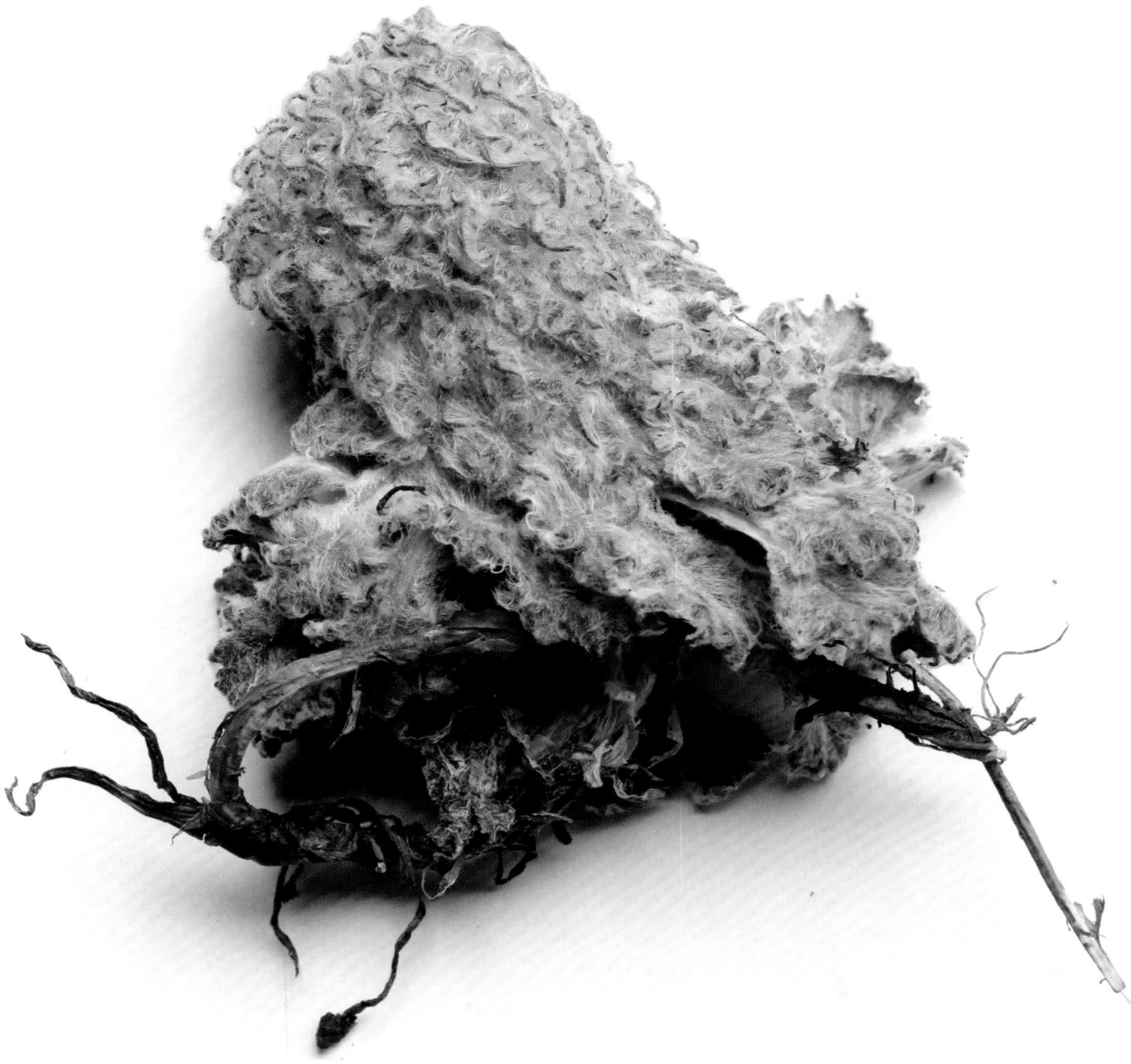

水母雪莲花

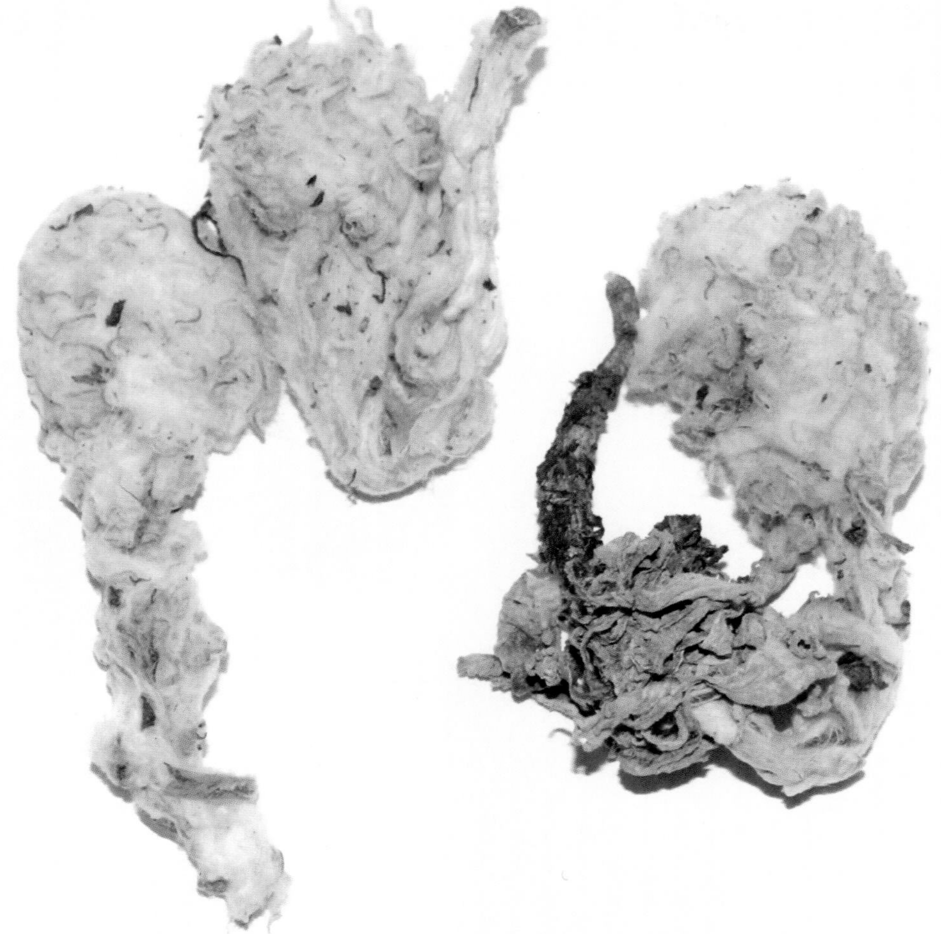

水母雪莲花

用法用量

内服：煎汤，2 ~ 4 g；或入丸、散。外用：适量，研末撒或调敷。

民族药方

1．头部、四肢及体腔创伤 水母雪莲花、刺柏、帕路、大籽蒿各 250 g，车前草、吉秀、车前状垂头菊、扎阿哇、杜鹃花各 100 g，轮叶棘豆、佛手参各 50 g。以上 11 味研成细粉，混匀，制散，或丸，每日服 2.5 g。或以上药研碎成粗粉，煎煮药浴。

2．肌肉腐烂的恶疮及炭疽 八味雪莲花丸：水母雪莲花 30 g，硫黄（去毒）20 g，银朱（去毒）10 g，银粉、轮叶棘豆各 15 g，白花木通、虎掌草种子各 17.5 g。以上 7 味研成细粉，过筛，混匀，制水泛丸，内服，每次 2.5 g，每日 2 次。

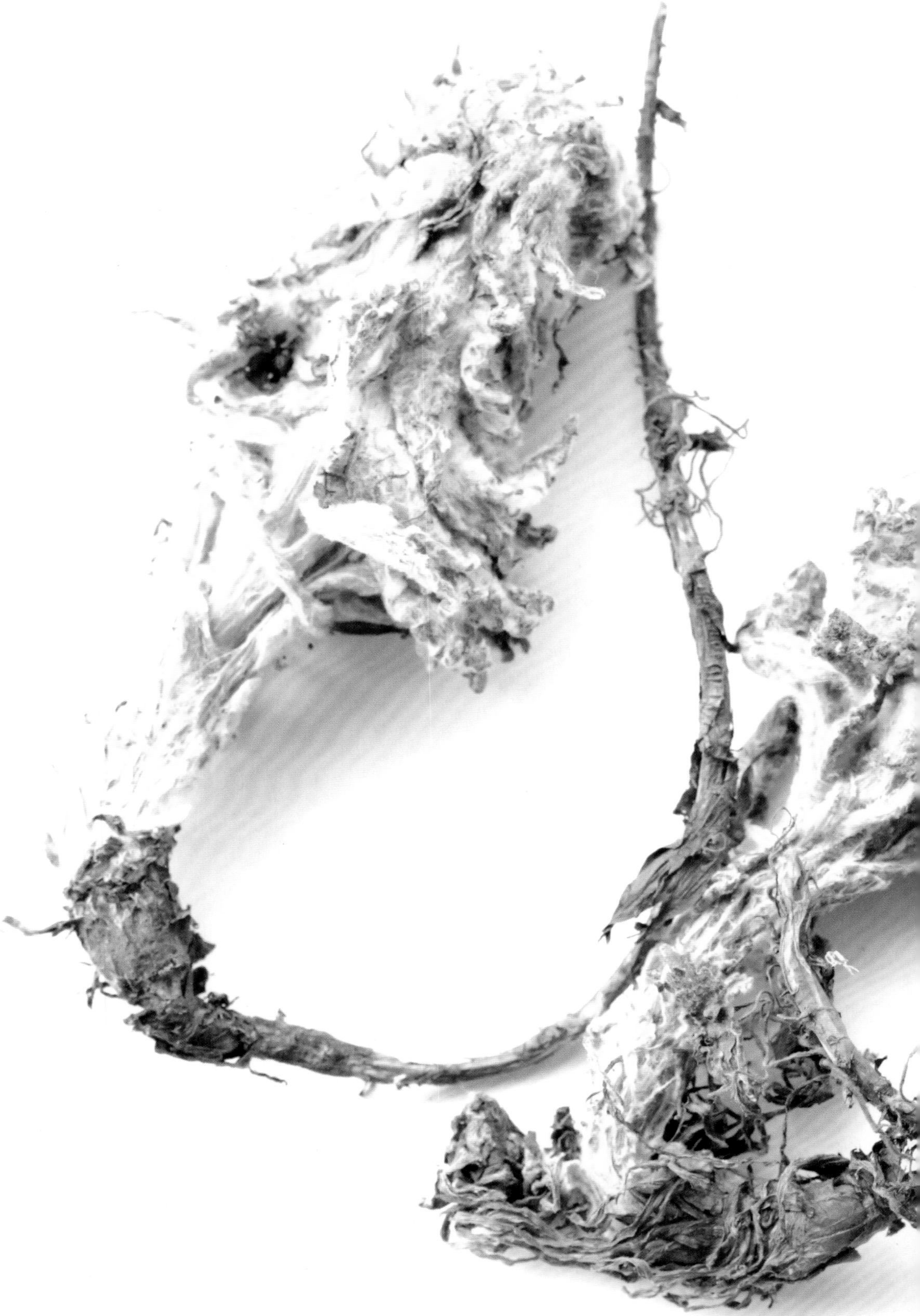

水母雪莲花

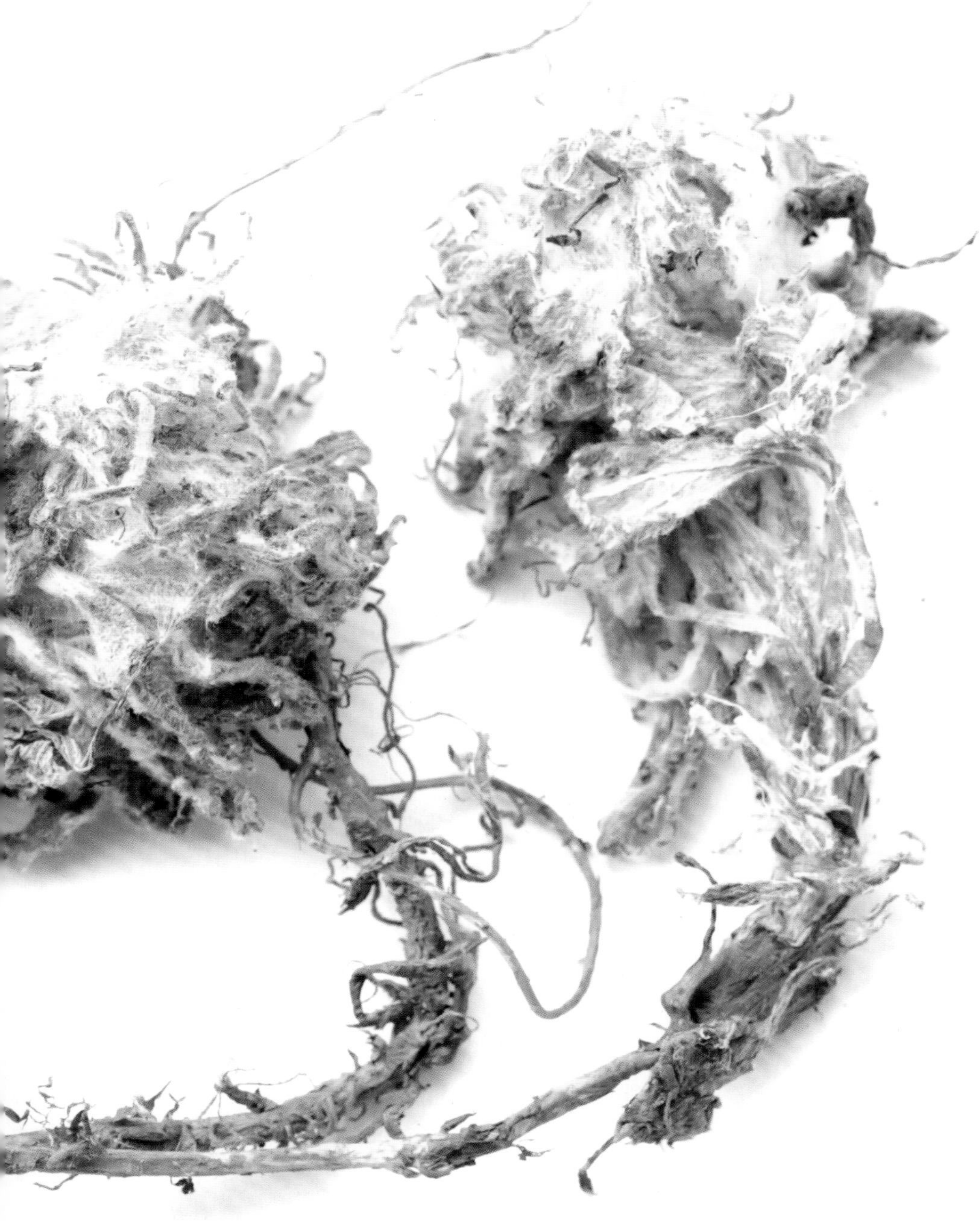

水母雪莲花药材

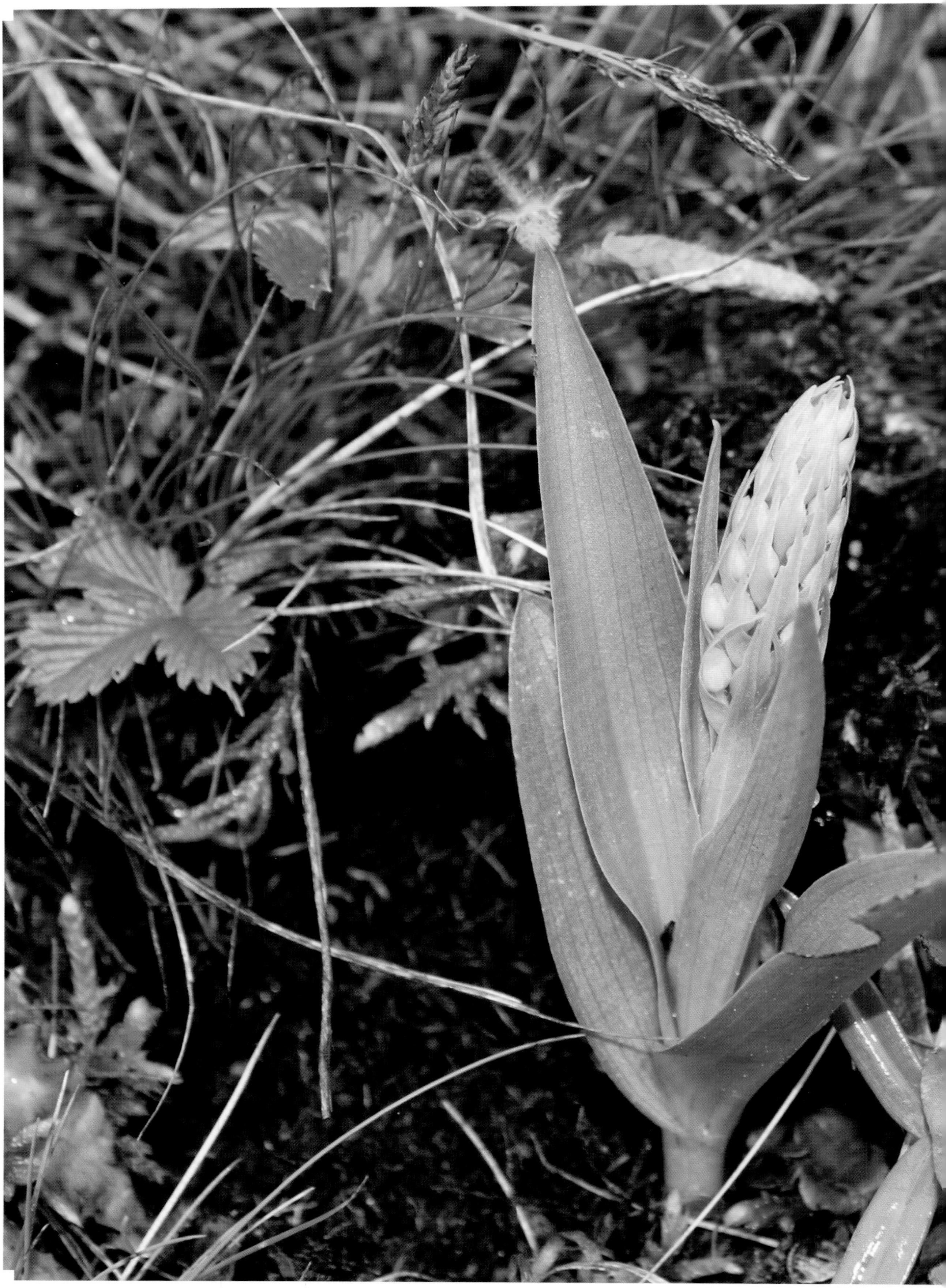

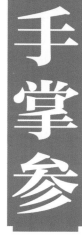

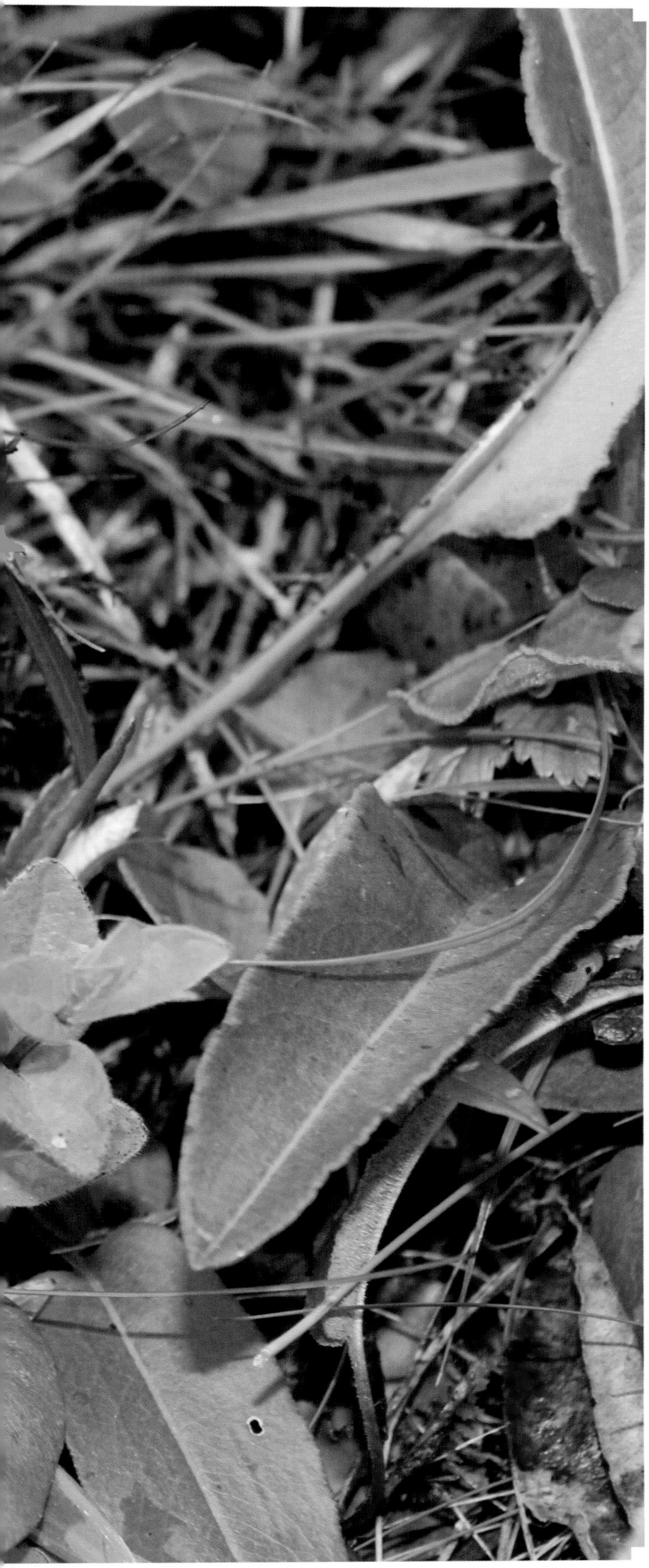

手掌参

【藏药名】忘保拉巴。

【别　名】加金、多布吉、陆尔堆孜、昂扎巴柰、昂扎嘎热。

【来　源】本品为兰科植物手参 *Gymnadenia conopsea*（L.）R. Br. 的块茎。

【性味归经】味甘、微苦，性温。归肺、脾、胃经。

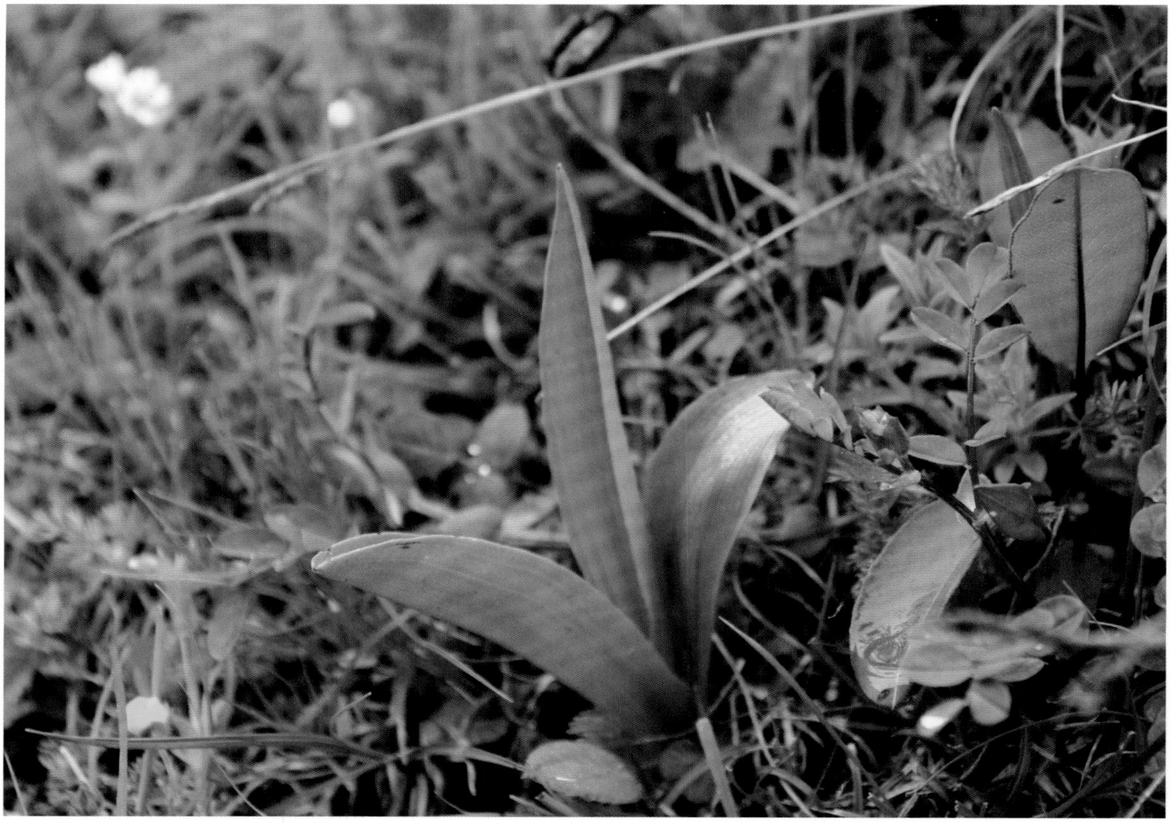

手参

识别特征

多年生草本，高 20 ~ 40 cm。块茎肉质，掌状分裂；茎直立。叶线状舌形或披针形，3 ~ 5 枚，着生于茎的中部以下，长 8 ~ 10 cm，斜上伸，先端稍外倾，钝或急尖。花序顶生，由多数密集的小花组成穗状，轮廓呈圆柱形；苞片披针形，长渐尖，等于或稍长于花。花粉红色，稀白色；中萼片卵状长圆形或长圆形，先端钝或略呈兜状，长 5 ~ 8 cm，侧萼片斜卵形，边缘外卷，稍长于中萼片；花瓣卵状三角形，与中萼片近等长，先端钝，全缘或有稀疏细锯齿；唇瓣阔倒卵形，长达 1 cm，先端 3 裂，中裂片稍大，长线形，细瘦，长过子房，内弯。花期 6—7 月，果期 7—8 月。

生境分布

生长于海拔 1300 ~ 3600 m 的山坡林下或草地上。分布于西藏东部、青海东部、四川西部。

采收加工

8—9 月采挖，去茎叶及须根，洗净，放入锅内加 2 倍的水煮至水完全渗入药中时，变为温性；药材上再加 4 倍的山羊奶，煮至奶完全渗入药中，可增强功效。

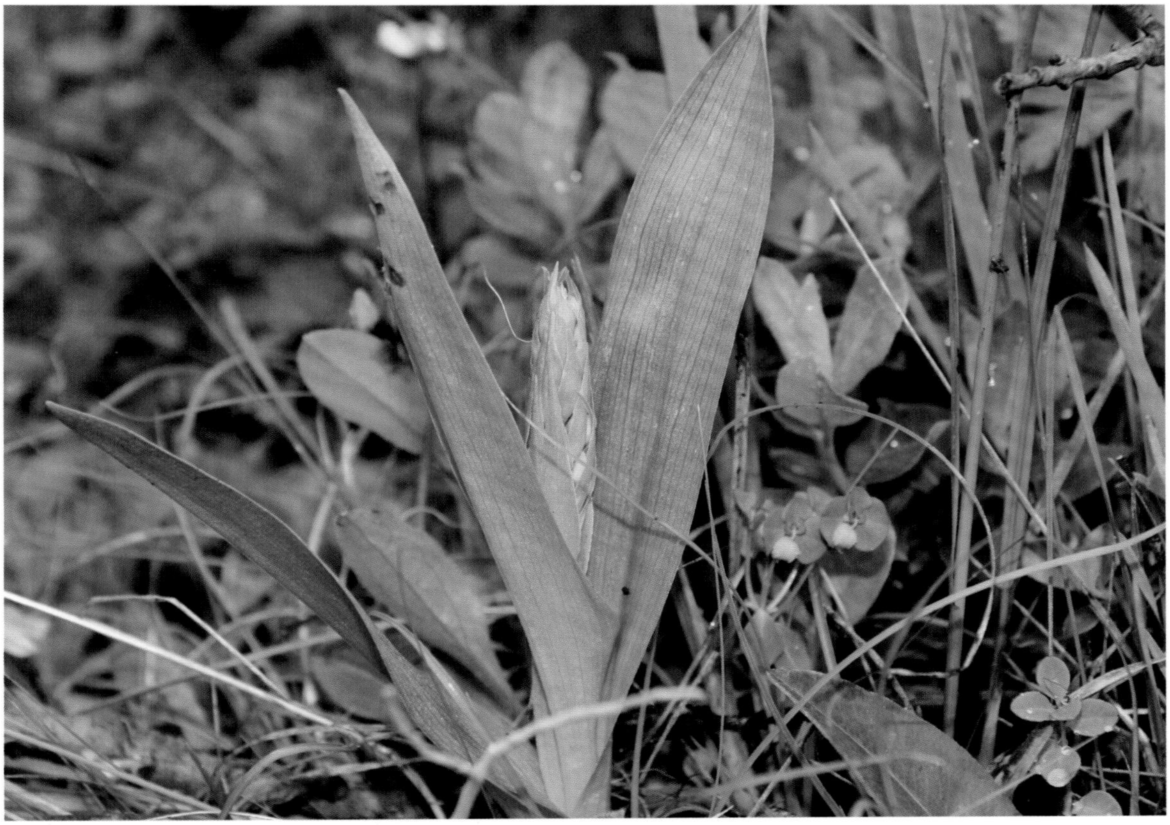

手参

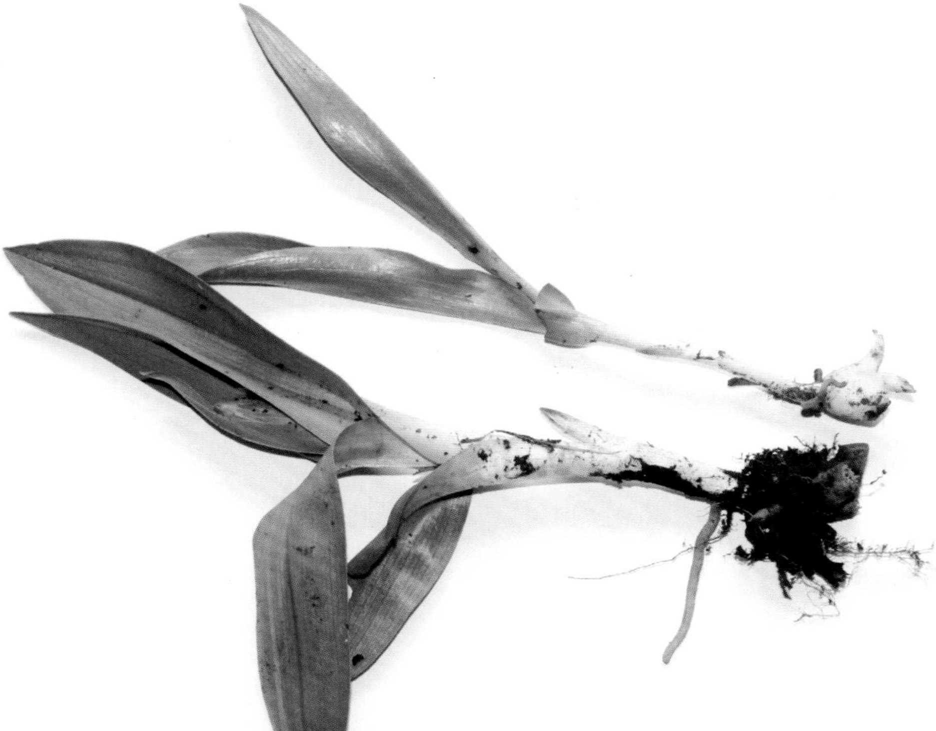

手参

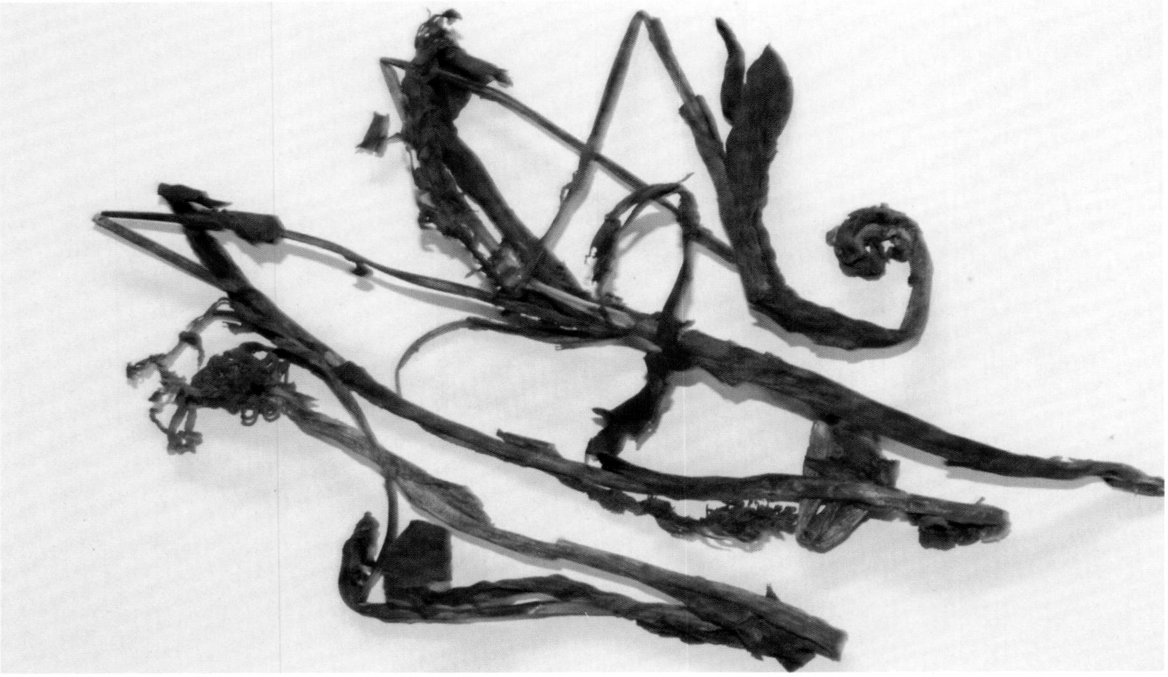

手掌参药材

药材鉴别

块茎略呈手掌状，长 1.0 ~ 4.5 cm，直径 1 ~ 3 cm。表面浅黄色、褐色，有细皱纹，顶部有茎残基痕，其周围有点状根痕，下部有 3 ~ 12 指状分枝，分枝长 0.3 ~ 2.5 cm，直径 2 ~ 8 mm。质坚硬，不易折断，断面黄白色，角质样。无臭，味淡，嚼之发黏。

功效主治

补肾益虚，补肺理气，生精润肺。主治久病体虚，肺病，中毒等。

用法用量

内服：研末，3 g；或入丸剂。

民族药方

1. 体虚多病，面色苍白，阳痿 手掌参、牛奶膏、加基羔玛尔肉各 15 g，公鸡肉、雪雨肉、绵羊睾各 10 g，诃子、天冬、白芝麻、茅膏菜、寒水石各 5 g。以上 11 味研成细粉，用牛奶制丸，每次 3 g，每日 1 次（黎明）。

2. 阳痿少精，贫血，睡眠困难，皮肤粗糙，身体虚弱 六味蜂蜜散：手掌参、天麻、茅膏菜、螃蟹甲、小叶杜鹃各 30 g，蜂蜜 40 g。以上 6 味粉碎成细粉，过筛，混匀，制散内服，每次 3 g，每日 2 次。

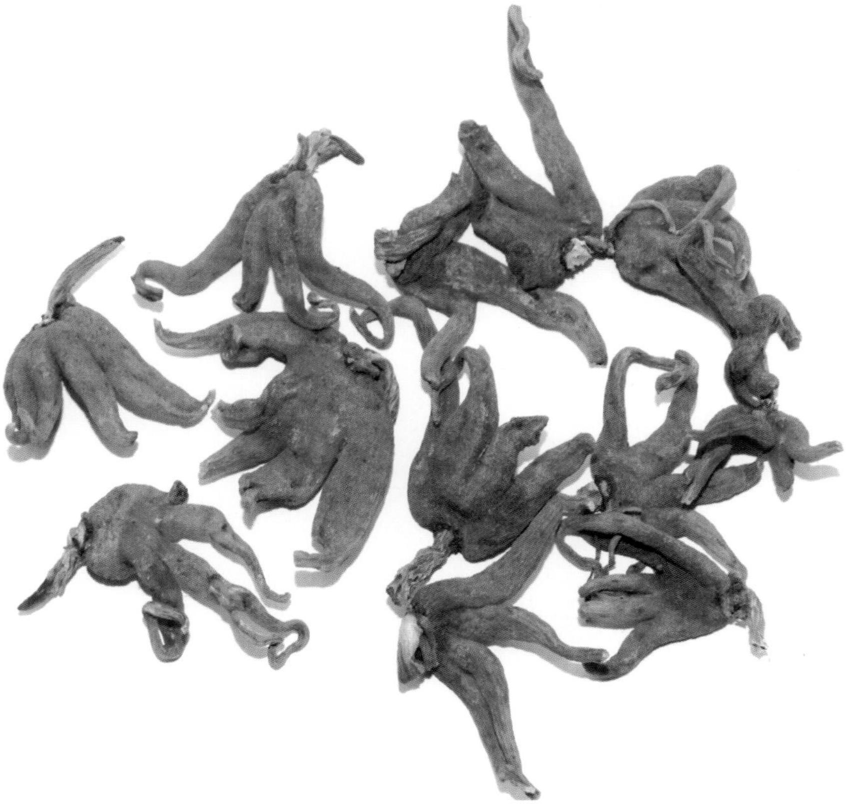

手掌参药材

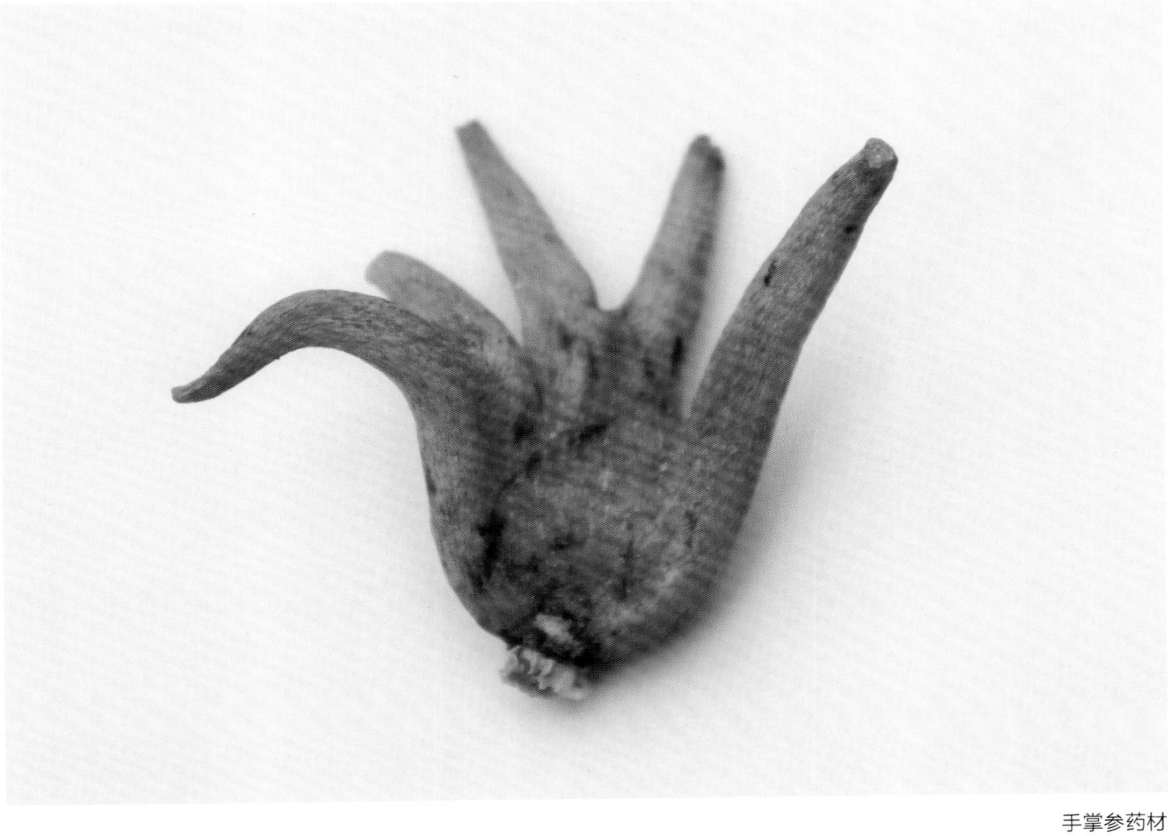

手掌参药材

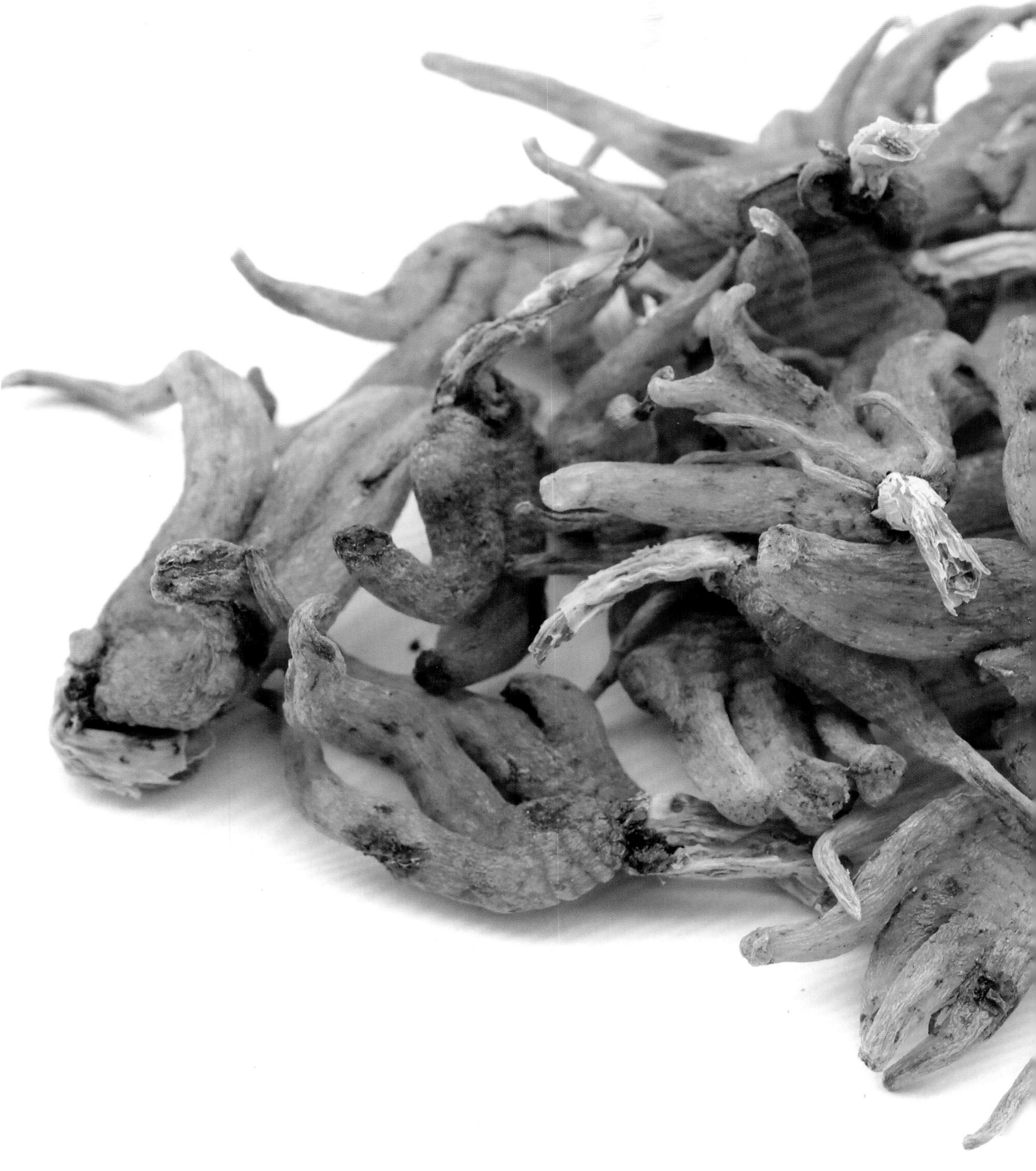

手掌参

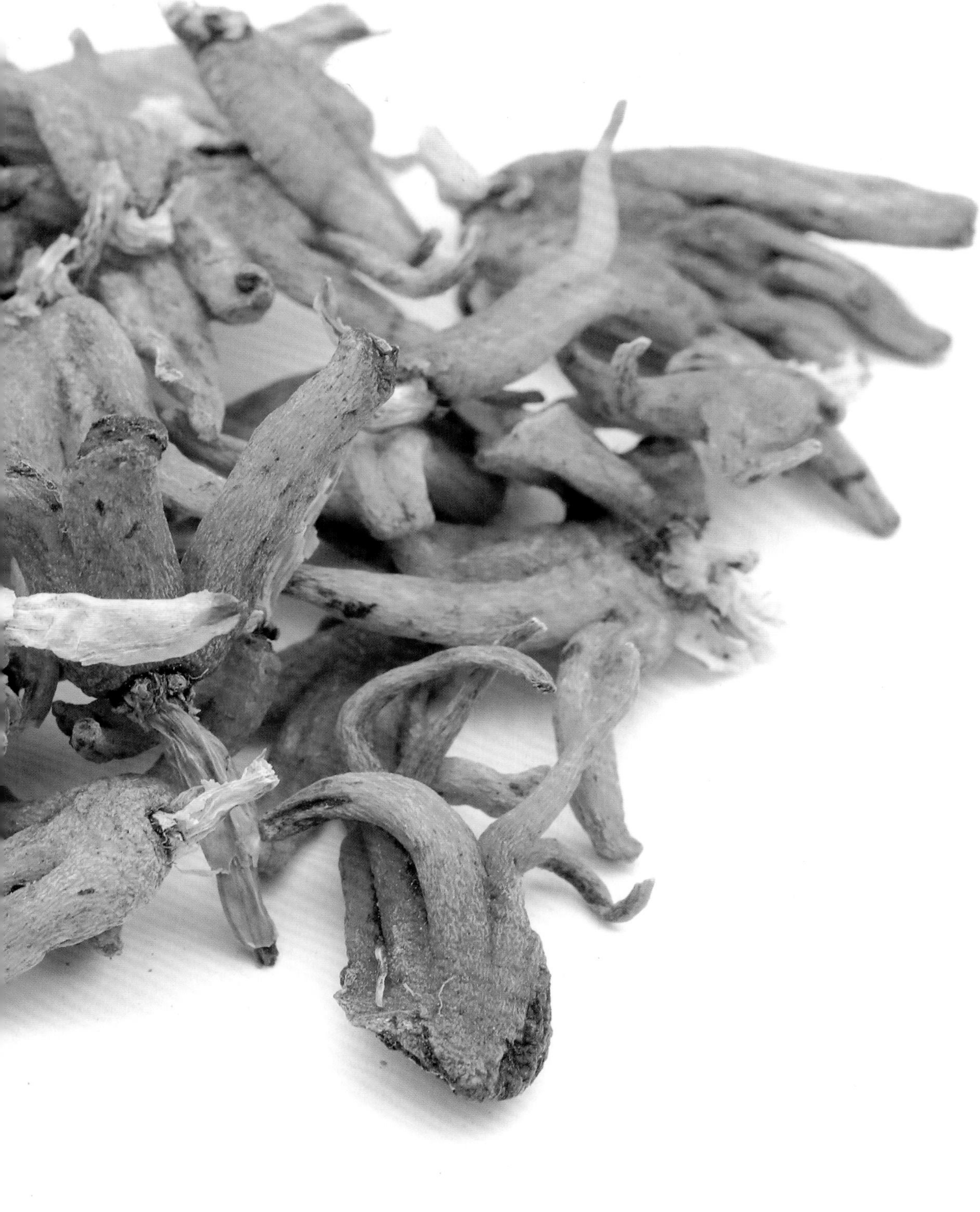

手掌参饮片

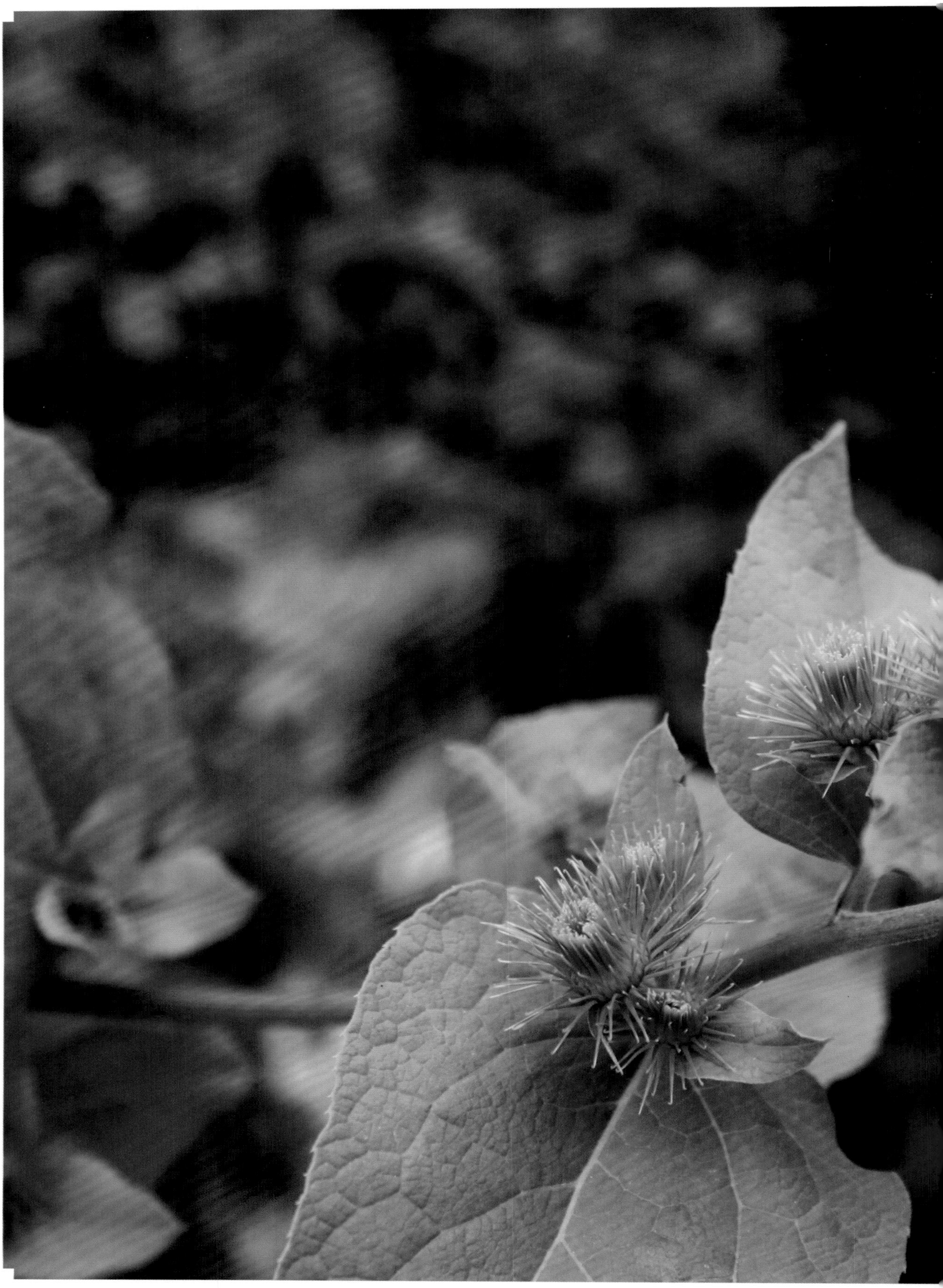

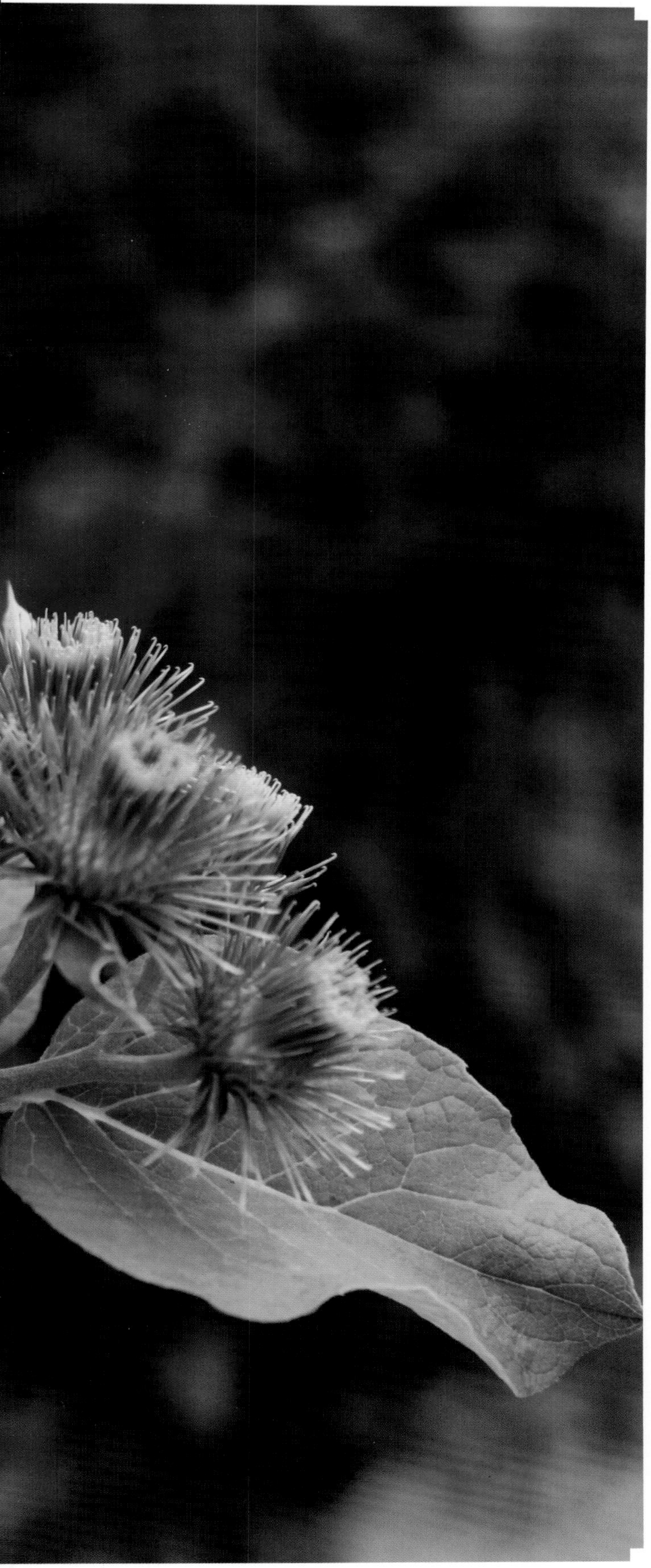

牛蒡子

【藏药名】齐嵩。

【别　名】恶实、荔实、牛蒡、大力子、齐增巴、贝瓦杂阿。

【来　源】本品为菊科植物牛蒡 *Arctium lappa* L. 的成熟果实。

【性味归经】味苦，性冷。归热经。

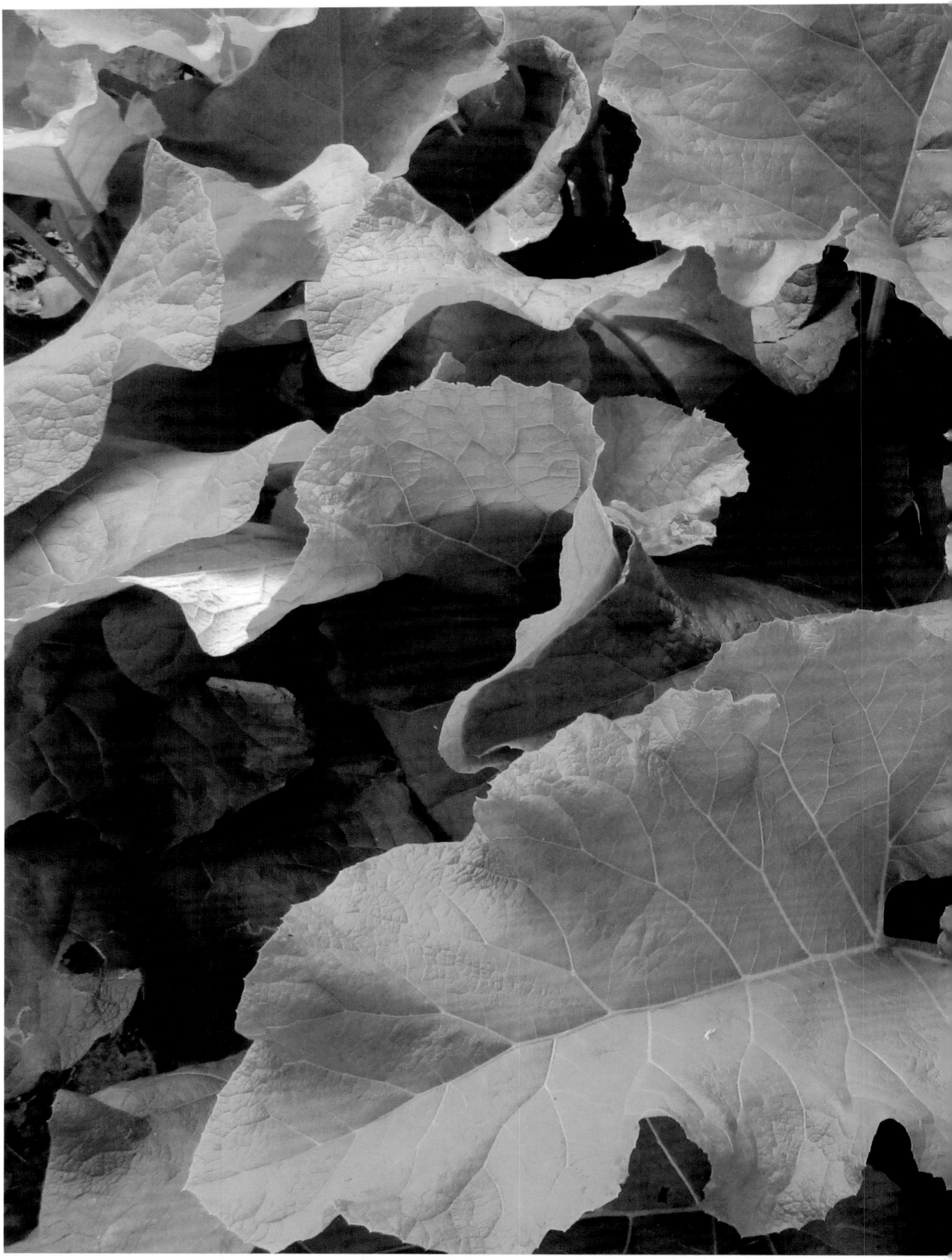

牛蒡子

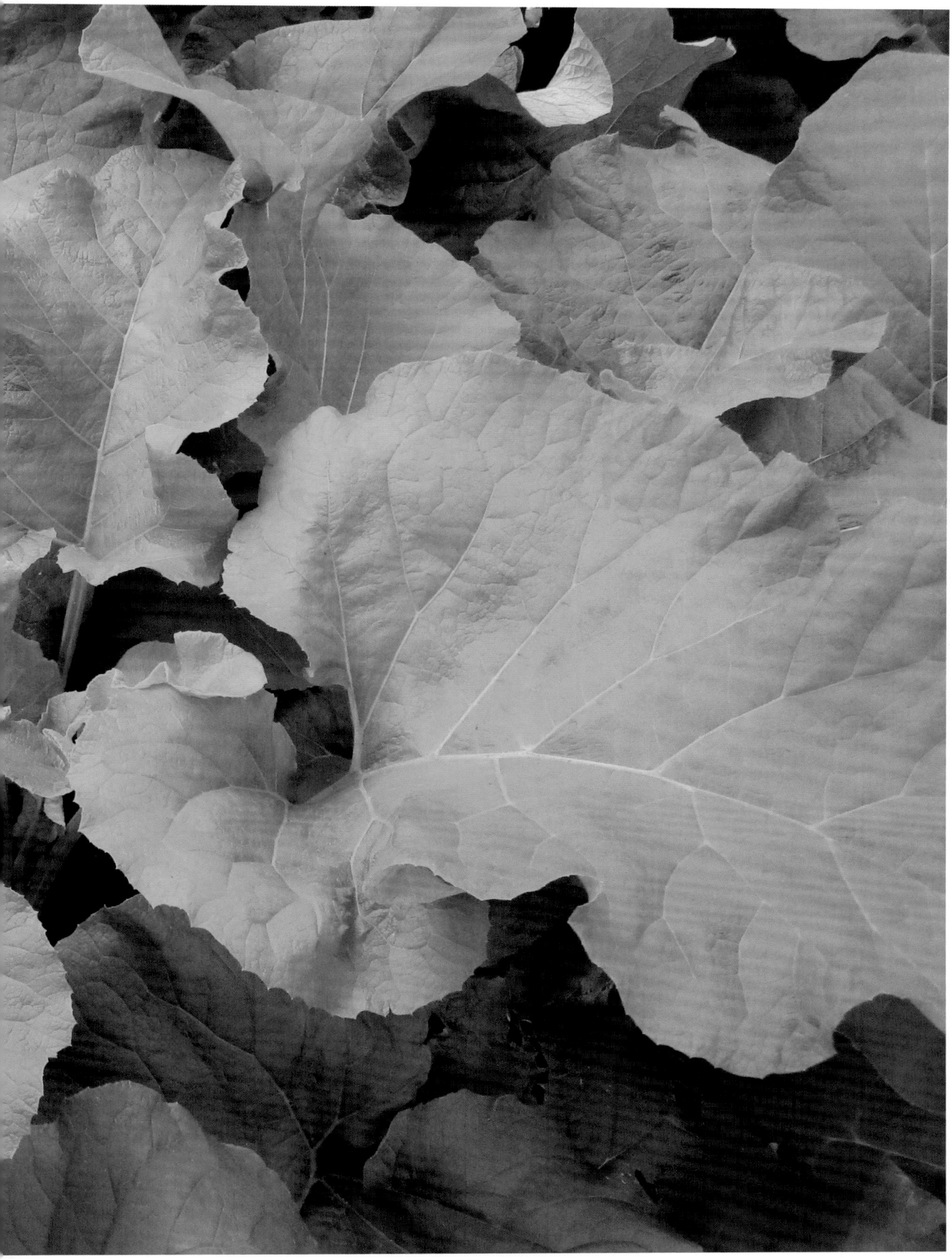

牛蒡

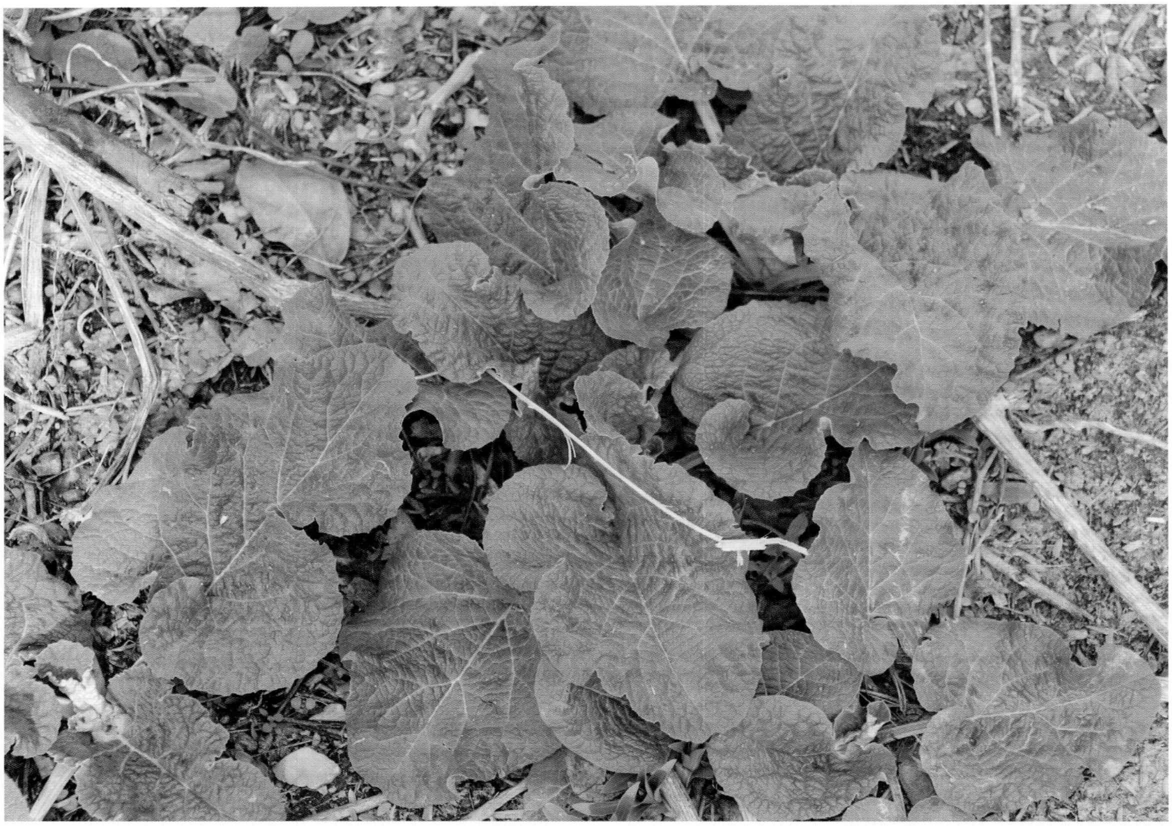

牛蒡

识别特征

二年生草本植物，高 1 ~ 2 m，根肉质，圆锥形。茎直立粗壮，上部多分枝，带紫褐色，有微毛和纵条棱。基生叶丛生，茎生叶互生，叶片长卵形或广卵形，长 40 ~ 50 cm，宽 30 ~ 40 cm，上面绿色或暗绿色，无毛，下面密被灰白色茸毛，全缘或有细锯齿，具刺尖，基部常为心形。头状花序簇生于茎顶或排列成伞房状，直径 2 ~ 4 cm，花序梗长 3 ~ 7 cm，有柄；总苞球形，苞片多数披针形，先端钩曲；花小，淡紫色，均为管状花，两性，顶端 5 齿裂，聚药雄蕊 5，与花冠裂片互生；瘦果椭圆形或倒卵形，灰黑色。花期 6—8 月，果期 7—9 月。

生境分布

多生长于山野路旁、沟边、荒地、山坡向阳草地、林边和村镇附近。常栽培。分布于我国东北及西南地区。

采收加工

播种后的第二年 7—8 月，当总苞呈枯黄色时，即可采收果实，除去杂质，晒干。

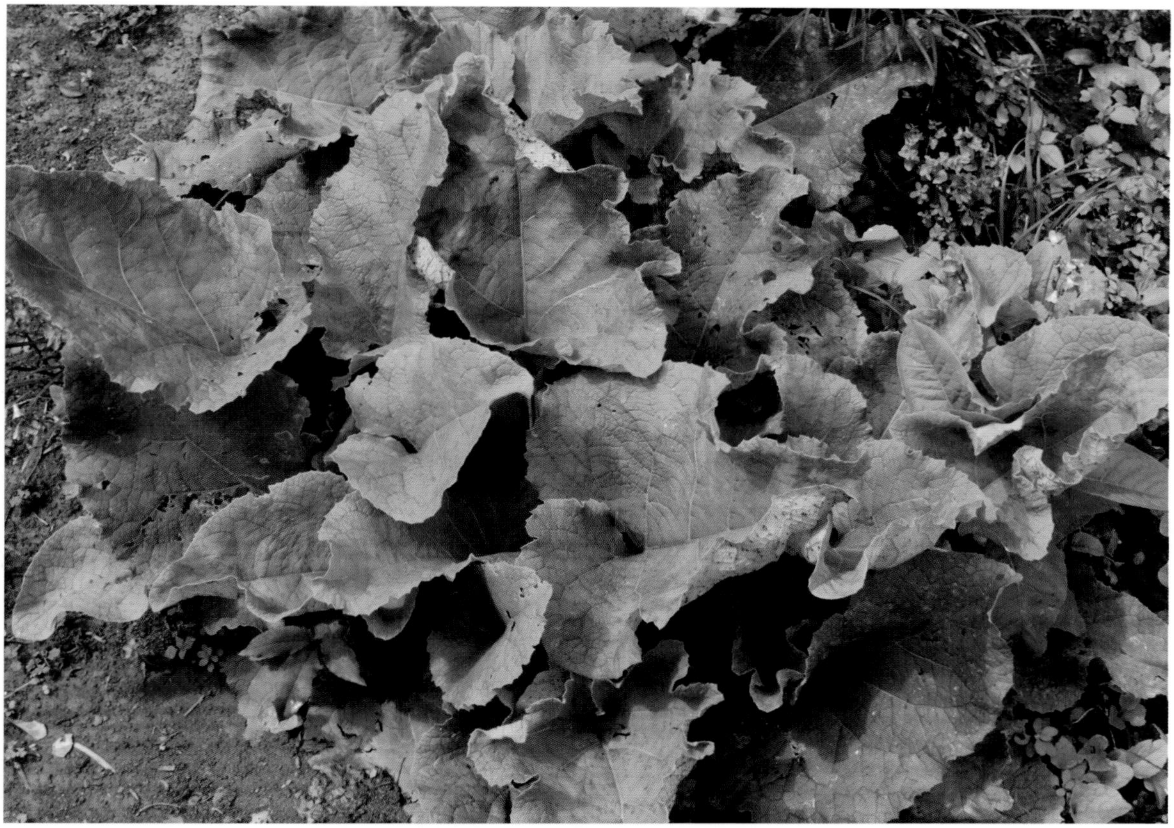

牛蒡

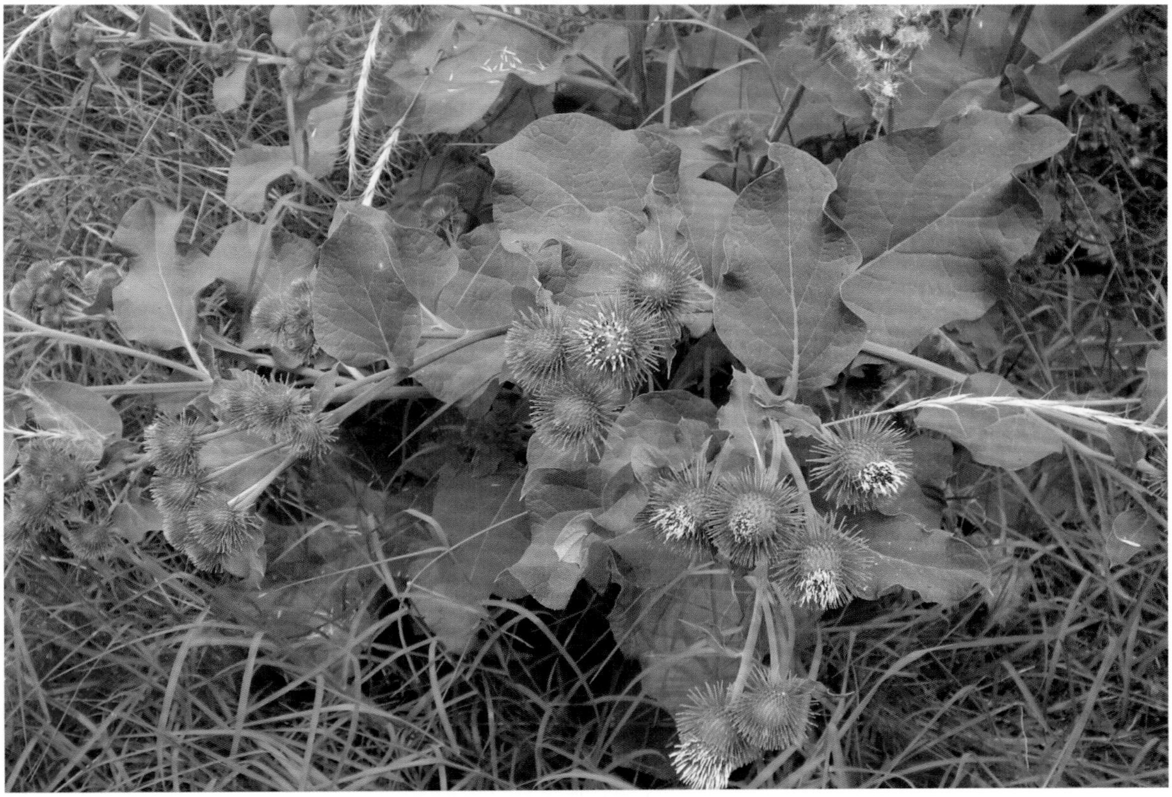

牛蒡

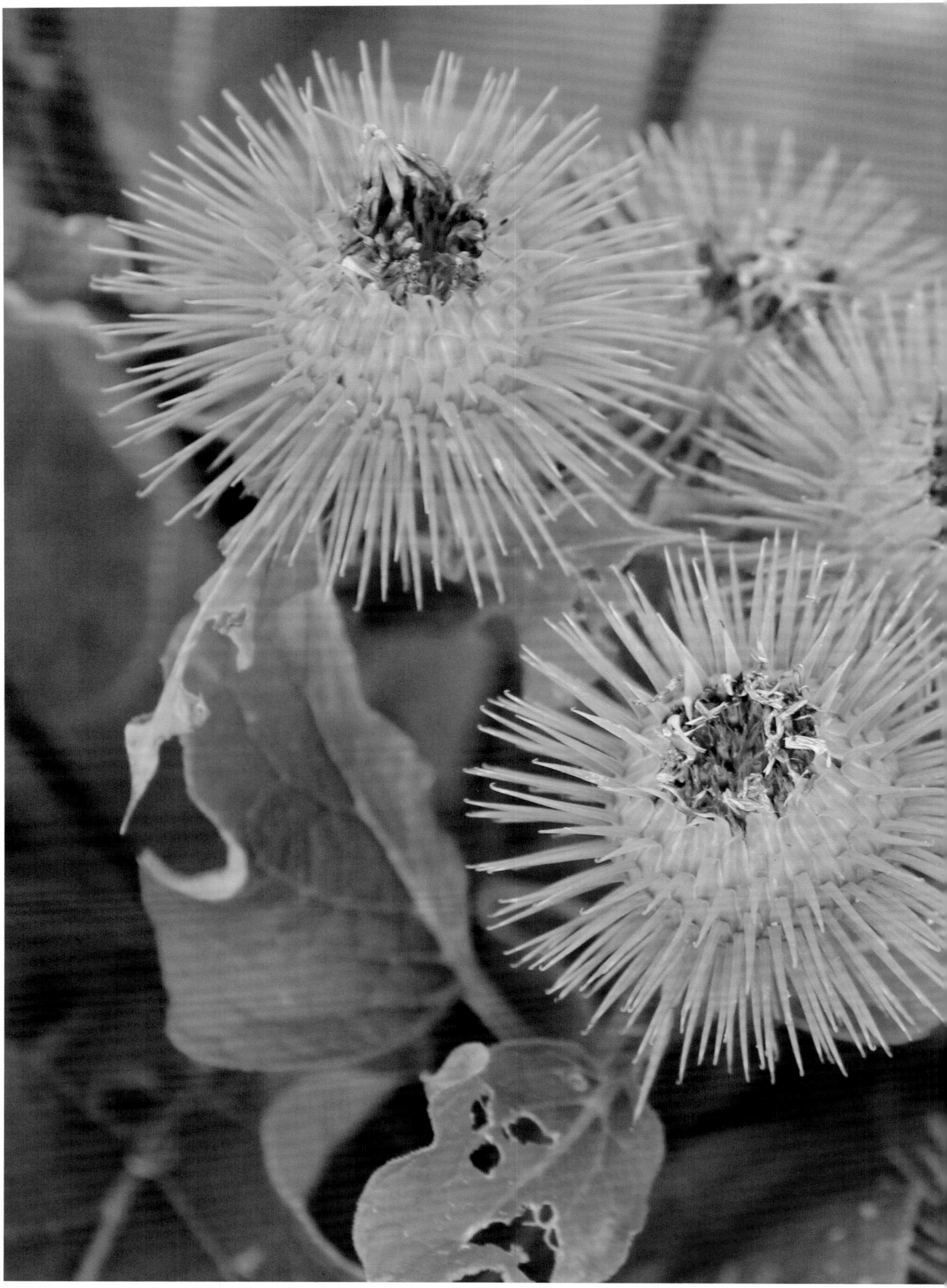

牛蒡子

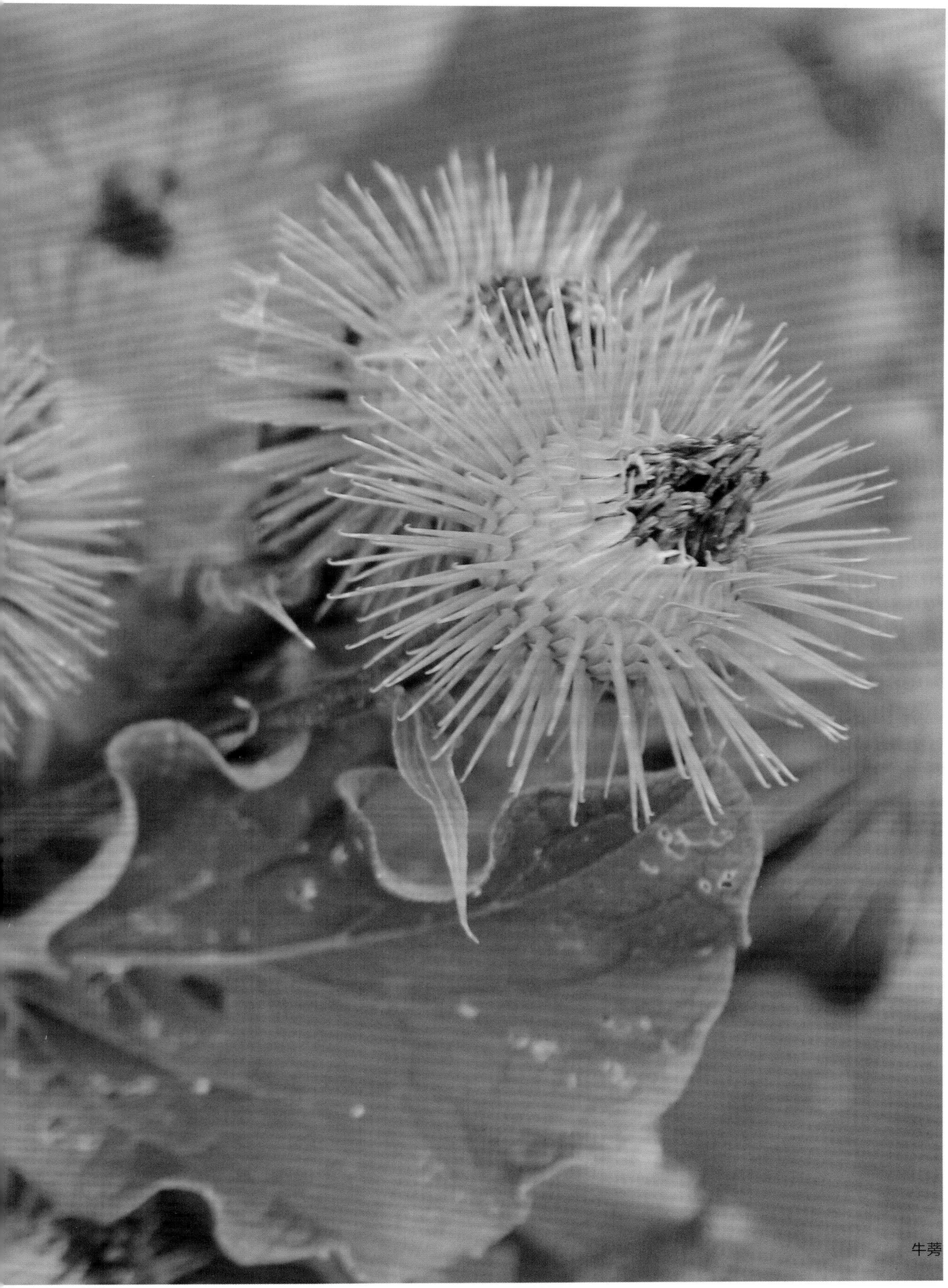

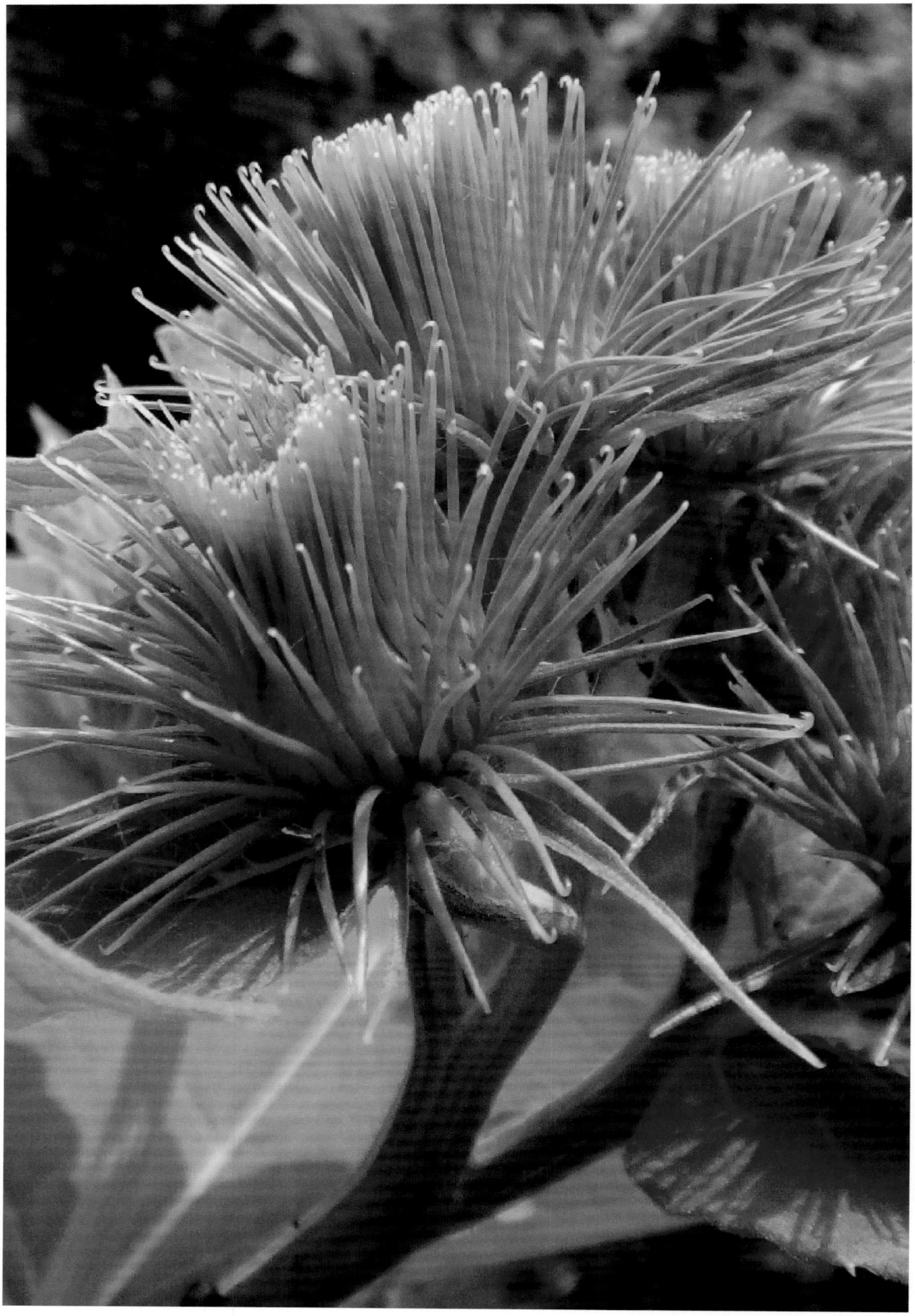

牛蒡

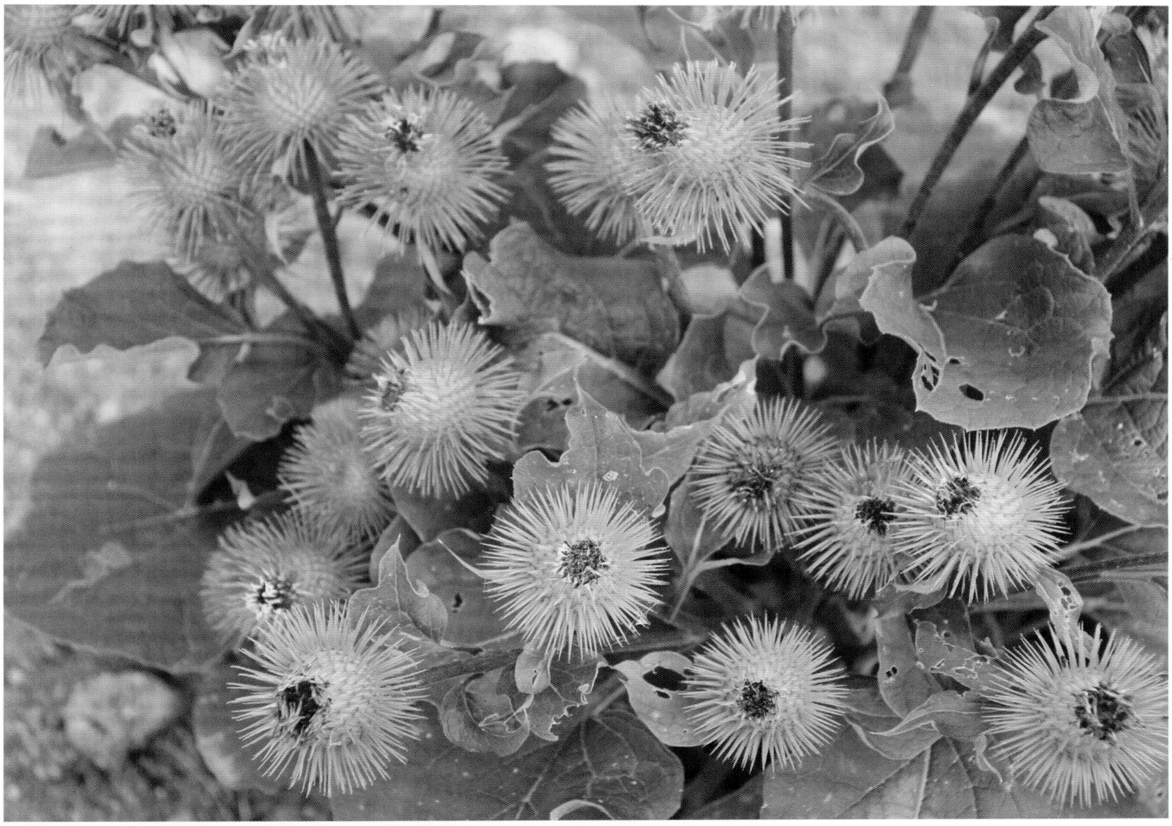

牛蒡

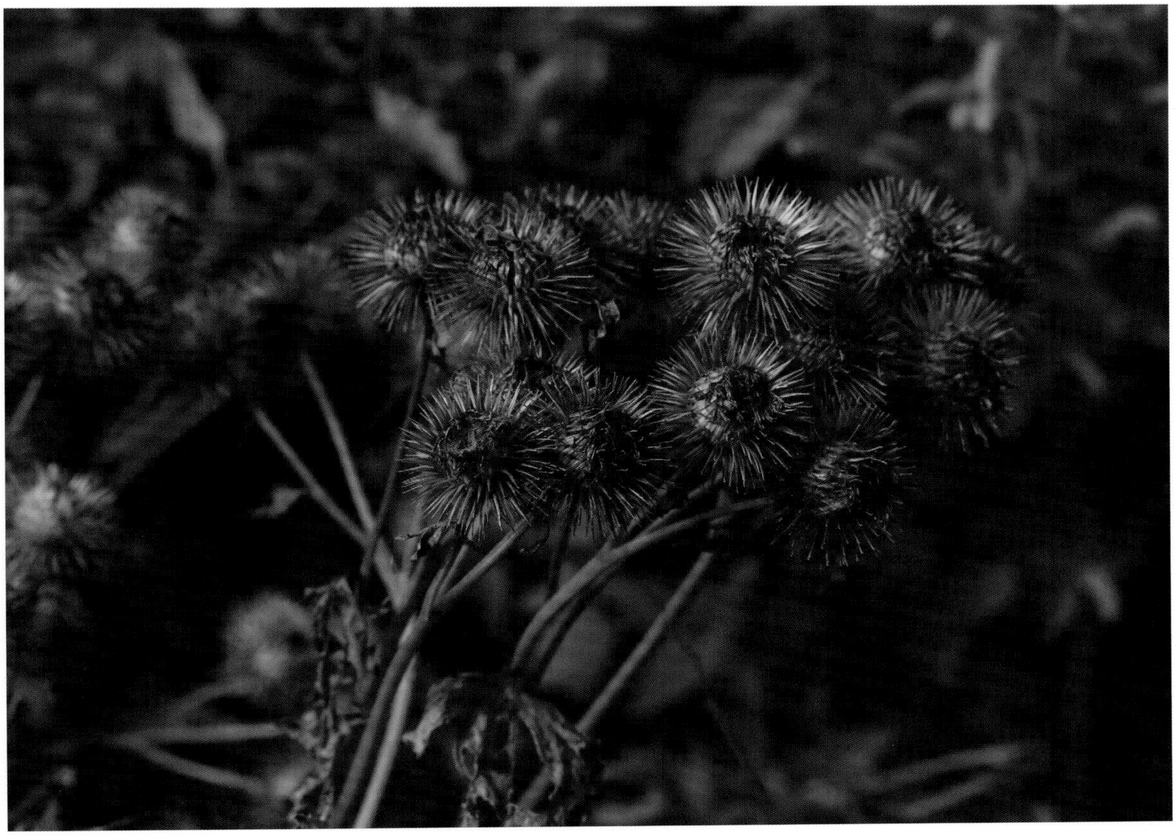

牛蒡

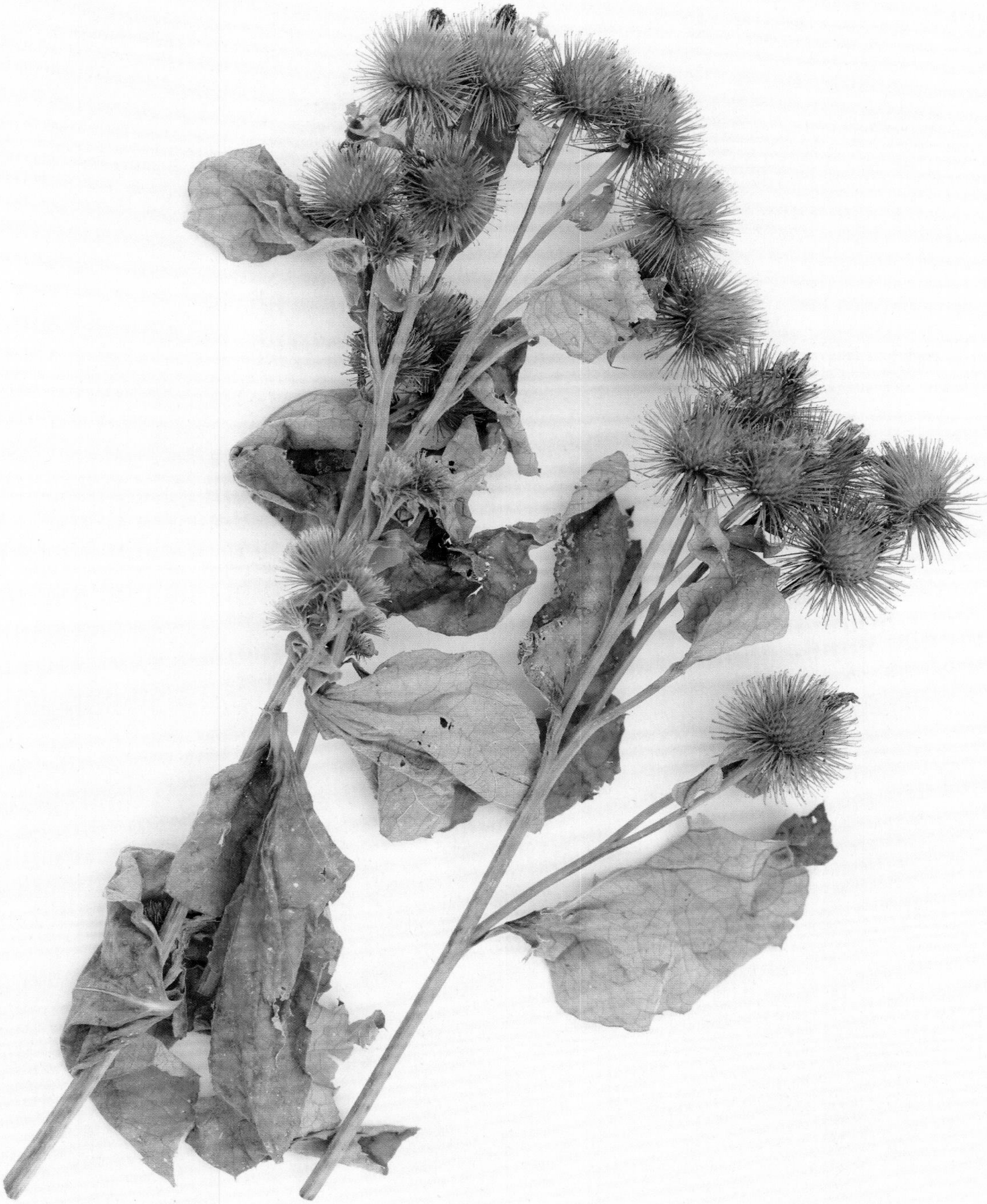

牛蒡

药材鉴别

果实呈长倒卵形，两端平截，略扁，微弯曲，长 5 ~ 7 mm，宽 2 ~ 3 mm。表面灰褐色或淡灰褐色，具多数细小黑斑，有数条纵棱。先端钝圆，有一圆环，中心具点状凸起的花柱残迹；基部狭窄，有圆形果柄痕。果皮质硬，子叶 2，淡黄白色，富油性。果实无臭；种子气特异，味苦后微辛，稍久有麻舌感。以粒大、饱满、色灰褐者为佳。

功效主治

疏散风热，宣肺透疹，散结解毒。主治风热感冒，头痛，咽喉肿痛，流行性腮腺炎，斑疹不透，疮疡肿毒。

用法用量

内服：煎汤 10 ~ 15 g；或入散剂。外用：适量，煎水含漱。

民族药方

1．久病体虚 鲜牛蒡子适量。炖肉服食。

2．小儿发热咳嗽 牛蒡子、蛇莓各 10 g，蜂蜜 15 g。水煎服。

3．便秘 牛蒡子 10 g，青木香 8 g。水煎服。

4．小儿感冒发热 牛蒡子、水灯草各 6 g，杨柳尖（嫩尖）15 g，葱头 3 个。水煎服。

5．透疹 牛蒡子、山春柳、土升麻、葛根、牛毛毡各 6 g。水煎服。如咳嗽，加紫苏叶 6 g。

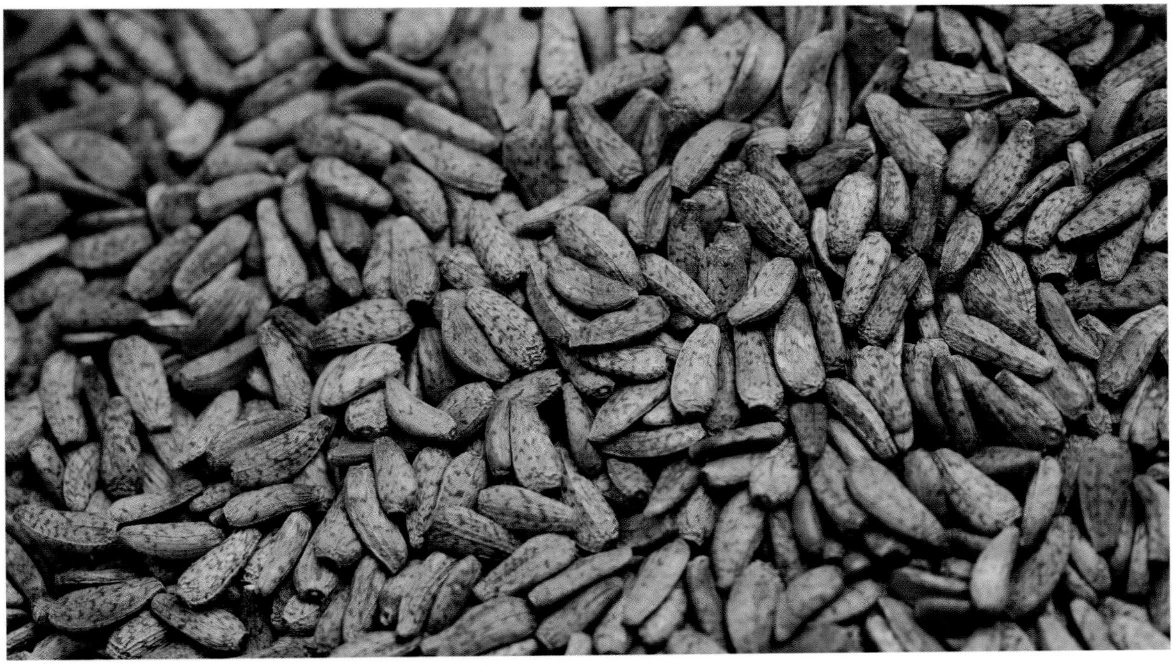

牛蒡子

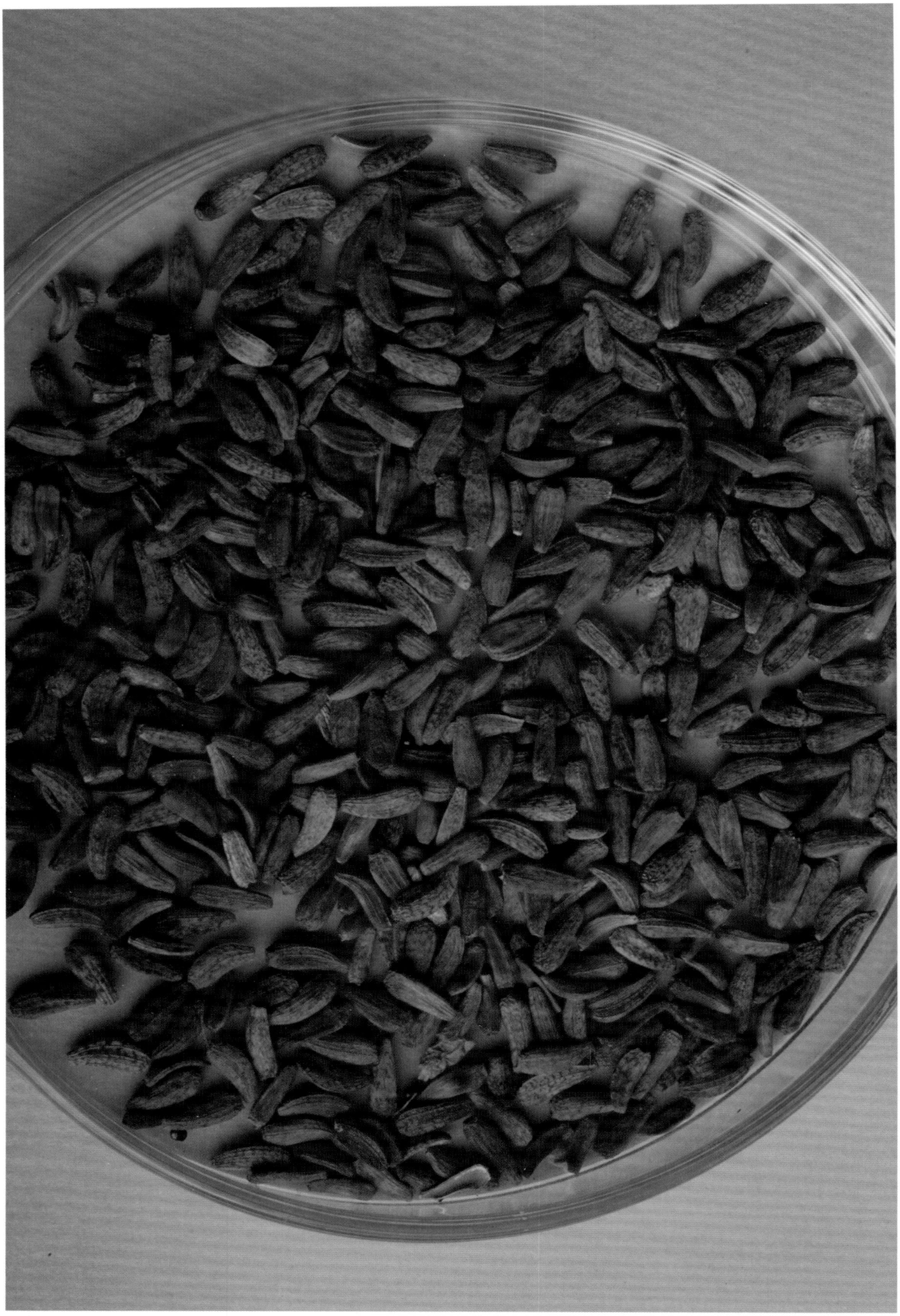

牛蒡子饮片

图书在版编目（CIP）数据

中国民族药用植物图典. 藏族卷 / 肖培根，诸国本总主编. —长沙 : 湖南科学技术出版社，2023.7
ISBN 978-7-5710-2325-6

Ⅰ. ①中… Ⅱ. ①肖… ②诸… Ⅲ. ①民族地区—药用植物—中国—图集②藏族—中草药—图集 Ⅳ. ①R282.71-64

中国国家版本馆CIP数据核字(2023)第139643号

"十四五"时期国家重点出版物出版专项规划项目
ZHONGGUO MINZU YAOYONG ZHIWU TUDIAN ZANGZU JUAN DI-YI CE
中国民族药用植物图典 藏族卷　第一册
总 主 编：肖培根　诸国本
主　　编：路　臻　谢　宇　周重建
出 版 人：潘晓山
责任编辑：李　忠　杨　颖
出版发行：湖南科学技术出版社
社　　址：长沙市芙蓉中路一段416号泊富国际金融中心
网　　址：http://www.hnstp.com
湖南科学技术出版社天猫旗舰店网址：
　　　　http://hnkjcbs.tmall.com
邮购联系：0731-84375808
印　　刷：长沙沐阳印刷有限公司
　　　　（印装质量问题请直接与本厂联系）
厂　　址：长沙市开福区陡岭支路40号
邮　　编：410003
版　　次：2023年7月第1版
印　　次：2023年7月第1次印刷
开　　本：889mm×1194mm　1/16
印　　张：19
字　　数：292千字
书　　号：ISBN 978-7-5710-2325-6
定　　价：1280.00元(共四册)